国家卫生健康委员会"十三五"规划教材

全国高等学校教材

供健康服务与管理专业及相关专业用

# 健康心理学

## Health Psychology

U0207852

主　编　孙宏伟　黄雪薇

副主编　于恩彦　孔军辉　朱唤清

编　者（以姓氏笔画为序）

于恩彦（中国科学院大学附属肿瘤医院）

王俊刚（牡丹江医学院）

孔军辉（北京中医药大学）

朱唤清（海南医学院）

刘传新（济宁医学院）

刘麦仙（新乡医学院第二附属医院）

刘步平（广州中医药大学）

刘俊松（空军杭州特勤疗养中心）

孙　琳（潍坊医学院）

孙宏伟（潍坊医学院）

阴山燕（天津中医药大学）

严万森（贵州医科大学）

杨文翰（中山大学公共卫生学院）

汪惠才（新疆医科大学）

张　娜（大连医科大学附属第一医院）

张运红（河南中医药大学）

陈　玫（成都医学院）

罗　岚（江西中医药大学）

庞　宇（北京回龙观医院）

黄雪薇（广东药科大学）

蔡春凤（武汉大学）

人民卫生出版社

**图书在版编目（CIP）数据**

健康心理学 / 孙宏伟, 黄雪薇主编. —北京：人
民卫生出版社, 2019

全国高等学校健康服务与管理专业第一轮规划教材

ISBN 978-7-117-29211-5

Ⅰ.①健⋯　Ⅱ.①孙⋯②黄⋯　Ⅲ.①健康心理学－
医学院校－教材　Ⅳ.①R395.1

中国版本图书馆 CIP 数据核字（2019）第 255481 号

| 人卫智网 | www.ipmph.com | 医学教育、学术、考试、健康，购书智慧智能综合服务平台 |
| 人卫官网 | www.pmph.com | 人卫官方资讯发布平台 |

**健康心理学**

主　　编：孙宏伟　黄雪薇
出版发行：人民卫生出版社（中继线 010-59780011）
地　　址：北京市朝阳区潘家园南里 19 号
邮　　编：100021
E - mail：pmph @ pmph.com
购书热线：010-59787592　010-59787584　010-65264830
印　　刷：三河市国英印务有限公司
经　　销：新华书店
开　　本：850×1168　1/16　印张：18
字　　数：508 千字
版　　次：2019 年 12 月第 1 版　2025 年 4 月第 1 版第 10 次印刷
标准书号：ISBN 978-7-117-29211-5
定　　价：68.00 元

打击盗版举报电话：010-59787491　E-mail：WQ @ pmph.com
质量问题联系电话：010-59787234　E-mail：zhiliang @ pmph.com

# 全国高等学校健康服务与管理专业
# 第一轮规划教材编写说明

《"健康中国 2030"规划纲要》中指出,健康是促进人的全面发展的必然要求,是经济社会发展的基础条件。实现国民健康长寿,是国家富强、民族振兴的重要标志,也是全国各族人民的共同愿望。推进健康中国建设,是全面建成小康社会、基本实现社会主义现代化的重要基础,是全面提升中华民族健康素质、实现人民健康与经济社会协调发展的国家战略。

要推进落实健康中国战略,大力促进健康服务业发展需要大量专门人才。2016 年,教育部在本科专业目录调整中设立了"健康服务与管理"专业(专业代码 120410T);本专业毕业授予管理学学位,修业年限为四年;目前逐步形成了以医学类院校为主、综合性大学和理工管理类院校为辅、包括不同层次院校共同参与的本科教育体系,各院校分别在不同领域的专业比如中医、老年、运动、管理、旅游等发挥优势,为本专业适应社会发展和市场需求提供了多样化选择的发展模式,充分体现了健康服务业业态发展充满活力和朝阳产业的特色。

我国"健康服务与管理"专业理论和实践教学还处于起步阶段,具有中国特色的健康服务与管理理论体系和实践服务模式还在逐渐完善中。为此,2016 年 4 月和 8 月,人民卫生出版社分别参与"健康服务与管理"专业人才培养模式专家研讨会和"健康服务与管理"专业教材建设会议;2017 年 1 月,人民卫生出版社组织召开了"健康服务与管理"专业规划教材编写论证会议;2018 年 2 月,人民卫生出版社组织召开了"健康服务与管理"专业规划教材评审委员会一届一次会议。在充分调研论证的基础上,根据培养目标、课程设置确定了第一轮规划教材的编写品种,部分编写品种也与《"健康中国 2030"规划纲要》中"要积极促进健康与养老、旅游、互联网、健身休闲、食品融合,催生健康新产业、新业态、新模式,发展基于互联网的健康服务,鼓励发展健康体检、咨询等健康服务,促进个性化健康管理服务发展,培育一批有特色的健康管理服务产业;培育健康文化产业和体育医疗康复产业;制定健康医疗旅游行业标准、规范,打造具有国际竞争力的健康医疗旅游目的地;大力发展中医药健康旅游"相对应。

本套教材编写特点如下:

1. 服务健康中国战略　本套教材的编撰进一步贯彻党的十九大精神,将"健康中国"战略贯穿教材编写全过程,为学科发展与教学改革、专业人才培养提供有力抓手和契机,为健康中国作出贡献。

2. 紧密围绕培养目标　健康服务与管理专业人才培养定位是为健康服务业培养既懂业务又懂管理的实用性管理型人才。人才培养应围绕实际操作技能和解决健康服务问题的能力要求,用医学和管理学手段为健康服务业健康、有序、科学发展提供专业支持。本套教材的编撰紧密围绕培养目标,力求在各部教材中得以体现。

3. 作者团队多样　本套教材的编者不仅包括开设"健康服务与管理"专业院校一线教学专

家,还包括本学科领域行业协会和企业的权威学者,希望能够凝聚全国专家的智慧,充分发挥院校、行业协会及企业合作的优势,打造具有时代特色、体现学科特点、符合教学需要的精品教材。

4. 编写模式创新　为满足教学资源的多样化,教材采用了"融合教材"的编写模式,将纸质教材内容与数字资源内容相结合,教材使用者可以通过移动设备扫描纸质教材中的"二维码"获取更多的教材相关富媒体资料,包括教学课件、思考题解题思路、高清彩图以及视频等。

本套教材共 16 种,均为国家卫生健康委员会"十三五"规划教材,预计 2019 年秋季陆续出版发行,数字内容也将同步上线。希望全国广大院校在使用过程中能够多提供宝贵意见,反馈使用信息,为下一轮教材的修订工作建言献策。

# 全国高等学校健康服务与管理专业
# 第一届教材评审委员会

# 全国高等学校健康服务与管理专业
## 第一轮教材目录

| 序号 | 书名 | 主编 | | 副主编 | | | |
|---|---|---|---|---|---|---|---|
| 1 | 健康服务与管理导论 | 郭 清 | | 景汇泉 | 刘永贵 | | |
| 2 | 健康管理学 | 郭 姣 | | 王培玉 | 金 浪 | 郑国华 | 杜 清 |
| 3 | 健康经济学 | 毛振华 | | 江启成 | 杨 练 | | |
| 4 | 健康保障 | 毛 瑛 | | 高广颖 | 周尚成 | | |
| 5 | 健康信息管理 | 梅 挺 | | 时松和 | 牟忠林 | 曾 柱 | 蔡永铭 |
| 6 | 健康心理学 | 孙宏伟 | 黄雪薇 | 于恩彦 | 孔军辉 | 朱唤清 | |
| 7 | 健康运动学 | 张志勇 | 刘忠民 | 翁锡全 | 骆红斌 | 吴 霜 | 徐峻华 |
| 8 | 健康营养学 | 李增宁 | | 夏 敏 | 潘洪志 | 焦广宇 | 叶蔚云 |
| 9 | 健康养生学 | 傅南琳 | | 谢 甦 | 夏丽娜 | 程绍民 | |
| 10 | 健康教育与健康促进 | 李浴峰 | 马海燕 | 马 莉 | 曹春霞 | 闵连秋 | 钱国强 |
| 11 | 职业健康服务与管理 | 杨 磊 | 李卫东 | 姚 华 | 汤乃军 | 刘 静 | |
| 12 | 老年健康服务与管理 | 曾 强 | 陈 垦 | 李 敏 | 武 强 | 谢朝辉 | 张会君 |
| 13 | 社区健康服务与管理 | 曾 渝 | 王中男 | 李 伟 | 丁 宏 | 任建萍 | |
| 14 | 健康服务与管理技能 | 许亮文 | 关向东 | 王淑霞 | 王 毅 | 许才明 | |
| 15 | 健康企业管理 | 杨大光 | 曹 煜 | 何 强 | 曹维明 | 邱 超 | |
| 16 | 健康旅游学 | 黑启明 | 向月应 | 金荣疆 | 林增学 | 吴海波 | 陈小勇 |

# 主 编 简 介

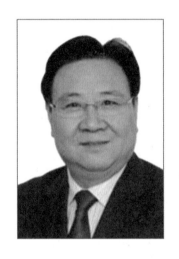

孙宏伟

博士，教授，应用心理学、临床心理学硕士导师，心理危机干预博士导师；现任潍坊医学院副校长；中国心理学会认定的心理学家。相关学术兼职有中国心理学会教学委员会常务理事，中华应用心理学研究会常务理事，山东省心理卫生协会常务副会长，山东省心理学会副会长，山东省大学生心理健康教育专业委员会副主委委员，国际应急管理协会（IAEM）亚洲区卫生应急专业委员会常务委员。《中华行为医学与脑科学杂志》编委。《中华肿瘤防治杂志》编委。WHO Family of International Classifications（WHO-FIC）专家组成员。

本科毕业于潍坊医学院临床医学系，获医学学士学位。先后获得陕西师范大学教育学硕士学位，北京师范大学教育学博士学位。从教 30 多年来，带领心理学团队，取得了较好的成绩。医学心理学被评为山东省精品课程，应用心理学被评为山东省教学团队、山东省特色专业、山东省医学院校培养临床心理学人才教改试点。先后承担国家自然科学基金、教育部、山东省科技攻关、山东省自然科学基金等科研课题 10 项，发表学术论文 120 余篇，主编教材或专著 16 部。获山东省科技进步三等奖 1 项，山东省教学成果一等奖、二等奖各 1 项，山东省社科优秀成果二等奖、三等奖各 1 项，山东省教育厅一、二、三等奖各 1 项。

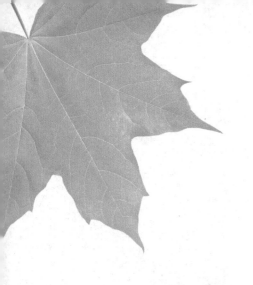

# 主编简介

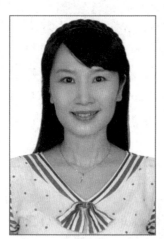

黄雪薇

临床医学学士、心理学博士、澳洲悉尼大学访问学者、访问教授、荣誉研究员，精神医学/医学心理学三级教授、主任医师，硕士导师，南粤优秀教师。精神心理教研室主任，心理健康研究所负责人。中国医学心理学教育分会理事，国家自然科学基金同行评审专家，教育部学位中心评审专家，广东省教育厅高等学校教师专业技术资格评审专家，广东省卫生系列高级专业技术资格评审专家，广东省、浙江省、江西省等多省自然科学基金评审专家，广东省行为与心身医学、精神科学会委员，广州市心理卫生协会常委，广东省红十字会心理救援队专家，SCI及国内多家核心期刊编委、审稿专家。从教33年来，主编专著、教材7部。主持国家自然科学基金等国家级、省部级科研课题及研究生、本科生教改项目等共17项，在SCI等国内外权威期刊发表论文三十多篇，创立了"豁达心理治疗"并开发了相关软件；开拓了国内"癌症患者信息需求"的有关理论和具体操作程序与方法，获得心理治疗与测验等版权7项。提出了"利用心理学技术提高临床各科的疗效"和"整合方法治疗心理障碍"理论及方法，以及人生应"享受、随心与贡献共存""健康、快乐与成才并进""每一个人都可以美梦成真"等新颖学术思想。

# 副主编简介

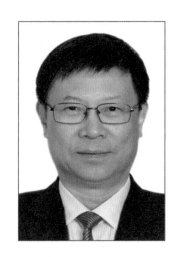

于恩彦

主任医师，教授，博士生导师，中国科学院大学附属肿瘤医院（浙江省肿瘤医院）党委书记。浙江省心理保健基地负责人，享受国务院特殊津贴。中国心理卫生协会老年心理卫生专业委员会主委，中国心理卫生协会和中华医学会精神医学分会常委，浙江省康复医学会会长，浙江省医学会精神病学分会主委，浙江省康复医学会睡眠障碍专业委员会主委。《中华医学杂志》《中华老年医学杂志》《JNNP 中文版》等杂志编委，主持国家自然科学基金等课题 10 余项。主编或参编《实用老年精神医学》《中国老年期痴呆防治指南》等 17 部专著。中国心理卫生协会"中国心理卫生工作突出贡献奖"，中国医师协会"中国优秀精神科医师"获得者。

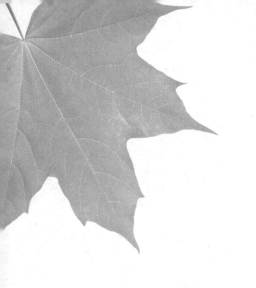

# 副主编简介

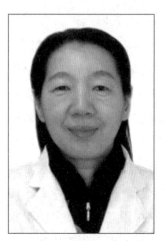

孔军辉

现任北京中医药大学管理学院教授，博士生导师，主任医师。学校"健康心理与促进"优秀教学团队负责人，校级教学名师。

承担医学心理学、健康心理学、组织行为学等教学 34 年。科研方向："阈下抑郁"机制与中医干预、卫生健康信用等。先后主持国家自然科学基金、教育部人文社科基金、国家卫健委等课题 20 余项。发表论文 100 余篇、SCI 1 篇，主编"十二五"和"十三五"全国规划教材 2 部。兼任中华中医药学会人文与管理科学分会副主任委员兼秘书长，世界中医药学会联合会中医心理学分会副理事长，北京中医药学会心身医学专业委员会副主任委员，国家自然科学基金评审专家、教育部人文社科基金评审专家等。

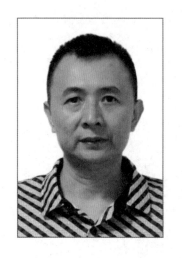

朱唤清

现任海南医学院心理学系应用心理专业负责人、应用心理学教研室主任，兼任中国性学会性心理专业委员会委员、中国医师协会人文医学分会青年委员、中国非公医疗协会人文医学分会委员、海南省政府应急管理专家库心理学专家、海南省教育厅心理学专业教学指导委员会委员、海南省应用心理协会会长。从事心理学教学、临床心理咨询及心理健康教育工作 22 年。主持省级重点课题 1 项，主持及参与国家级、省级课题 8 项；主编教材 1 部，副主编教材 2 部，参编教材 4 部；发表教学、科研论文 26 篇。

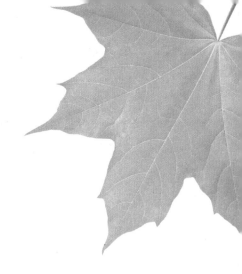

# 前　言

　　健康是人们积极享受生活的基础,生活中没有什么比健康更让人们花精力和时间去关注的了。三十多年前,健康心理学还是个全新而且相对较小的领域。然而近几十年,这一领域一直稳步发展,并取得了相当大的研究进展突破。它通过现代医学模式(生物 - 心理 - 社会模式,即从生物、心理和社会三个因素共同作用的角度研究健康问题),探讨与健康相关的损害因素和保护因素,是一门集心理学知识、教育训练与科学研究于一体,防病于未然,保护"人人健康"的科学。

　　当前,我国正处于经济社会快速转型期,人们的生活节奏明显加快,竞争压力不断加剧,个体心理行为问题及其引发的社会问题日益凸显。健康服务与管理专业的设立是源于现代医疗服务领域发展的需要,社会对健康服务与管理人才的需求日益增加。心理健康是健康的重要组成部分,关系广大人民群众的幸福安康、促进社会和谐发展。加强心理健康促进,有助于改善公众心理健康水平、提高公众幸福感、促进社会心态稳定和人际和谐、实现国家长治久安。所以健康服务与管理专业必须学习健康心理学。

　　为适应健康服务与管理专业的需要,配合教育部倡导的教学改革精神,反映健康心理学发展的最新成果,结合实际教学中遇到的问题,我们编写了这本《健康心理学》教材。

　　本教材在编写过程中,遵照教育部对普通高等教育国家级规划教材建设的要求,努力体现其思想性、科学性、先进性、启发性和适用性。在内容上,全书共分20章,包括绪论、健康行为与行为改变、心理学理论与基础、应激、生活质量、心理干预、饮食、性、睡眠健康、锻炼、健康与环境、人际交往、特定群体、疼痛、成瘾、常见的心身疾病、临终关怀、健康服务、中国健康心理学、未来展望等,较为系统地介绍了健康心理学的基本理论、技能和方法,力求做到概念明确、重点突出、内容新颖、层次清晰。以要求学生掌握健康心理学的"基本知识、基本理论、基本技能"为重点,既注重理论联系实际,也强调能反映健康心理学的前沿进展。在体例上,本教材根据健康心理学的学习和教学需要,结合国家健康管理师考试的大纲要求与考试题目,在每章之前设立了学习要求;每章后列出复习指导;并根据相关领域的最新进展在部分章节设置了知识链接与问题讨论。本教材不仅适用于健康服务与管理专业的本科生及研究生,也适用于健康服务与管理专业人员和临床医护人员,从事心理学、健康心理学工作者以及开展心理咨询人员的培训和参考。

　　本书由长期从事健康心理学教学科研及临床工作的专家、教授和教师共同参加编写。最后由孙宏伟主编负责统一定稿。在此,对全体编者以及所有参编学校领导给予的大力支持表示衷心的感谢。本书在编写过程中参考了大量的国内外文献,借鉴了许多有价值的研究成果,未能一一注明具体的作者姓名,在此代表编写者向这些作者表示深切的谢意!

　　编写者本着认真负责的态度编写本教材，它凝结了全体编者及有关人员的共同努力和心血。全体编者虽竭尽全力编撰，但由于我们的学识水平有限，可能仍然存在很多不足，恳请使用本教材的广大师生及读者和有关专家提出宝贵意见，以便修正。

孙宏伟

2019 年 7 月 27 日

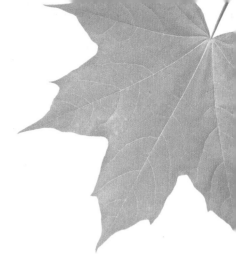

# 目　录

# 第一章 | 绪 论

 **本章要点**

1. **掌握** 健康心理学的研究步骤和研究方法。
2. **熟悉** 现代医学模式的特点和产生的原因。
3. **了解** 国内外健康心理学的发展简史。

健康心理学（health psychology）是一门既古老又年轻的科学。追根溯源，早在中国先秦儒家和古希腊哲学家的著作中已有丰富的健康心理学思想。但作为一门独立学科，是近代心理学（psychology）与预防医学（preventive medicine）结合发展的产物，属应用心理学的一个分支。健康心理学在现代医学模式转变过程中占有重要的地位，是一门集心理学知识、教育训练与科学研究于一体，防病于未然，保护"人人健康"的科学。

## 第一节 概念、任务和相关学科

### 一、概念

#### （一）健康

1. **健康** 健康（health）是一个综合的、历史性的概念，在不同的历史时期，人们对健康的认识和要求在不断变化、更新和扩展。随着疾病谱和现代医学模式的转变，人们对健康的理解逐渐深入，"健康就是没有病"的生物学概念已不能涵盖具有丰富内心世界的社会人的健康观。1948年，世界卫生组织在《世界卫生组织宪章》中提出了有关健康的认识："健康不仅仅是没有疾病和虚弱现象，而是一种在身体上、心理上、社会上的完满状态"，明确指出健康应包括生理、心理和社会适应等三方面，三者互为依存、密切联系，构成了健康的整体观。1990年，世界卫生组织在此基础上又增加了"道德标准"，要求健康的个体不可损害他人的利益来满足自己的要求，能够按照社会的道德规范和行为准则约束自己的行为。这进一步把健康的内涵扩展为躯体健康、心理健康、社会适应良好和道德健康，这四个方面是统一的整体、缺一不可，充分体现生理健康是物质基础，心理健康和社会适应是个体生存发展的需要，道德健康是整体健康的统帅。

2. **疾病** 疾病（disease）是指人体在一定条件下，由致病因素所引起的一种复杂而且有一定表现形式的病理过程。而更广义的疾病概念包含生理损伤、残疾、心理障碍、症状和行为异常等各种医学状况。障碍（disorder）用于形容功能异常或紊乱，如心理障碍、代谢障碍等。

格林伯格（Greenberg JS，2013）的健康 - 疾病连续体（health-disease continuum）学说认为健康分为最佳健康、健康、疾病和死亡4个相互连续的水平，每一健康水平包含5类健康，分别是生理健康、心理健康、情绪健康、社会健康和心灵健康，5类健康各自的状况和相互间的平衡决定了个体在健康 - 疾病连续体上的不同健康水平。这里的心灵健康是指个体有明确的生活意义和目的、

1

能和他人、自然和谐相处、感觉生活舒适,而非宗教意义上的概念(图1-1)。

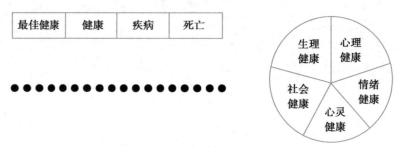

图1-1　格林伯格的健康-疾病连续体
黑点表示生理、心理、社会、情绪和心灵5类健康

### (二)心理健康

**1. 心理健康的概念**　心理健康(mental health)是健康的必要组成部分。但到目前为止,尚没有一个全面而确切的定义。第三届国际心理卫生大会(1946年)将心理健康定义为:"所谓心理健康是指身体、智能以及情感上,在与他人的心理健康不相矛盾的范围内,将个人心境发展为最佳状态。"显然,这一定义是指个体心理功能良好、心理活动协调一致的状态。但过分突出了个人体验,而且"最佳"状态的标准难以掌握。《简明不列颠百科全书》将心理健康解释为:"心理健康是指个体的心理在本身和环境条件许可范围内所能达到的最佳功能状态,而不是指绝对十全十美的状态"。2004年,世界卫生组织(World Health Organization,WHO)在日内瓦发布的《促进心理健康:概念、证据和实践》研究报告中提出,心理健康由社会经济和环境因素所决定,包括实现自身潜能、能应对日常生活压力、能有成就地工作、对所属社区有贡献等状态。这修正了以往将心理健康等同于没有疾病或衰弱的理解,将心理健康视为一个关于个体幸福的积极概念。该报告还进一步提出了"心理健康促进(mental health promotion)"的概念,即为促进个体幸福而做出的努力,旨在全面提升心理健康水平,突破了传统的"治疗",开始关注心理问题的"预防"。

综上所述,心理健康可理解为:以积极有效的心理活动,平稳、正常的心理状态面对自身和不断发展的社会环境,具有良好的适应能力和调控能力。

**2. 心理健康的标准**　国内外心理学工作者对心理健康的判断标准提出了不同的观点,但到目前为止,还没有一个大家公认的理想标准。1951年,心理学家马斯洛(Maslow)和米特尔曼(Mittelman)提出的十项标准得到了较多认可:①有充分的安全感;②充分了解自己,并能对自己的能力做恰当的估计;③生活目标能切合实际;④与现实环境保持接触;⑤能保持个性的完整与和谐;⑥具有从经验中学习的能力;⑦能保持良好的人际关系;⑧适度的情绪发泄与控制;⑨在不违背集体意志的前提下有限度地发挥个性;⑩在不违背社会道德规范的情况下,个人的基本需求恰当满足。

我国的心理学家从适应能力、应激耐受力、自制力、意识水平、人际交往能力、心理康复能力和愉快胜于痛苦的道德感等方面阐述了心理健康的标准。主要集中在以下几点:

(1)智力正常:智力是人们观察力、注意力、想象力、思维力和实践活动能力等的综合。智力正常是人正常生活、学习、工作的最基本心理条件,是衡量人们心理健康的首要标准。凡是在智力正态分布曲线之内以及能对日常生活做出正常反应的超常智力者均属心理健康范畴。但是在智力正常的范围内,一个人智力水平的高与低,与心理健康水平并无明显相关。

(2)情绪良好:情绪良好是心理健康的核心。心理健康的人,其乐观、愉快、开朗、满意等积极情绪体验占优势,善于从生活中寻找乐趣,对生活充满希望。虽然有悲伤、忧愁、愤怒等消极情绪体验,但能善于调整不良情绪,情绪反应和现实环境相适应。

(3)人际关系和谐:和谐的人际关系是心理健康的必要条件,也是获得心理健康的重要途径。

人际关系和谐表现为：①善于和他人交往，既有知己，又有广泛的朋友；②在与他人交往中能保持独立而完整的人格，有自知之明；③能客观评价别人；④交往中积极态度多于消极态度，如尊重、信任、友爱和赞赏等积极态度多于猜疑、嫉妒、畏惧和敌视等消极态度，能接受和给予关爱与友谊。

（4）适应社会环境：能否适应发展变化的社会环境是判断一个人心理是否健康的重要基础。心理健康的人，能与社会广泛接触，对社会现状有较清晰正确的认识，其心理行为能顺应社会变化的趋势，勇于改变，以达到自我实现与社会奉献的协调统一。在行为方面，行为方式与年龄特点、社会角色相一致，行为反应强度与刺激强度相一致，能面对现实，适应环境，和社会保持良好的接触，能正确地认识环境、处理好个人和环境的关系；能了解各种社会规范，自觉地运用这些规范来约束自己，使个体行为符合社会规范的要求；能动态地观察各种社会生活现象的变化，以及这些变化对自己的要求，以期更好地适应社会。

（5）人格完整和谐：心理健康的最终目标是培养健全人格。健全人格的主要标志是：①人格的各个结构要素都不存在明显的缺陷和偏差；②具有清醒的自我意识，有自知之明，能客观地评价自己，生活目标与理想切合实际；③具有积极进取的人生观和价值观，并以此有效地支配自己的心理行为；④有相对完整统一的心理特征。

心理健康的评判是动态而又复杂的问题，在理解和运用心理健康标准时应把握以下几点：首先，心理健康和不健康之间没有绝对的界限，而是呈现一种连续状态，其标准的划分是相对的。其次，心理健康标准反映的是社会对个体适应环境所应有的心理状态的要求，不同时代、不同文化环境的要求有差异，企求一个绝对客观的划分标准是不现实的。此外，心理健康与否指的是较长一段时间内持续存在的心理状态和此状态下较为稳定的习惯性行为，而不是短暂、偶然的心理现象，偶尔出现的不健康心理或行为并不意味着心理不健康，故我们在运用标准判断一个人心理是否健康时，应该将其行为与其一贯行为表现联系起来进行综合性评估。

（三）健康心理学

健康心理学是运用心理学理论、方法和知识，综合研究心理、生物、环境、文化等因素对生理健康的影响，旨在促进健康、预防疾病的一个心理学分支学科。

健康心理学是"心理学在健康中的应用"，主张采用心理学的方法改变或矫正人们有碍身体健康的生活方式和行为习惯，是心理学与预防医学的结合，它综合运用心理学的知识以及教育训练、科学研究和职业指导原则，探求健康、疾病和机能失调的原因，分析并促进社会保健系统的发展和健康政策的制订，以促进和维护健康，预防和治疗疾病（《心理学大辞典》，2003）。

## 二、研究任务

关于健康心理学的任务，国外健康心理学家有不同的表述，比如：健康心理学是一门跨学科的，拥有多学科焦点的心理学分支，是一个多样化研究领域，它的研究范围包括个体的心理学背景，例如临床、社会、身心方面、神经心理学、社区、家庭以及政策等等（Kazak AE，2011）。在现阶段，健康心理学的干预过程已经广泛地应用在慢性疾病的管理、身心障碍的干预以及疑难杂症的辅助治疗等方面（Nicassio PM，2004）。"健康心理学要着手于传播生物 - 心理 - 社会模型，应对未来人口的变化，预防疾病，制定健康保健政策以及创新治疗技术"（Smith & Suls，2004）。

健康心理学关注疾病的预防，设计干预措施，促进健康和减少疾病危险，参与医疗机构的健康保健项目，探讨疼痛管理、康复、妇女健康、肿瘤和戒烟等。在生物心理社会医学模式下，健康心理学还研究艾滋病、心身疾患、医疗顺从性、健康行为促进，分析心理社会和文化因素在特殊疾病中的作用，运用心理学方法向个体或公众推介健康生活方式。同时，还应对未来人口的变化，建立合理的保健措施，节省卫生经费和减少社会损失，以及为有关的卫生决策提供科学依据等。另外，健康心理学还关注免疫功能中的生物 - 心理 - 社会间相互联系、疾病恢复 - 康复中的影响因素、患重病个体的心理调整等。

健康心理学的主要任务包括以下五个方面：

（1）研究与疾病和健康有关的行为因素：包括健康信念、吸烟、饮食行为、性行为、成瘾行为、睡眠行为、文化和环境等因素。并探讨互联网、手机和电子游戏机等现代生活方式对健康的影响。

（2）探索如何减少疾病相关行为，以及影响治疗和康复的行为问题：涉及糖尿病、癌症、高血压和冠心病、肿瘤等心身疾病问题的预防。探讨医疗顺从性、疾病恢复 - 康复中的影响因素、个体患病后的心理调整、疼痛管理以及特殊人群的健康心理学问题。

（3）研究行为影响健康和疾病的机理：探讨神经、心理、内分泌和免疫功能之间的相互影响和作用机理。

（4）探讨个体、群体和社区中健康行为的维持和疾病相关行为的转变：主要是设计干预措施，参与健康保健，参与初级健康项目。

（5）如何改进社会健康保健政策、加强医疗机构的管理，创造维持健康的良好外部环境。

---

**专栏1-1　加强重点人群心理健康服务**

1. 普遍开展职业人群心理健康服务。针对职业人群工作压力大、职业倦怠比例高的现状，要求各机关、国企事业和其他用人单位制定实施员工心理援助计划，为员工提供健康宣传、心理评估、教育培训、咨询辅导等服务。为处于特定时期、特定岗位、经历特殊事件的员工，提供心理疏导和援助。

2. 全面加强儿童青少年心理健康教育。儿童青少年时期的心理健康状况将深刻地影响其未来人格发展。因此，文件要求学前教育机构、特殊教育学校、中小学、高等学校等各级各类学校加强心理健康教育，培养学生积极乐观、健康向上的心理品质。此外，对大学生自杀预防、留守和流动儿童的心理健康服务、遭受欺凌和伤害的儿童青少年心理创伤干预提出了要求。

3. 关注老年人、妇女、儿童和残疾人心理健康。调查显示，老年人、孕产期及遭受性侵、家暴的妇女、留守儿童、残疾人是心理健康服务的重点对象。文件要求各级政府及有关部门尤其是老龄办、妇联、残联和基层组织，充分利用各种资源和优势，通过培训专兼职社会工作者和心理工作者、引入社会力量等多种途径，为老年人、妇女、儿童、残疾人等重点人群提供心理辅导、情绪疏解、家庭关系调适、纠纷调解等多种形式的心理健康服务。

4. 重视特殊人群心理健康。流浪乞讨人员、服刑人员、刑满释放人员、强制隔离戒毒人员、社区矫正人员、社会吸毒人员、易肇事肇祸严重精神障碍患者等人群，这些人社会支持差，融入社会困难，常遭受排斥和歧视，易产生心理问题。文件要求健全特殊人群帮扶体系，加强人文关怀和心理疏导，帮助其融入社会；高度关注其心理健康，加强心理危机干预，预防和减少极端案（事）件的发生。

5. 加强严重精神障碍患者服务管理。近十余年来，在国家有关部门支持下，各地卫生计生、综治、公安、民政、人社、残联等部门加强合作，在患者登记报告、救治救助、康复服务等方面开展了大量工作，取得了显著成效。文件按照《全国精神卫生工作规划（2015—2020 年）》要求，提出多渠道开展患者日常发现、登记、随访、危险性评估、服药指导等服务，提高患者医疗保障水平，做好医疗康复和社区康复的有效衔接。

资料来源：《关于加强心理健康服务的指导意见》政策要点解读

---

### 三、相关学科的关系

无论在心理学内部，还是在医学领域，都有与健康心理学相似或相关的学科或领域，但研究的侧重点不同。

1. **医学心理学**（medical psychology） 它是研究心理因素与健康和疾病的相互关系,研究心理因素在疾病的预防、发生、诊断和治疗中的作用的科学,属于应用心理学的分支学科。

医学心理学与健康心理学关系特殊。有学者（Rice PL,1998）认为医学心理学概念逐渐陈旧,健康心理学有着替代医学心理学的趋势。健康心理学关注心理因素对生理健康的影响,包括健康促进和疾病的预防及心理治疗,研究与健康和疾患有关的心理学原因,与医学心理学有重叠（《牛津心理学字典》）。

总之,医学心理学是心理学在健康与疾病方面的应用,健康心理学侧重于维护人类健康,而不是疾病治疗。这同中国传统医学所强调的"不治已病,治未病"的主张有相似之处。从某种意义上讲,医学心理学是医学专业学生的健康心理学,而健康心理学是心理学专业学生的医学心理学课程。

2. **临床心理学**（clinical psychology） 其创始人是美国心理学家威特默（Witmer L,1896）。它的研究目的是应用心理学原则和方法来调整和解决人类的心理问题,改变和改善人们的行为模式,以便最大限度地发挥人的潜能。临床心理学是应用心理学的分支,临床心理学以心理学的方法和技术协助患者了解自己、增进适应,解决心理烦恼和苦闷。临床心理学主要从事心理治疗和咨询、心理诊断和评估以及与此相关的研究和教学等。它也是健康心理学家的必修课程。临床心理学主要研究和直接解决心理学临床问题,包括智力和个性的评估,对心理生理疾病及精神疾病的心理诊断和治疗,咨询,会谈等具体工作。由于临床心理学涉及心理学知识和技术在防治疾病中的应用问题,一般将其看作医学心理学最大的临床分支学科。

3. **变态心理学**（abnormal psychology） 是以研究人的心理或行为的异常为目的的应用心理学分支。它研究行为异常的表现,解释行为异常的发生、发展、转归的原因和规律,并将研究结果应用于实际。它所关注的心理卫生部分在我国属于健康心理学范畴。变态心理学或称病理心理学（pathological psychology）研究行为的不正常偏离,揭示异常心理现象的种类、原因、规律及机制。

4. **心身医学**（psychosomatic medicine） 这是探索心身关系的一个集合体,以研究心理、社会因素同生物因素相互作用对健康与疾病的影响为目的。它属于医学分支,主要理论取向是心理动力学、心理生理学和心理生物学。弗洛伊德曾经观察到一种称为"癔瘫"的症状,是由心理因素导致肢体瘫痪,而没有神经损伤,从而认为心理因素不仅是疾病的结果,也可能是疾病的原因。心身医学家首次向生物医学模式发出了挑战,对健康心理学的形成具有重大影响。目前,心身医学概念已被泛化成心理生理医学（psychophysiological medicine）,是研究心身疾病的发生、发病机制、诊断、治疗和预防,研究生理、心理和社会因素相互作用对人类健康和疾病的影响。

5. **行为医学**（behavioral medicine） 它是一门出现较晚的综合行为科学和生物医学知识的交叉学科,属于医学分支。1970 年,美国科学院资深生物医学家和行为科学家联合举办研讨会,与会者中包括心理学家。会议上将行为医学定义为:"涉及与健康和疾病有关的行为科学、生物医学的知识与技术之发展和整合,涉及这些知识和技术对疾病的预防、诊断、治疗和康复的应用之多学科领域"（Schwartz GE,1978）,这标志着行为医学的正式诞生。行为医学涉及许多生物医学学科,主要包括生理学、解剖学、免疫学、内分泌学、生物化学和药理学等,涉及的行为科学包括心理学、社会学和文化人类学。行为医学吸纳行为科学研究成果,用于生理疾病或生理功能障碍的评估、治疗和预防,例如,原发性高血压、成瘾行为和肥胖症,很少涉及神经症和精神病。行为医学吸纳心理学原理和方法用于健康和疾病的研究,不仅用于治疗,也用于干预。

尽管健康心理学的研究内容与行为医学有重叠,但作为心理学的分支,它不像行为医学那样涉及公共卫生问题和众多的临床疾病,也较少涉及生物医学学科和流行病学。

6. **心理卫生**（mental hygiene） 也称精神卫生,它是关于保护与增强人的心理健康的心理学原则与方法。心理卫生不仅能预防心理疾病的发生，而且可以培养人的性格，陶冶人的情操，促进人的心理健康。

心理卫生的内容是十分广泛的。不同年龄阶段，有不同的心理特点，心理卫生的内容也不尽相同。人在不同年龄阶段，各有一定的生理特点与心理特点，并且可能出现与之相关的心理问题。根据不同年龄阶段的身心特点，有效地预防一些心理冲突的发生，及时地解决一些心理问题是个体心理卫生的主要目标。

有学者认为健康心理学是心理学领域内的新学科，但实际上是心理卫生，泛指保持并增进个人心理健康之一切措施（张春兴，1989）。日本健康心理学家也将心理（精神）卫生列入健康心理学领域。

## 第二节　医学模式转变

### 一、医学模式的概念和特点

医学模式（medical model）是指一定时期内人们对健康和疾病总体的认识和本质的概括，体现了一定时期内医学发展的指导思想，是某一时代的心身观、健康观和疾病观的集中反映。受生产力水平、科学技术水平和哲学思想的影响，不同历史时期产生不同的医学模式。人类社会的医学模式至今大约经历过神灵主义医学模式（spiritualism medical model）、自然哲学医学模式（natural philosophical medical model）、机械论的医学模式（mechanistic medical model）、生物医学模式（biological medical model）和生物 - 心理 - 社会医学模式（bio-psycho-social medical model）五种类型，其根本区别在于对心身关系认识的不同。作为一种理论框架，医学模式规定或影响着医学教育、研究和临床工作者的思维及行为方式和工作方法，从而对医学科学的发展起积极地推动作用，又可成为一种限制或妨碍发展的因素。

#### （一）神灵主义医学模式

最早出现的医学模式为原始社会的神灵主义医学模式。由于古代人们对客观世界认识不足，无法区别自我与环境，普遍存在图腾崇拜和泛神论思想，对疾病和健康用超自然的力量来解释，将疾病看作是神灵的惩罚或恶魔作祟所致。因此，对于疾病的治疗手段主要采取对神灵或恶魔的"软硬兼施"；或者祈祷神灵的保佑或宽恕，或者采取驱鬼或避邪的方式免除疾病。因此人们主要依赖求神问卜、祈祷，如"巫医"等。神灵主义医学模式是一种古老而落后的医学模式，但仍然影响着现代社会。

#### （二）自然哲学医学模式

随着社会生产力的发展和科学技术水平的提高，人类开始能够客观地认识自我和环境，对健康与疾病产生了粗浅的理性概括。在西方的古希腊、东方的中国等地相继产生了朴素的辨证的整体医学观，对疾病有了较为深刻的认识，形成了自然哲学医学模式。在研究心身关系时，从哲学的物质与精神的关系中发展了心理研究。该医学模式是以朴素的唯物论和辩证法来解释疾病和防治疾病的医学思想。它以朴素的唯物论、整体观和心身一元论为指导，摆脱迷信和巫术，摒弃"神"对人体和环境的束缚，强调人的心身统一，注重自然环境与疾病的关系。

#### （三）机械论的医学模式

十六到十七世纪，欧洲文艺复兴运动带来了工业革命，随着牛顿（Newton I）的古典力学理论体系的建立，形成了用"力"和"机械运动"去解释一切自然现象的形而上学的机械唯物主义自然观。出现了"机械论医学模式"，提出了"人是机器"的观点，认为"生命活动是机械运动"，把健康的机体比作协调运转加足了油的机械，而疾病是机器出现故障和失灵，因此需要修补与完善。这一机械论的思想，统治了医学近两个世纪，直到十八世纪。机械论的医学思想对医学的发展出现双重性,一方面认为机体是纯机械的,从而排除了生物、心理、社会等因素对健康的影响,而常常用物理、化学的概念来解释生物现象。另一方面机械论又使解剖学、生物学获得了进展,发现了血液循环、提出了细胞病理学说,大大推动了医学科学的发展。这种医学模式以机械唯物主义的观点,批驳了唯心主义的生命观和医学观,并把医学带入实验医学时代,对医学的发展发挥过重要作用。

### (四)生物医学模式

以哈维(Harvey W)在1628年发表《心血运动论》,建立血液循环学说作为近代医学的起点,生物科学在这一时期相继取得了很多巨大成就。十九世纪自然科学的三大发现,即能量守恒定律、细胞学说和进化论,进一步推动了生物学和医学的发展,科学方法被广泛地应用于医学实践,这时对健康的认识已有很大的提高,并建立了健康的生物医学模式。生物医学模式认为每种疾病都必然可以在器官、细胞或分子上找到可以测量的形态学或化学改变,都可以确定出生物的或物理的特定原因,都应该能够找到治疗的手段。生物医学模式有两个主要的观点:一是二元论,躯体和精神存在着精密的分工,疾病具有微观生物学基础;二是还原论,疾病具有微观的物理和化学基础,疾病的治疗最终都归结于采用物理和化学方法进行治疗。生物医学模式是医学发展的重大进步,它奠定了实验研究的基础,推动了特异性诊断及治疗方法的发展,指导了医疗卫生实践,有效地消灭和控制了急性传染病和寄生虫病,使人类健康水平得以显著提高。但这种形而上学的认识方式"只看到了它们的存在,看不到它们的产生、发展和灭亡,只看到了它们的静止状态,而忘记了它们的运动"。生物医学模式虽然强调生命活动在结构、功能和信息交换方面是一个统一的整体,但却忽视了人是生物性与社会性的统一体这一关键。这一缺陷限制了医学家对健康和疾病的全面认识。

### (五)生物-心理-社会医学模式

自20世纪以来,随着生产力的发展和社会的进步,人们的生活方式发生了巨大的变化,环境和心理社会因素在人类健康和疾病中的作用日渐突出,人类的"疾病谱"和"死亡谱"随之巨变。过去那些主要威胁人类健康的传染病、寄生虫病和营养缺乏症大为减少,心脑血管病、癌症等与心理社会因素密切相关的疾病,即所谓"心身疾病"患病率逐年上升。1977年,美国罗彻斯特大学医学院精神病学和内科教授恩格尔(Engel GL)在《科学》杂志上发表了"需要新的医学模式——对生物医学的挑战"的论文,批评了生物医学模式的"还原论"和"心身二元论"的局限性。他指出生物医学模式的缺陷是"疾病完全可以用偏离正常的可测量生物(躯体)变量来说明,在其框架内没有给疾患的社会、心理和行为方面留下余地"。他尖锐地批评了生物医学模式的局限性,认为"生物医学模式既包括还原论,即最终从简单的基本原理中推导出复杂现象的哲学观点,又包括身心二元论,即把精神同身体分开的学说。"并在1977年提出了"生物-心理-社会医学模式"。认为"为了理解疾病的决定因素,达到合理治疗和卫生保健的目标,医学模式必须考虑到病人、病人的生活环境和生活因素,以真正消除疾病的破坏作用。生物医学模式逐渐演变成生物-心理-社会医学模式是医学发展的必然。"生物-心理-社会医学模式在整合的水平上将心理作用、社会作用同生物作用有机地结合起来,揭示了三种因素相互作用导致生物学变化的内在机制,形成了一个适应现代人类保健技术的新医学模式,集中反映了现代医学发展的特征和趋势。

生物-心理-社会医学模式不仅是对身心一体化的重新诠释,更推动了医学模式的新转变和心理学向应用化和科学化方向的发展。健康心理学的出现是人们对心身关系认识发展的必然产物,近代生物医学模式向生物-心理-社会医学模式的转变,成为了健康心理学创建的理论基石。

## 二、现代医学模式产生原因

### (一)疾病谱和死亡谱的转变

20世纪50年代以来,许多发达国家已经基本上控制了危害人类健康的传染性疾病,人类疾病谱和死亡谱发生了很大改变，影响人类健康的主要疾病已由传染病逐步转化为非传染性疾病。心脏病、脑血管病及恶性肿瘤已在死因中占主要地位，心理/行为、环境、文化因素成为维持健康和预防疾病的重要原因，生物医学模式不能完全解释以人格为主的个人素质、社会压力、生活方式等对健康和疾病的影响。人类对付疾病的三大法宝也由预防接种、杀菌灭虫、抗菌药物转化为社会医学、行为医学和环境医学。研究资料表明，这些疾病并非由特异因素引起，而是生物、心理、社会等多种因素综合作用的结果，因此在治疗疾病时只靠用药物、理疗、手术等手段已经不能满足临床的需要。

### （二）健康影响因素的多元化，对保护健康和防治疾病的认识深化

人们逐渐认识到疾病的发生不仅仅与生物因素有关，而且还与社会变革、经济增长、饮食起居等变化有关。随着社会进步、经济发展和生活水平的提高，人们的需要已转向期望精神等方面的满足。除了躯体健康之外，他们要求提供改变有害健康行为和习惯的方法，得到保持心理平衡的指导，获得心理上的舒适和健全，以达到延年益寿和生活质量的全面提高。人们对保护健康和防治疾病的认识不断深化，健康水平要求也在不断地提高。

### （三）医学科学与相关学科相互渗透，医学科学发展的社会化趋势

WHO 曾在总结各国卫生工作经验时指出："当今世界已有的教训是，卫生部门不能再单枪匹马地开展工作，卫生事业是全社会的事业，需要全社会的配合。"随着社会因素对健康和疾病的作用不断增强，人类保护健康和防治疾病，已经不单是个人的活动，而成为整个社会性活动。只有动员全社会力量，保持健康、防治疾病才能有效。同时，社会环境的变化、科学技术更新的加速、就业择业困难、竞争愈演愈烈、生活节奏加快等，给人们心理造成了极大的压力，对其社会适应包括保持心理健康提出了更高的要求。分子生物学、免疫学、遗传学揭示宏观活动的基础，信息学、心理学等的综合运用促进了生物、心理、社会因素综合考虑思路的发展。

### （四）人们对卫生保健需求的提高，对健康的需求与日俱增

对人的健康和疾病的认识停留在生物机器的水平上，已经远远不能满足时代发展的要求，人类需要一个多层次、多角度、深入系统地观察研究医学问题的方法。经过探索，人们对心理社会因素造成躯体疾病的中介机制有了较深入的了解。于是综合生物、心理、社会诸因素的新型医学模式，生物 - 心理 - 社会医学模式顺理成章地成为当代医学模式。健康需求日益多样化，多元化。人们已经不满足于不生病，身体好，还要求合理的营养，良好的劳动生活条件和生活方式，平衡的心理状态和健康心态，良好的社会活动能力，提高生活质量，延年益寿。希望得到生理、心理服务；在机构内、院外的服务；医疗技术，社会、社区服务和家庭服务；内容广泛、形式多样的医疗、保健和健康服务。

### （五）生命伦理学的需求

1970 年，生命伦理学提出了患者自我决定权。患者开始挑战曾经只属于医生的神圣医学领域，不断对医生的诊断和治疗提出质疑，要求拥有知情权和选择权。许多患者开始参加决策，决定自己的医疗内容。医患双方在关系平等的基础上，通过对话讨论来决定医疗方案。另外，由于体外受精、器官移植和克隆技术的飞速进步带来的生命伦理学方面的难题，以及癌症、艾滋病和慢性疾病等疑难病症的出现，仅靠医生的医疗技术和价值观难以完全应对，需要听取患者和亲属的想法，需要从社会道德、伦理和法律等方面考虑医疗问题。而且，社会价值观本身也发生了显著的变化，出现多元化和多样化倾向，同时包括患者在内的社会弱势群体维权意识增强。

医学模式是动态的、发展的。随着医学科学技术的发展，随着人类疾病谱和死亡谱的不断变化，对医学模式的认识还会更广泛、更全面。新时代的预防医学、临床医学、康复医学、美容医学、养生医学的终极目标呼唤着新世纪医学模式的诞生，新时代需要新的医学模式来指导人们科学地健康生活。健康心理学的学科性质和任务决定了它将在新的医学模式发展中起到不可替代的作用。

## 第三节 健康心理学简史

健康心理学思想源远流长。从科学发展的历史看,健康心理学是科学发展到一定阶段才出现的,是预防医学与心理学结合并逐步形成的一门独立分支学科。

### 一、国外健康心理学简史

"心理"一词来源于一位古希腊女神普赛克(Psyche)的名字,是灵魂的化身。远古时代,人类极端迷信,相信万物都有灵。认为健康是神的保佑,疾病是鬼魔作怪或神灵对自己罪恶的惩罚,因此巫医便得以兴起,巫术遂成为治疗疾病的方法。20世纪英国著名科学史家丹皮尔(Dampier WC)说:"医巫同源,……巫术一方面直接导致迷信,一方面又导致科学。"巫医的语言暗示和开导,跳神驱鬼的行为表演,稳定了病人的情绪,也驱散了病人的恐惧,这可看作心理治疗的端倪。

公元前1100年起已有了科学的萌芽,学术界开始正式研究心与身的关系,并紧密地将哲学的精神与物质的关系结合起来研究,在朴素的唯物论自然哲学研究中发展出医学心理学。代表人物为西方医学之父希波克拉底(Hippokrates)和盖伦(Galen C)。希波克拉底的医学思想体系是朴素的唯物论思想,已脱离了神灵思想。他的体液学说认为人有四种体液,它们在人体内的不同比例组成便形成了人的四种气质或性格。进而他又将气质与疾病相联系,认为四种体液混合均匀、平衡便健康,反之则产生疾病。他明确提出心理在治病中的重要性,要"治病先知人"。他还提出治病"一是语言,二是药物"。而罗马名医盖伦通过动物解剖,发现脑、肾、心的位置和功能,认为疾病应定位于脏器的病理上,心是灵魂,主张心身是分离的,对医学界影响较大。

1879年,德国心理学家、哲学家冯特(Wundt W)在莱比锡大学创办了世界上第一个心理实验室,是科学心理学产生的重要标志。威廉·詹姆士(James W)和斯坦利·霍尔(Hall S)是最早关注健康问题的心理学家。还有一系列科学发现促进了健康心理学的形成。早在1890年代,弗洛伊德(Freud S)就用转换机制解释心身疾病。1911—1915年间,美国生理心理学家坎农(Cannon WB)在其"应激反应"学说中,描述了"战或逃"(fight or flight)状态下所出现的一系列的内脏生理变化。在《疼痛、饥饿、恐惧和愤怒时的身体变化》一书中,坎农提出了"特定的情绪伴随着特定的生理变化"的思想,以及应激反应下发生的系统生理反应。加拿大的伟大科学家塞里(Selye H,1936)通过大量动物实验,首先提出了应激理论,他提出:"生物应激是身体对加之于它的任何要求刺激的非特异反应。"该理论在心理学、社会学、人类学、管理学、工程学等领域影响广泛。

亚历山大(Alexander,1940)提出了心身疾病发病的三个要素:①未解决的心理冲突;②身体器官的脆弱易感倾向;③自主神经系统的过度活动性。弗瑞德曼(Friedman M)和罗森曼(Rosenman RH)从1950年开始,通过八年半的回顾和前瞻性研究,证实具有竞争意识强,对他人敌意,过分抱负,易紧张和冲动基本行为特征的A型行为(type A behaviour)是冠心病的危险因素。1964年,美国卫生和公众服务部发表的有关吸烟危害健康的"美国卫生总监报告"(Report of the Surgeon General)成为推动反对吸烟运动的主要动力。罗纳德·梅尔扎克(Melzack R)和沃尔(Wall P)(1965)提出疼痛的闸门控制理论(Gate - Control Theory of Pain)。现代安宁疗护发起人桑德丝(Saunders DC)医师1967年在伦敦发起现代临终关怀(hospice care)运动。1970年,两件事促成了心理神经免疫学的诞生,一是所罗门(Solomon R,1964)等在"情绪、免疫和疾病:构思理论整合"一文中使用了"psychoimmunology"(心理免疫学),二是艾德(Ader R)和柯恩(Cohen N,1975)发现免疫功能与经典条件反射的关系。同一时代,社会心理学家开始着手研究患者的不顺从与治疗的关系。1980年,有研究开始报道运动和锻炼对健康的影响,而艾滋病的问题直接促进了健康心理学的快速成长。

在健康心理学形成过程中，与当代的健康心理学形成有直接关联的是叔费尔德（Schofield）在 1969 年发表的论义。叔费尔德主张必须超越传统精神卫生进行健康心理学研究，博得众多学者的赞同和支持，促使美国心理学会组成了以叔费尔德为负责人的"健康研究特别工作组"。经多年研究，叔费尔德向美国心理学会提交了报告，建议心理学会应该推进有关健康的心理学研究，并有必要在大学研究生院设置有关课程。叔费尔德的工作直接促使美国心理学会于 1978 年在多伦多召开的大会上，成立了美国心理学会的第 38 个分会——健康心理学分会，标志着健康心理学学科的出现。

第一任会长是马泰勒佐（Matarazzo J），第一部著作是由斯通（Stone）等于 1979 年完成的《健康心理学》（*Health Psychology*）。1982 年，分会的会刊《健康心理学》创刊，成为以健康心理学为主题的第一份学术刊物。随后，欧洲、日本等地健康心理学也开始发展。2004 年，美国一半以上的学校向医学院学生传授健康心理学方面的知识。

目前，在健康心理学内部，针对不同人群和问题出现了临床健康心理学、妇女健康心理学、儿童健康心理学、职业健康心理学等分支，其中临床健康心理学由米隆（Millon）于 1982 年提出，主要关注临床实践工作。

## 二、中国健康心理学简史

美国心理学家莫菲（Murphy G）在《近代心理学历史导引》中指出："世界心理学的第一个故乡是中国"。与西方心理学发展的显著不同之处是中国古代虽然没有心理学专著，但有丰富的心理学思想。具有代表性的中国古代心理学思想诸如认为万物以人为贵的"人贵论"；认为心和身、心理和生理有相互关系的"形神论"；认为人性、个性与习染关系的"性习论"；着重强调认知与行为关系的"知行论"；关于情绪与欲望、需要方向的"情欲论"等等。公元前 1100 年，我国最古老的《周易》问世，它提出八卦的对立统一观、物质的相生相克观。此后，《黄帝内经》出现，它集中体现了朴素唯物论思想和辩证法。如提出了"天人合一""形神合一"等哲学思想应用到医学的观点，提出"内伤七情""外感六淫"的病因观，即认为心身（人）与外界环境（天）是统一的，心与身是统一的。所以，外界环境变化或心理上的七情变化都可引发疾病，而且心理不畅是致病的主因，并主张治病要"辨证论治"，要"因人而异"。《内经》也列举了许多利用心理疗法治病的实例。说明在古代已经形成了中医心理学理论思想的雏形，独具中医特色的心理治疗方法，不仅在当时领先于世界医学，而且至今仍对现代医学心理学有所启迪。

西方心理学在 19 世纪末传入我国，以 1917 年北京大学建立我国第一个心理学实验室为开始标志。同年在北京大学哲学系开设了心理学课程。1918 年，陈大奇出版了我国第一部心理学专著——《心理学大纲》。1920 年，北京高等师范学校筹建了心理学实验室，同年，南京高师（东南大学）建立了我国第一个心理学系。1921 年，中华心理学会在南京正式成立。1922 年，我国第一种心理学杂志——《心理》创刊。这些都标志着我国心理学教学、研究和应用体系业已建立起来。此后一些医学院校开设了心理卫生的相关课程。1936 年，中国心理卫生协会在南京成立，逐渐在一些医院、学校、儿童福利机构与医学研究部门设有心理卫生组织及专职的心理学工作者、社会工作员，从事心理卫生、心理诊断和心理治疗、心理咨询等工作。20 世纪 50 年代中期，医学心理学的教学、临床研究同其他心理学研究一样因故中断，但仍有许多医学心理学工作者以不同方式坚持研究工作。其中高级神经活动规律、病理生理等实验研究还取得了一定成果。20 世纪 60 年代在许多实验研究及临床实践中，都普遍借鉴了国外的心理测量和心理治疗技术。

改革开放四十年来，我国医学心理学得到了更多重视与蓬勃发展。1979 年，卫生部要求有条件的医学院校应开设医学心理学课程，北京大学医学部（当时的北京医学院）率先在全国第一个成立了医学心理学教研室并开始授课。1985 年，中国心理卫生学会重新成立，并创办了《中国心理卫生》杂志。1987 年，卫生部组编《医学心理学》全国教材，并确定为高等医学院校学生的必修课。1994年，国家开始实施执业医师资格考试，把医学心理学作为16门考试科目之一。1997年，中国高等医学教育学会批准成立了以李心天为主任委员的全国医学心理学教育分会，这标志着医学心理学教育开始了新的一页。目前据统计，全国95%的医学高等院校普遍开设了医学心理学课程。1987年，中国心理卫生协会创刊《中国心理卫生杂志》，1993年创刊《中国健康心理学杂志》。自2001年起，部分医学院校的医学心理学专业开始招收五年制本科学生。不少医学院校增设了与医学心理学相关的专业方向，很多大学心理系设置了临床心理学专业。同时，心理卫生和临床心理学及其相关专业硕士点和博士点逐年增多。2018年2月，中国心理学会临床心理学注册工作委员会发布《中国心理学会临床与咨询心理学专业机构与专业人员注册标准》(第2版)，旨在适应新形式下行业发展需要，逐步建立适应我国国情、走中国特色的专业行业组织发展道路。当前，我国的健康心理学主要在医学心理学、医学等框架内发展。翻译撰写《健康心理学》专著20余本。相关的研究成果和论文呈稳步上升的趋势。

我国对心理健康工作非常重视。2016年8月，习近平总书记在全国卫生与健康大会上指出，要加大心理健康问题的基础性研究，做好心理健康知识和心理疾病科普工作，规范发展心理治疗、心理咨询等心理健康服务。国民经济和社会发展第十三个五年规划纲要、《"健康中国2030"规划纲要》都对加强心理健康服务提出了明确要求。2016年12月，国家卫生计生委、中组部等22个部门联合印发《关于加强心理健康服务的指导意见》，对加强心理健康服务提出具体要求。2018年11月19日，国家卫健委、中宣部等十部委联合下发了《关于印发全国社会心理服务体系建设试点工作方案的通知》，要求试点地区建设社会心理服务模式和工作机制，这也预示着我国正式开启了社会心理服务体系的搭建。

目前，健康心理学仍存在以下几个问题：首先，就理论范式来看，健康心理学还没有得到充分开发和重视。其次，就学术范畴来看，健康心理学还没有真正发展成为跨学科研究的开放性学科。再次，健康心理学专业人才的培养不足，不规范。还有对特殊人群的健康问题以及公共健康问题关注不够，设计适合特殊人群在特殊环境中的新型评估方法太少等问题。

近年来，越来越多的心理健康研究专家意识到，文化因素对心理健康的重要意义并且开始了文化转向。与医学、护理学、社会科学以及神经科学展开积极的合作也是其发展的必然趋势。同时，积极心理学已经受到越来越多的研究者关注。以积极心理学的思想和理念指导健康心理学的研究，也将会丰富健康心理学的内涵，凸显其研究目的，拓展健康心理学的研究领域，更新健康心理学的健康理念，发展趋向是积极健康心理学。

◆ **专栏1-2** 《心理健康素养十条》(2018年版)

2018年10月10日是我国第27个"世界精神卫生日"，国家卫健委疾控局结合中科院心理健康素养网络调查结果，编制了"心理健康素养十条(2018年版)"，主要内容是：

第一条：心理健康是健康的重要组成部分，身心健康密切关联、相互影响。

第二条：适量运动有益于情绪健康，可预防、缓解焦虑抑郁。

第三条：出现心理问题积极求助，是负责任、有智慧的表现。

第四条：睡不好，别忽视，可能是心身健康问题。

第五条：抑郁焦虑可有效防治，需及早评估，积极治疗。

第六条：服用精神类药物需遵医嘱，不滥用，不自行减停。

第七条：儿童心理发展有规律，要多了解，多尊重，科学引导。

第八条：预防老年痴呆症，要多运动，多用脑，多接触社会。

第九条：要理解和关怀精神心理疾病患者，不歧视，不排斥。

第十条：用科学的方法缓解压力，不逃避，不消极。

## 第四节  健康心理学的研究方法

健康心理学具有涉及心理学、社会学、生物学和医学等多学科的交叉性特点,在研究步骤上与其他学科基本相同:第一,明确问题;第二,探索和研究有关的理论和模式;第三,形成假设;第四,选择适当的研究方法;第五,通过观察、测试和实验进行论证,得出结论;第六,总结与反馈。

健康心理学的研究方法按照研究方式的不同,可以分为观察法、调查法、测验法、实验法等;按照研究的时间性质,可以分为横向研究和纵向研究;按照研究对象的数量,又可以分为个案研究和抽样研究。在实际工作中,常常会同时应用多种研究方法。每种方法都各有利弊,各有不同的适用对象。研究者应根据研究对象和目的的不同,适当选择其中一个或几个相结合的方法。

### 一、个案法

个案法(case method)也叫"个案研究""个案调查""个案历史法"。是指对一个团体、一个组织(包括家庭、社区)或一个人以及一个事件进行详尽的调查研究的方法。个案法可用于健康人的常态研究,也可用于患者,包括躯体疾病、心理障碍、精神疾病患者的研究。个案研究内容由两个基本部分组成:一是,在得到研究对象同意的前提下,详细收集与研究目的有关的个案资料。这些资料可以由研究对象自身提供,也可由家属亲戚、同事朋友和有关人员进行补充核实。除了口头提供的资料外,还可借助由对象自愿提供的书信或作业等资料作为参考,力求收集的资料客观、详细、可靠。二是,依据收集的资料,运用健康心理学知识对患者问题的发生发展以及相关因素加以整理归纳,做出客观分析,找到问题症结和关键所在。在此基础上,进而使用健康心理学的技术方法为对象提供干预、矫正和预防的办法和建议。

### 二、观察法

观察法(observational method)是研究者通过对心理现象的科学观察、记录和分析,研究心理行为规律的方法。观察法包括:①主观观察法与客观观察法:主观观察法又称为内省法(introspection),是指个体对自身的心理活动和行为进行观察、记录和分析的方法;客观观察法是由研究者对个体或群体的行为进行观察和记录,并运用心理学知识做出科学的分析,在健康心理学研究中使用较多。②自然观察法与控制观察法:观察活动有时是在自然情境下对个体的行为进行直接观察、记录和分析解释,这种方法称为自然观察法;观察活动有时则是在预先设计的情境中对个体行为进行,这种方法称为控制观察法。③日常观察法与临床观察法:从社会生活中获得对普通人群的观察记录的方法,称为日常观察法;从医疗过程中获得资料的观察方法,称为临床观察法。④长期观察和短期观察:根据观察时间不同,可分为长期观察和短期观察。⑤根据观察重点不同,可分为全面观察和重点观察。⑥直接观察和间接观察:直接观察是主试对被试行为的直接观察;间接观察则指通过访问、交谈、分析行为结果,直至使用调查表进行间接分析,但要特别注意资料来源的真实性和可靠性。

观察范围因目的和内容而异,一般来说可以包括:仪表、身体外观、人际沟通风格、言语和动作、在交往中所表现的兴趣、爱好和对人对事对己的态度,以及在困难情景中的应对方法等。心理评估、心理咨询、心理治疗等工作的开展都离不开敏锐的、科学的观察。运用观察法进行研究时事先明确观察目的和方法,制定观察计划。观察方法可包括录音、录像等现代手段。

### 三、调查法

调查法(survey method)是常用的方法之一。是指根据研究的需要,通过会谈法、询问法、座谈法、问卷法、电话询问和网上调查等方式向被试者或相关人员获取资料,并进行分析和研究的方法。既可用于患者，也可用于健康人群；既可用于个体，也可用于群体，群体调查多数为抽样调查。调查法主要采用访谈法（interview method）和问卷法（questionnaire method）两种不同的方式。

访谈法是通过与被试晤谈，了解其心理活动，同时观察其晤谈时的行为反应，以其非语言信息补充、验证所获得的语言信息，经记录、分析得到研究结果。通常采用一对一的访谈方式，其效果取决于研究者的晤谈技巧。此法是开展心理评估、心理咨询、心理治疗及其相关研究中的最常用方法之一。访谈法还有一种座谈的形式，即少数研究者同时面对多个被试。相对于晤谈，座谈范围较大，便于一次获得较多同类资料或信息，以满足分析、研究的需要。

问卷法指采用事先设计的调查问卷，当场或通过函件交由被试填写，然后对回收的问卷分门别类地分析研究。适用于短时间内书面收集大范围人群的相关资料。问卷法的研究质量取决于研究者的思路（研究的目的、内容、要求等）、问卷设计的技巧及被试的合作程度等。问卷法简便易行，信息容量大，但其结果的真实性、可靠性受各种因素影响。故必须以科学态度分析、报告问卷法所获研究结果，较好地体现问卷法对其他研究方法的辅佐及参考价值。

调查法按调查任务不同，可分为一般调查和专题调查；按调查内容不同，可分为事实特征调查和征询意见调查；按调查时间不同，可分为回顾性调查、现状调查和前瞻性调查；按调查格式不同，可分为结构式调查和非结构式调查；按调查资料收集方式不同，可分为面谈法（包括访问法或座谈法）、邮寄问卷法、电话调查、网上征询等方法。

## 四、实验法

实验法（experimental method）指在控制的情境下，研究者系统地操纵自变量，使之系统地改变，观察因变量随自变量改变所受到的影响，以探究自变量与因变量的因果关系，掌握知果溯因、知因推果的科学规律。实验法被公认为科学方法中最严谨的方法，在诸多研究方法中，唯有实验法能完整体现陈述、解释、预测、控制4个层次的科学研究目的。

实验法分实验室实验法、自然实验法和临床实验法等。实验室实验法是在实验室内借助各种仪器设备，严格控制实验条件下进行；自然实验法是为避免由于环境对被试者的影响而出现的难以估计的心理活动误差，通过遥控设备，按设计要求出指令并收集信息进行描记和测量；临床实验法主要用于对心身疾病的生理与心理、病理与心理、心身交互作用的研究，它可以通过仪器等手段探讨病因，确立诊断，进行治疗。

应用实验法要注意控制四个环节：一是控制实验情境，尽量排除与研究无关的变量因素；二是控制实验对象条件，对象要符合研究条件，并具有可比性和匹配性，要进行随机抽样安排；三是控制实验刺激，使刺激能按预期安排的不同水平、强度、条件，并按规定方式、时间和顺序出现；四是控制对象的反应。

目前，实验法还延伸到了社会实际生活情境中的实地实验中。实地实验具有更接近真实生活、研究范围更加广泛、结果易于推广等优点，在社会心理学等领域的研究中被广泛采用，也是健康心理学研究的常用方法。此外，人为地设计某种模拟真实社会情境的实验场所，间接地探求人们在特定情境下心理活动发生、变化规律的研究方法，称为模拟实验。

## 五、测验法

测验法（testing method）也称心理测验法，指以心理测验作为个体心理反应、行为特征等变量的定量评估手段，据其测验结果揭示研究对象的心理活动规律。既是心理学收集研究资料的重要方法，同时也包括收集某些生理学研究指标的测试资料，是健康心理学研究中一种通用而重要的方法。

心理测验法包括心理测验和评定量表两种方法，一般要求使用经过标准化、有良好信度和效度检验的心理测验(如智力测验、人格测验等)以及各种临床评定量表(如汉密顿抑郁量表、汉密顿焦虑量表、生活事件量表等)。心理测验和量表种类繁多,必须严格按照心理测试规范实施,才能得到正确的结论。心理测试作为一种有效的定量手段在健康心理学工作中得到普遍应用。

## 六、神经影像学检查

神经影像学技术包括结构性影像学和功能性影像学技术,前者有超声、X线、CT和磁共振成像等,后者包括单光子发射计算机断层扫描(single photon emission computed tomography,SPECT)、正电子发射型计算机断层显像(positron emission computed tomography,PET)、磁共振谱(magnetic resonance spectroscopy,MRS)、弥散加权成像(diffusion weighted imaging,DWI)、磁共振灌注成像(magnetic resonance perfusion imaging,MRPI)以及功能性磁共振成像(functional magnetic resonance imaging,fMRI)等。

随着结构性影像学技术及功能性影像学技术的发展,健康心理学家不仅可以观察到脑结构形态学的改变,并可通过测定脑局部血流及葡萄糖代谢以及受体的功能状态了解大脑的功能。神经影像学检查为更好地研究和解释人类心理行为异常的生物学病因提供了有价值的研究手段,同时,也逐渐用于心理行为的评估。

近十余年,神经影像学检查已用于人类心理行为的诊断与评估。较多的研究是针对精神疾病、应激障碍、暴力行为,其次是针对成瘾、焦虑、强迫等多种心理行为障碍的研究。但是,目前神经影像学用于心理行为的诊断评估还处于初级阶段,许多检查只能用于定性,还不能定量,难以准确地进行心理行为的诊断评估。相信随着神经影像学技术的发展,其后用于心理行为的诊断评估如同目前CT、磁共振检查用于占位性病变的诊断评估一样切实可行,具有广阔的发展前景。

总之,健康心理学的每一种研究方法都有各自的优缺点,研究过程中可以根据研究目标和研究对象的特点,把各种方法的优点和长处充分发挥出来,不要教条地搬用现成模式,而要实事求是地采取对策,通过缜密地分析,得出科学的结论。只有如此,才能使健康心理学的研究更有价值,才能推动这门学科的发展和进步。

(孙宏伟)

 **思考题**

1. 什么是健康心理学?它的任务有哪些?
2. 论述健康心理学出现的背景。
3. 健康心理学与医学心理学、心身医学和行为医学的学科区别是什么?
4. 健康心理学研究的原则与方法有哪些?

# 第二章 | 健康行为与行为改变

 **本章要点**

  1. **掌握** 健康行为和健康危险行为的概念,知 - 信 - 行理论,行为分阶段改变理论,归因理论和应用。

  2. **熟悉** 健康或疾病信念形成的影响因素,自我效能理论和应用,健康信念模型、健康行动进程理论。

  3. **了解** 理性行动 / 计划行为理论,健康传播理论,预警采用进程理论。

信念影响行为。健康信念和态度,影响着行为和行为改变,自我效能的改善促进行为改变的进程。本章以健康行为信念、态度及自我效能为核心的行为理论、心理动力学理论和人本主义学说,介绍健康行为和影响行为方式的信念、态度,行为转变的认知理论和阶段理论,以及个体行为转变的心理干预方法。

## 第一节　健康行为与健康信念

### 一、健康与健康行为

（一）健康

对健康的认知随着社会的进步及人类对自身认识的深化而不断丰富。在生产力低下时期,人类只关注适应和征服自然以维持生存,对健康的理解处于懵懂状态。随着生产力的发展、医疗技术的进步,人类开始关注躯体健康,伴随产生防病治病的科学,逐渐将健康与疾病看成是非此即彼的两个极端,没有疾病和不适就是健康,健康就是无病。1948 年世界卫生组织（WHO）在成立宪章中指出:"健康不仅仅是没有疾病和虚弱现象,而是一种在身体上、心理上、社会上的完满状态",明确指出健康应包括生理、心理和社会适应等三方面,三者互为依存、密切联系,构成了健康的整体观。1990 年世界卫生组织对健康的阐述是:在躯体健康、心理健康、社会适应良好和道德健康四个方面皆健全。这进一步把健康的内涵扩展为躯体健康、心理健康、社会适应良好和道德健康,这四个方面是统一的整体,缺一不可,充分体现生理健康是物质基础,心理健康和社会适应是个体生存发展的需要,道德健康是整体健康的统帅。

（二）健康行为和健康危险行为

健康行为（health behavior）是指有助于个体在生理、心理和社会上保持良好状态（健康）的行为,包含健康相关行为和健康保护行为。健康危险行为（risk behavior）是指与疾病相关的行为,包含疾病行为、疾病角色行为、损害健康的习惯。常见的健康危险行为可以归纳为如下四类:

**1. 不良生活方式与习惯** 饮食过度;高脂、高糖、低纤维素饮食;挑食。

**2. 不良病感行为**　它是指个体从感知到自身有病到疾病康复全过程所表现出来的一系列行为。不良病感包括疑病行为、恐惧、讳疾忌医、不及时就诊、不遵从医嘱、迷信、放弃治疗而自暴自弃等。

**3. 日常损害健康行为**　吸烟、酗酒、吸毒、不良性行为等。

**4. 致病性行为模式**　它是导致特异性疾病发生的行为模式，包括 A 型行为和 C 型行为。

加利福尼亚人类人口学研究室的贝洛克（Belloc）和布雷斯洛（Breslow）经过十五年长期研究，总结出七种健康行为，分别是：从不吸烟、有规律地体力活动、晚上睡 7～8h、保持正常体重、适度饮酒或不喝酒、吃早餐、两餐之间很少吃零食。对 6 928 名当地居民的随访表明，对于 45 岁男性健康行为者，拥有 6～7 项的男性比 0～3 项拥有者的预期寿命多 11 岁。

预防心脏病的健康行为有：促进健康的膳食习惯、戒烟生活方式、经常运动和建立支持性心理社会环境（《心脏健康的维多利亚宣言》，1992），即所谓"四大基石"。

（三）其他健康行为的分类

卡斯罗（Kasl）和柯布（Cobb，1966）将健康相关行为分为三类：第一类是健康行为，指能预防疾病的行为。良好的饮食习惯、避免吸烟、定期运动、维持合理体重是早期预防最有效途径；第二类是疾病行为（illness behaviour），指寻求治疗的行为，在求医、遵医方面，女性的遵医率高，年轻男性的求医行为低；第三类是疾病角色行为（sick behaviour），指按医嘱服药和休息等的康复行动。

马特拉佐（Matarazzo，1984）将健康行为简化为两类：一类是损害健康行为，也称为行为病因，对健康有消极影响，诸如吸烟、高脂饮食、酗酒等；另一类是健康保护行为，也可称为行为免疫，对维护健康有积极影响，包括定期到医院查体、系安全带、接受健康信息、每晚充足睡眠等。维持合理体重是早期预防的最有效途径。

（四）行为与健康和疾病

健康行为是预防疾病的重要因素。我国吸烟人口 29 436 万，占全国人口的 24.53%，与发达国家的吸烟率相近（21%），而高于发展中国家的平均水平（8%）。

疾病谱和死亡顺位的变化表示行为危险因素扮演了重要作用。1957 年我国城市前三位的死亡疾病为呼吸系统疾病、传染病和消化系统疾病。而近十年来，恶性肿瘤、脑血管病和心脏病位列前三。这与美国 1900 年和 2007 年的数据相似（图 2-1）。在工业化国家，三分之二以上的人口具有心脏病一项或一项以上的危险因素，诸如：大量人群吸烟、不良饮食习惯、缺乏适宜锻炼、因家庭社会崩溃而产生的压力等。

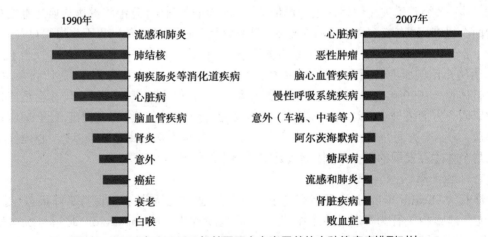

图 2-1　1990 年和 2007 年美国死亡专率居前的十种的疾病排列对比

因此，保持健康行为、消除危险行为是维持健康和预防疾病的重要措施。

### 二、健康信念及其影响因素

#### （一）信念与健康信念

信念（belief）是指对人、对事、对物或某种思想观念是非真假的认识。生活信念是信念的一种，是对今生今世之中某种事物是非真假的认识。

健康信念（health belief）是个体对自己采取的健康措施及其对健康影响的看法，属于生活信念。

#### （二）信念、态度与行为

信念规定态度的基本倾向，受信念影响的态度往往能维持较长时间而不改变基本的取向。态度（attitude）是个体基于过去经验对其周围的人、事、物持有的比较持久而一致的心理准备状态或人格倾向，包含认知、情感和行为意向三种成分。态度影响行为，一般而言，个体态度与其行为一致，改变态度就可能改变行为。知行合一，"没有信念则一事无成"（撒姆尔·巴特勒）。

#### （三）健康或疾病信念形成的影响因素

健康或疾病信念受文化、社会地位、经济条件等因素影响，它造成不同个体对疾病直接原因、估计疾病严重程度、疾病适宜治疗、疾病意义上的认识差异。

**1. 民间医学**　为适应危险环境，人类祖先通过反复试验，并观察动物行为，学会用植物止痛或治疗疾病，并建立起体液学说、印度草医学等医学学说，但影响范围限制在某一特定地域、人群或时间范围内。

世俗健康或疾病信念包括身体机能活动的特殊观点，以及特殊症状具有特殊意义。在西方世界，身体被认为是一架复杂的机器，必须保持"运行"，疾病则被视为机器的损坏，像胸痛这样的症状具有特殊的文化意义，是疾病的信号。在印度草医学中，胸痛却被认为是情绪烦乱的症状，而不是机体功能受到器质性损害的迹象。

世俗健康或疾病的文化差异甚至能导致延误疾病的治疗。如"牙疼不算病，疼起来不要命"会影响及时就医。民间信念对疾病适宜治疗的认识与医生有别，当代美国人常常认为抗体能治疗感冒和流感，即便大夫也难以纠正这种信念。

**2. 文化环境和文化适应**　人类学家和流行病学家识别出许多文化、习惯与健康危险之间的联系。由于宗教原因而戒茶、咖啡、酒精和香烟的人，患消化道和呼吸道肿瘤的风险小于相同社会经济背景和居住情况的人。基督复临安息日会会友都是严格的素食者，比相同社会经济背景的邻居患冠心病的风险小。宗教信仰和习惯影响着生活方式。习惯割礼的犹太男性比非犹太男性生殖器癌症的患病率和死亡率低，减少了感染致癌病毒的几率。

文化适应与健康有关。维持传统文化的美籍日本人冠心病现患率与日本本土近似，但已经习惯西式生活方式的美籍日本人的冠心病现患率高出3～5倍。日本文化社区的人际关系、群体凝聚力和社区稳定性的日本传统模式，比强调迁移、抱负和强烈的个人意识的西化模式，对预防冠心病更有意义。在另一项研究中，同居住在郊区的人比较，美国南部城市里的非洲裔美国人在城市生活时间越长，血压水平越高。生活和工作压力是其重要的原因，具有很强认同感和凝聚力的团体或少数民族能够帮助移民缓解压力。

亚洲文化是以社会为中心，倡导相互依赖、相互义务，以人际关系为特色的互惠、家庭需要置于个人之上，维持人际关系协调是重要的价值取向，主导着传统成员的情绪、认知和行为，其中包含着顺从、尊敬、追求成就、遵照社会规范行事和最少索取的倾向。在社会取向方面，中国人传统的心理特点为集体取向、他人取向、关系取向、权威取向、服从、自我抑制与女性化。传统东方患者担心自己生病会给家庭带来负担，因此不愿说出症状的性质和历史，以及有问题的行为，因为害怕招致羞耻。另一方面，受家庭意识和合群观念影响，亲朋好友视抛弃成员为耻辱，因此，他们会向患者提供更多的支持。

**3. 教育、职业、收入、社会地位和城乡差异**　教育、职业和收入影响人对世界的认识、接受新观念和改变观念的程度。受到良好教育的白领更能接受锻炼有益的信念，他们尽可能地参加运动，而不是观看比赛，他们往往拥有高薪资的职业，有钱去买昂贵的运动装备。受上述观念的影响，在人们心目中形成了脑力工作优于体力工作的价值观，持此观念的工人阶级家庭会鼓励其子女在学校努力学习，以摆脱目前的生活状况、在未来过上美好生活。在美国的低社会经济阶层的人群中，只有病情严重到不能去工作时，才去医院求治。

社会地位能显著影响疾病的传播。在非洲，出于经济需要的考虑，造成个体选择威胁健康的行为方式。由于受教育有限，外出打工者与妻子和家庭长期分居，切断了传统家庭的纽带，男人寻找其他人做性伙伴。在家的妇女，由于社会和家庭地位低下，她们无权要求使用避孕套，出于对经济和社会生存的需要，她们明知道无保护性交的危险，也不得已而为之。

泰国的文化中对静脉注射毒品采取宽容态度，但是，性工作者中大量存在使用毒品现象，因此导致 HIV/AIDS 和其他经血液传染的病毒性疾病在 20 世纪九十年代广泛流行，造成国家公共卫生危机。

市区和乡村居民对疾病产生原因认识不同。玛比（Mabil，1974）调查发现，市区居民常用工作场所、环境污染之类的外部因素解释自己的头痛、普通感冒或心脏病等疾病，而乡村居民则常将他们的心脏病归因于遗传，而把感冒归因于细菌和病毒感染。

4. **落后的习俗**　另一个造成严重健康损伤的习俗是女性生殖器损毁。在非洲许多国家和中东国家中，施加于年轻女性身上。在极端例子中，生殖器损毁造成生活胁迫。人类学家形容它的文化意义，女性生殖器损毁与贞洁仪式有关，损毁生殖使贞洁永存，然而它严重损害了女性健康。在损毁生殖器文化环境中生活的多数女性和男性都支持延续这一习俗，从而使任何改变现状的努力化为泡影。国际和国内致力于终止或改变损毁女性生殖器的习俗，1995 年以后，在英国、法国、加拿大、瑞典、瑞士和一些非洲国家宣布该习俗违法。

文化因素也会改变女性身体，造成畸形。在中国古代，妇女缠足在相当长的时期内，被认为是正常行为，而不缠足才是异常的。在西方，十九世纪女性束腰时，采用硬质材料制作的胸衣束胸。现代女性穿高跟鞋和瘦鞋，也会造成年老后的足部变形和疼痛。为了追求一个理想的外表，一些妇女经历了痛苦的外科手术，包括对耳、鼻、眼、唇进行整形，绷紧面部皮肤和隆胸等。

5. **工业化和媒体宣传**　现代工业社会已经形成了一种新的年轻人文化。它鼓吹对成人权威的反叛和蔑视，造成一些年轻人吸烟、吸食毒品，将他们自己置于危险之中，形成不健康习惯。这类行为经常受到烟草、啤酒与其他酒精饮料生产商和广告商的诱惑和鼓励。媒体影响越来越大，特别是电视、网络和手机，无孔不入的信息、文化价值观和行为都是潜在的对健康的威胁。

时装业和媒体的发展极大地改变了人类美学观念。现代文化美的概念已经完全不同于过去的理想标准，不再是中国唐朝或 200 年前西方绘画中所绘的丰满体态。女性模特追求"骨感"，一些女孩和妇女仿效，努力节食降低体重，提高了致命的神经性厌食症的患病率。男性在 20 世纪后叶，也开始追求通过服用能增强肌肉的类固醇激素来改善体形，或移植肌肉以增大胸部和加粗小腿肌肉。

# 第二节　动机与行为

动机（motivation）是指激发、引导、维持并使行为指向特定目的的一种力量，它可用来解释个体行为的原因。近代关于动机的解释多种多样，比较有代表性的是用认知解释动机，认为行动是受心理因素控制，而不是驱力所唤醒的能量、生物机制或刺激特征的作用。

## 一、归因理论和应用

面对一种结果，往往有多种可能的候选因素存在，到底哪一因素是造成该结果的原因呢？海

Note

德（Heider F，1958）用归因理论进行了解释。归因（attribution）是人对他人或自己行为原因的推论。海德认为个体的任何行为既有外部的也有内部的原因，是内外两方面共同起作用的结果。外部因素是指导致行为产生的环境原因，诸如活动者周围的环境气氛、对活动者有影响的某个人、奖赏和惩罚、运气、工作性质等。内部因素是指导致行为产生的个人原因，涉及个人的性格、动机、情绪、心境、态度、能力和努力程度等。但在某一时刻，总有其中某一种原因起主要作用。关键是弄清其行为的原因是外在的还是内在的，才能有效控制个体的行为。

归因理论从四个维度解释人们对自己或他人行为成败结果的归因：

1. **定位**　根据原因的来源或部位划分为内源的（个人因素）和外源的（环境条件和刺激因素）两类。一般来说，能力水平高的个体或团体，常会把内在原因看成成败的决定因素，如能力、努力等；经常失败者则常把外在原因作为失败的理由，如运气、机会等。

2. **稳定性**　原因若是偶然发生则为不稳定的，若今后仍可能发生则为稳定的。经常取得成功偶尔失利者会把暂时失败归结于相对的不稳定因素，如自己没有努力、运气不佳等。

3. **可控制性**　是指人们能否消除、削弱或增强原因。不可控性是指个人不能控制的原因。

4. **普遍性**　原因能影响个人生活的各个方面，还是仅在特定情境下对个人行为产生影响。

若个体将某一行为出现的原因归因为内在的、不稳定的、可控制的和不普遍的，则今后可能会继续做此种行为，且可能会成功。

## 二、自我效能理论和应用

自我效能理论（self-efficacy theory）是班杜拉社会认知行为主义理论的重要组成部分。自我效能是个体对自己的行为能力及行为能否产生预期结果所抱有的信念。自我效能感在制定健康生活目标的意向阶段、具体行为改变阶段、防止复发过程中都具有重要的调节作用。各种外部因素及自身的经历等都能通过自我效能对行为起作用。

（一）自我效能的来源

1. **亲历的成败经验**　即个体通过自己的行为操作所获得的关于自身能力的直接经验，它对自我效能的形成影响最大。成功经验是获得自我效能的最重要、最基本的途径。反复失败会削弱自我效能。

2. **替代经验**　指个体通过观察他人的行为而产生的自我效能。这种通过观察示范行为而获得的替代性经验，对自我效能的形成有巨大影响。当一个人看到或者想象与自己水平差不多的示范者获得成功时，能够提高其自我效能判断，增强自信心，确信自己有能力完成相似的行为操作。相反，当看到或想象一个与自己能力不相上下的示范者，虽然付出了很大努力，仍遭失败时，他就会降低自我效能感，认为自己也没有成功的可能性，他所付出的努力也将不会太大。

3. **言语劝说**　包括他人的说服性鼓励、告诫、建议、劝告及其他言语暗示等，这也是影响个体能力信念的主要因素。言语劝说的效果依赖于劝说者的声望、地位及劝说内容的可信性等。自我规劝或教导会使人在操作特定的任务时付出更大、更持久的努力。

4. **生理和情绪状态**　即个体在面临某项活动时的躯体信息和情绪体验。平静的反应使人镇定、自信，焦虑不安则易使人对自己的能力产生怀疑，使自我效能感降低。

应当指出的是，无论是通过哪种信息源所获得的效能信息，只有在经过个体的认知加工、认知评价之后，才能对个体的自我效能产生影响。

（二）自我效能的作用机制

自我效能的作用机制是通过中介过程实现对个体行为的影响的，中介过程包括认知过程、动机过程、情感过程和选择过程。

1. **认知过程**　自我效能主要通过影响个体的目标设立、认知建构、推理性思维等形式而发挥作用。

2. **动机过程**　自我效能机制在人类动机调解中起着关键性作用，对因果归因、结果预期、认知性目标等不同的认知性动机都会产生作用。

3. **情感过程**　自我效能主要通过控制思维、行动和情感而影响着情绪经验的性质和紧张性，对情感状态的自我调节发挥着重要作用。

4. **选择过程**　个体的效能判断通过影响活动选择和环境选择来塑造发展道路。

在对人类功能的调节过程中，这些中介机制往往是协同发挥作用，而不是单独产生作用。

# 第三节　认 知 理 论

行为改变的认知理论侧重探讨影响行为转变的原因，涉及知识、自我效能、社会支持或资源，代表性理论有知 - 信 - 行理论、健康传播理论、健康信念模型和理性行动/计划行为理论。

## 一、知 - 信 - 行理论

该理论产生于 20 世纪 50 年代，由罗森斯托克（Rosenstock）提出并由贝克（Becker）和梅曼（Maiman）加以修订，该模式被广泛地运用于各种健康危险行为的预测和改变上，如吸烟、不良进食行为以及性病的预防和干预等。

（一）概念

知 - 信 - 行理论（knowledge, attitude/belief, practice, 简称 KAP）是用来解释个人知识和信念如何影响健康行为改变的最常用理论，该理论将人类行为的改变分为获取知识（knowledge）、产生信念（attitude）和形成行为（practice）三个连续过程。其中，"知"是对相关知识的认识和理解，"信"是正确的信念和积极的态度，"行"是行动。这个理论中的三个要素之间是存在辨证关系的，知识是行为改变的基础，信念和态度是行为改变的动力。只有当人们获得了有关知识，并对知识进行积极的思考，具有强烈的责任感，才能逐步形成信念；知识只有上升为信念，才有可能采取积极的态度去改变行为。

（二）主要观点

**1. 知信行理论模型**（图 2-2）

信息 ——➤ 知识 ——➤ 信念 ——➤ 行为 ——➤ 增进健康

图 2-2　知信行理论模型

人们从接受信息到改变行为之间要有一个主动参与的过程，即信念形成。而只有对知识进行积极思考，对自己的职责有强烈的责任感，才有可能形成信念，进而采取积极的态度改变行为。如在预防艾滋病的宣教中，教育者通过多种方法和途径先将艾滋病的全球蔓延趋势、严重性、传播途径和预防方法等知识传授给人们；人们在接受知识后，通过思考，加强了对保护自己和他人健康的责任感，形成了信念；在强烈的信念支配下，大多数人能舍弃各种不良性行为，并确信只要杜绝传播艾滋病的途径，人类一定能战胜艾滋病，预防艾滋健康行为模式就此逐渐产生。

**2. 促进态度与信念改变的方法**　信息的来源及提供信息的方式等对态度与信念的改变都会有影响。

（1）权威专家传播信息：如预防艾滋病的信息传播，由著名医学专家来传播信息要比非医学领域的专家传播有效得多。

（2）利用信息接收者身边的事例：抗癌成功者的现身说法能帮助癌症病人形成"我也可以战胜癌魔"的信念，并积极配合治疗和进行康复锻炼。

（3）提供双向信息，并注意强化希望让他人接收的信息：传播的信息可以是单面信息，也可以是双向信息，即有正面信息和反面信息。但传播信息应注意强化希望他人接收的某一方面信心。霍夫兰(Hovland)研究发现,双向信息的论证对个体态度的影响大于单面论证,特别是在对方不赞同传播者意见时更是如此。

（4）注意提供信息的初始效应:如果传播者提供的资料有正反两面信息,并企图让正面信息发生影响时,应该注意资料提供的时间和顺序。即先提供正面信息,以利于正面信息产生"初始效应"。

（5）利用凯尔曼提出的"服从、同化、内化"态度改变的阶段理论:对严重危害社会的行为可依法采取强制手段,促使个体态度的改变。如吸毒行为,吸毒者在戒毒所内戒毒是被迫服从,而非心甘情愿("服从");一段时间后他自觉自愿地服从帮助,并和其他戒毒伙伴快乐相处("同化");再以后,他从内心深处接受"吸毒有害"的信念,彻底改变态度,成为改变行为的内在动力("内化")。

## 二、健康传播理论

21世纪是健康的世纪,越来越富足的人类,开始关注人本身,"追求健康、传播健康"已成为全人类共同努力的方向,而健康传播可以满足大众对健康信息的渴求。美国从20世纪40年代开始,就将健康和医疗当作社会问题并使用相当的手段予以解决,开始了流行病学研究。1971年,著名的"斯坦福心脏病预防计划"出现,标志着健康传播研究的开端。真正意义上的健康传播学研究在我国进行的时间并不长,中国目前的健康传播研究,还处于初级阶段。近年来,随着"非典"、禽流感、三鹿奶粉事件的发生,我国对重大疾病与健康问题的健康教育与健康促进不断深入,健康传播在内容上正在实现从"提供生物医学知识"到"促进行为改变"的重要转变。

（一）健康传播概念

健康传播是传播学的一个分支,指通过各种渠道,运用各种传播媒介和方法,为维护和促进人类健康而收集、制作、传递分享健康信息的过程。

杰克森(Jackson)于1992年首先提出了健康传播这一概念。他指出,健康传播就是以大众传媒为渠道来传递与健康相关的资讯以预防疾病、促进健康。在这个过程中,大众传播媒介在将医疗成果转化成大众健康知识加以传播、正确构建社会图景以帮助受众建立预防观念等方面都发挥着重要作用。

美国学者罗杰斯(Rogers EM)在1994年提出一种界定,认为健康传播是一种将医学研究成果转化为大众的健康知识,并通过态度和行为的改变,以降低疾病的患病率和死亡率、有效提高一个社区或国家生活质量和健康水准为目的的行为。

（二）健康传播的分类

传统上,健康传播的方式分为两大类:一类是大众传播的健康宣传,如健康知识讲座、医学研究动态、专家学者访谈以及健康科普等;另一类是专业机构里医患之间的健康知识传播。前者体现的是大众传播的效果,后者体现的是人际传播的效果。

作为传播学中最主要的两种传播方式,大众传播与人际传播各有优势。传统理论认为,面对面的人际交流渠道对行为改变较为有效,而大众传播渠道在教育公众方面扮演着更重要的角色,这种渠道当然也会影响人们的健康行为。随着传播理论与手段的不断进步,这两种传播方式相互借鉴,相互融合,优势互补,在健康传播中取得了较好的效果。

（三）健康传播的热点研究领域

当下,健康传播的重要研究领域包括:

**1. 大众健康传播媒介与效果研究**　涉及大众媒介健康传播的形式、内容和技巧研究,受众媒介接触行为研究和模式建构,以及效果研究等。

**2. 组织健康传播研究**　主要指企业、社区等组织对个人健康信念的维持,改变和健康行为的促进等。

**3. 以医患关系为核心的人际健康传播研究**　主要聚焦于医患之间的信息传播方式、内容、策略、效果和信息的不平衡等。如医患关系研究、病人求医行为的人际网络研究等。

**4. 健康教育与健康促进研究**    涉及健康教育设计和效果评估、健康促进策略研究,健康传播材料制作等。

**5. 健康传播的外部环境研究**    主要涉及健康政策制定与公众健康的影响研究、卫生保健政策研究、健康传播法规研究及医患关系中的法律权益研究等。

**6. 健康传播与文化研究**    主要涉及包括健康、疾病和死亡在不同文化背景下的解读和对健康传播的影响、健康传播的人文特性和文化分析、不同文化背景下的健康传播比较研究、现代医学与传统医学在健康传播过程中的文化差异。

**7. 健康危机的传播研究**    对健康危机的研究涉及危机事件发生的原因、机制,应急预案的制定和危机发生后的有效传播等,不仅具有很强的学术价值,而且具有重要的实践指导意义。

**8. 健康传播史的研究**    包括健康传播研究史的研究和健康传播实践史的研究。

**9. 特殊健康议题的研究**    特殊健康议题包括艾滋病、安乐死、同性恋、器官移植等。

### 三、健康信念模型

健康信念模型(health belief model, HBM)是建立在心理学理论基础之上的、用于解释和预测健康行为的理论。HBM 由社会心理学家霍赫鲍姆(Hochbaum)、罗森斯托克(Rosenstock)和凯格尔斯(Kegels)在 1952 年提出,经过不断完善,成为第一个解释和预测健康行为的理论,它被用于探测各种短期和长期健康行为问题,包括性危险行为与 HIV/AIDS 的传播。

HBM 建立在需要和动机理论、认知理论和价值期望理论的基础之上,关注人对健康的态度和信念,重视影响信念的内外因素。其理论假设是:个体感觉可以避免患病,采取适宜行动有助于避免患病,相信自己能成功地采取推荐的行动。

#### (一)HBM 构成要素

HBM 认为个体如果具有与健康、疾病相关的信念,就会有意愿采纳健康行为和改变危险行为,个体对采纳行为并取得成功的信心(自我效能)则是实现行为转变的保障。HBM 由知觉疾病易感性、知觉疾病威胁、知觉益处、知觉阻碍、行动线索和自我效能六部分构成(图 2-3)。

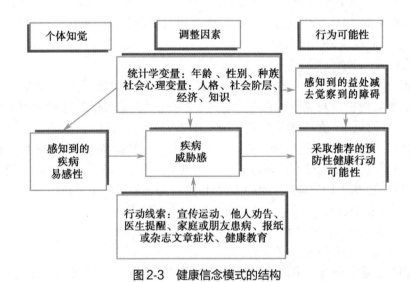

图 2-3    健康信念模式的结构

#### (二)HBM 影响行为转变的因素

**1. 知觉易感性(perceived susceptibility)**    个体对危险行为会危害自己健康或患病可能性的敏感程度。对疾病的高易感性觉察是促使个体产生行为改变的直接原因。如"母亲和姐姐得了糖尿病,我会不会也得上"。

易感性存在个体差异。极端者贬低威胁而否认患病,或者过于敏感而感到大难临头,多数人居于中间。健康促进工作的要点是要先确定危险人群和危险程度,然后根据个人特点进行健康教育,目的是提高人对危险行为致病性的认识。

**2. 知觉威胁**（perceived treat）　它是个体对危险后果的预期。如"医生说我再吸烟,心脏支架也不能救命""艾滋病太可怕了！我的朋友才患上一年就死了"。在健康促进项目中,通过强调危险行为会产生特殊的危险性或严重后果,能提高个体对危险行为严重性的认知。

**3. 知觉益处**（perceived benefits）　采取行动能带来好处。如"锻炼能帮助降低血糖","只要不吸烟,女朋友就同意结婚"。健康教育人员要强调行为转变的好处和将产生的积极效果,以提高个体对行动益处的认知。

**4. 知觉阻碍**（perceived barriers）　采取行动所付的代价和遇到的困难。如"糖尿病的饮食控制太严了,我喜欢吃的食物都不能吃,也吃不饱"。通过识别阻碍因素、做出保证、给予激励和支持,能帮助个体减少阻碍。

**5. 行动线索**（cues to action）　实现行为改变的行动策略。易感性和后果严重的认识能促使个体产生威胁感,但个体还要知道如何行动。宣传、他人劝告、经历、民间传说等都是重要的行动线索。

**6. 自我效能**（self efficacy）　高自我效能者易于采纳建议,实施有益于健康的行为转变的可能性高。通过提供训练和指导可以提高个体的自我效能。

HBM 理论的优点是能激励个体采取行动,提出明确的接受成本的行动路径,增强采取行为的能力感。

## 四、理性行动/计划行为理论

1967 年,菲什拜因（Fishbein M）和阿耶兹（Ajzen L）提出了理性行动理论（theory of reason action, tra）,该理论经过阿耶兹修正,形成了计划行为理论（theory of planned behavior, TPB）（图2-4）。

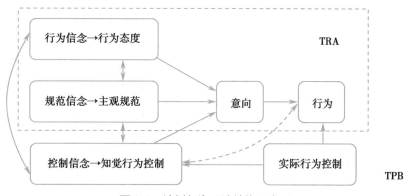

图 2-4　计划行为理论结构示意图

### （一）TRA/TPB 的理论要点

**1. 行为意向**　它是 TRA/TPB 理论结构的核心,决定了个体是否采取行动,受行为信念、行为态度、主体规范、他人规范信念和顺从动机的综合影响。

**2. 行为态度和行为信念**　它是对行为结果好坏程度的判断,受到行为信念的影响。行为信念由行为结果发生的可能性和对行为结果的评价构成。如果个体感知到改变行为会产生益处,就会对采取行动产生积极态度;反之,则会产生消极态度。

**3. 主观规范和规范信念**　它是对来自他人行为规范所产生的压力的觉察,受顺从性影响。

如果他人（亲朋好友等）认为改变行为有好的结果，个体因能满足他人期望而受到激励，产生积极的主观规范；如果他人认为改变行为会产生不良结果，受此压力，个体会产生消极的主观规范。丈夫认为妻子需要控制饮食以减轻体重（规范信念），妻子的主观信念会因觉察到丈夫的期待（压力）而受到影响。

规范信念指个体知觉重要他人（包括配偶、家人、最要好同伴等）对自己改变行为的认可和倾向程度，由标准信念和遵从动机两个成分组成。标准信念是指个体知觉重要他人对其行为改变的支持和期望程度，而遵从动机指个体对重要他人期望的遵从程度。

以健康饮食为例，若个体认为经常吃蔬菜、水果可以促进健康（主观信念），其父母亦期望他能吃更健康的食物（标准信念），他本人愿意听从父母的意见（遵从动机），那么他就容易形成健康饮食的意向，并体现在现实行为中（健康行为）。

4. **知觉行为控制和控制信念**　它是对自己行动能力的感知，与完成行为能力的信心有关，属于内部控制信念，反映的是自我效能感信念。知觉行为控制受到控制信念和实际行为控制的影响。控制信念是指个体知觉可能促进和阻碍执行行为的因素。

5. **实际行为控制**　它是个体拥有的执行特定行为所需要的技能、资源等先决条件（钱、时间、技能、与他人的合作等）。行为成功转变不仅依赖于意向，也取决于足够的行为控制水平。

TRA/TPB 不仅可以用于预测健康或不健康行为及行为结果，探索与行为有关的健康教育意义，实施和开展健康预防项目，还可用于预测和理解意图、行为和与行为有关的健康结果。如TRA/TPB 可以成功地预测佩戴汽车安全带、锻炼、吸烟、饮酒、使用安全套、定期体检、使用牙线和自我检查乳腺等健康行为的发生。

# 第四节　行为转变的阶段性理论

## 一、行为分阶段改变理论

行为分阶段改变理论（the transtheoretical model and stages of change，TTM）又称为跨模式理论，20 世纪 80 年代初由普罗查斯卡（Prochaska）在其进行戒烟项目时提出。该理论整合了若干行为干预的主要理论的原则及方法，用于说明行为变化的规律。该理论提出后被快速推广，应用于酒精等物质滥用、饮食失调及脂肪肝、高脂肪饮食、AIDS 的预防等（图 2-5）。

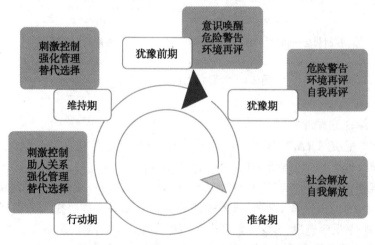

图 2-5　行为分阶段改变理论模式的转变阶段结构图

（一）理论内容

TTM模型认为个体的行为变化是一个连续的过程而非单一的事件。该理论认为人的行为转变必须经历几个阶段，在经历每个阶段的过程中个体会产生不同的需要，健康教育的目的就是针对其不同需要提供不同的干预帮助，以促使教育对象成功地向下一阶段转变。行为改变分为五个阶段：

1. **前意向阶段（precontemplation）**　个体通常在未来六个月内没有改变行为的意向。可能是因为不知道危险行为的后果，或只了解少许，或者曾做过尝试但未成功。

2. **意向阶段（contemplation）**　个体打算在六个月内改变行为。他们意识到行为改变后会产生的积极作用或益处，同时也注意到可能需要付出的代价。益处和代价之间的均衡常使个体发生内心冲突，可能导致个体长时间停止在该阶段。

3. **准备阶段（preparation）**　个体打算在一个月内采取行动。该阶段的个体倾向于在近期采取行动，并逐渐付诸实际行动。例如，参加健康教育班、向他人咨询、参加体育锻炼、查看资料或自己探索途径。

4. **行动阶段（action）**　该阶段个体在过去的六个月内已采取了公开的行动，做出了改变。上述行动接近于行为改变，但不一定都符合科学家或专家认为的足以减少疾病危险的行为标准。本阶段是防止故态复萌的关键期。

5. **维持阶段（maintenance）**　通常是指行动改变已维持了一段时间，一般指六个月以上。包括终止（termination）和复发（relapse）。个体在高危情境中，行为改变较行动阶段更加巩固，更坚定地坚持新的健康行为，并能抵御诱惑而不复发。个体主要任务是防止危险行为的复发。

退化可能出现在以上的任何阶段，表现为个体的行为退回到上一个阶段。复发是退化的一种形式，特指从行动阶段或维持阶段退回到早期阶段，是一种常见现象。复发的原因包括：受伤、工作需求、缺乏兴趣、没时间、家庭需求、气候不佳和压力等。预防复发要帮助个体对问题预先做准备、做好计划并有效处理高风险情境。

（二）影响个体行为改变的措施

每个个体是否能从一个阶段过渡到另一个阶段取决于每个阶段的认知过程，认知过程和变化阶段的整合最终解释了个体行为的改变。为保证有效干预，健康教育者必须先判断个体所处的行为阶段，确定各阶段的需求，然后采取有针对性措施帮助他们进入下一阶段。影响转变过程的方法有以下十种：

1. **意识唤醒**　提高个体对疾病的危险行为、后果和积极干预的意识。反馈数据、健康教育、面对面的对质、解释、读书治疗和宣传运动能加速意识唤醒。

2. **危险警告**　指出不良行为的危险，以唤起负性情绪反应，动摇原有信念。心理剧、角色扮演、悲剧故事、个人证据和媒体宣传是影响个体决策的有效方法。

3. **环境再评估**　包括重新评估情绪和认知，评价个体习惯保持或消失对社会环境（他人）的影响。通情训练、播放纪录片、家庭干预都会促成环境再评估。

4. **社会解放**　增加弱势群体的社会机会和选择权。通过倡议、授权过程、制订合适的政策来增加特殊群体的转变几率，特别是要加强在少数民族、同性恋者和贫困人群中的健康促进。也适用于设立无烟区、在学校餐厅设立蔬菜台、设立避孕套站点的健康教育。

5. **自我再评价**　认识到健康行为属于人格（自我映像）的一部分。通过澄清价值观、树立健康角色模式和形象能促使个体做再评价，例如，让个体认识到自己的行为过于懒散、对自己吸烟感到失望。

6. **刺激控制**　它是指消除危险行为的诱发原因，同时增加健康行为作为替代物。避免危险行为的诱发因素或者减少复发的危险，再设计可改变的环境因素。例如，规划中的停车场设计成到办公室走二十分钟的路、将艺术品布置在楼梯间进行展示（环境的再设计）能鼓励个体更多地锻炼。

**7. 助人(社会)关系**　包括对健康行为改变的同情、信任、容纳、接受以及支持,例如,让朋友知道自己戒烟的事。建立和善、治疗性的同盟、咨询者求助呼叫和联保制度是社会支持源。

**8. 替代选择**　需要学习一些健康行为以替代危险行为。放松能对抗紧张,郑重声明能对抗同辈压力,尼古丁替代物能取代香烟,减肥食品是安全的替代物,用手做事以替代吸烟。

**9. 强化管理**　对健康行为进行奖励(奖励自己不吸烟),惩罚危险行为。强化包括使用处罚,但是自我改变者更多地依赖于奖励,而不是处罚。因此强化的意义是要促使个体自然转变。临时合同、外部或内部强化、积极的自我声明和小组赞誉都是积极强化,增加了健康反应重复的次数。

**10. 自我解放**　包括自己能改变的信念和承诺,并反复承诺按信念行动。新年誓言、公开声明、多样而不是单一选择都能增加自我解放。动机研究表明有两个选择的个体或有三个选择的个体比只有一个选择的个体能做出更大的承诺,但多于四个的选择个体不会再有高的承诺。以戒烟为例,三个选择是完全停止吸烟、尼古丁减量或尼古丁替代物。

其中,前五种属于经验改变方法,用于犹豫前期、犹豫期和准备期增加行为意向和动机。后五种改变方法属于行为改变方法,主要用于准备期、行动期和维持期。

### (三)行为分阶段改变理论评价

自1992年马库斯(Macus)和他的同事首次以阶段变化模型为基础进行了吸烟行为干预研究以来,在锻炼行为、饮食行为、癌症预防等领域行为分阶段改变理论均获得支持并得到了运用。另外,研究者还将该理论与其他理论结合,并取得了一系列的成果。

但该理论仍存在一定问题,如相关研究尚未完整考虑TTM模型中的所有构成因素,测量工具的使用尚不规范,缺乏必要的信度效度检验等。

## 二、健康行动进程理论

德国心理学施瓦策尔(Schwarzer)提出了健康行动进程理论(health action process approach, HAPA)。HAPA认为健康行为的采用、始动和维持是一种过程,包括动机和行动(意志)两个阶段,意志阶段可划分为计划、行动和维持,知觉自我效能与其他认知活动在所有阶段中都发挥着关键作用(图2-6)。

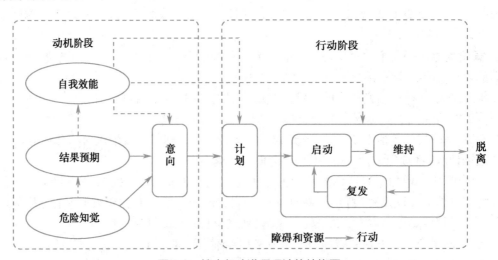

图2-6　健康行动进程理论的结构图

### (一)动机阶段(motivation phase)

在本阶段,个体接受预防措施或采纳其他行为,产生改变危险行为的意向。自我效能、结果预期和危险感知是启动意向的三个主要通道。

**1. 结果预期**　因为人们常常先预期行为的结果，然后才探询自己能否采取真正的行动，因此，结果预期先于自我效能而发挥作用。

**2. 危险感知**　可以帮助信息以威胁方式促使个体将应对资源和锻炼技能用于控制威胁，促使产生结果预期，后者刺激自我效能。危险感知受既往经历和个体经验影响，作用小，结果预期建立后，则危险感知对意向的直接作用就会被忽略。

**3. 自我效能**　影响 HAPA 的各个阶段。危险知觉只在计划阶段前发挥作用，并不延伸到以后其他阶段。结果预期要考虑行为改变的得失影响，在动员阶段发挥主导作用，个体做出决策后，结果预期的作用便被取代。但是如果个体不相信自己具备胜任预期行动的能力（自我效能低），那么个体就不会接受、启动和维持行动。

因此，自我效能和结果预期被视为意向的主要预测因素，知觉自我效能则发挥核心作用，但危险感知也发挥着重要作用。

### （二）行动阶段（action phase）

动机阶段决定措施的选择，而行动阶段则侧重于如何尽力尝试并长久维持。意向是行动的前提，但不是采取行动的保证。二者并非简单线性关系，主要受认知、行为和情境的影响，其中认知处于核心地位，具有激励和控制行动的作用。

行动联合体细分为计划、行动和维持。选择目标后，个体制定朝向目标的计划，并详细制定具体行动方式。例如，如果个体打算减轻体重，就必须设置详尽的计划，包括减肥方式、饮食材料、饮食数量、饮食频次，采取何种锻炼方式，以及采取其他相关行为。

意志阶段主要受个体自我效能感的影响，几乎不受结果预期的作用。例如，个体知觉能力和经验决定了行动和计划的质和量。行为一旦启动，就必须受认知的控制。个体必须控制矛盾冲突，防止意向行动被中断和过早放弃。积极的认识活动能抑制注意力的分散。以每日身体锻炼为例，为了坚持下去，需要自我调节，防止其他动机（想吃、社会化活动或睡眠）的干扰，直到行动能在有限时间内取得成功。

自我效能决定了投入的努力程度和决心。自我怀疑者倾向于预见失败情节，往往努力不足或者过早放弃。而自我效能乐观感的人，预见成功情节，使其正视行动中的阻碍。当遇到意外困难时，他们能快速恢复过来。

行为背景和社会资源也影响行为效果。戒烟者在他人吸烟的背景下，易受到诱惑，意志薄弱者甚至会复发。而如果一对配偶都决定戒烟，他们从对方身上获得社会支持，即使戒烟者意志不够坚强，也能保持戒烟状态。

## 三、预警采用进程理论

预警采用进程理论（precaution adoption process model，PAPM）由温斯坦（Weinstein）在 1988 年提出。用于解释因为考虑改变习惯的可感知成本与效益而造成的行为变化过程。适用对象是已具备相关理论知识的个体，或者经验丰富的个体，其能力足以形成某种信念的情境。PAPM 是目前新型的健康行为改变理论之一，具有行为改变效率高、干预效果好的优点。

### （一）PAPM 的主要内容

一方面告知个体如若不采取某一健康行为，将面临的不良后果和付出的代价；另一方面告知其如果采用预防行为，将会获得的收益。PAPM 理论认为：健康行为改变的过程是可以被预知的（predicted），而个人在各阶段的行为与决策都可套入既定模式中，模式除了预估个人健康行为的转化与变迁过程外，同时也提供了评估效能与效率的功用（图 2-7）。

### （二）PAPM 的行为改变七阶段

**阶段一：对问题无知。** 该阶段的个体，通常对潜在的问题（即疾病）和健康保护行为一无所知。媒体宣传等方式为人们提供相关信息，使其进入下一阶段。

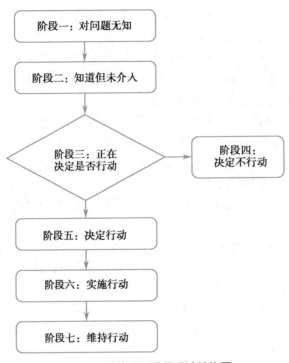

图 2-7    预警采取进程理论结构图

阶段二：知道问题但未介入。已听说过问题的困扰，形成初步认识，但仅处于最初印象阶段，缺少应对的方式。媒体能影响个体，他人的经验也能发挥作用。

阶段三：正在决定是否行动。相当于 TTM 的意向阶段。个体衡量改变行为的成本和效益之间的平衡。如果改变的效益大于成本，个体进入阶段五，采取行动，反之，进入阶段四，放弃行动。影响决策的因素包括：可知觉的易感性、可知觉的严重性、可知觉的自我效能、可知觉的障碍和社会规范的影响，这些因素还影响到阶段四和五。工作重点是将从未考虑过采取个人行动的个体与正在考虑但尚未实施的个体区别开来，通过接触和沟通，采取相应方式促进其采取行动。

阶段四：决定不采取行动。这类人群不同于从未考虑采取行动的人。面对种种不利信息而主动决定不采取行动的人，会抵制说服工作，认为改变行为没有必要，或成本太高。

阶段五：决定采取行动。其他行为转变理论关注如何决策、影响决策因素，可用于使处于这个阶段的人进入阶段六。需要行为提示源（宣传）和援助。

阶段六：实施行动。这是行为转变的开始。详尽的实施信息为个体应对问题提供支持。信息必须能影响他们的决策选择和具体实施方法。需要行为提示源和援助。

阶段七：维持行动。与其他理论相同，行为改变已经发生，仍需要一定强化以保证行为的稳定性和持续性。

以 AIDS 为例，自该病被发现以来，人们已经了解艾滋病的传染途径，主要通过性接触、输血与吸毒等方式进行传染，且深知艾滋病属于不治绝症。但直到 1987 年 AIDS 的机制被揭示之前，人们只能通过减少性行为等方式进行预防。而 PAPM 理论提出后，通过媒体等渠道宣传 AIDS 信息、增加人们对艾滋病的认知、唤醒人们对自我健康与家庭幸福的重要认识，以此改变个体不良行为，建立防治艾滋病的观念与信心，提供详细的预防措施，帮助其采取最恰当的行动，减少艾滋病带来的危害。这比以往的健康促进宣传都更具成效。

（王俊刚）

**思考题**

1. 举例探讨我们的生活中都有哪些影响健康的危险行为？

2. 结合生活实际讨论：健康或疾病信念形成的影响因素有哪些？

3. 自我效能理论和健康信念模型的主要内容是什么？

4. 依据行为分阶段改变理论，结合生活，设计戒烟方案。

**本章要点**

1. **掌握** 心理本质的基础知识。
2. **熟悉** 心理现象的基本内涵。
3. **了解** 心理学的发展历程及主要流派的理论。

## 第一节 心 理 概 述

大家对心理词汇不陌生，对没有感觉、失去知觉、一定注意、无法记住、特有气质、激情燃烧、非常开心等早已耳熟能详。然而，人类对心理、心理实质、心理现象、心理规律的认识，经历了从唯心到唯物、从简单到复杂的过程。

### 一、心理及心理实质

心理学脱胎于哲学，归根结底属于人的科学，难免受到哲学对人的认识的影响。最初，东西方哲学都认为心理即神灵。古希腊哲学家柏拉图（Plato）认为世界由神创造，灵魂不灭。古希腊学者亚里士多德（Aristotle）认为灵魂既是生命的动力，又是身体的形式，包括植物灵魂、动物灵魂和理性灵魂，分别主管人的身体发育、智力发育和道德完善。在东方特别是在中国，虽然没有"心理"这个词，但是关于"心"的记载很多，早期也认为心与神灵有关。东西方学者们早期认为心理由神灵掌管的见解，为认识心理实质提供了一种解释，但割裂心理与物质的关联，认为心理可以脱离物质而存在，陷入了唯心主义的泥沼。

随着唯物主义的出现和影响扩大，东西方对心理实质的认识逐渐摆脱唯心主义影响，逐渐认识到：心理（mental）是对客观事物的主观能动反应，是大脑的机能。这个心理的定义看似简单，实则包含六个内容：

**1. 心理过程是复杂的系统集成** 现已证实，人的心理过程通常由脑的三个功能系统协同完成，即调节张力/维持觉醒水平的系统、信息接收/加工/存储系统、运动计划/调节/控制系统，而且每个系统的大脑皮层至少分成彼此重叠的投射区、投射-联合区、多通道联合区。人们读书、写字、吃饭、穿衣，都是由视听器官接受信息并传到大脑，再由大脑下达命令采取行动，即便非常简单的心理活动，也需要由许多脑结构来共同完成，体现出心理过程的复杂性和系统性。

**2. 大脑发达是心理产生的基础** 既然人的心理过程是复杂的系统集成，那么没有足够发达的大脑，就难以产生心理。事实上，人的心理与动物心理有本质区别，人的心理要比动物心理复杂很多。低等动物在向高等动物进化的过程中，大脑变得越来越发达，神经系统变得越来越复杂，对客观事物的反映能力也越来越强。软体动物受到刺激只会全身缩成一团，节肢动物却可以朝着某个方向收缩。类人猿变成人，不仅学会了直立行走，还学会了制作工具和使用语言，大脑变得更加发达，为心理产生奠定了基础。

**3. 心理是大脑特有的机能和属性**　　生活中可能遇到这样的情况，有时候大脑损伤会引起心理异常，有时候心理异常伴有大脑损伤，大脑损伤一旦恢复，心理也得到改善。脑出血患者意识全无，经过溶栓，意识恢复。大脑顶枕裂后面的枕叶区负责接收眼睛受到光线刺激后传入的神经冲动、颞叶的颞横回负责接收耳朵受到声音刺激后传入的神经冲动，分别对应视觉、听觉，一旦遭到严重破坏，即使感觉器官正常，也无法产生相应感觉。因此，西方学者认为心理由大脑产生。

**4. 客观事物是心理产生的源泉**　　心理反映的内容是客观事物，分别来自自然环境和社会环境，尤其是社会环境对心理产生有促进作用。世界各国已经报道多例脱离社会生活的人类个体，这些人虽然拥有常人的大脑，却没有常人的心理。例如印度"狼孩"卡玛拉在婴儿期被狼带走，长期在狼窝生活，被带回人间后，一直害怕强光，白天蜷伏，夜晚嚎叫，用臀着地睡觉，冷天撕掉衣服，言行举止不像"人"而更像"狼"。这说明，人如果长期脱离社会环境，就难以产生正常的心理。

**5. 心理反映的现实不限于当前**　　心理反映的内容虽然来自客观事物，但是心理不仅能反映此时此地此人，也能反映彼时彼地彼人，而且彼此会互相影响。例如，曾经见过山川河流、琴棋书画、飞机大炮，再次见到这些事物，会很快认出它们来，如果先前相见时心情愉悦，再次相见多半会感到愉悦；先前相见郁闷，再见多半也会感到郁闷。虽然对现实不存在的神话故事、科幻场景，有时也能描述得活灵活现，但不可能一点参照都没有。换言之，不管想象超越现实多远，都还是能从现实中找到线索。也就是说，心理永远不可能脱离现实而孤立存在。

**6. 心理反映具有主观能动性**　　对同样的客观事物，不同的人可能做出不同的反映，相同的人也可能做出不同的反映，说明人对客观事物地反映存在主观性。唐代诗人崔护在《题都城南庄》感叹："去年今日此门中，人面桃花相映红。人面不知何处去，桃花依旧笑春风。"同一座庄园的桃花，因为情境殊异，去年和今年居然大不相同！对达·芬奇《蒙娜丽莎》上的人物，多数认为是一位迷人的姑娘，也有人认为隐藏了达·芬奇的母亲甚至是达·芬奇本人，还有人认为她的眼里藏有重大秘密，艺术家据此拍出了《达·芬奇密码》《万能鉴定士Q：蒙娜丽莎之瞳》等影视作品。可见，心理不仅反映客观事物，也反映主观体验，并能指导实践、促进发展。

## 二、心理学及心理现象

随着心理研究的不断深入，就形成了心理学。何谓心理学？普罗大众的认识主要有三种：①主张人心可知，认为心理学能够解决"知人知面不知心"的难题，是一门了不起的"读心术"；②主张人心不可知，认为心理学解决不了任何问题，是跟迷信差不多的"占星术"；③主张人心不全可知，认为心理学可以解决一些问题，是正在发展中的"新科学"。由于对心理学的历史和现状不甚了解，这些认识都难免偏颇。

从词源看，心理学（psychology）由希腊文的"psyche"和"logos"演变而成。"psyche"指"灵魂"或"心灵"，"logos"指"解释"或"阐述"，两者合起来就是"阐释灵魂的学问"。这个概念沿用多年，直到十九世纪后半叶，以生物学为媒介，结合生理学的知识体系，科学心理学诞生才被摒弃。

现在认为，心理学是研究心理现象及其规律的科学。所谓心理现象（mental phenomenon），就是心理活动的表现形式，通常分为心理过程和个性心理。

心理过程（mental process）指反映客观事物的经过，包括认知过程、情绪过程、意志过程，简称知、情、意。其中，认知过程（cognitive process）指个体接受、加工、理解、储存信息的活动，包括感觉、知觉、学习、记忆、思维、想象、语言等。情绪过程（emotional process）指个体对客观事物的态度和体验，如满意或厌恶、愉快或难受、积极或消极以及幸福感、崇拜感、自豪感等。意志过程（willed process）指个体有计划地克服困难、实现目标的活动，如英语成绩差，坚持每天听英文广播。应当注意，在人的心理过程特别是认知过程中，还伴随一种重要的心理现象，即注意，指人的心理活动对一定对象的指向和集中，主要通过选择和保持，对心理活动起着维持、组织、调节和监督的作用，使人清晰地认识事物并准确迅速地完成某种活动。

个性心理（individual mentality），也叫人格（personality），是个体带有一定倾向性独特而稳定的心理特征，包括个体倾向性、个性心理特征、自我意识。其中，个体倾向性（individual psychological disposition）指个体心理活动在特定时间里的指向状态，是个性心理中最活跃的部分，包括需要、动机、兴趣、理想、观点、信念等，需要是基础，信念位于最高层次。个性心理特征（individual mental characteristics）是个体心理活动表现出来稳定而独特的整体面貌，包括能力、气质、性格，例如老师课堂提问，有同学能回答，有同学不能回答；回答不上，有的同学立刻满脸通红，有的同学微笑点头道歉；能够回答，有的同学脱口而出抢答，有的同学举手示意想答。自我意识（self-awareness）是人格的核心部分，指个体对自身主体的知觉、体验、评价和控制，涉及认知、情感、意志、行为等诸多方面，并非与生俱来，而是在社会化中逐步形成和发展，也是人类心理有别于动物心理的重要标志。

心理过程和个性心理相互联系、相互制约，个性心理在心理过程中形成、发展并表现出来，反过来已经形成的个性心理又会影响心理过程，使心理过程带有个性色彩。

## 第二节　心理认识过程

心理现象的三个过程密切相关。认知过程是情绪过程和意志过程的基础，受情绪过程和意志过程影响，包括感觉、知觉、学习、记忆、思维、想象等心理现象。

### 一、感觉与知觉

#### （一）感觉与知觉的概念

感觉（sensation）是感受器对客观事物个别属性的反映。感受器对客观事物整体属性的反映，叫做知觉（perception）。感觉由刺激依次经感受器、传入神经、中枢神经、大脑皮质而引起，需要注意的是：①感觉反映的是个别属性而非整体属性，抽烟者常见右手食指中指发黄、偶发咳嗽、身有烟味，其中任何一种作用感受器，都能引起相应感觉，如眼睛看到手指黄、耳朵听到咳嗽声、鼻子闻到烟熏味；②每种感觉器官只能反映某种特定的刺激，如眼睛看得到手指黄但闻不到烟熏味，鼻子闻得到烟熏味但看不到手指黄；③感觉作为认知起点对人意义重大，临床发现感觉异常会引起神经系统病变，感觉剥夺会导致无聊、不安、思维紊乱甚至幻觉、自杀；④人能感知自身体内器官的状态，如饥饿、干渴、腹痛等。知觉在感觉的基础上形成，但不是感觉的简单加和，而是经过选择、组织，将感觉统合解释成有意义的连贯整体。发现某人脸色苍白、言语乏力、特别怕冷，一般人多侧重某种感觉，少数人认为这些感觉纯属偶然，也有人认为这些感觉是健康不佳，中医师多将这些感觉统合成阳虚证。可见，知觉不仅受感觉系统的影响，还受个体经验和心理的影响。

#### （二）感觉的基本规律

1. **感觉阈限**　尘埃沾衣感觉不到，雨水扑面却有感觉。为什么？因为感觉存在阈限。感觉阈限（sensory threshold）指能引起感觉的刺激范围，包括绝对感觉感觉阈限和差别感觉阈限。绝对感觉阈限（absolute threshold）指能引起感觉的最小刺激，差别感觉阈限（difference threshold）指能引起感觉变化的最小刺激。相应地，对刺激强度和变化的感觉能力叫感受性（sensitivity），对最小刺激强度的感觉能力叫绝对感受性（absolute sensitivity），对最小刺激变化的感觉能力叫差异感受性（difference sensitivity）。显然，感受性与感觉阈限呈负相关，即感觉阈限越低，感受性越强。例如烤火，A、B均在30℃以下没有感觉，升到30℃开始觉得热，继续升温A到60℃、B到65℃

Note

分别觉得不热。A、B 对温度的感觉阈限分别为 30～60℃、30～65℃，绝对感觉阈限都是 30℃，差异感觉阈限分别为 30℃、35℃；与 A 相比，B 的感受性低、绝对感受性一样、差异感受性低。掌握感觉阈限，能够优化健康干预方案。

2. **感觉适应**　开始跑步，固定饮食，最初几天感觉很饿，有人一两周后感觉不饿，也有人一个月才感觉不饿。这种感觉随刺激时间长短变化的现象，叫感觉适应（sensory adaptation）。通常，刺激过久使感觉变得迟钝，刺激缺乏使感觉变得敏锐。前者如久居兰室不闻其香，后者如挑担过岗吃饭特香。现已证实，所有感觉都存在感觉适应，其中以痛觉最难适应。感觉适应使人能够更好地适应环境，保护身心健康。

3. **感觉后效**　感觉后效（sensory aftereffect）指刺激停止后感觉仍会暂时保留的现象，以视觉最为明显，有正后象和负后象之分。正后象（positive after-image）指后象的品质与原感觉相同，负后象（positive after-image）指后象的品质与原感觉相反。持续注视 LED 灯，闭上眼睛，会看到光亮的象，就是正后象；再睁开眼睛，转向白板，看到比白板暗的象，就是负后象。用好感觉后效，可科学减少健康干预频度。

4. **感觉对比**　感觉对比（sensory contrast）指感受器在不同刺激作用下感受性发生变化的现象，包括同时对比（simultaneous contrast）和继时对比（successive contrast）。前者是不同刺激同时作用，如同时看到黑与白、红与绿感到两种颜色都很显眼；后者是不同刺激先后作用，如吃糖后吃药，会觉得药更苦；吃药后喝水，会觉得水变甜。科学设置感觉对比，能够提升健康干预效果。

5. **联觉**　联觉（synesthetic）是一种刺激能够引起两种以上感觉的现象。这是因为个体多有同时接受多种刺激的经历。与朋友闲聊，可能观色、听声、闻香，视觉、听觉、嗅觉并用。歌声是听觉，甜是味觉，美是视觉。因为联觉，生活中出现了"甜美的歌声"。但典型联觉多由颜色引起，如猪肉打红光显得鲜嫩、打蓝光很像腐烂，房间刷橙色让人温暖、刷蓝色让人寒冷。善用联觉，健康防治常常可以收获意想不到的效果。

### （三）知觉的基本特征

1. **选择性**　事物常有多种属性，如人有脸色、声音、形态、举止、性别等，但有经验的人只会留意对健康有意义的属性。这种感受器优先反映事物某些属性的现象，就是知觉的选择性。知觉的选择性不仅与事物的特性有关，还受需要、动机、注意、经验、性格等个性心理的影响。困倦的母亲对窗外的嘈杂充耳不闻，但会被婴儿的一声轻啼惊醒。这说明，在知觉过程中，选中的属性构成清晰的图像，未选中的属性构成模糊的背景。

2. **整体性**　将不同属性统合成一个，就是知觉的整体性。评价医生，不会只看性别，而会统合医德、医术、学养、举止等属性。与前述选择性相似，知觉的整体性也与对象特性、个性心理等有关。时间、空间相近，颜色、大小、形状、形式、作用相似，连续、闭合、同域等构成已知图案，容易被知觉成一个整体。因此，挂号处、收费处、化验室、中药房容易被统合成医院，经济状况近似的群众经常被统合成某种保健群体。

3. **理解性**　如前所述，知觉是将感觉解释成有意义的连贯整体。根据既往经验知识赋予多个属性一个整体意义的现象，就是知觉的理解性。从某种意义上说，知觉是一个积极主动的理解过程。对书写潦草的诊疗处方，患者看不懂，但医生护士却知道如何抓药施治。女性说"我……太小"，旁人大多听不懂，乳腺科医生多会首先知觉为"乳房太小"。可见，人们知识经验不同，需要期望不同，对知觉属性的理解也不一样。

4. **恒常性**　知觉结果不随知觉条件变化而改变的现象，叫做知觉的恒常性。生病的如果是熟人，多半不会因为胖瘦、黑白改变而认不出来。不管树的种类有多少种、在哪生长，见到还是能认出那是树。总之，熟悉的事物，不会因为大小、形状、明亮、颜色等表观属性改变，而被知觉成其他事物。这种特性，显然有利于人们准确地快速适应环境，防止意外伤害的发生。

（四）知觉的偏差

**1. 错觉**    错觉（illusion）指在特定条件下必然将事物知觉为另一个事物的现象，如杯弓蛇影、草木皆兵、度日如年、日初如盖日中如盘、月亮在白莲花般的云朵里穿行等都是错觉的实例。

**2. 幻觉**    幻觉（hallucination）是在没有相应事物作用时知觉到该事物存在，正常和生病时都可能发生。强烈的情绪体验、催眠、临睡、初醒时都可能出现幻觉，精神疾病、药物中毒、饮酒过量、吸食毒品、感觉剥夺等也可能产生幻觉。

**3. 第一印象**    第一印象（first impression）指首次接触时留下的印象影响知觉准确性的现象。例如患者入院时见某个医生耐心细致，即使后来听说他性格急躁，也倾向认为这个医生服务很好。因此，医生和患者都重视第一印象，有利于建立良好的医患关系。

**4. 晕轮效应**    晕轮效应（halo effect）指将个体的某种属性扩大到其他属性的现象，有美化和丑化之分。例如患者见某个医生总是面露微笑，就认定他是一个医德高尚、医术精湛的好医生。这启示，医生和患者交往中应重视对方的核心关切，促进良性互动。

**5. 刻板印象**    刻板印象（stereotype）指对某类事物坚持一种笼统看法的现象。例如患者坚信医生只顾赚钱，就会怀疑所有医生的处方都挟带了不必要的项目。这说明，医生和患者应该加强宣传和交流，增进互信，美化印象。

## 二、学习与记忆

### （一）学习与记忆的概念

学习（learning）是通过体验获得个体行为的过程。其中，体验包括亲自开展实践和向外界获取信息，但不包括婴儿自然坐、爬、站及感冒咳嗽、脑损伤偏瘫等器质改变引发的行为；获得指行为持久存在，短暂拥有不算学习，前者如演练八段锦后几十年都会，后者如知道经常熬夜降低免疫力后不再熬夜；行为既可以是跑步、演讲等外显的行动，也可以是积极乐观、追求卓越等内隐的活动。

记忆（memory）指刺激消失后仍保持其相关信息的过程。这里的刺激既可以是具体的感知，如某种保健器具，也可以是抽象的思考，如某套保健理论。通常，记忆是一个主动的过程。

### （二）学习的基本原理

**1. 强化**    强化（reinforcement）指通过多次刺激形成条件反射的过程，可分为正强化和负强化。前者使希望出现的行为增加（奖励），如发现规律排便能够减轻便秘就坚持每天睡觉前排便；后者促使不希望出现的行为减少（处罚），如发现暴饮暴食会导致肥胖就减少暴饮暴食。

**2. 习得与消退**    习得（acquisition）指首次引发并随着时间推移出现频率不断增强的现象。消退（extinction）是已经习得的行为随着条件刺激减弱而逐渐减少出现频次甚至消失的现象。前者如实习生学会手术前洗手，后者如毕业不干临床的学生多年后忘记了手术前洗手的要点。

**3. 泛化与分化**    因为某次吃中药味道苦，以后看到所有黑色的液体，甚至可口可乐，都认为是苦味的中药。这种相似刺激引进相同条件反射的现象，叫做泛化（generalization）。相似刺激抑制相同条件反射的现象，则叫做分化（discrimination）。例如经常听粤语，偶尔听英语，久而久之粤语一听就会，英语变得越来越难听懂了。

### （三）记忆系统

记忆是一个系统，可分成三个部分：①感觉记忆（immediate memory），是感受器接收刺激信息后留下的瞬时映象，又叫瞬时记忆，为讯息处理的第一站，瞬间获取大量未加工的原始信息，但信息只保持 0.025～2min，没有引起注意则消失，引起注意则进入短时记忆，刺激停止印象也消失；②短时记忆（short-term memory），是信息被注意后留下的暂时印象，为信息处理的中间站，保持的信息通常不超过 7 个无意义的符号，保持时间多在 20s 内（一般不超过 1min），未处理则消失，复述有助延长时间甚至转入长时记忆；③长时记忆（long-term memory），是信息经过复述、加工后留下的映象，为信息处理的最终仓库，保持的信息数量最大、时间超过 1min 甚至终身，能实现规律储存和高效提取。眨眼不会影响知觉的连贯性，是因为存在感觉记忆；不复述很难记住 11 位数字的手机号码，是因为存在短时记忆；如退休后还能背诵大学学习的《黄帝内经》，是因为存在长时记忆。

### （四）记忆的基本过程

记忆通过编码对信息接收、储存、提取，多经历识记、保持、再认 / 回忆三个过程。

**1. 识记**　将输入的简单信息变成抽象和便于存取的信息的过程，就是识记（registration），即信息的编码（encoding）。识记有无意识记、有意识记之分。无意识记（involuntary registration）没有确定目的，无须意志努力，选择性大，耗费精力不多，内容散断难成系统。有意识记（voluntary registration）有目的计划，需意志努力，选择性小，耗费精力较多，内容融入已有知识经验网络。有意识记又可分为意义识记和机械识记。意义识记（logical registration）通过理解信息内在联系进行识记，如识记逻辑严密的保健理论。机械识记（rote registration）是机械重复信息外部联系进行识记，如识记本身没有多大联系的保健操作。意义识记能把新信息快速融入已有知识经验网络，速度、精度、深度、长度都优于机械识记。

**2. 保持**　保持（retention）是巩固识记信息的过程，即信息的储存（storage），为记忆的中心环节。保持的信息常随实践或时间发展变化，可以重新编码、简略删节甚至发生遗忘。遗忘（forgetting）指识记信息的回忆 / 再认不能实现或者出现错误。回忆 / 再认不能实现叫全部遗忘，回忆 / 再认出现错误叫部分遗忘；不能回忆 / 再认（车祸手术等）患病前的情况叫逆行性遗忘，不能回忆 / 再认患病后的情况（如意识障碍）叫顺行性遗忘，为了减灭（不良体验）风险放弃回忆 / 再认叫心因性遗忘。保持和遗忘的积极意义在于，留住美好时光等有利于身心健康的体验，减灭手术、外伤等经历对身心健康的二次损害。

**3. 再认 / 回忆**　是恢复刺激信息的过程，即信息的提取（retrieval），为记忆的最后阶段。再认（recognition）指能识别经历过的事物。回忆（reproduction）指重新呈现经历过的事物，通常比再认困难，即能回忆的一般都能再认，但能再认的未必都能回忆。认出某位留学多年归国的老同学，是再认；想起曾陪这位同学点去掌心里的痣，是回忆。

## 三、思维与想象

### （一）思维与想象的概念

思维（thinking）是通过处理客观事物解决超现实问题的高级认知过程，主要借助语言来实现。最基本的特征是概括性和间接性。所谓概括性，是指对客观事物进行分析、加工、转换、综合，进而提取本质特征及内在联系，如将血压高于 140/90 mmHg 称为高血压；所谓间接性，是指通过其他媒介反映超现实问题是否得到解决，如通过血压计测量判断是否属于高血压；所谓高级认知，是因为思维解决超现实问题，发生在感知觉等诸多解现实问题的心理过程之后。

想象（imagine）是人脑对原有的表象进行加工改造而形成新形象的心理过程，是一种高级认知活动。想象最基本的特征是形象性和新颖性。形象性是指想象处理的是直观生动的图像信息，而不是符号信息，但不是表象的简单再现。新颖性是指想象产生的新形象虽然在现实中有原型，但可能是个体从未经历过的或现实中不可能存在的事物的形象。

### （二）思维过程

思维最终要解决问题。某人失眠求治，先得分析原因，发现其除小孩临近高考外均无特殊，提出其失眠因为担心小孩高考的假设，然后让其小孩免试进入理想大学，如果失眠好转则假设成立，否则失眠另有原因。可见，思维多经过发现问题、分析问题、提出假设、检验假设四个阶段，整个过程贯穿了分析和综合、抽象和概括、推理和判断等基本过程。

**1. 分析和综合**　分析（analysis）是把客观事物分解成多个属性加以考察的过程。晚上失眠有疼痛、担心、睡眠节律紊乱、白天睡得太多等多种原因，逐个思考可以提出失眠最有可能的原因。综合（synthesis）是把客观事物的各个属性看成一个整体考察的过程。分析和综合总是相互联系的，分析为综合服务才有意义，综合在分析的基础上才能实现。

**2. 抽象和概括**　抽象（abstraction）是把客观事物的本质和非本质属性加以区别，舍弃非本质属性而抽取出本质属性的思维过程。概括（generalization）则是把客观事物抽取出来的本质特征加以综合，并应用推广到同类事物的思维过程。概括以抽象为基础，把分析、抽象的结果经过综合而形成概念。各种科学知识和理论都是抽象和概括的产物。

**3. 判断和推理**　判断（judgement）是根据客观事物和各种现象之间的本质联系对事物做出肯定或否定的结论的思维过程。推理（reasoning）实际上也是判断，是从一个或几个判断得出新判断的思维过程。推理可以由特殊推向一般，也可以由一般推向特殊。前者是归纳推理，后者是演绎推理。

### （三）想象分类

按照想象活动的目的性和计划性，可以分为无意想象和有意想象。

**1. 无意想象**　无意想象是没有预定目的，不自觉产生的想象。例如看到天空的白云想到了棉花糖等。梦是无意想象的一种特殊形式，过多或内容过于恐怖、古怪的梦，可能是过度疲劳或心理失调的表现，不利于身体健康。

**2. 有意想象**　有意想象是按照预定目的，在一定意志努力下自觉进行的想象。医生根据患者病情提出的治疗方案等都是有意想象的结果，有意想象在人类认识世界和改造世界中具有重要作用。

## 第三节　心理情感过程

### 一、情绪和情感的概念

广义的情绪包括情感，是人对客观事物与自身需要之间关系的态度体验，是人脑对客观现实的主观反应形式。每个人有无数的情绪体验，但它却是个令人难以琢磨的概念。一般认为，情绪（emotion）是个混合物，包括认知、生理和行为的成分。

### （一）情绪的认知成分

在生活中，人们对一个事件的认知评价是决定他们情绪体验的重要因素。不同的认知决定了不同的情绪感受。做一个演讲，对某些人可能是高度威胁并引起焦虑的，但对某些人来说只是例行公事而已。当被告知观众不会如你们预期的那样去注意你们的焦虑时，焦虑者会显著降低自己的焦虑水平。

### （二）情绪的生理成分

情绪过程和生理过程密切相关，情绪的发生、发展和改变取决于中枢神经系统、自主神经系统及内分泌系统。想象一下你害怕时的情景，害怕使你心跳和呼吸加快，血压升高，瞳孔扩张，汗毛竖起，手心出汗，甚至起了"鸡皮疙瘩"。尽管不是所有的情绪都会伴随如此明显的生理反应，但情绪与生理反应就像一对形影不离的孪生兄弟。

### （三）情绪的行为成分

在行为层面，人们通过外显的表情或动作表现自己的情绪。面部表情揭示了各种各样的基本情绪，艾克曼（Ekman）通过让被试辨别图片上的面部表情，成功区分了高兴、悲伤、愤怒、恐惧、惊奇和恶心六种基本情绪。大多数人也能解读老式默片中的非言语线索，来推断其中隐藏的情绪体验。当你焦虑时，可能察觉不到你在发抖，拿着"空杯子"喝水，但别人眼中的你就像"热锅上的蚂蚁"。

## 二、情绪和情感的维度与两极性

情绪具有动力性、激动性、强度和紧张度,称之为情绪维度。情绪和情感的两极性是指每一种情绪和情感都能找到与之相对立的情绪和情感。

情绪的动力性有增力与减力两极,这种感受和体验与主体需要满足的程度相联系。当需要被满足时产生的情绪是增力的,可提高人的活动能力;需要没有被满足时产生的情绪是减力的,会降低人的活动能力。癌症等病人患病初期,求医问药的动力往往很高,但当病情逐渐加重时,这种动力会慢慢降低。

情绪的激动性有激动与平静两极,这种感受和体验很大程度反映了个体的机能状态。激动是强烈、外显的情绪状态,如狂喜、暴怒等,是由重要的事件引起的。平静是平静安稳的情绪状态,是平时学习、工作、活动的基本状态与基本条件。癌症等病人患病初期,对患病事实是抗拒和不接受的,情绪有较大的起伏,接受患病事实以后则表现出淡漠与平静。

情绪的强度有强与弱两极,这种感受和体验是划分情绪和情感水平的标志。如从愉快到狂喜。情绪的强度与个体面临的事件对自己意义大小有关,也受目的与动机的影响。癌症等病人患病初期的暴躁与紧张到后期的焦躁与不安,有着强度上的不同。

情绪的紧张度有紧张与放松两极,这种感受和体验是动作的强弱标志。紧张度不仅取决于事件的急迫程度,还取决于个体的准备状态和对事件的认知。在时间紧急或个体对事件的可控性低时,会产生紧张感。在时间轻松或个体对事件的可控性高时,会产生放松感。癌症等病人患病初期紧张度上升,害怕自己会离开人世,但接受患病事实以后会变得安然。

## 三、情绪状态与情感类别

### (一)情绪的分类

情绪可分为基本情绪与复合情绪,基本情绪又分为积极情绪与消极情绪。基本情绪是人与动物共有的,复合情绪则是由两种以上的基本情绪组合而成。

**1. 基本情绪与复合情绪**　普拉切克(Plutchik R)以情绪的强度、相似度和两极性三个维度,将情绪划分为狂喜、警惕、狂怒、憎恨、悲痛、恐惧、惊奇和接受八种基本情绪。情绪的强度、相似度和两极性的不同组合组成了人各种各样的情绪体验。伊扎德(Izard CE)通过因素分析法,根据愉快度、紧张度、激动度和确信度四个维度,列出兴奋、惊奇、悲痛、愉快、愤怒、厌恶、羞耻、害羞、轻蔑、恐惧和自罪感十一种基本情绪。

**2. 积极情绪与消极情绪**　积极情绪是与接近行为相伴随产生的情绪,包括快乐、兴趣、满足和爱等;消极情绪是与回避行为相伴随产生的情绪,包括痛苦、悲伤、愤怒、恐惧等。积极情绪可帮助个体支持应对、缓解压力、恢复已消耗的资源,适度的消极情绪对个体有益,但若长期存在,则易导致心理疾病。

### (二)情绪的状态

情绪状态是在某种事件或环境影响下,人在一定时间内产生的情绪体验。心境、激情和应激是典型的情绪状态。

**1. 心境**　心境是人比较稳定而持久的情绪状态,有稳定性、持续性与弥散性三种特性。心境微弱而持续,它的发生有时很难察觉到,持续时间也从几天、几周、几月到几年不等。心境不是对某些事物的特定体验,而是以一种弥散性的状态用同种态度对待一切事物。

**2. 激情**　激情是一种强烈的、爆发性的、短暂的情绪状态,有爆发性、冲动性、短暂性、指向性、表现性五种特性。激情的发生过程迅猛,使得个体认知狭隘,易出现冲动行为,但冲动时间短暂,而后进入疲劳状态。激情由特定的对象引起,且会有明显的外部表现。

**3. 应激**　应激是人对某种意外的环境刺激做出的适应性反应,可分为警觉、阻抗和衰竭三个阶段。应激状态的产生与人面临的情景及人对自己能力的估计有关。当个体无力应付当前情境时，就会进入应激状态。

### （三）情感的状态

情感状态是与人的社会性需要相联系的主观体验，是人在社会生活中产生的特有心理现象。道德感、理智感、美感和热情是四种人类的高级社会情感。

**1. 道德感**　道德感是个体根据社会道德规范评价自己或他人的思想、意图和行为时的主观体验。当言行与规范相容时，产生肯定性的情感体验；当言行与规范不相容时，产生否定性的情感体验。

**2. 理智感**　理智感是个体在认知活动过程中产生的情感体验，是个体良好社会实践和推动科学向前发展的重要力量。

**3. 美感**　美感是个体根据审美标准评价事物时产生的主观感受。美感是一种愉悦的体验，且带有好恶倾向，美感与道德感紧密相连。

**4. 热情**　热情是个体对人、事、物等肯定、强烈、稳固的情感体验，是一种高级情感，带有意志的成分，并表现出积极性特征。

# 第四节　心理意志过程

## 一、意志、需要、动机的概念

### （一）意志的概念

意志（volition）是指一个人自觉地确定目的，并根据目的来支配和调节自己的行为，克服困难实现预定目的的心理过程。意志具有目的性和计划性，带有主观倾向和要求；意志具有主动性和创造性，带有个体主观能动性；意志具有前进性，但这种前进性只有在符合客观规律的前提下才能发生。

### （二）需要的概念

需要（need）是有机体内部的一种不平衡状态，表现在有机体对内部和外部生活条件的一种稳定的要求。需要指向能满足需要的客体或事件，人渴了就要喝水，水就是满足需要的客体；父母渴望孩子成才，孩子努力学习就是满足需要的事件。需要是个体活动的基本动力，可分为自然需要与社会需要两大类。

### （三）动机的概念

动机（motivation）是激发和维持个体朝向某一目标的行动动力，具有激发、导向和维持与调节三大功能。动机激发活动，并使活动朝着某一方向前进，在这一过程中不断监控，通过维持与调节使得活动符合既定目标。

## 二、需要与动机的形成

动机在需要的基础上产生，但并非所有需要都会成为动机。需要成为动机离不开诱因和条件。即使肚子饿了想吃饭（需要），如果没有下课或是就餐时间没到（条件），也不会产生去打饭吃的行动（动机）。可见，需要推动人们去活动并使活动朝向某种目标，才能成为动机。了解人类比动机的内在本质及其影响因素，必须综合内在需要、外部环境与当前心理状态进行探究。

## 三、需要与动机的主要理论

人类动机是心理学研究领域的重点，本能论、驱力论、唤醒论、刺激论、认知论和逆转论对动机研究产生了很大影响。

（一）本能论

**1. 本能理论**　动机最早由本能的概念引入心理学,运用生物进化论观点解释人类的动机本质,麦独孤（McDougall W）是这一理论的主要代表。他认为人类的所有行为都是以本能为基础的,本能是人类一切思想和行为的基本源泉和动力。

**2. 习性论**　洛伦茨（Lorenz）认为动物行为具有相当的稳定性,特定的刺激将引起特定的反应,习性学将本能定义为某种动物天生的、特有的固定动作模式。

**3. 性欲动力论**　弗洛伊德（Freud S）认为本能是个体行为的推动力或启动因素,是个体的内在行为动力。本能可分为生本能与死本能两大类,个体的每种动机都是潜意识里生本能与死本能的结合体。

（二）驱力论

驱力是个体为了满足生理需要引起的生理状态,推动个体满足需要恢复机体的平衡状态。赫尔（Hull CL）认为个体要生存就有需要,需要产生驱力。来自内部刺激的需要为原始驱力,不需要学习便能获得;来自外部刺激的需要为获得性需要,需要通过学习才能获得。

（三）唤醒论

赫布（Hebb）等人提出的唤醒理论认为人总处在唤醒状态,并维持在生理激活的一种最佳水平。人们偏好最佳的唤醒水平,当重复刺激的唤醒水平降低时,简化使得唤醒水平又到最佳状态。

（四）刺激论

刺激论提出外部刺激调节着动机状态,刺激是可以产生激励行为的外部目标。驱力理论强调内部紧张状态如何"推"人们往一个方向运动;刺激理论强调外部刺激如何"拉"人们往一个方向运动。

（五）逆转论

逆转论认为人们的需要是对立的,每对动机的两种状态只有一种能被激活。

（六）认知论

**1. 期待价值论**　期待价值论将达到目标的期待行为作为行为的决定因素。

**2. 动机归因论**　海德（Heider）认为当人们体验到成功或失败时,会寻找成功和失败的原因。韦纳（Winner）系统提出了归因论,他认为成功和失败的因果归因是成就活动的中心要素,并把稳定性作为新维度纳入归因体系中。

**3. 自我决定论**　自我决定论强调自我在动机过程中的能动作用,自我决定组成内在动机。

**4. 自我功效论**　班杜拉（Bandura）认为人对行为的决策是主动的,人的认知变量如期待、注意和评价等在决策中起重要作用。

**5. 成就目标论**　成就目标是一种有组织的信念系统,不同成就目标对应不同动机和行为模式。

# 第五节　心理个性特征

虽然我国古代已有"人性""品格"等词语,现代也常听到"人格高尚""侮辱人格"等描述,但人格确是源自拉丁语的 person,本义指演员在舞台上戴的脸谱,借以反映表现在外和隐藏在内的各种心理特征,具有鲜明特点,理论学说众多。

## 一、人格及其相关概念

如前所述,人格（personality）是个体带有一定倾向性独特而稳定的心理特征,为需要、动机、气质、性格、能力、自我意识等诸多心理现象的有机整合。以下仅对前文尚未描述的气质、性格、能力做一扼要概述。

1. **气质**    气质（temperament）是人格结构中最基本的成分，指个体心理活动典型而稳定的动力特征。这里的动力特征主要表现在强度、速度、稳定性、灵活性、指向性。阳刚与阴柔，坚强与软弱，果敢与犹疑，专注与涣散，执着与动摇，外向与内向，无不染上个人色彩，均属典型的气质。所谓稳定，是强调气质虽然可变（暴躁之人经常垂钓变得和缓），但不易改变，对健康影响较大。目前，心理学多沿用古希腊医学家希波克拉底（Hippcrates）的主张，把气质分成四种：①胆汁质，感受性低，耐受性高，可塑性低，外倾，直率热情，性情急躁，情绪强烈而不稳定，精力旺盛，反应迅速，思维敏捷但粗心；②多血质，感受性低，耐受性高，可塑性较高，较外倾，热情活泼，敏捷好动，注意力易转移，兴趣广泛易变，情绪体验不深刻，遇事不往心里去，容易适应环境变化，好交际但轻承诺；③黏液质，感受性低，耐受性高，可塑性低，不随意反应性和情绪兴奋性低，内倾，安静稳重，情绪不易外露，注意稳定，做事专心，善于自制，行动缓慢，遇事多沉默，冷静但过于拘谨；④抑郁质，感受性高，耐受性低，不随意反应性低，明显内倾，情绪兴奋性高而体验深刻持久，过于敏感，善于观察别人易忽略的细节，不愿与人主动交往，行为孤僻，行动迟缓，反应速度慢并且刻板，工作学习易感疲劳，总是信心不足。

2. **性格**    性格（character）是人格结构的重要组成部分，指个体对现实的稳定态度和相应习惯行为，简言之就是如何为人做事。但应注意，性格虽然通过态度和行为表现出来，但不是任何态度和行为都可以表现一个人的性格。向来果敢的男人，对癌症妻子是手术还是保守治疗犹豫不决，显然不能说他性格软弱；口若悬河的主持人患癌症，面对国医大师时语言木讷，也不能说他性格木讷。显然，只有稳定的态度和行为才能表现一个人的性格。一个沉稳的人，今天明天，此处彼处，通常都会表现沉稳，不会今天说话沉稳，明天做事浮躁，后天干管理又变得沉稳。性格是个人与社会环境相互作用的产物，代表人格的社会层面，能反映社会的精神面貌。事实上，不同文化背景对同一种性格的评价可能截然相反。总是质疑医生的治疗方案，在中国会被认为争强好胜，到国外或许被认为对己负责。可见，性格决定一个人与社会互动的水平，不仅会影响个人的身心健康，也会影响个人成就的高低。正所谓"性格决定命运"，不能不引起重视。

3. **能力**    能力（ability）指成功完成某项活动必须具备的心理特征，是人格特征的综合表现，总是与某种活动联系并通过活动来表现。例如小学课堂，有些小孩整堂课都在专心听讲，有些小孩坐不了5min就会东张西望，差别在注意力不一样。人的能力多种多样，通常分为一般能力和特殊能力。其中，一般能力即智力，指许多活动都要具备的基本能力，包括观察力、注意力、记忆力、想象力、思维能力，以抽象思维能力最为核心。传统心理学认为，能力主要涉及语言和数学逻辑，很少讲社会性能力。现代心理学认为能力是一个综合概念，既与自然有关，也与社会有关，尤其同情绪关系密切。从这个意义上讲，情绪控制能力对个体身心健康和发展成就的影响不容忽视。

## 二、人格的基本特性

1. **独特性**    人格既受遗传生理的影响，又是适应环境的结果。不同的遗传和环境，形成个体独特的心理特点。遗传和环境的独特性，决定了人格的独特性，尤以地域、时间、个体表现最为明显。南方和北方居民人格迥异是地域差异，古代和近代南方人格不同是时代差异，南方人还有很多种人格是个体差异。正所谓"千人千面"，体现出多样性，决定保健必须根据个体、季节、地域的特点，采取不同的方法。但是，人格的独特性并不排斥人与人之间的共同性。遗传近似特别是环境近似的人，经常会表现出共同的人格。中华民族勤劳勇敢就是一个共同的人格。人格作为一个人的整体特质，既包括与他人不同的心理特点，也包括与他人相同的心理特点，是共同性与差别性的统一，也是生物性与社会性的统一。

2. **稳定性**    人格形成离不开一定的遗传和环境。但遗传和环境不会一天一个样，决定了人格具有稳定性。人格的稳定性主要表现在跨时间的持续性和跨情境的一致性。人格一旦形成，改变殊为不易，所谓"江山易改，本性难移"，就是人格跨时间的持续性。一个积极外向的大学生，不仅在家庭中非常活跃，在班级里也会异常积极，这种在不同情境下表现出稳定的心理特征就是跨情境的一致性。但是，这个学生偶尔也会消极安静，百岁后、失恋时可能不太愿意同人交往。应当注意，这种偶尔出现的心理和行为不属于人格，人格改变与行为改变不是一回事。行为改变往往是外表的变化，人格改变却是深层特质的改变。还应注意，人格的稳定性是相对的，因为遗传和环境不会一成不变。心脏移植后性格改变，重大挫折后一蹶不振，都是实例。

3. **社会性**　人格的社会性是相对自然而言的。人格的社会性指通过社会化把人变成社会的一员，这是人有别于动物的一个重要方面。所谓社会化，是人在与他人互动中逐渐掌握社会经验、行为规范并获取自我的过程，与种族、文化、民族、教育、家庭、地位等诸多因素有关。通过社会化，个体学会了应对自然环境和社会环境的心理行为方式，形成了从语言行为、服饰习惯到理想信念、价值观念、自我意识等多方面的人格特征。例如因纽特人通过吃生肉、穿皮衣应对北极严寒，乔冠华用爽朗的笑声表达新中国重返联合国的自信。说人格具有社会性，并不是说人格没有自然性。人格当然要受遗传生理的制约，只不过社会性表现得更为充分、更有特点而已。人格的社会性是人有别于动物的、被称为人的本质属性，对健康的意义在强调保健既要重视遗传生理，更要重视社会环境。

4. **统合性**　人类的心理极为复杂，具有多元性、多层次的特点。人格是个体一定倾向性独特而稳定的心理特征，其结构不可能千人一面，而只能是千变万化，也就是前面提到的独特性。但是，人格的各种特征并非简单堆积，而是依据一定的内容、秩序与规则有机组合起来的有机整体，具有内在的统一性，受自我意识的调控。人格结构的各方面和谐一致，就会呈现健康的人格特征，否则会出现各种心理冲突，导致人格分裂。很难想象，某个健康的个体既激情澎湃，同时又沉郁寡欢。如同交响乐团，乐器越多样，曲谱越复杂，越需要统合一致，才能奏出华丽的乐章，乐器各行其是只会乱七八糟。从这个意义上说，人格的组成要件越是丰富多彩，面对的环境越是千姿百态，人格的统合性就表现得越是淋漓尽致。

5. **功能性**　人格既然是遗传和环境共同作用的结果，是多种心理特征的有序统合，那么人格特征必定反映相应的遗传、环境及学习工作、人际交往等社会活动，即对其形成因素有反应功能。同时，人格是一个人喜怒哀乐、生活成败的根源，决定了一个人的生活方式甚至生存发展，也常常被用来解释某个人的言行及结局的原因。面对挫折与失败，有人认真总结经验教训，在废墟上重建人生辉煌；有人一蹶不振，失去奋斗目标，在浑浑噩噩中虚度年华。人格积极，就会身心健康，实现人生目标；人格消极，就会健康失常，脱离生存的正轨。可见，人格的功能性还体现在可以能动地促进个体完善和社会进步。

## 三、人格的主要理论

心理学家根据个人的经验和认识，从不同的角度和重点，提出了对人格结构和作用的看法，形成了不同的人格理论。

1. **人格结构学说**　如前所述，弗洛伊德的精神分析理论认为，人格是由自我、本我、超我三部分组成的和谐整体，这三个部分相互冲突就会导致人格失调。

2. **人格类型学说**　荣格（Jung CG）的分析心理学理论认为，人格由意识、个人潜意识和集体潜意识组成，个人潜意识指个人经历中被意识到但被压抑/遗忘的东西或是没有形成意识的东西，集体潜意识指种族在生物进化和文化历史发展过程获得的心理上的沉积物。荣格将人格归纳为自我的两种倾向，即倾向关注外部的客观世界（外向性）、倾向关注个人的内在世界（内向性），认为心理健康需要两种倾向性实现平衡。荣格认为，人格发展过程中有两个与年龄相关的重要趋势，早期涉及内向性和外向性，后期涉及男性气质和女性气质，开始被压抑的一方面随着年龄的增长终将获得释放。

**3. 人格特质理论**　奥尔波特(Allport GW)认为,特质是人格的基础,是个体在生理基础上形成的持久不变的性格特征。所谓特质,是使刺激在机能上等值并发动相应行为的心理结构,包括共性和个性两个方面。共性特质是在某一社会文化形态下大多数或群体所具有的特质。个性特质是个体身上所独具的特质,可分成三类:①首要特质(cardinal trait),是一个人最典型、最具概括性的特质,如林黛玉的多愁善感;②中心特质(central trait),是构成个体独特性的几个重要特质,每个人大约有5~10个,如林黛玉的清高、聪明、孤僻、抑郁、敏感等;③次要特质(secondary trait),是个体不太重要的特质,往往只在特殊情境下出现,如喜欢高谈阔论的人在陌生人面前沉默寡言。卡特尔(Cattell RB)发挥奥尔波特的理论,将特质分为根源特质和表面特质。表面特质是表面可观察到的行为,由一个或多个根源特质引起;根源特质是制约表面特质的潜在基础和人格的基本因素,可引发一个或多个表面特质,根据因素分析法有16种,即乐群性、聪慧性、情绪稳定性、恃强性、兴奋性、有恒性、敢为性、敏感性、怀疑性、幻想性、世故性、忧虑性、激进性、独立性、自律性、紧张性,可通过《卡特尔16种人格因素测验》获取。

**4. 人格发展阶段论**　埃里克森(Erikson EH)认为,人格是个体内在的成长要求和外在的社会要求相互作用的结果,个体在每一个人生阶段都经历两个对立冲突,冲突得到解决则心理健康,冲突解决不成功则损伤自我发展并影响未来冲突的解决,人生周期由8个发展阶段组成:

(1)基本信任对基本不信任阶段(0~1岁):婴儿得到适当的爱抚和照料会产生基本信任感,反之就会产生基本不信任感,基本信任感超过基本不信任感则形成希望品质。

(2)自主性对害羞和疑虑阶段(1~3岁):儿童学会爬、走、推拉、说话等许多随意动作,父母也开始对儿童进行训练和教育、控制儿童的行为,儿童的自我意愿与父母的意愿会产生矛盾和冲突,父母保证儿童发展社会许可的行为则儿童形成自主性,父母过分溺爱或使用不公正的体罚则儿童体验到羞怯,自主性超过羞怯和疑虑便形成意志的品质。

(3)主动对内疚阶段(3~6岁):儿童开始积极探究外部世界,父母积极鼓励他们的创造则儿童形成主动性,父母过分限制他们则儿童形成内疚,自主性多于内疚则形成目的品质。

(4)勤奋对自卑阶段(6~12岁):儿童开始接受正规教育,若能圆满完成学习任务则产生勤奋感,否则形成对能力缺乏信心的自卑感,勤奋感超过自卑感便会形成能力的品质。

(5)自我同一性对角色混乱阶段(12~19岁):个体意识分化为理想的自我和现实的自我,理想的自我和现实的自我达到统一则形成信任、主动、坚定与勤奋等品质,否则导致角色混乱,形成忠诚的品质。

(6)亲密对孤独阶段(19~25岁):具备与他人亲密相处的能力,人际关系顺利则形成亲密感,否则回避与他人亲密交往而导致孤独感,亲密感超过孤独感就会形成爱的品质。

(7)繁殖对停滞阶段(25~50岁):通过养育孩子、与儿童直接交往、生产能提高下一代生活水平的东西来表达对他人的关心,没有这种繁殖感的人停滞在只关心自己,人际关系也贫乏,繁殖超过停滞则形成关心的品质。

(8)自我完整对失望阶段(50岁以后直至生命终结):死神即将来临,回顾一生感到满足和幸福,具有自我完整感,反之感到失望和沮丧,自我完整感超过失望感则形成智慧的品质。

**5. 大五人格理论**　心理学家经过漫长探索,对人格特质的种类与数量达成共识,认为人格包括5个向度:①外向性,包括健谈、外向、自信、热心、坦率直言,与之相对的是害羞、安静、内向、缺乏自信、羞怯;②随和性,包括有同情心、亲切、热情、有洞察力、真诚,与之相对的是缺乏同情心、不亲切、苛刻、残酷;③尽责性,包括有组织、整洁、有序、实际、准时、做事谨慎,与之相对的是无组织、无序、粗心、马虎、不切实际;④情绪稳定性,包括平静、悠闲、稳定,与之相对的是喜怒无常、焦虑、不安;⑤智力或想象力,包括有创造力、有想象力、聪明,与之相对的是缺少创造性、贫乏想象力、愚笨。每个向度又可反映人格特征的6个不同方面,即焦虑、敌意、自我意识、抑郁、冲动、脆弱。

## 第六节　心理学发展及流派

心理学理论源远流长,独立成为学科不足 150 年,以科学心理学诞生为界可分成前科学心理学和科学心理学两个时期,诸多学派各擅风骚。

### 一、前科学心理学的代表观点

在前科学心理学时期,心理学附属于哲学,思想虽然丰富,理论却不系统,多在哲学家阐述理论时被零星地提到。其中,笛卡尔的理性主义和洛克的经验主义对科学心理学的诞生产生了重要影响。笛卡尔(Descartes R)主张人靠理性的直观去发现"清楚明白"的天赋观念,提出"身心交感论",首次描述了后来被称为反射过程的"反射弧"。他认为身和心截然不同,身由物质构成,结构、行动都可以机械原理来说明,而心由精神构成,是感知、思维和意志的主体,身和心彼此作用、互为因果,即存在身心交感。洛克(Locke J)被西方心理学史认为首次提出并使用了"联想"的概念。他主张人的一切观念来自后天,包括来自感觉的外部观念和来自反省的内部观念,感觉和反省得来的观念最初都是简单观念,许多简单观念通过与心灵结合而成为复杂观念。理性主义和经验主义,从内容到方法都对科学心理学的诞生产生了影响。此外,达尔文(Darwin C)的生物进化论、缪勒(Müller J)的特殊能量说、亥姆霍兹(Helmholtz H)的神经纤维说、费希纳(Fechner GT)的将物理刺激转化为心理经验等,分别为科学心理学准备了知识观点和技术方法。

### 二、科学心理学的诞生及冯特的贡献

1879 年,冯特(Wundt W)在德国莱比锡大学创立全球第一个心理学实验室,用实验手段研究心理现象,标志科学心理学诞生。冯特认为,心理学的研究对象是直接经验,研究方法是实验内省,主要任务是分析意识过程的基本元素、发现这些元素合成复杂心理过程的规律。他坚持用实验、观察、数理分析等方法揭示心理规律,主张复杂心理都是由感觉和感情这两种最简单的元素构成,在感觉、知觉、注意、反应时间、联想等研究中取得了丰硕成果,培养了一批来自世界各地的学生,创建了科学心理学诞生后的第一个学派——构造主义,著写了被誉为"心理学独立宣言书"的《生理心理学原理》,被称为"实验心理学之父",对心理学发展具有深远影响。

### 三、科学心理学的主要流派及其理论

科学心理学诞生后,心理学发展迅速驶入快车道,先后出现多个学派。每个学派都对它之前存在的学派提出挑战,扬长避短,异彩纷呈,构成心理学史的一道风景。

1. **构造主义**　由冯特创立,认为人的心智具有先天结构,心理由元素构成,推崇"纯内省"和"纯科学"的研究,取得一些成果,但清规戒律较多,存在时间较短。

2. **机能主义**　由詹姆斯(James W)创立,强调心理的适应功能,反对把心理作为副作用;强调意识是连续整体,反对把意识分解成元素;重视应用,主张把心理研究扩大到动物心理、变态心理、差异心理等领域,反对把心理学当成"纯科学",反对只研究正常人的一般心理。机能主义对后世影响较小,20 世纪 20 年代后逐渐由行为主义取代。

3. **行为主义**　由华生(Watson JB)创立,强调心理学是行为的科学,应采用直接观察法,研究人和动物的行为,反对心理学是意识的科学,反对内省法,反对研究意识;主张把人和动物的行为放到同一层面考虑、研究目的在预测和控制行为,认为通过奖励、惩罚、模仿等环境可以习得行为,推崇刺激、反应、习惯等概念,反对意识、感觉、意志等概念。行为主义将行为和意识完全对立起来,否定意识的价值,用生理反应代替心理现象,将人等同动物,一定程度限制了心理学的发展;但推崇科学实验的研究取向,强调行为刺激 - 反应模式,对心理学走上客观研究具有

积极作用,在全球影响深远。

**4. 格式塔心理学**　由韦特海默(Wertheimer M)创立。格式塔是德文 Gestalt 的音译,意为完形、样式、结构、组织。该学派主张每一种心理现象都是一个"被分离的整体",强调整体先于部分存在并且制约部分的性质和意义,提出大脑中"场"的力量分布决定人类对世界的认知,认为学习和问题解决都应该关注整体、把问题看成有意义的整体就会顿悟,反对整体由若干元素组合而成,反对把整体看起部分的单纯加和,对后世心理学仍有影响。

**5. 精神分析**　由弗洛伊德创立,主张心理异常是本能冲动被压抑的结果,认为人格由自我、本我、超我构成,分别遵守现实、快乐、至善的原则,相应使个体适应现实规范、追求需求满足、压抑盲目冲动;在精神活动中,意识只是位于表层的很小部分,潜意识才是位于深层的主体部分,潜意识可通过失言、梦等窥见一斑;本能是人格的动力,其中以性欲持续最久、动力最强、影响最大。精神分析强调人本能和情欲的一面,首次阐述无意识的作用,肯定非理性因素的影响,开辟了潜意识研究的新领域,至今颇具影响,但一直被质疑研究方法缺乏严谨性。

**6. 人本主义**　由马斯洛(Maslow AH)创立,强调每个人都有发展潜能、超越现状的需求并有实现目标的潜能,认为每个人都自由地制定目标、做出选择并解释选择,主张研究人的本性、潜能、尊严、价值以及对人类进步富有意义的现实问题,重视个体的内心感受,反对将人性兽化和机械化,反对行为主义机械的环境决定论和精神分析本能的生物决定论,在 20 世纪 60 年代迅速崛起,被誉为心理学的第三势力,但解释语言大多具有模糊性和主观性,很难下操作性定义,研究取向更为接近人文科学。

**7. 积极心理学**　由塞里格曼(Seligman MEP)等人创立,强调心理学不仅要研究人的心理问题,更应该关注个体的积极因素,用一种积极的心态对心理问题进行解读,挖掘个体的潜能,从而获得美好的生活,认为心理学的目标是促进个体的发展,社会的繁荣和预防问题的发生。积极心理学将人摆在一个至高无上的地位,这具有重要的现实意义,但其缺乏完整的知识框架,现有研究与早期研究脱节,具有典型的成人化取向,就其研究现状来看,还有很多问题亟需解决。

(刘步平)

 **思考题**

1. 如何认识心理实质?
2. 心理现象包括哪些心理过程和个体心理?
3. 举例说明感觉和知觉有什么区别?
4. 知觉的基本特征有哪些?
5. 学习的基本原理包括哪些内容?
6. 记忆系统的构成各有何特点?
7. 人格有何基本特性?
8. 科学心理学的主要流派有哪些?各有什么代表性观点?

# 第四章 应 激

**本章要点**

1. **掌握** 应激及应激种类,应激源及应激源分类,应激反应及应对的概念。
2. **熟悉** 应激中介机制,应激的生理心理表现,应对分类,应激管理途径。
3. **了解** 应激生物学系统、应激相关的细胞与分子机制,认知评价、社会支持及人格在应激中的中介作用。

随着社会的发展和生活节奏的加快,人们面临的生理和心理应激越来越复杂、越来越强烈,而应激在许多疾病的发生、发展中起着重要的作用。本章将就应激概述、应激源、应激理论、应激中介机制、应激管理进行阐述。

## 第一节 应 激 概 述

应激时刻存在我们生活当中,在人生的每个阶段,甚至在生命的每一天,都会遇到应激,应激已成为既不可避免、又不可缺少的一部分,只是性质与强度不同而已。

### 一、应激及应激源

现代医学心理学认为,应激(stress)是指当个体面临或察觉到环境变化对个体造成威胁和挑战时,机体对应激源产生特异性和/或非特异性反应,使机体维持在新稳态过程。新稳态如果继续被破坏,则将进一步发展,直至该系统崩溃,并在其他系统内再寻求稳态。

(一)应激的种类

根据应激源作用时间的长短、应激的结果和性质、应激源的种类,可将应激分为不同的类别。

**1. 按应激持续的时间** 根据应激源作用时间的长短可将分为:①急性应激,是指机体受到突然刺激;②慢性应激,是机体处于长期而持久的紧张状态。

**2. 按应激的结果** 根据应激的结果可分为:①良性应激(生理性应激或健康应激),指机体能适应的外界刺激,机体能够防御和代偿,并维持了机体的生理平衡;②不良应激(病理性应激或劣性应激),指由于应激而导致机体出现一系列功能、代谢紊乱和结构损伤甚至疾病。

**3. 按应激源的种类** ①躯体性应激(physical stress):指应激源直接作用于躯体而发生的应激,可由外环境的理化因素、内环境失衡、器官功能紊乱等引发;②心理性应激(psychological stress):指个体在察觉需求与满足需求的能力不平衡时,倾向于通过整体心理和生理反应表现出来的多因素作用的适应过程。

**4. 其他分类方法** 多数应激与人际关系相关,在人们生活中出现的各种问题都可成为重要的应激因素。由此,按环境、地点等状况,将人际关系与生活状况的应激分为四大类:①家族应激(婚姻与配偶关系、母子与父子关系等);②学校应激(升学、与教师和同学关系、课外活动、毕业分配等）；③工作应激（工作适应、与上司同事关系、工作前景、出差等）；④地区应激（居住环境、邻里关系、地区特性等）。

由于在生命不同时期所受的刺激种类和对应方式不同，有必要考虑生命各时期的应激特点及其特殊性。另外，应激的种类、内容、强弱也随着时代的变化而变化。

### （二）应激源及分类

应激源（stressor）是引起应激的刺激，也是引起应激的原因。通常是指向机体提出适应和应对要求，并进而导致充满紧张的生理和心理反应的刺激物。应激源涉及广泛，种类众多。

**1. 根据应激源持续时间的长短可分为**　①急性应激源（单一的、时间有限的暴露）；②慢性应激源（交替的、持续延长的暴露）。

**2. 根据应激源的生物、心理、社会属性分类**

（1）躯体性应激源：指直接作用于躯体而产生应激反应的刺激，包括理化因素、生物学因素和疾病因素等。

（2）心理性应激源：指各种心理冲突、挫折、不切实际的预测等。

（3）社会性应激源：指各种自然灾害、社会动荡、战争、制度变革、技术创新以及日常生活中发生的种种变故等。

（4）文化性应激源：指一个人从熟悉的生活环境、语言环境和文化环境迁移到陌生环境中所面临的各种文化冲突和挑战。

**3. 按生活事件（life events）现象学分类**

（1）工作问题：工作应激在当今社会已成为成年人慢性应激的主要来源。其源于：①工作本身；②工作中的人际关系；③职业发展前景；④工作环境；⑤家庭工作相互影响。

（2）恋爱、婚姻和家庭问题：是日常生活中最多见的应激源，包括寻觅配偶、失恋、夫妻不和、离婚、子女管教、老人照料等。

（3）人际关系问题：指个人与领导、同事、邻里、朋友之间的意见分歧和矛盾冲突。

（4）经济问题：指个人在经济上的困难或变故。

（5）个人健康问题：指疾病或健康变故给个人造成的心理威胁。

（6）自我实现和自尊方面问题：指个人在事业和学业上的失败或挫折等。

（7）喜庆事件：指结婚、再婚、立功受奖、晋升晋级等，这些也需要个体作相应的心理调整。

由于生活事件内容很广，相互牵扯交织在一起，对其进行严格的分类较为困难，从而导致各种生活事件评估量表对事件的分类各不相同。

**4. 按应激源对个体的影响分类**

（1）正性生活事件（positive events）：指个人认为对自己的身心健康具有积极作用的事件，如晋升、立功、受奖等。

（2）负性生活事件（negative events）：指个人认为对自己产生消极作用的不愉快事件，如亲人死亡、患急重病等。

**5. 按事件的主客观属性分类**

（1）客观事件（objective events）：指不以人们的主观意志为转移的事件，如生、老、病、死以及天灾人祸等。

（2）主观事件（subjective events）：指个体主观因素与外界因素相互作用的产物，甚至纯粹是个体的主观产物，如人际矛盾、事业不顺等。

### 二、应激反应

应激反应（stress reaction）是指个体由于应激源所致的各种生物、心理、社会、行为等多方面的变化，也称应激的心身反应（psychosomatic response）。实际上，应激反应涉及从细胞分子到整体的多层面改变,不仅应激反应中有神经内分泌系统的参与,而且心理因素也在其中发挥重要作用。

应激反应是个体对内外环境变化做出的适应,也是个体得以生存和发展的原始动力。应激反应一般被分为生理反应、心理反应。生理反应包括神经内分泌反应、细胞体液反应、免疫反应、代谢改变等,而经典的应激反应主要涉及神经内分泌反应和细胞体液反应。心理反应主要包括情绪反应和行为反应。

（一）应激的生理反应

应激的生理反应涉及广泛且复杂,主要以神经系统为结构基础,最终会影响到全身多个组织和器官。应激过程,不是一个单向的循环,而是一系列可以相互影响、多途径进行的整合过程。这一整合过程中可表现急性应激反应和慢性应激反应。

1. **急性应激反应** 是个体在感受到威胁与挑战时机体产生"战或逃"的反应。其涉及的生理变化有:蓝斑 - 去甲肾上腺素能神经元 / 交感 - 肾上腺髓质系统、下丘脑 - 垂体 - 肾上腺皮质系统的激活,交感神经兴奋;心率加快,心肌收缩增强,血压升高;呼吸加快,通气量增加;脾脏缩小,脑和骨骼肌血液量增加,皮肤黏膜、消化道动脉收缩,血液量减少;动员脂肪,肝糖原分解为葡萄糖;凝血时间缩短等。

2. **慢性应激反应** 是以环境中有应激源、伴有负性情绪、对环境控制的缺乏或个体认为没有应对的可能为特征。此时的应激反应中,下丘脑 - 垂体 - 肾上腺皮质轴激活,极度警惕,运动抑制,交感神经系统激活,外周循环阻力增加,血压升高,但是循环系统症状在副交感神经系统的作用下减慢。

3. **应激的生理反应表现** ①神经系统(多表现为头晕、头痛、失眠、耳鸣、惊厥,颤抖等症状);②循环系统(多表现为心悸、血压不稳等症状);③呼吸系统(多表现为胸闷、呼吸困难、气急、压迫感等症状);④泌尿系统(多表现为尿频、尿急等症状);⑤消化系统(多表现为食欲改变、恶心、呕吐、腹胀、腹痛、腹泻等症状);⑥生殖系统(多表现为性欲下降、月经紊乱、阳痿、早泄、阴冷等症状);⑦内分泌系统(多表现为血糖升高或降低,多汗、情绪激动等症状);⑧皮肤(多表现为脸红、出汗、瘙痒等症状)等。

（二）应激的心理反应

应激的心理反应分为两类:一类能提高个体的活动水平,动员其全部"力量"更好地应付和适应应激源(如急中生智),另一类能降低个体的活动水平,使人意识狭窄和行为刻板,表现为对应激源的无能为力(如束手无策)。应激的心理反应主要包括情绪反应(emotional response)和行为反应(behavioral response)。

1. **情绪反应** 应激的情绪反应是应激所致心理改变的内容,与应激的生理反应共同组成应激反应的整体。应激的情绪反应涉及的内容和影响因素较为复杂,且个体差异较大,主要包括焦虑、恐惧、愤怒和抑郁等。

（1）焦虑:是人们对一些预期将要发生的危险或面对可能会导致不良后果的事物时所体验到的一种紧张、担心和恐惧的情绪状态。主要表现为紧张不安、惊恐,不能静坐、动作增加等运动不安或动作僵硬等,以及植物神经功能亢进,如心率增快、胸闷、恶心呕吐和尿频等症状。与恐惧不同,焦虑是发生在危险或不利情况出现之前。焦虑是一种普遍存在的情绪状态,焦虑反应可以说是人们面临压力或危险时,为积极进行应对做出的准备。适度的焦虑有利于提高个体对环境刺激的应答能力,具有保护性。但焦虑过度,则情况就会适得其反,不但不利于应激状态的解除,而且可能影响个体的健康状况,导致疾病的发生。

（2）恐惧:是个体企图摆脱已存在的危险或伤害情景时体验到的不愉快情绪,多伴有回避或逃跑行为。适度恐惧情绪有利于个体对环境的适应和提高自身的生活质量,其表现与焦虑反应类似。当人们觉察到危险产生时,交感神经兴奋,动员全身相关系统,准备应对有害刺激,其中逃跑或对危险的回避是最常见的行为。个体通常是在面临真实危险事物的时候产生恐惧,也知道恐惧的原因何在，但没有战胜危险的能力或缺乏自信。

（3）愤怒：是与挫折和威胁密切相关的情绪状态。当个体的目的或动机指向活动受阻，自尊心受到伤害，为了宣泄负性情绪和恢复自尊，常常会激起以反抗或攻击行为为主的愤怒。愤怒时多表现心率增快、血液重新分布、呼吸频率增快、支气管扩张、糖原分解增加等，这些变化为应激的战斗状态进行物质的准备。愤怒是一种具有自身伤害性的负性情绪，会导致个体躯体健康问题，诱发心身疾病。

（4）抑郁：是一种病理的情绪状态，主要表现为情绪低落、兴趣下降、思维速度慢、悲观、缺乏自信、自责和自我评价低，甚至出现轻生、自杀的想法或行为等。躯体症状表现为：食欲下降、体重减轻、性欲和性功能下降、失眠（早醒尤为常见）以及各种躯体不适。抑郁的产生、严重程度及病程，不但与个体遭受刺激的性质和程度有关，还与个体的人格、素质、认知评价和社会支持等因素有关。

**2. 行为反应**　应激的行为反应是个体应激反应的重要组成部分。当个体遭到挫折时，这些行为反应是机体为缓冲应激对个体自身的影响摆脱心身紧张状态而采取的应对行为策略，以适应环境的需要。但有时也会能降低个体的活动水平，使人意识狭窄和能力低下，妨碍个体正确地评价现实情境、选择应对策略和发挥正常应对能力。应激的行为反应主要包括以下几种。

（1）逃避与回避：逃避是指个体接触到应激源后采取的远离行为；回避是指个体采取一定的措施，避免接触和远离的应激源的行为。两者的目的都是为了摆脱情绪应激，排除苦恼和伤害。

（2）无助和自怜：无助是一种无能为力、无所适从、听天由命的行为状态。一般在经过反复应对，仍无法控制应激情境时产生，且个体具有严重绝望、放弃和抑郁的心理。无助状态可使个体不能主动地采取措施，摆脱不利的应激源，从而造成进一步的伤害而产生的行为。自怜是个体对身处不利境遇的一种自我惋惜和怜悯情绪。个体通常表现为悲哀、缺乏安全感和自尊心，独自哀叹和向人不断倾诉的行为。

（3）退化和依赖：退化是指个体在遭受挫折或应激时，以幼儿的行为方式来应对环境变化或满足自身需求的行为。其目的是为了获得别人的同情、支持和照顾，以减轻心理压力和苦恼。退化必然会导致个体依赖行为的出现，表现为时刻需要他人的关照和帮助，而不是自己努力去面对和解决问题。

（4）敌对和攻击：均是在愤怒的情况下发生的行为。敌对是指心存攻击的愿望，表现为不友善、憎恨、谩骂或羞辱。攻击是指在愤怒基础上表现为对对象身体、心理的伤害行为，其对象可以是人、物和自己。

（5）物质依赖：是指个体习得性地使用一些物质来帮助自己应对心理冲突，饮酒、吸烟等具有成瘾性的物质暂时缓解紧张、消除苦恼的行为。尽管这些行为可以暂时地使自己摆脱苦恼和心理困境，但对于解决客观应激事件毫无帮助。同时，还会给自身的健康带来极大危害，给社会稳定造成隐患。

### 三、应激的意义

在现实社会环境中，人们时刻都受到应激的影响。应激与人们的生存、发展及健康有着密切而复杂的关系，具有双重性。应激既有积极影响，也有消极影响；既可以促进健康，也可以导致疾病的发生。适度的刺激和心理应激，有助于维持人们的生理、心理和社会功能，促进个体认知、情绪、意志的发展和成熟，提高以后在生活中的应对和适应能力，更好地耐受各种紧张性刺激物和致病因素的影响。但长时间、高频率、高强度的应激，不论是躯体应激还是心理应激、良性应激还是不良应激，都会使适应机制失效、机体稳态破坏，从而导致机体功能障碍甚至疾病。强烈的应激源作用下往往会导致急性应激障碍，而持久和慢性应激可以导致心身疾病或加重已有的精神和躯体疾病，同时在心理社会应激因素与个体素质共同作用的结果下也会导致适应障碍。

## 第二节 应 激 理 论

由于人们对应激现象的实质有不同的看法,产生了不同的理论模型,形成不同的应激理论。本节将从生物、心理、社会阐述应激作用理论。

### 一、生物应激理论

#### (一)战斗与逃跑反应(fight or flight response)

20 世纪 20 年代,由美国哈佛大学生理学家坎农(Cannon WB)发现,动物在威胁性的紧张环境或强烈的躯体刺激(如剧烈疼痛)时,交感神经兴奋,肾上腺有一种体液因子释放入血,同时血压升高。后来证实,这种因子即肾上腺素与去甲肾上腺素的混合物。

个体在觉察到威胁时,中枢神经系统兴奋性升高,机体变得警觉、敏感,机体被迅速地唤醒,通过交感神经和内分泌系统的作用,心率加快、心肌收缩力增强、血压升高,呼吸加深加快,脑与骨骼肌血流量增多、皮肤和内脏血供减少,血糖升高、血中游离脂肪酸增多。由于这种反应经常在动物格斗的时候出现,以对抗威胁或者逃跑,因此坎农称之为“战斗与逃跑反应”,人们也称之为“应急反应”(emergency reaction),它包含内环境稳定、交感神经系统对内分泌的控制、内分泌对代谢的影响、情绪紊乱对各种生理过程的影响。

坎农是第一个使用“内环境稳定”或“内稳态”(homeostasis)来描述维持多数器官稳态的生理协调过程。他强调交感神经系统是体内平衡系统的基础,这一系统可以恢复由应激破坏的内环境稳定状态,并提高器官的生存能力。坎农同时指出,战斗与逃跑反应这种高唤醒状态也有消极的一面,可能对个体有害,持续时间过长会影响生理功能,威胁到个体的健康。

#### (二)一般适应综合征(general adaptation syndrome,GAS)

最早提出了“应激”概念的人是加拿大内分泌生理学家塞里(Hans Sdye)。他将机体由不同种类的应激源引发的病理三联征(肾上腺肥大、胃溃疡形成和胸腺淋巴管萎缩)的这种状态称为“应激”。并把机体在此状态下的种种症候表现称之为 GAS 或全身适应综合征,由此而引起的疾病叫适应性疾病(disease of adaptation)。

GAS 实际上是一个理论概念,用以描述应激慢性时相发生的一系列神经和内分泌活动,表明身体在用最可能和最有效的方法对抗应激性刺激,GAS 分为 3 个时期。

1. **警戒期(alarm stage)** 是应激源造成机体防御机制的初始激活,是应激过程的开始。在这个阶段,机体密切注意环境变化,并激发适应性防御反应,目的在于使随后的机体生理变化适应和满足应激源提出的要求。此阶段基本特征是肾上腺髓质和皮质激素向血液内大量释放,但有不少学者认为警戒期就是“战斗或逃跑”的交感反应,随之发生的才是促肾上腺皮质激素(adrenocorticotropic hormone,ACTH)-肾上腺皮质反应。如果防御反应有效,警戒期就会消退,机体恢复到正常活动。

2. **抵抗期(resistance stage)** 如果第一阶段反应不能消除威胁,机体需要继续努力去适应应激源,与威胁处于对峙状态,进入抵抗期。抵抗期是应激反应的高原阶段。此时生理唤醒有所下降,但仍保持比正常高的水平,机体仍然积极适应环境变化,同时对应激源的完备抵抗力逐渐发展起来,通过主动应用机体的体内平衡资源去抵抗对机体造成的影响,竭力保持内环境稳定,维持机体的生理完整性。抵抗期皮质激素分泌是升高的,机体则在被抬高的功能水平上发挥功能。在强大的适应负荷之下,如应激源取胜,机体的组织系统无法承受,支持抵抗阶段的机制将变得衰弱下来,衰竭阶段便发生。

3. **衰竭期(exhaustion stage)** 当应激源过于强大,较高水平的皮质激素对循环、消化、免疫等系统产生显著效应仍无力战胜持续存在的应激源的作用时,机体的生理资源耗尽,会发生休克、消化溃疡和对感染抵抗力下降等。在衰竭阶段，机体的许多功能出现问题，脑垂体和肾上腺皮质失去分泌激素的能力，各种组织器官无法有效适应应激源，机体出现适应性疾病，这是 GAS 的最终结果。此时，应激展现为一系列特定的医学疾病，如心脏损伤、休克、免疫系统衰败、糖尿病、胃溃疡等应激性疾病。

## 二、社会应激理论

社会应激理论关注的是引起应激的刺激，尤其是社会环境中的刺激，即所谓"事件"。

20 世纪三四十年代，许多心理学家们注意到应激生活事件与大量生理疾患存在紧密相关性。1957 年，霍金斯（Hawkins）等提出了近期经验图表（Schedule of Recent Experiences，SRE）。1967 年霍尔姆斯（Holmes T）和雷赫（Rahe R）编制了社会再适应评定量表（Social Readjustment Rating Scale，SRRS），开创了对社会生活事件与健康关系的定量化研究。他们从众多正面和负面的、令人高兴和悲伤的生活事件中，筛选出大多数人在生活中会经历到的 43 种，按照应激程度由强到弱依次排列，并在事件影响人的生活和适应难易的基础上给它们各自赋予一个分值，即生活变化单元（life-change units，LCU）。

20 世纪 70 年代以后，霍尔姆斯对 SRRS 进行一些调整，引入主观成分，重视个体评估自己应对应激的经验、能力，同时提出"易感因素"（vulnerability factors），这些因素在特定程度上使得人们或多或少容易罹患应激性疾病。80 年代以后，相关研究从仅关注具体生活事件的损伤效应转到长期应激源对人身体慢性健康的损害，工作负荷、工作 – 家庭冲突、婚姻不和谐等长期应激源的效应成为重点研究对象，以期辨明促成疾病的社会环境因素。

社会应激理论着重于探讨社会环境中事件的数量、性质与健康的关系，在到处都是、随时都有的与工作、学习、人际关系和家庭生活相关"事件"的现代社会，探讨众多"现代化"疾病发生的原因对于维护和增进健康依然具有现实意义。

## 三、心理应激理论

心理应激理论重视"人和环境的特定关系"，强调机体对来自客观环境将造成潜在伤害的知觉和评价。当环境提出的要求被评价为超出了个体应对能力时，个体处于应激状态，同时经历着由此产生的负面情绪反应。显然，心理应激理论的应激概念认为应激唤起不只是应激源所决定，更由人们对应激刺激的解释和评价所决定，即应激是由对应激源意义的解释及对应对资源充分性的评估所共同决定的。

拉扎勒斯（Lazarus RS）于 1976 年提出的模型强调，当人或事以某种方式对我们身体健康构成危险时，它们才成为应激源。他认为应激是以认知评价为核心的个体与环境的交互作用过程。在这个过程中，个体把环境事件评价为有害的或有威胁的，就会损耗个体的适应性资源，导致个体的心身紧张状态。

我国学者姜乾金（2005）提出的应激系统论模型认为，应激的诸因素以人格为核心构成了一个系统，在这个系统中，应激源（生活事件）、认知评价、应对方式、社会支持、人格特点、应激反应等应激因素之间存在交互作用，这种作用有一定的规律性，并遵循动态平衡原则。

# 第三节　应　激　中　介

根据心理应激理论，在应激源与应激反应之间存在着众多中介因素。相同应激源面前，不同的中介机制可能导致不同的应激结局。因此，深入探讨应激中介机制对于增强应激应对、降低应激反应强度至关重要。下面我们将从心理中介和生理中介两个方面对应激的中介调节作用展开讨论。

## 一、应激的心理中介

应激发生时心理中介在应激的程度和强度方面起到至关重要的作用,主要包括人口学因素、认知评价、社会支持和人格特征等。

### (一)人口学因素

年龄、性别、种族、受教育程度、经济状况、婚姻状况、家庭结构和职业等人口学因素都可能对应激过程产生影响。

**1. 年龄因素** 不同年龄个体由于生活经验的积累不同,面对应激时应对方式表现存在差异。应激对各年龄段个体均存在潜在的威胁。未成年人由于生活阅历不足,不够理智及成熟,常常表现得冲动、幼稚、应对无力,不但带来即时的情绪反应,而且还可能留下心理"伤疤",并通过改变大脑功能或结构,造成的危害更为深远。随着年龄的增长及生活经验的积累,个体的应对方式逐渐成熟、稳定,发展到老年期,一般采取相对温和的方式应对应激,比较策略的解决问题。但对成年人来说急性应激或慢性压力也可能导致躯体机能障碍或心身疾病。

**2. 性别因素** 研究发现,当能力受到挑战时,男性比女性表现出更强的应激反应,而当友谊或爱情受到挑战时,女性则比男性显示出更强的反应。换句话说,男性对成败问题更敏感,而女性更看重人际关系。性别差异和性别社会角色的影响,不同的性别应激类型存在差异,产生不同的应激结局。男性一般不把自己因能力不足带来的负面情绪表达出来,而是更愿意通过酗酒、暴力等方式宣泄自己的负性情绪;女性一般会把自己苦恼倾诉出来,更愿意向他人求助。因此,应激更多导致男性药物依赖或暴力倾向,同时使更多女性向健康部门求助、报告更多健康问题。

### (二)认知评价

认知评价(cognitive appraisal)是应激产生中起关键作用的中介因素。人们每天都会面临大量的刺激,但是不是所有的刺激都会使我们产生应激反应,只有那些经过个体的认知评价,成为应激源的刺激,才会引起应激反应。认知评价是指个体对遇到的生活事件的性质、程度和可能危害状况做出的评估。个体对生活事件的认知评价过程分为初级评价、次级评价和重新评价。

**1. 认知评价过程** 根据阿扎勒斯(Lazarus)和佛克曼(Folkman)的观点,应激过程中的认知评价可以分为初级评价、次级评价和重新评价三个过程。

(1)初级评价:是指个体在某一事件发生时,立即通过认知活动判断其与自己的利害关系和过程。一般会有无关、积极或消极三种评价结果。无关的事件不会引起应激反应;积极的事件可能不引起应激反应,也可能引起良性应激。消极的评价分为伤害、威胁和挑战三类。伤害是指对某事件实际或预期损失的评价,如自尊受损,失业预期会导致家庭经济困难等;威胁是指事件所要求的应对超过自己的能力或资源的评价,其感情基调是消极的,如认为失业已成定局,且无法再就业;挑战是指事件被评价为需要且带有冒险性,但可能被克服且从中获益,其感情基调是兴奋和期待的,如把失业当成是创业的机遇。这三种评价均会引起应激反应,但反应的程度和性质存在差异。被评价为伤害或威胁的刺激,易产生焦虑、抑郁、愤怒、恐惧等消极的情绪,对健康产生不利影响,威胁性更重一些;被评价为挑战的刺激,个体感觉被挑战,会以更高的斗志去面对,认为是难得的机遇,并且有积极的感觉,情绪可能是愉快的,且有更好的功能性适应,并不一定会出现适应性疾病。

(2)次级评价:是对自己的应对能力和资源条件的评价过程,主要对个体是否可以克服应激事件所带来的"伤害""威胁"或"挑战"做出评估,也称为应对评价。应激反应取决于初级评价和次级评价之间的权衡。当个体对应激事件评价为"伤害"和"威胁"很大,且自己的应对能力很低时,就会产生很大的应激反应;而当个体认为自己的应对能力很强时,产生的应激反应就会比较小。

(3)重新评价:是指个体对应激源连续的适应过程,直到通过应对努力控制了应激,或者应激源自动停止或消失。在应对应激源的过程中,会接收到各种反馈信息,个体据此实施再次评定,核查初级评价和次级评价的正确性,及可能改变事件的意义或调整应对策略,这就是重新评价。

**2. 认知评价影响因素**　在个体对事件的认知评价过程中心理社会因素会起到重要的作用。这些因素直接影响了个体对应激性事件的控制感,从而影响应激反应的强度。它们主要包括过去经验、自尊、心理控制源、自我效能、认知风格、归因风格等。

(1) 过去经验:是个体面临压力时影响个体认知评价的重要因素。在压力面前,个体的认知评价常常基于过去经验,过去成功的经验有利于解决面临的问题,个体降低焦虑;而过去失败的经验常常以定势方式影响个体的应对,即以往用什么方式解决问题,现在依然倾向于用相同或类似的方式解决问题,不一定能增加问题成功解决的概率,从而个体往往会增加焦虑。在拥有失败经验的前提下,如果过多依赖定势可能会阻碍问题的解决;而如能以过去经验为参考,加以客观分析、理智思考,科学地进行评判,谨慎地调整方案,过去经验则可帮助个体成功解决现在的问题。

(2) 自尊:也称"意识的免疫系统",是指个体对自我的概括性评价,以及由此而获得的价值感。自尊包含 2 个基本成分:归属感(被无条件喜欢和尊重的感觉,不需要任何特定的品质和原因)和掌控感(自己有能力控制并影响环境)。自尊对思维、情绪和行为都有强烈的影响,个体的自尊不仅影响初级评价,而且影响次级评价。低自尊的人总是认为自己是易受外界伤害的,缺乏安全感,更倾向于对事件做出"消极性""伤害性""威胁性"评价(初级评价);加之低自尊的人对自己的能力没有信心,认为自己没有能力应对伤害性、威胁性的事件(次级评价),因而产生强烈的应激反应。

(3) 心理控制源:一般可分为内控型和外控型。内控型的人认为自己是命运的主宰者,应该对事件结果负责,个人的努力是事件发展的决定因素。外控型的人认为事件的结局是由外部因素主宰的,如运气、社会背景、其他人等。外控型的人常常对事件缺乏控制感,故对应激事件进行认知评价时,更倾向于对事件做出"伤害性"和"威胁性"的评价(初级评价);会觉得自己无法预测、调节和控制伤害性、威胁性的事件,自己在威胁面前是无能为力的(次级评价),因此,导致强烈的应激体验和生理反应。致使外控型的人有较多的不良习惯和更多的疾病,而且与那些内控型的人相比,采取行动治疗疾病的可能性较小。研究发现,个体面对应激源,经过多次的、反复的努力都不能奏效,心理控制源就会转向外部控制,产生习得性无助,此时即使有成功的可能,个体也不再作控制的努力。

(4) 自我效能:是指个体对自己是否能够成功地进行某一成就行为的主观判断。成功经验会增强自我效能,反复的失败会降低自我效能。自我效能是应激中强有力的调节因素,影响人们对事件的认知评价,尤其是次级评价。低自我效能者,往往把事件评价为"挑战性"的,在面对伤害性、威胁性的事件时,更认为自己无法控制、不能成功应对(次级评价),从而会产生严重的应激反应;而提高自我效能在应激产生的过程中能起到积极作用,可以减轻应激反应。有研究发现,自我效能的高低会对个体在应激过程中的交感神经反应和主观应激强度产生影响,低自我效能的人在应激过程中的交感神经反应更强,主观应激强度更高。

(5) 认知方式:是指个体在认知过程中所表现出来的习惯化的行为模式。如多数抑郁症患者存在认知歪曲。认知歪曲严重影响个体对事件的认知评价,总是把事件都解释成消极的、伤害的、威胁的,而且是自己无能为力的、不可控制的,产生悲观和抑郁,从而导致抑郁症的发生。而持久的抑郁又可能通过下丘脑-垂体-肾上腺皮质轴功能改变,从而导致免疫抑制,产生疾病。

(6) 归因方式:是指个体在长期的归因过程中形成的比较稳定的归因倾向。具体来说,是指个体对事件发生的原因习惯上倾向于做怎样的解释,具有个性的特点,通过个体对多个事件发生的原因进行判断来评定。按照不同的维度,归因风格可以分为内部/外部、稳定/不稳定、整体/局部、控制/不可控制四个方面。通常情况下,心理学者主要研究个体内部/外部的归因方式。

消极的归因方式对事件的发生倾向于作消极的解释和归因：将事件归为是自己的原因而不是环境的原因（内部）；对自我来说不是暂时，而是永远的（稳定）；结果会影响生活的各个方面（整体）；自己对事件的发生和发展无能为力（不可控）。这种消极的归因，常常会导致无望，即认为个人没有能力改变这个消极事件和这个事件蕴藏的意义。消极的归因是抑郁的易感性因素，具有消极归因方式的个体，面对应激事件时，会因为觉得失去控制感而产生无望和抑郁。

### （三）社会支持

社会支持（social support）是指一定社会网络运用一定的物质和精神手段对社会弱势群体进行无偿帮助的行为的总和。一般是指来自个人之外的各种支持的总称，是个体应激作用过程中个体可利用的外部资源，具有减轻应激的作用。

**1. 社会支持的种类** 关于社会支持的种类，依据分类标准不同，有不同的分类方法。

（1）按来源分：布卢门撒尔（Blumenthal）将社会支持分为家庭支持、朋友支持和其他。

（2）按性质分：肖水源把社会支持分为主观支持、客观支持和利用度三类。

（3）按类型分：根据拉扎勒斯等众多研究者的研究，社会支持分为：实物支持、情感支持、尊重支持、信息支持、小组支持等五种基本类型。

**2. 社会支持对健康的意义** 大多数情况下，拥有社会支持对人们的健康是有益的。社会支持可以降低死亡的危险，减少患病的概率，增强疾病患者的康复能力，减少个体在应激过程中的消极情绪反应，降低个体在应激过程中的生理反应强度。社会支持对健康具有保护作用是因为社会支持对心血管、内分泌和免疫系统均具有积极的作用。有时候社会支持对健康会有消极影响。家人的关心和照顾可能强化慢性疾病患者的病人角色行为，易导致患者长时间卧床、活动太少等。

### （四）人格

人格是个体具有的、区别于他人的心理活动各方面（认知、情感、行为）的特点，是一个人精神面貌的整体表现。具有一定的倾向性和稳定性，与个体对客观现实的相对稳定态度和习惯化的行为方式密切相关。

人格形成的过程具有长期性和复杂性的特点，关于人格与应激和健康的密切关系尚缺乏统一的科学依据，但大多数研究表明，人格与应激反应的类型和强度有关。从应激角度看，根据人格对应激源易感或抵抗倾向，可分为应激耐受性人格和应激易感性人格。

**1. 应激耐受人格** 应激耐受性人格有助于减轻应激反应，取得适应性的结果，对健康具有积极意义。主要包括坚毅型人格、乐观主义人格、幸存者人格以及 B 型行为模式。

（1）坚毅型人格（hardiness）：主要有责任感、控制感、挑战欲等特点。这类群体存在着能抵御应激的坚毅型人格。因为他们具有较高的控制感和挑战欲，把应激性事件视作有助于自己潜能发挥的"挑战"，而非"威胁"或"伤害"；他们更能坚持自己健康的生活方式，或改变自己的不健康生活方式（戒烟、戒酒、控制饮食、坚持运动等）；坚毅型人格的个体在遇到应激性事件时，会采用更有效、更积极的应对策略，着眼于解决问题和寻求社会支持。许多研究也证明坚毅型人格与良好的生理和心理健康之间存在相关，具有坚毅型人格的个体拥有更好的健康水平和抵御应激的能力。

（2）乐观主义人格（optimism personality）：具有生活态度积极，对事情的结果满怀积极的期待，总是看到事物美好的一面，坚信黑暗中总有一线光明的人格特点。在面对应激时，具有乐观主义人格的群体会采用更加积极的态度对应激事件进行认知评价，在初级评价时往往倾向于作"良性""无关"或"挑战"的评价；在次级评价时往往倾向于看到事物有利的一面，认为自己所拥有的资源足以应对应激事件。其次，更多采用积极的应对，着重于问题解决的应对，更多地去寻求社会支持，更有效地利用自己所拥有的资源来处理应激性事件。因此，面对同样的应激事件，乐观主义者往往拥有更平和的心情和更好的健康状态。

（3）幸存者人格（survivor）：具有强烈的生存愿望、对危险情境的接受、乐观和创造性地解决问题的特征。幸存者人格在灾难面前能够稳住自己的情绪，并创造性地解决问题，无疑为个体摆脱重大灾难困境、最大限度地保全自己提供了更多机会。幸存者人格在灾难面前拥有更高的生存概率。

（4）B 型行为模式（Type B behavior pattern）：具有抱负适度、安宁松弛和合作顺从三个主要成分。B 型行为模式在压力或负性事件下能保持平静，极少体验到强烈而持久的负性情绪，大部分时间能保持温和而稳定的情绪状态，较少有情绪的大起大落，拥有相对良好的健康状态。B 型行为模式者在工作中较少处于高度紧张的状态，因此由于压力而引起的心理疾病较少，闲暇时更容易得到放松，因健康影响工作的情况较少。

2. **应激易感人格**　应激易感性人格遇到应激性事件，容易产生应激，而且会加重应激反应，导致不适应的后果，对健康具有消极影响。主要包括 A 型行为模式、C 型人格和 D 型人格。

（1）A 型行为模式（type A behavior pattern）：具有无端敌意、时间紧迫感和竞争性三个主要成分。A 型行为模式有利方面表现为：高效率、高成就感，能有效利用时间和发挥自己的才能；不利的方面表现为：紧张、急躁，过度自我施压，常常处于一种高度紧张的状态，长期处于高度应激状态，身体会受到伤害。具有 A 型行为模式的人对自己要求高，对新鲜事物具有强烈的好奇心，喜欢挑战，大都是出类拔萃的人才。但由于性情急躁，遇到挫折易愤怒，不但对自己期望值很高，对他人期望也高，长期处于高压状态，易导致神经内分泌系统功能紊乱、血压上升等心身疾病。

（2）C 型人格（type C personality）：主要表现为情绪压抑、过分顺从等特征。C 型人格不善于宣泄和表达负性情绪，常常因为"委曲求全"，处事以退让、息事宁人为主。他们往往倾向于压抑烦恼、绝望或悲痛；害怕冲突，逃避矛盾，常具有严重的焦虑、抑郁情绪。处处以姑息的方法来达到虚假的"和谐"，这种表面逆来顺受、内心却怨气冲天的人，如果时间长了不能很好调节，不仅影响内分泌系统功能，而且会损害机体的免疫功能，导致细胞变异成癌细胞并生长繁殖。因此 C 型人格也称为"癌症易感人格"。

（3）D 型人格（type D personality）：又称忧伤型人格，具有消极情感和社交抑制两个维度。D 型人格的人遇事放不下，对不愉快的事情非常关注，交往中更倾向于压抑自己的情感，表现得性格孤僻、不合群，与他人相处时总感到紧张、缺乏安全感，往往会体验到更多的烦恼、担忧、焦虑、紧张等。D 型人格的提出是对以往与疾病相关的 A 型、B 型、C 型人格概念的扩展。研究发现慢性的消极情感与胸痛感以及冠心病患者的身体症状有关。与此同时研究表明，具有高社交抑制特点的人，心率变化缩小、心脏不良反应增多、心脏复原能力减弱，长期下去就会形成动脉粥样硬化，引发冠心病甚至死亡。总之，与 D 型人格密切相关的疾病包括：冠心病、心源性猝死、癌症、偏头痛、抑郁等。

3. **人格对健康的意义**　人格决定个体的行为方式、生活方式和习惯，影响个体对应激源的认知评价、情绪及生理反应。人格也影响和决定了个体对外界挑战的适应和应对方式、能力与效果、个体与他人的关系，从而决定得到和利用社会支持的质量。作为应激系统中的因素之一，人格与生活事件、认知评价、应对方式、社会支持和应激反应等因素之间均存在相关性。人格既可作为疾病的非特异性因素，在各种疾病中均起作用，又可以成为某种疾病的重要条件，与某些疾病产生特殊的联系。

## 二、应激的生理中介

应激的生理中介是指参与介导或调节应激源和应激生理反应的生理解剖结构和功能系统。是以解剖学和神经生理学为基础，不仅涉及功能系统，也涉及更微观的水平。

（一）应激系统

应激系统是一个复杂的、互动的整体，应激反应通常是通过神经系统、内分泌系统和免疫系统的中介途径而发生，是应激综合征的效应器。包括：促皮质素释放激素、蓝斑、自主神经系统，以及它们的外周效应器等。

**1. 交感 - 肾上腺髓质系统**　是机体面临急性应激，特别是个体评价具有威胁性的情形时发生反应的功能系统。此时，交感神经末梢释放去甲肾上腺素，肾上腺髓质释放去甲肾上腺素和肾上腺素，肾上腺素与受体结合引起器官功能和激活水平的变化。

**2. 自主神经系统**　自主神经系统由下丘脑调节，通过交感神经和副交感神经的平衡，调节机体的放松和应激水平。放松时副交感神经活动处于优势，机体处于休养状态。紧张时交感神经活动处于优势，如心率加快、瞳孔扩大等。

**3. 下丘脑 - 垂体 - 肾上腺轴**　由中枢神经系统调控。作为对来自中枢神经系统的刺激反应，下丘脑释放促肾上腺皮质释放激素，传送到垂体，引起腺垂体分泌促肾上腺皮质激素，进入血液循环，引起肾上腺皮质分泌肾上腺皮质激素。无应激情况下，肾上腺皮质激素直接对下丘脑释放促肾上腺皮质激素产生负反馈效应，从而达到稳态，而应激状态下，这种负反馈效应和稳态会被破坏。应激情况下肾上腺皮质激素的分泌对于某些代谢性的应激反应（发热、炎症等）有启动作用，构成一种减少应激源危害的机制。

**4. 下丘脑 - 垂体 - 性腺轴**　应激时，下丘脑 - 垂体 - 性腺轴被激活后，通过负反馈作用于下丘脑，使促性腺激素释放激素减少，繁殖能力受损。

**5. 肾素 - 血管紧张素 - 醛固酮系统**　应激时，肾素 - 血管紧张素 - 醛固酮系统被激活，肾近球细胞合成和分泌肾素，消解血液中血管紧张素原，生成无生理活性的血管紧张素 I，再由血管紧张素转换酶转换成血管紧张素 II，其可使小动脉收缩，通过脑和自主神经系统间接升压，并促进肾上腺球状带分泌具有潴留水钠、增加血容量作用的醛固酮，收缩血管，使血压升高。

**6. 内源性阿片系统**　内源性阿片系统也可能在应激时起到积极的应对作用，通过减少恐惧、镇痛、以及抵制和疼痛有关的退缩行为，对搏击和其他应对反应有一定意义。但这个系统可能与经历不可控的应激刺激之后的行为表现消沉有关。

**7. 免疫系统**　包括免疫器官、细胞和免疫分子。免疫系统对不同应激的反应有所差别。面对应激时，一开始人体免疫功能抑制，对疾病的易感性提高，而随后可能反应为免疫功能增强或紊乱。

**8. 情绪脑区**　一般认为边缘系统为情绪脑区。近年来研究指出，下丘脑内存在防御反应带，位于下丘脑中线两旁的腹内侧区，该区与情绪反应有关的生理活动的控制有关。下丘脑内控制情绪行为反应的中枢，也参与对心血管活动的调节。

（二）应激相关的细胞与分子机制

应激可导致细胞和分子水平的生物信号通路的启动和紊乱。这些信号通路的变化是应激相关障碍发生的基础，构成了应激生理中介的细胞和分子机制。

**1. 氧化应激**　应激可通过氧化应激导致机体损伤。应激可通过升高糖皮质激素水平，导致器官和组织活性氧增多，脂质过氧化物堆积、细胞缺氧等变化，从而导致机体损伤。

**2. 细胞凋亡**　应激导致糖皮质激素分泌增加，使糖皮质激素受体分布较多的部位（如海马等）细胞处于长期高水平的兴奋状态，细胞兴奋型毒性发生，启动细胞凋亡程序，导致细胞的凋亡和坏死。

**3. 代谢应激**　慢性应激抑制糖运输、产生能量供应障碍，影响细胞的代谢、增殖和分化，加速衰老过程。另外，应激导致的糖皮质激素水平升高可导致胰岛素抵抗，产生能量供应障碍，也加速衰老过程。

**4. 神经营养因子分泌异常**　各类应激刺激降低神经营养因子的分泌，使细胞保护机制减弱，导致神经系统的可塑性降低和局部神经网络调节紊乱，引发器官功能障碍。

## 第四节　应 激 管 理

人们生命的历程是不断产生应激,努力适应环境、追求幸福的过程。但是应激的结果取决于个体是如何应对的。人们无法做到消除应激,且应激对心身健康和生活幸福有积极意义,故应激管理使其无害化尤为重要。应激管理的目的,不是消除应激,而是把应激反应控制在一个最佳状态上,使个体向积极、健康、幸福的方向发展。

### 一、应对及其分类

**1. 应对(coping)** 又称应付,是指个体对生活事件以及因生活事件而出现的自身不平衡状态所采取的认知和行为措施。由于应对也是个体解决生活事件和减轻事件对自身影响的各种策略,故又称为应对策略。

**2. 应对的分类** 应对的涵义很广,根据维度的不同可分为不同的种类,而且这些应对分类之间是相互交叉的。

(1)问题关注与情绪关注:问题关注以改变应激事件为目的,主要是面对问题、解决问题,尝试针对伤害性的、威胁性的或挑战性的应激性情境,做一些富有建设性的事情。而情绪关注则以控制应激性事件引起的情绪反应为目的,努力调节体验到的情绪。但人们在遇到应激事件时,多采用问题关注,又采用情绪关注。

(2)认知应对与行为应对:认知应对主要包括问题解决、自我对话和重新评价。问题解决包括对应激的情境进行分析、对可采取行动的有效性进行评估并选择一个有效的行动计划。自我对话是指能影响个体应对应激性事件及其相关情绪的那些陈述或想法,有积极和消极之分。积极的自我对话可以指导个体的行动、敦促个体实施应对策略并提供正确的反馈。重新评价是指为了减少应激性事件的影响而对事件的意义和重要性重新认识、重新考量。行为应对是寻求信息、直接行动、抑制行动和转向他人等行为。例如糖尿病患者向医生咨询或上网搜索了解有关糖尿病治疗和血糖控制的知识(寻求信息);买了血糖仪每日监测血糖(直接行动);戒甜食(抑制行动);寻求社会支持,向别人诉说自己的烦恼(转向他人)。

**3. 面对与回避** 面对是面对问题,收集信息和直接采取行动的行为;而回避是淡化事件的重要性或远离应激情境的行为。应对的选择取决于个体所处的情境和应激性事件的持续时间。如果个体需关注情境的信息,则面对应对方式更有效;如果个体需处理自己的负性情绪,则回避应对方式更有效。如果应激性事件持续时间短,则回避应对方式更有效;如果应激性事件持续时间长,采用面对应对方式的个体可能会更好地认识问题。

**4. 战斗与预防** 战斗方式是指当应激源已经存在时个体试图以某种方式征服或击败应激源;而预防方式是指试图通过认知重建从而改变需要或通过增加应激承受力来预防应激源的出现。因此,战斗应对方式更侧重行为,相对在短时间内就可以学会;而预防应对方式更侧重认知,需要长时间的培养和学习。

### 二、应激管理

应激会给人类带来各种各样的心身反应,且应激在现实生活中难以避免。自应激的概念提出以来,人们就如何降低应激反应进行了各种理论探讨和实证研究,以求在应激发生、发展过程中,采取积极有效的预防、干预、应对措施以改善应激对人们生理、心理和社会功能的影响。

应激的因素多种多样,在应激的系统作用过程,各种因素不是孤立静止的,而是互动的和动态的平衡关系。涉及应激源、应激反应、认知评价、应对方式、社会支持及人格特征等多种因素。应激管理,可以牵一发而动全身,从而打破恶性循环,使恶性的动态平衡向良性动态平衡转化。

Note

但从不同层面同时针对多种因素的应激管理是一个系统工程,收效可能更大。

**1. 应激源的管理** 引起应激的根本原因是大量来自于生物、心理、社会的应激源,所以要从根本上控制应激,针对应激源的管理,特别是消除有害应激源尤为必要。对于个体和特定的人群而言,并不是所有应激刺激都是可控的,如客观存在的自然灾害、生老病死很大程度上是自然发生的,不受人们主观意愿控制,其应激过程不可能也没有必要完全消除。另外,对个体而言,是一种个体之外的、超越个体的客观存在。这种必然存在的应激刺激是不可避免的、甚至是有益的,但可以在一定程度上减少特定人群的特定应激刺激。如人们通过采用心理社会环境的改造、个体生活方式的改变、不良行为方式的纠正等措施,在一定程度上降低了逐渐上升的冠心病发病率,就是从控制应激源的角度控制应激反应发生的一个很好的事例。

**2. 认知评价的管理** 认知评价是应激反应的关键中间因素之一,直接影响个体的应对活动和最终的心身反应性质和程度。因为认知模式关系到人们习惯性的思维方式,会影响大众对事物的看法。因此,恰当的认知模式,有助于把握事件的本质,采取有效且符合实际的做法。而不恰当的认知有可能使不具有威胁性的事件对个体产生危害。

**3. 应对方式的管理** 应对方式也称应对策略,是个体解决生活事件和减轻事件对自身影响的各种策略。应对是多维的,应对活动包括生理反应、认知评价、情绪反应、社会支持等多层面,涉及应激作用过程的各个环节。从应对策略与人格的关系看,应对方式与个体的人格特质有关,个体存在一些相对稳定和习惯化的应对风格或特质应对。应对方式有些是建设性,而有些是破坏性的。遇到事件而积极获得社会支持、寻求意义、使用幽默、转移注意力及宽恕等接近应对、加强有效应对过程的行为,属于建设性的应对方式。而反复深思、过度自我关注、拖延、敌对等躲避应对、破坏有效应对过程的行为,属于破坏性应对方式,会给个体带来破坏性的影响。

**4. 社会支持的管理** 社会支持是个体与社会各方面的联系程度,是应激作用过程中个体可利用的外部资源。社会支持系统好的个体,比较少社会支持或没有社会支持的个体,出现健康问题的概率小。研究表明,同别人建立亲密、积极的关系,来自亲属和朋友的支持,主观上体验到的支持,具有减轻应激的作用,会有利于健康和愉快。而缺乏社交或社会支持,导致社会隔离、缺少社会联系,是非常强大的应激刺激,会导致个体孤独、无望、焦虑抑郁,从而带来心身等一系列问题。

**5. 人格特征的管理** 人格特征是个体应激系统中的核心因素,决定个体面对应激时的认知评价、态度、方式,直接影响到个体处理应激的态度、方法等,因此培养健全的人格非常重要。但人格特征是个体在社会化过程中逐渐形成的,一旦形成就具有相对稳定性,所以要想影响已形成的人格,应从家庭影响、社会环境及学校教育等多管齐下,相信能取得好的效果。

**6. 应激反应的管理** 应激反应是个体经认知评价而察觉到应激源的威胁后,引起的心理与生理的变化。所以应激反应的管理包括应激心理反应管理和应激生理反应管理两个方面。

(1)应激心理反应管理:个体应激心理反应有积极和消极之分。积极的心理反应是指适度的皮层唤醒水平和情绪唤起、注意力集中、积极的思维和动机的调整。这种反应有利于机体对传入信息的正确认知评价、应对策略的抉择和应对能力的发挥。消极的心理反应是指过度唤醒(焦虑)、紧张、过分的情绪唤起(激动)或低落(抑郁)、认知能力降低、自我概念不清等。这种反应妨碍个体正确的评价现实情境、选择应对策略和正常应对能力的发挥,消极的心理反应需要管理,让其向有利方向发展或控制在一定的范围内,降低其对心身健康的影响。

(2)应激生理反应管理:个体应激生理反应表现出的“战或逃”反应,生理反应过程涉及同化(副交感、胆碱能)功能的抑郁和异化(交感、肾上腺能)功能的激活。这两个过程的结合保证了个体在遭遇紧急情况时能量的需要,从而提出了交感-肾上腺髓质系统在应付剧变时“移缓济急”的生理原则,与此有关的各种内脏及躯体活动变化都遵循这一原则。各种理论有不同的说法,如:一般适应综合征学说则偏重于垂体-肾上腺皮质轴的作用;心理应激的神经、内分泌学说认为后果是因人而异,与个体所处情境、社会角色、群体中的地位相关;因害怕丧失而产生的"战斗 - 逃跑"的起动与杏仁核有关;受到与群体隔离或行动受挫的个体导致抑郁时,可能与海马及肾上腺皮质机能有关。

应激反应的管理过程可以采用心理治疗,必要时也可采用药物控制。一般认为心理治疗是对抗心理应激反应的有效方法,常用的有支持疗法、行为疗法、认知疗法、松弛训练、催眠或暗示疗法、生物反馈等,有些疗法在人们日常生活中进行自我调节时也同样适用。药物在某种程度上对应激具有一定的控制作用,如常用的苯二氮䓬类、抗抑郁类药物,可使精神骨肉松弛,产生抗焦虑作用。但使药物控制应激反应时,应特别注意药物的不良反应。

**(刘传新)**

**思考题**

1. 如何理解健康心理学关于应激的概念。
2. 试述应激导致的一般适应综合征。
3. 认知评价的过程有哪几个?
4. 应激耐受人格有哪些?
5. 面临应激时我们能从哪些方面进行应激管理?

# 第五章 | 生 活 质 量

 **本章要点**

1. **掌握** 生活质量的定义、评估手段以及对健康的影响。
2. **熟悉** 影响生活质量的因素和不同人群的生活质量状况。
3. **了解** 生活质量概念的发展演变。

## 第一节 概 述

### 一、生活质量的定义、内涵及发展演变

生活质量（quality of life，QL）是一个跨学科的综合性概念，既包括个体的身心健康状况、经济和消费水平等物质生活条件，也包括广泛的政治、思想、文化等精神生活条件以及住房、气候等环境条件，常用来全面评价生活优劣。在社会经济学中，生活质量可以指社会政策与计划发展的一种结果，在医学心理学领域生活质量可以衡量一个人的身心状态。因此，生活质量不仅反映经济的增长和发展，也反映了社会的全面进步和个体的身心健康水平。

对生活质量的研究始于 20 世纪 20 年代的美国。早在 1927 年，美国学者威廉·奥格博（William Ogburn）就开始关注生活质量的研究，在他的组织下斯坦福大学的胡佛研究中心在 1933 年先后发表了两本《近期美国社会动向》，在这两本专著中专门讨论和描述了当时美国公众生活各方面的情况，其中主要内容包括了美国民众的生活质量问题。在此后的 20 年间，奥格博及其学生们先后对"社会动向"这一方向进行了深入研究并发表了许多著作。其研究成果逐渐发展演化成为社会生活研究的两大主流研究方向：生活质量的研究以及社会指标的研究。

在经过生活质量的早期研究之后，美国经济学家加尔布雷思在 1958 年于所著的《富裕社会》（*The Affluent Society*）一书中正式提出了生活质量的概念。根据他的理解，生活质量是指人们由便利程度、舒适生活以及其他因素带来的精神上的愉悦和享受。在该书中生活质量的概念作为社会及其环境的客观条件指标来反映社会发展水平，也用于衡量人们对社会及其环境的主观感受。如人口数量、出生率、病死率、收入与消费水平、就业率、卫生设施和应用程度等，以及对生活中家庭、工作和休闲等方面的感受。

进入到 60 年代之后，由于生活质量的研究领域和内容逐渐扩大，原先对生活质量这一概念的理解也逐渐得到延伸和发展，这一阶段对生活质量的理解不仅包括情感和心理健康，还包括认知程度和满意程度的拓展。1965 年，海德雷·坎吹尔（Hadley Cantril）首次采用生活质量这一概念进行了大样本跨国比较研究，通过收集欧美 13 个发达国家的相关数据和资料比较其公民的生活满意度和良好感觉。诺曼·布拉德本（Norman Bradburn）则借助当时美国一项全国民调的数据来分析美国公民的生活质量及幸福感。而关于生活质量研究具有标志性意义的是：1966 年美

国经济学家鲍尔（Bauer RR）在其主编的《社会指标》论文集中以生活质量作为核心概念，开创了独立的研究领域，这也被认为是生活质量研究领域的里程碑。自《社会指标》一书问世之后，对生活质量的研究正式从社会指标研究领域分离出来，其概念也发生了新的变化。更具学术规范的生活质量概念是指个体对生活环境以及社会环境的各种感受。生活质量研究的独立化引起了广大学者对该领域研究的重视，并掀起了生活质量研究的热潮。比如，根据美国社会学家坎贝尔（Campbell DT）的研究和界定，生活质量是指个体对生活幸福程度的总体感觉。这类研究都倾向于从个体的主观指标出发来思考生活质量问题，从认知、情感和反馈三个不同层面开发出与生活质量相关的满意度、幸福感和社会积极性这三个不同的指标。

到了 70 年代末，由于生理 - 心理 - 社会医学模式的发展和完善，医学专家也介入了生活质量的研究，以适应疾病谱和医学发展引发的健康观和医学模式转变的需要。在医学领域，生活质量这一综合的评价指标比起单纯的疾病治愈率、生存率等，更能体现人在疾病转归过程中身体上、精神上和社会活动的真实状态。随着生活质量在医学领域中的研究意义日渐重要，WHO 在 1993 年也提出了医学范畴下的生活质量概念。根据 WHO 的定义，生活质量是"指不同文化和价值体系中的个体对他们的目标、期望、标准以及所关心的事情以及相关生活状况的体验"。

综上所述，无论是在社会学、经济学还是医学领域，生活质量的内涵都涵盖了有形的物质水平和无形的精神生活两个方面。尽管不同学者结合各自的研究方向及应用领域对生活质量给予了不同的定义，但概括起来主要明确了生活质量的三个组成部分。

1. **客观层面**　将生活质量定义为满足人们生活需要的全部社会条件与自然条件的综合水平，包括生活环境的美化、社会文化、教育、卫生、生活服务状况、社会风尚和社会治安秩序等。

2. **主观层面**　认为生活质量是人们的主观幸福感和对生活的满意程度，是对个体生活各方面的评价和总结。包括精神的、躯体的、物质方面的幸福感以及对家庭内外的人际关系、工作能力、参与各项休闲活动能力的满意程度。

3. **主、客观层面的融合和相互影响**　认为生活质量是反映人类生活发展的一个综合概念，是对社会发展以及个体自身发展过程的总括。

## 二、生活质量相关概念

生活质量概念诞生之初，生活质量曾被译为（或是混同于）生存质量、生命质量或生活水平等概念。但随着对生活质量的研究逐渐深入，生活质量的内涵越来越清晰，与其他概念的不同也越来越清晰地显现出来。

1. **生活质量**　在医学领域，生活质量常常被翻译为生存质量或生命质量。这提示着生存质量的概念更多应用在临床上，关注的是在临床治疗的同时，医疗措施是否会导致患者生活受限或产生不良影响。WHO 也指出，理想的治疗方式和医疗保健计划需要在治疗疾病、维持健康以及减少心理、社会不良影响间达到平衡，从而尽可能地提高生存质量。有别于内涵宽泛的生活质量概念，临床范畴下的生存质量主要是针对个体的主观体验和评价，指的是基于疾病或是治疗对个体的生理机能、心理、社会和整体健康等方面所产生的影响。为了避免与其他领域的混淆，医学领域又在生存质量概念的基础上，衍生出了健康相关生存质量（health-related quality of life）这一概念，用以明确区分生活质量和易混淆的生存质量这两个概念。健康相关生存质量主要包括四个部分：生理机能、心理功能、社会互动、疾病及治疗相关的症状。由此可见，健康相关生存质量依然主要重视的是与疾病和治疗的关联，突出了它的主要应用领域和学术意义。

2. **生活水平**　生活水平常常是一个社会学或经济学概念，主要是指与人们的收入或消费水平相关的物质和精神生活的客观条件或环境的变化，通常通过人们的衣、食、住、行以及健康、教育、文化、娱乐、社交等反映人们生活条件或环境的客观指标来进行测量与评估。衡量和比较生活水平的一个重要指标就是一个国家或地区的恩格尔系数。所谓恩格尔系数，即食品消费的支出占家庭总支出或总收入的比例。19世纪末，德国统计学家恩格尔发现：收入越低的家庭，购买生活必需品支出的比重越大；收入越高的家庭，购买生活必需品支出的比重越小。后来，美国的奥珊斯基用"食品消费"的概念取代了"生活必需品消费"的概念，并将恩格尔系数用于测定美国的贫困线。再后来，联合国粮农组织提出了一个用恩格尔系数判定生活发展阶段的一般标准：60%以上为贫困；50%～60%为温饱；40%～50%为小康；40%以下为富裕。生活质量主要是指人们对生活的适应状态和主观感受，通常通过人们对工作、生活、婚姻家庭等领域的态度和满意度等主观指标来测量与评估。

由此可见，生活水平指的是为满足物质、文化生活需要而消费的产品和服务的多与少，生活质量主要关心的是生活得"好不好"。生活质量须以生活水平为基础，但其内涵具有更大的复杂性和广泛性，它更侧重于对人的精神文化等高级需求满足程度和环境状况的评价。生活水平的内容，往往展示着相对单一的硬件标准，而生活质量的层面，则有了更丰富、更富内涵的深意。在很大程度上来说，公共服务的提供，是将"水平"向"质量"转化的重要实现手段。生活质量与客观意义上的生活水平有关，人们除了保持基本的物质生活水平及身心健康之外，生活质量也取决于人们是否能够获得快乐、幸福、舒适、安全的主观感受。

3. **工作生活质量**　在工业及组织心理学中还有一个较为相似的专业概念，即工作生活质量（quality of work life，QWL），也称为"劳动生活质量"。它是由"生活质量"派生而来的术语，理论思路来源于20世纪30年代的"霍桑实验"。工作生活质量的理论基础来源于英国塔维斯特克所提出的社会技术系统的概念，该概念的基本思想是为了提高组织工作效率，不能只考虑技术因素，还要考虑人的因素，使技术和人协调一致。工作生活质量主要是通过工会和管理部门共同合作改善员工生活福利和工作环境，在企业内部营造良好的氛围，促进上下级之间互相信任，以增加参与决策为手段，使个体在工作中感受到生活的意义，达到提高生产率和员工满意感的一项措施。

工作生活质量理论在20世纪70年代逐渐被应用到工业生产和人力资源管理中，对当今企业的人力资源开发和管理工作起着指导作用，主要表现在以下几个方面：①工作生活质量活动把工作看成是人类生活的有机组成部分，为企业人力资源的开发和管理工作拓宽了视野；②工作生活质量活动使个体认识到，员工除了要求较高的收入和稳定的工作之外，还有可以有其他的个人追求目标，使每个人都能够享受工作带来的乐趣，在工作中感受到生活的意义。

### 三、影响生活质量的相关因素

由于生活质量的研究涉及了较多领域，其内涵又较为丰富，因此影响生活质量的相关因素也较多。因研究时期不同、学科背景不同、研究关注点和目的不同，学者们提出的生活质量影响因素也都各不相同。其中费雷尔（Ferrell）提出的个体思维模式结构是早期较为全面的一种思路，他认为影响生活质量的因素包括身体健康状况（各种生理功能活动有无限制、休息与睡眠是否正常等）、心理健康情况（智力、情绪、紧张刺激等）、社会健康状况（社会交往和社会活动、家庭关系、社会地位等）和精神健康状况（对生命价值的认识、宗教信仰和精神文化等）几方面。在医学领域，WHO提出的影响生活质量的六方面因素，主要包括：身体功能、心理状况、独立能力、社会关系、生活环境以及宗教信仰与精神寄托。尽管不同领域对生活质量的关注点各有不同导致涉及的影响因素也大有不同，但概括起来比较有共识的影响因素主要包括以下几点。

1. **收入水平**　是影响生活质量的主要因素，是提高生活质量的物质基础。那些处于贫困状态下的个体主要关注的是生存问题，尚且不涉及生活质量问题。按照马斯洛的需求层次理论，能够吃饱穿暖不生病对于他们来说是最重要的需求。收入水平不仅决定着个体消费水平和消费结构，还制约着人力和教育资本投资，最终又会影响到个体收入水平本身的提高，因此处于低收入状况的个体往往会陷入一种恶性循环中，个体的生活质量也就很难提高。

**2. 良好的社会环境**　不仅关系到社会安定,也是提高居民生活质量的前提。社会安定层面包括就业、收入分配、贫困和社会保障等方面。失业率过高、收入差距过大、贫困人口过多以及社会保障体系不完善,会造成部分个体情绪的波动,是社会安定的隐患。此外,社会安定层面的社会保障指标也能反映政府和社会对弱势群体生活质量的关心程度。

**3. 身体健康状况**　是影响个体特别是老年人生活质量的重要因素。身体的健康情况包括有躯体的疼痛、疾病的严重程度、疲劳、精力、各器官的功能如慢性病、视力障碍及听力障碍等方面。健康状况或躯体疾病直接影响个体的生理功能和心理状态,进而影响到社会功能,最终制约了生活质量的提高。

**4. 教育**　不仅直接反映居民生活质量本身,而且对其生活质量的进一步提高有着较大的影响。教育能增强低收入者应付环境变化的能力,可以有更多选择工作的机会和资本,可使个体对经济恶化或金融危机有一定的抵御能力。教育不仅能够提高居民生活质量,而且对他们的主观感受及精神生活有着较大影响。此外,关于妇女受教育水平对整体健康状况的重要作用是十分明确的。例如,成年妇女受教育水平是解释婴儿死亡率的最重要变量:对妇女来说多受一年教育就能使其婴儿死亡率降低两个百分点,而父母多受一年教育可使婴儿死亡率甚至下降 5～10 个百分点。其他的研究也证实,教育水平较高的个体,其平均寿命和健康寿命均明显长于教育水平较低的个体。而较长的寿命和健康的状态都是个体享受生活的基础,这些研究都能充分说明良好的教育水平是生活质量的有力保障。

**5. 城市化水平**　不仅反映了一国的工业化进程也反映了该国居民生活质量所处的阶段。农村居民的生活质量显然比城镇居民低得多,这不仅是因为农民不管是严寒还是酷暑都要在外从事繁重的体力劳动,而且农民人均纯收入远低于城镇居民人均可支配收入。同时,农村的交通、商业和社会服务都不发达,农民无法享受到城镇居民所能享受的城市生活的舒适与便利、完善的社会保障体系和良好的医疗卫生、教育条件,这些都会对个体的生活质量造成不良影响。因此加快城市化进程,可以使更多的个体享受到更好的公共福利,拥有更好的生活空间,有效地提升受益民众的生活质量。

**6. 良好的自然资源与环境**　既是生活质量本身的内容,又为生活质量的改善提供了有效保证,同时也为提高后代的生活质量创造了条件。因为资源与环境问题不仅直接影响人们的生活,而且直接影响作为经济后续发展的物质基础。环境的破坏会对目前和今后人类的福利造成三种潜在的损失:人类的健康会受到损害,经济生产率可能会下降,完美的环境所形成的乐趣和欢愉可能会丧失。

# 第二节　生活质量评估

## 一、生活质量评估体系

国际上衡量生活质量的最简单指标是生活质量指数(quality of life-index,QLI),它是衡量一个国家或地区人民的营养、卫生保健和国民教育水平的综合指标,等于识字率指数、婴儿死亡率指数和 1 岁时平均寿命指数之和除以 3。生活质量指数的评价标准为生活质量指数大于 80 为居民生活质量较高,生活质量指数小于 60 为居民生活质量较低。但这种评价方法较为简单,无法反映居民生活质量的全貌,从上述生活质量的内涵和相关因素也可看出,生活质量涵盖的内容较为丰富和宽泛,既包括外在的社会环境等客观层面,也包括满意度、幸福感等个体内在主观的层面,单纯的生活质量指数无法反映出个体的主观感受和体验。因此构建生活质量评估体系应该尽可能兼顾到生活质量所涉及的所有方面。

在构建生活质量评估体系的研究中,德国社会学家沃尔夫冈·查普夫曾作过尝试。他建议生活质量评估体系应注意主观标准与客观标准相结合,具体评估可以考虑对个体进行主观感受和关于社会、环境体验的客观体验的评定,同时需要注意有针对性分析不同人群、健康状态、社会经济条件等与生活质量有关的因素,确定适合的生活质量评定内容。总体说来,目前比较有共识的是生活质量评估体系应尽可能包括以下内容。

（一）客观条件指标

包括人口出生率和死亡率、居民收入和消费水平、就业情况、居住条件、环境状况、教育程度、卫生设备和条件、社区团体种类和参与率、社会安全或社会保障等。通过对这些客观综合指标的比较分析,可以权衡社会稳定、和谐程度。具体分类包括有以下八条:①政治和社会环境（政治稳定、执法及犯罪情况等）;②经济环境（就业、收入、银行服务等）;③社会文化环境（文化娱乐、社会风气等）;④健康和卫生（医疗服务、传染病预防、垃圾处理、空气污染等）;⑤学校和教育（教育普及、教学资源的均衡等）;⑥公共服务和运输（水电等民生服务、公共交通等）;⑦居住条件（房屋、家电、家具以及维修服务等）;⑧自然环境（气候、自然灾害等）。

（二）主观感受指标

用于测定包括躯体状况、心理状况、人际关系、社会功能等因素决定的生活满意度和幸福感。对满意度的测定通常分生活整体的满意度和具体方面的满意度两种,其中具体方面的满意度包括:①躯体疾病或残障（疼痛、关节变形等症状或伤残情况对个体的影响）;②心理状况（思维、行为、认知、情绪等）;③人际关系（社会关系、情绪支持等）;④社会功能（社会角色、职业地位、工作满意度等）。

## 二、生活质量评估手段

（一）生活质量评定的方法

在不同的人群或研究领域,按照工作目的和内容要求不同,可能会选用不同的生活评定方法。一般来说,常用的生活质量评定方法包括有访谈法、观察法、主观报告法、症状定式检查法和标准化量表评价法。每种方法各有各的优势和局限性,在实际工作中,可以几种方法联合使用,最大限度地满足工作要求。

**1. 访谈法** 是指通过访谈员和受访人面对面地交谈来了解受访人的心理、行为、健康状况、生活水平等,综合评价其生活质量的一种方法。

根据访谈进程的标准化程度,可将它分为结构型访谈和非结构型访谈。前者的特点是按定向的标准程序进行,通常是采用问卷或调查表,对所问的条目和可能的反应都有一定的准备;后者指没有定向标准化程序的自由提问和进行大的访谈形式。访谈法运用面广,能够简单而迅速地收集多方面的评定分析资料,因而常在日常工作中使用。

访谈法的优点有:①灵活易实施,调查方式灵活;②访谈双方面对面交谈,便于了解量表中个别条目无法反映的较深层内容;③资料收集较可靠;④适用人群面广,特别是文化程度较低的认识人群、儿童或一定认知障碍的患者。

访谈法的缺点包括:①成本较高,费用大、时间长;②主观性太强,受访谈员的影响大;③记录和结果的分析处理较难;④缺乏隐秘性,受访者可能会对一些敏感问题回避或不做真实的回答。

**2. 观察法** 是研究者在一定时间内有目的、有计划地在特定条件下,通过感官或借助于一定的科学仪器,对特定个体的心理行为或活动、疾病症状及相关反应等进行观察,从而搜集资料判断其生活质量。

观察法常用于生理机能受限或是配合度不高的个体,例如肢体残障、精神障碍、老年性痴呆（阿尔茨海默病）、或危重患者的评定。

**3. 主观报告法** 是个体根据自己的身体情况和对生活质量的理解,报告一个整体生活质量的状态水平,常常用分数或等级数表示,是一种简单的整体评定方法。优点是所得到的数据单

一、易分析处理，但是结果的可靠性较差，所以通常跟其他方法共同使用，作为一个补充。

**4. 症状定式检查法** 是常用于临床的一种特殊生活质量评定。该法把各种可能的症状或毒副作用列表出来，由评定者或患者自主选择，选项可以是"有""无"两项，也可为程度等级选项，比如常用的《鹿特丹症状定式检查》（*Rotterdam Symptom Checklist*, RSCL）。为了更好地了解特定疾病患者的生活质量，近年来研制或改良了大量的生活质量测量的疾病专用量表。

**5. 标准化的量表评定法** 是生活质量评定中采用最广泛的方法，经考察验证具有较好信度、效度和反应度的标准化测定量表，可对受试者的生活质量进行多维度的综合评定。根据评定主题的不同可分为自评法和他评法。此方法具有客观性较强、可比性好、程序标准化和易于操作等优点。

### （二）生活质量评定量表

尽管生活质量评估的手段方法较多，但在实际工作中生活质量评定还是主要依靠标准化量表。在过去几十年里，已经有了满足测量学要求的大量成熟的量表。这些量表主要包括有普适性量表和疾病专用量表两种。

普适性的生活质量量表指的是不针对某一特殊人群，用于了解一般人群的综合状况。也用于临床领域针对特殊疾病的患者生活质量的评估。普适性量表的优点有：①具有适用于多种人群的共同特点，可以借此明确影响生活质量的其他相关因素；②适用于多目的、不同领域下的研究，易于对比分析；③便于数据的采样、收集与管理。但是普适性量表应用于患者的生活质量研究时可能会有以下问题：①患者通常伴有不同程度的生理机能和心理机能障碍，影响了患者的配合度，可能会在一定程度上的干扰测量结果；②个别量表会出现封底效应（floor effect）或封顶效应（ceiling effect），影响评估的准确性；③普适性量表中不针对有特定疾病的症状或主观体验，因此内容的有效性方面可能会有影响，例如脑卒中患者常见的问题是交流障碍，而众多量表中只有《疾病影响量表》（*Sickness Impact Profile*, SIP）拥有这方面的内容，普通的普适性量表无法满足测量需求。

疾病专用的生活质量量表只应用于医学领域，主要是用于评估罹患不同疾病的患者生活质量，更多偏向于评估患者的机能影响和对生活的限制。它是一种有明显针对性的疾病专用量表，评定了普适性量表在医学领域无法完全满足各类专科疾病患者的生活质量。本类量表的优点有：①量表内容针对性强，较普适性量表更能反映各类疾病的功能特点；②完成量表耗时短，充分考虑到患者的体力负担，不易因患者疲劳或注意力不集中而影响测量结果；③适用于患者自答、访问、电话访问和书信访问等形式。其缺点有：①有些疾病专用量表多为最近几年研制而成，还未经大量研究使用，其信度和效度尚未得到完全证实，特别是缺乏使用国的文化调适；②部分条目（item）的语句不一定能真实地描述患者的症状、感受或体验。

实际工作中，在选择量表时除了考虑其优缺点外，研究者同时还应兼顾自己研究的目的和内容、资料获取的形式、被访对象的自身状况（身体健康状况，例如脑卒中的类型、关节炎的受累肢体）等相关因素，从而选择到性价比最高、最符合工作需求的量表。

常用的普适性生活质量评定量表有《世界卫生组织生活质量量表-100》《医疗结局研究简表》《欧洲生活质量调查表》等。我国也有自己开发的《生活质量综合评定问卷》，常用的疾病专用量表包括有针对中风、脑卒中患者的《疾病影响调查中风专用量表-30》《Frenchay 活动指数》、针对关节炎患者的《关节炎影响测量量表》、针对癌症等患者的《生活质量指数》，具体介绍分别如下。

1.《世界卫生组织生活质量量表-100》（*WHO Quality of Life-100*, WHOQOL-100） 量表是由世界卫生组织领导 15 个国家和地区共同研制的跨国家、跨文化的普适性、国际性量表。其内容主要涉及 6 个方面：生理机能、心理状况、个体独立性、社会关系、环境状况和精神支持（包括宗教和个人信仰），共 24 个维度。此量表结构严谨、涵盖内容广，适合于多个学科的有关生活质量的研究。尽管 WHOQOL-100 能够详细地评估与生活质量有关的各方面，但在临床或研究工作当中有时显得特别冗长，大大增加了实际的工作量。有鉴于此，WHO 于 1998 年改制出了世界卫生组织生活质量测定简表，主要包括 4 个领域：生理、心理、社会关系和环境，共 26 个问题条目。简表具有良好的内部一致性、区分效度和结构效度。世界卫生组织生活质量测定简表的制订使得在生活质量的测量上又多了一个方便的评定量表。

2.《医疗结局研究简表》(*The MOS Item Short From Health Survey*, SF-36) 该量表由美国医学结局研究组在兰德公司健康保险项目的有关研究基础上修订而成的普适性测定量表，包含有 36 个条目的简化版调查问卷。内容包括躯体活动功能、躯体功能对角色功能的影响、躯体疼痛、健康总体自评、活力、社会功能、情绪对角色功能的影响和心理卫生 8 个领域。评定大约耗时 5~10min。SF-36 是目前世界上公认的具有较高信度和效度的普适性生活质量评价量表，在脑卒中后病人生活质量的研究中，SF-36 显示出在身体和精神健康方面较敏感，而在社会功能方面表现较差。SF-36 中国版已经由中山医科大学统计教研室方积乾教授等引进研制出来并投入使用。

3.《欧洲生活质量调查表》(*European Quality of Life*, EuroQOL) 该调查表是由英国约克大学的研究组于 1990 年制定的普适性生活质量测量量表。内容包括移动能力、自理、日常活动能力、疼痛 / 不适及焦虑 / 抑郁 5 个部分。量表效度、收敛效度和重测信度较好。量表的评测简单、直观，数据来源于类似温度计的目测表，刻度为 0~100 表示被测者当天的健康状态。完成量表耗时 2~3min。EuroQOL 量表更适合于轻、中度症状的各类疾患患者的自评和问卷式调查。

4.《生活质量综合评定问卷》(*Generic Quality of Life Inventory*, GQOL) 该问卷是由我国的李凌江、杨德森于 1998 年编制。量表由 74 个条目构成，包括有物质生活状态（条目 1~10）、躯体功能（条目 11~30）、心理机能（条目 31~50）以及社会功能（条目 51~70）四个维度和用于评价整体生活质量的四个条目。该量表在信度、效度与敏感性等方面具有良好的心理测量学特征。

5.《疾病影响调查中风专用量表 -30》(*Stroke-Adapted 30Item Version of the Sickness Impact Profile*, SA-SIP30) 本量表是斯塔恩 (Straten) 等将 SIP 改良后形成的脑卒中后专用生活质量测量量表。内容主要包括：身体照顾与活动、社会交往、活动性、交流、情感行为、家居料理、行为动作的灵敏度和步行等 8 个方面。量表作者将 SA-SIP30 同 SIP 进行了对照研究，发现 SA-SIP30 在结构效度、收敛效度、临床效度和外部效度较 SIP 稍差，不过因为 SIP 测量的主要重点是行为与身体能力，因此，SA-SIP30 是最适用于患者的生活质量测量工具。2000 年新的研究表明：SA-SIP30 与 SIP 对比，在应用于健康状况测量时，两者差异不大，同时还发现 SA-SIP30 在量表的选择上还稍优于 SIP。

6.《Frenchay 活动指数》(*Frenchay Activities Index*, FAI) 该量表是专门为脑卒中患者的生活质量及其功能预后的测量而设计的，最早应用于 1985 年。此量表包括家务、户外活动和体闲与工作三个领域，15 个条目，总分 45 分；信度、效度及其敏感度好；适合代理人使用，可用于自答或访问。完成此量表只需耗时 3~5min，应答率较高。由于量表内容较少、覆盖面小，不适宜大型研究使用。

7.《关节炎影响测量量表 2》(*Arthritis Impact Measurement Scale-2*, AIMS2) 本量表是评价关节炎生活质量的量表之一，米南 (Meenan) 教授团队在 AIMS 基础上开发的量表，量表共 57 个核心条目，归纳为 5 个维度：躯体（活动能力、步行和弯腰、手和指的功能、上臂功能、自我照顾内容、家务工作）；症状（关节炎痛）；角色（工作）；社会角色（社会活动、家庭和朋友的支持）；情感（紧张度、心情）。每个条目采用 0~4，5 级表示不同程度。计分时会将每个条目标准化为 0~10 级，0 表示非常健康，10 表示非常糟糕。完成该量表的评定需要 23min 左右。

8.《生活质量指数》(*Quality of Life-index*, QOLI) 本量表是斯必泽 (Spitzer) 研究组于 1981 年为癌症及其他慢性病患者设计的生活质量量表。该量表包括活动能力、日常生活、健康的感觉、家庭及朋友的支持及对整个生活的认识，同时还包括一个 0~100 的目测分级量表。我国的高谦等曾将此量表应用在脑卒中患者中，发现以肢体功能为主的本量表也可以有效地测量脑卒中患者的生活质量。

### 三、应用领域

实际应用中，要结合具体情况和各类量表的优缺点选择合适的生活质量量表。通常普适性量表涉及的内容较为全面，涵盖的条目也较多，常可应用在社会学、心理学等领域的调查。但此类量表评定花费的时间往往较长，因项目较多也增加了受试者的答卷时间和工作量，这样有可能导致患者不能集中注意力产生信息偏倚。所以，针对各类疾病患者的生活质量调查时，可优先选用疾病专表。具体说来，在量表的实际应用中需要注意的事项包括以下几方面。

1. 选用量表时要留意它的可操作性、敏感度、易于理解、平衡性等方面。

2. 注意量表的本土化和民族化　量表不仅要具备国际通用性和可比性，又要照顾到各个国家、地区的本土文化和民族化元素。必要时应对相关内容进行文化调适。比如国内流行使用的《世界卫生组织生活质量量表 -100》和《医疗结局研究简表》中文版等。

3. 有针对性地使用生活质量评定量表　针对不同的疾患，尽量选择该疾患的生活质量专表，以便测得患者特有的问题。比如适用于脑卒中患者的《疾病影响调查中风专用量表 -30》；用于慢性关节炎患者的《关节炎影响测量量表 2》等。

4. 注意数据采集过程中的技巧　比如调查员的素质培训、量表的编印质量等等细节，进一步提高生活质量评定的准确性、有效性。

## 第三节　不同人群的生活质量现状

### 一、老年人生活质量现状

世界卫生组织提出的"积极老龄化"概念，这是一个以提高老年生活质量为目的、最大程度地向老年人提供健康保障和参与社会活动机会的工作内容。欧美的大量实证研究都证实，老年群体的生活质量与其他年龄层的人群相比普遍较低，这主要是由于老人的身体健康、心理健康、经济收入、社会参与和家庭支持等方面的情况都不乐观。与国外的情况类似，我国老年人的生活质量也相对较差，主要表现在身体健康状况不佳、经济收入水平较低、社区文化生活不够丰富等方面，但我国老人的心理健康方面，特别是社会功能却相对较好。从具体的分析可见，空巢老人、刚刚离退休的老人、住在养老机构中的老人都是生活质量较差的群体；另外老年女性的生活质量也明显低于男性。

1. **老年人身体健康状况**　老年人由于生理机能逐渐退化，老年性疾病增加，严重影响了他们的生活质量。身体健康和活动能力是老年人生活质量高低的重要标志。它不仅与躯体和精神健康有关，还决定着老年人的社会功能和主观满意度的水平高低，能反映出其参与社会生活的程度。但在实际生活中，老年人都不可避免的面临着躯体机能下降、疾病缠身的情况，这不仅仅直接影响他们的身体活动功能，还会影响其参与社会生活，进而影响到人际关系及心理健康，最终从生理、心理、社会三方面降低了个体的生活质量。

2. **精神心理方面**　随着老年人生理上的逐渐老化，心理也发生着变化。可能会出现诸如认知功能障碍、失落感、孤独感、衰老感、对疾病和死亡的焦虑恐惧等心理问题，同时也可能出现对应激事件的反应和处理能力下降、以及对人际关系的期望过高等问题，这些问题和负面情绪在丧偶、孤寡及家庭不和睦的老人中表现更为严重。因此，关注老年人精神心理健康，对全面提高老年人的生活质量是不容忽视的。

3. **经济收入状况**　目前经济收入也是影响老年人生活质量的主要原因。经济收入高的老年人防病的意识较强,而经济收入低的老年人难以做到无病早防、有病早治。如果老人经济状况能保证自给自足,就能够维持基本的生活水平,也就会有比较理想的生活质量。有国内的调查结果显示有 52% 老人经济上入不敷出,经济状况较差,证实了经济收入影响着老年人的生活质量。因此保证老年人有自给自足的经济收入是维持较好生活质量的手段之一。

4. **社会生活环境** 与年轻人相比,老年人的居住的生活环境与生活质量的关系更为密切。年轻人可以在职场、家庭中不停转换环境,但老年人的固定活动空间较少,以居家活动居多。所以家庭和睦、邻里之间相互关照对老年人来说尤为重要。如果能适当参与社区活动,维持稳定的人际交往,那么得到的社会支持较多,老年人的生活质量也能更好。

5. **性别** 尽管女性寿命普遍高于男性,但生活质量差于男性。究其原因主要是女性在就业率、经济收入等方面不及男性,导致女性的经济独立性和社会参与意识较差。另外女性自我感受较男性敏感,行为更易受情绪影响,这些不仅威胁老年人身心健康,还会严重影响生活质量。

6. **婚姻状况** 婚姻生活对老年人生活质量的影响不容忽视。丧偶是老年人晚年生活中不可避免的一大社会问题。究其原因,丧偶的老年人心理具有重大的创伤,经常出现自闭、不爱说话等症状,从而影响生活质量。因此良好的婚姻状态在提升老年人生活质量方面起着重要的促进作用。

## 二、女性生活质量现状

由于女性在社会生活中扮演角色的多重性与复杂性,她们需要承担一些不同于男性的责任,包括社会、职场以及家庭等各个方面的重担。整体来说,女性生活质量较男性差,特别是在物质生活和社会功能方面相对不足。另外,女性对居住的社区环境和自然环境各方面条件的评价较男性低,经济收入、开支、医疗费用等方面的实际情况也显示出相对不足。同时,女性对婚姻家庭满意度较低,她们对婚姻关系或家庭成员中的亲密程度、交流方式、承担的家务量等各方面也往往并不满意;并且女性在业余娱乐生活的种类、时间都显示出比男性更低的得分,女性也对其自身成长与发展感到相当不满意。

1. **社会地位与角色** 女性的社会地位与角色、家庭结构状况以及事业发展状况都是制约女性生活质量的关键因素。美国心理学家杜拉斯(Duras)曾于 1957 年提出,现代女性扮演的"三择一"模式,这一模式打破了女性角色单一选择的传统模式。跨文化研究表明,女性对于家庭与工作角色的平等态度都比男性强,女性尤其是女性创业者仍然是家庭责任和子女抚养的主要承担者,这使得她们在家庭和工作的不同角色之间相互干扰,在工作投入与家庭投入冲突的关系中,女性的冲突比男性高。

2. **婚姻状况** 婚姻状况对女性生活质量也有较大的影响,主要是对女性生活幸福感影响比较大,"婚姻感受"是影响女性总体生活质量感受最为重要的指标,丈夫的感情支持、性生活的满意度也是婚姻状况中影响女性生活质量的重要因素。此外,只结一次婚的已婚女性幸福感最高,生活质量也明显高于再婚、复婚、离婚、未婚等婚姻状态的个体。

3. **经济收入** 个人收入和家庭收入都会对女性的生活质量及其各维度产生较大影响。随着女性个人收入和家庭收入的增加,其生活质量也越好,这显示了经济状况和生活质量高低的密切关系。但这种影响在高收入、高教育水平、较高地位的"三高"女性中情况有所不同。"三高"女性本身虽然有较高收入,但因为在精神追求方面需求更高,反而表现出精神生活上的满意度较低。此外由于要扮演家庭妇女和职业女性的双重角色使其负担过重,因而最终表现出整体生活质量不高。

4. **生理期间** 特殊的生理期间与生命质量的关联主要反映在更年期女性身上,更年期女性的生活质量普遍不够理想。针对更年期妇女这一特殊群体的研究可以反映生理变化、社会环境与生活质量之间的关联。处于这个年龄层的女性在物质生活上有了明显而稳定的保证,但因为特殊生理期间的缘故,可能会导致身体有包括植物神经功能紊乱在内的各种症状,心理上易出现焦虑抑郁等问题,这些情况严重影响了更年期女性的身心健康程度和社会功能,最终降低了生活质量。

### 三、职业人群的生活质量

职业不同压力不同,工作前景、工作环境和工资比例也不尽相同。这些情况本身又是影响生活质量的重要因素,因此,不同的职业人群生活质量也各有不同。以美国2016年和2017年的调查数据为例,在综合考虑了身体消耗、经济收入、工作环境、出差频率、时间紧迫度、竞争力、风险程度甚至要面临的死亡威胁等11项因素后,对所有工种的生活质量进行了评估,发现生活质量较差的职业人群多半具有工作强度大、危险系数高、身体耗损多、私人时间少等特征。这些生活质量较低的职业群体主要包括以下三种。

#### (一)军人及警务人员(包括特警消防员)

制约这部分职业人群生活质量的主要原因是工作强度大、收入水平低。军人、警务人员的工作本来就存在较大风险,面临的工作压力非常人所能想象,即便是没有任务的时候,也需要保持大运动量的训练,因此身体的耗损也是大于常人。同时这些不规律的外出任务和大运动量的训练也挤占了个体的私人生活时间,导致这一职业人群实际上难以享受普通的家庭生活,增加了对家庭的负疚感、降低了生活满意度。尽管面临着高强度高危险的工作内容,但这些职业得到的收入却无法与付出的辛苦成正比,大部分收入水平并不高,影响了个人的物质生活水平和自我成就感,最终导致了生活质量不够理想。

#### (二)医护人员

医疗行业由于职业特殊性,工作压力和强度都较大,饮食及睡眠也常缺乏规律性,这不仅会影响到个体身体健康,也是导致生活质量下降的首要原因。另外,医护人员的工作环境大部分均伴有病毒、细菌、射线、化学毒物以及医疗废物等物质,这也是导致其生活质量下降的影响因素之一。此外,医患间矛盾的加剧、两者之间关系的过度紧张是导致医务人员心理健康水平下降的主要原因,间接影响医务人员的生活质量。在美国,医生是自杀谱中第一高危的职业;在英国,护士是自杀率最高的职业群体。这些数据都揭示医务人员生活质量较差,需要给予应有的关注。

#### (三)教师

从全球的角度来看教师都是生活质量较低的群体。这主要与责任大、自我成就体验少、收入不高有较为密切的关联。在我国,教师群体的生活质量也不乐观,特别是身体健康状况、心理机能、社会地位及社会交往能力等方面比普通家庭妇女的平均水平还低。究其原因是我国对教师的要求更高,需要教师在教书育人的同时,也要对学生的品德、能力甚至个人人身安全负责,此外还有较大的升学压力或科研压力,但收入有限,所以整体生活质量较差。对于教师的生活质量现状要予以足够的重视,切实帮助其提高生活质量,这样不仅有利于教师群体,也会通过师生的接触及教师的言传身教最终惠及到受教育的学生身上。

## 第四节 生活质量与健康

### 一、医学领域

与其他领域相比,医疗领域所关注的生活质量问题无疑是与健康关联最密切的。WHO指出"生活质量这一术语被引入医学研究领域时,主要是指个体生理、心理、社会功能三方面的状态评估,即健康质量"。在这里明确提出医疗领域下生活质量就等同于健康质量,可见生活质量与健康的密切关联。为了突出医疗服务的工作目的和特点,医疗领域更是明确地引入了"健康相关生存质量"的概念,用以特指患者对于自身疾病与治疗产生的躯体、心理和社会反应的一种实际的、日常的功能性描述。健康相关生活质量是从医学角度探知疾病对于患者的影响以及医疗干预措施的成效出发,借用生活质量概念开展研究的一种方式。基于对健康相关生活质量概念的理解,可以看出生活质量可分为与健康有关的和与健康无关的两个方面。前者包括与被评定者健康有关的主要因素,比如身体、心理、精神健康等方面,后者则包括社会环境和生活环境等方面。

在医学领域中关注个体生活质量有助于更好地促进健康。因为医学领域的生活质量评定是制定治疗和康复措施的重要依据,可以通过了解疾病和功能受损对于患者生活质量的影响,来有针对性地制订治疗方案和开展医疗工作。通过生活质量的评定,有助于了解分析影响患者康复的主要因素,阐明生活质量与症状或残疾程度之间的关系,从而有利于发现问题,提出针对不同疾病成因机制中全面且较客观的治疗或康复方案。

在医学领域中关注个体生活质量也有利于评价和比较各种治疗方案的疗效,特别是在后临床的康复评定中,生活质量评定的各项指标是判断相应康复治疗效果的重要参数,为后续康复干预提供更好的依据。国内外生活质量的研究提示,根据生活质量评定的结果,可以制订更加有效的康复治疗方案及应对措施,能够显著提高残疾人或慢性病、老年病患者的康复疗效,进而改善患者的生活质量。

## 二、心理学领域

与医学领域关注的躯体健康不同,心理学领域的生活质量更多关注个体精神心理的健康,主要涉及个体内在心理层面的主观感受,包括各种幸福感和生活满意度。心理健康与生活质量是相互影响相互关联的,即心理越健康,生活质量越高;心理不健康,生活质量肯定不理想。

个体的心理健康状态在很大程度上受社会环境因素的影响。这些社会环境因素包括居住环境、人际交往、社会角色、甚至孩童时期原生家庭的教养方法等情况,而这些都是构成生活质量的内在因素之一。换言之,生活质量中的社会环境等客观性因素在很大程度上会影响个体的心理健康。生活质量中涉及的社会环境好,心理健康的几率就大;反之,社会环境不好,心理方面就有可能会出问题。

除了生活质量会影响个体心理健康外,个体的心理健康也会明显影响其生活质量。心理健康的人在社交、生产以及生活上可以和他人保持良好的互动,这有助于维持和提高生活质量。如果心理不健康,个体可能在社交行为上表现为人际关系较差,无法融入周围的环境,甚至产生厌恶、回避、抵触等情绪,最终呈现出比较糟糕的生活质量。相比于心理不健康的个体,心理健康的人,也许物质生活层面不够丰富,但是因为心理健康,所以懂得去挖掘快乐,调节自己的情绪,尝试美好的事物,生活质量因此可能会呈现较高的水平。

## 三、社会学领域

生活质量也是社会学的一个重点研究领域。有别于医学和心理学领域,社会学更多关注整体层面的生活质量和健康问题。从生活质量的内涵和影响因素可知,包括居民生活环境以及教育、卫生保健、交通、生活服务、社会风尚、社会秩序在内的方方面面都属于社会学的研究范畴。社会制度与服务发展越完善,整体的医疗、教育、文化娱乐、旅游等方面的水平和质量将更高,居民享受到的生活更好,即可达到"丰富居民生活"和"提高生活质量"的目的。在社会学中,生活质量的改善对群体健康促进工作有明确的指导意义,这方面的研究更多地会被政府关注,常常用于指导诸如社会保障制度的建立、人居环境改善等方面的工作。纵览全球,无论是发达国家还是发展中国家,都十分重视提高生活质量,将此视为生存价值的体现、国家综合国力的象征,并积极为提高本国的生活质量而努力。联合国相关组织的文件中也对提高人民生活水平,增加社会福祉给予特别关注,大力倡导改善和提高生活质量。一些国家还建立了相关指标体系,用以评价和监督生活质量。如中国就有专项研究,对生活质量用"衣食住行、生老病死、安居乐业"等指标,进行城市生活质量的比较。

提高生活质量是社会经济水平发展到一定阶段的必然要求。而加快经济建设、完善相关社会制度又是提高生活质量的客观前提。没有经济的充分发展,人们只能是在解决温饱问题上徘徊,无暇顾及提高生活质量的问题。经济发展后,增加国民收入分配的比例,扩大公共福利支出,建立完善社会保障体系,优化生活环境和生存空间,促进整体的身心健康,最终达到提高生活质量的目的。这一系列的目标都是社会学领域内的以生活质量促进群体健康的努力方向。

（陈　孜）

 **思考题**

1. 生活质量的概念为什么在不同领域有不同的内涵?

2. 生存质量与生活质量的区别是什么?

3. 如何提高老年人生活质量?

4. 如何提高女性生活质量?

5. 军警、医护人员、教师等是生活质量不高的群体之一,请在总结其职业共性的基础上推测一下,生活质量较高的职业人群有可能是哪些?

6. 生活质量与健康的关联在不同的领域有哪些不同?

# 第六章 | 常用的心理干预技术

 **本章要点**

1. **掌握** 心理干预与心理治疗的概念、目标、特点、适用范围、程序等。
2. **熟悉** 精神分析、认知治疗、行为疗法、来访者中心疗法等经典技术。
3. **了解** 其他常用和新型的心理干预技术。

## 第一节 心理干预概述

心理干预历史悠久,并得到持续的发展和推广。这种持续性在一定程度上说明了心理干预的治疗效果,然而关于心理干预的机理、疗效及评估等,学者们持有不同的观点,有待进一步的探讨和研究。

### 一、心理干预与心理治疗的概念

心理干预(psychological intervention)指在心理学理论指导下对个体的心理活动、个性特征或行为问题有步骤、有计划地施加影响,使之向预期目标变化的过程。

心理治疗(psychotherapy)也称为精神治疗。一般认为,以医学心理学的原理和各种理论体系为指导,以良好的医患关系为桥梁,应用各种心理学技术和方法,经过一定的程序,改善被治疗者的心理条件与行为,增强抗病能力,重新调整与保持个体与环境之间的平衡。

### 二、心理干预的目标

心理干预的总目标是使个体自我成长,改善心身状态、恢复健康、提高心理素质与生活质量。可从两个层面理解:

1. **身体健康层面** 消除或改善各种心身症状,治愈、治疗缓解症状或辅助治疗疾病,促进疾病的康复,预防疾病的发生或复发。

2. **心理健康层面** 解决心理冲突,纠正错误认知、矫正不良行为,调整人际关系,改善认知、情绪、行为等心理条件。

### 三、心理干预的特点

1. **自主性** 个体必须自愿地为实现干预目标而努力,在专业人员的指导和帮助下,充分发挥主观能动性,主动参与心理干预的全过程。

2. **学习性** 个体通过学习和自学,掌握一系列方法,以达到干预目的。

3. **实效性** 专业人员根据个体的特点,进行有效的、人道的专业干预。

## 四、心理干预的原则

心理干预必须遵循一定的原则，才有可能达到预定目标。

1. **和谐性**　被干预者、专业人员、干预方法、环境之间必须相互和谐，即被干预者由适合的专业人员以恰当的干预方法在适当的环境进行干预，这种干预是有效的，能达到目标的。若被干预者在接受心理干预之前或同时接受其他干预，还应注意心理干预与其他干预的配合方法、介入时机、和谐性等。

2. **针对性**　是心理干预取得效果的保证。专业人员应根据被干预者的心理状态、人格特征、背景情况包括年龄、性别、文化程度、家庭情况及社会文化背景等，诊断病情存在的具体问题（心理与身体问题、行为或社会适应问题等）选择最适合的一种或数种心理干预。

3. **计划性**　心理干预应根据被干预者的具体情况，选用、设定干预的程序，包括采用的具体手段、步骤、时间、作业、疗程及目标等，并预测干预过程中可能出现的各种变化和将要采取的对策。在干预过程中，应详细记录各种情况和进展，形成完整的病案资料。

4. **灵活性**　在心理干预的过程中，专业人员要密切观察被干预者的心身变化，灵活地根据新的情况变更干预方法和程序。同时，还要注意被干预者病情的特点、各种社会文化和自然环境因素对干预过程的影响。针对不同的个体或同一个体在不同的情况下，灵活地应用各种行之有效的干预方法。

5. **保密性**　心理干预可能会涉及个人隐私，在心理干预工作中必须坚持保密的原则，除符合法律规定的证明外，治疗师不得将被干预者的具体材料泄露给任何个人或机构。即便在学术活动或教学等工作需要引用时，也应隐去其真实姓名。这也是从业道德的一部分内容。

6. **综合性**　人类疾病往往是各种生物、心理、社会、自然环境因素共同作用的结果。进行心理干预时，应综合考虑是否同时结合其他能增加疗效的方法和手段，如整合多种心理治疗、药物、食疗、运动、理疗等措施，遇到本专业无法完全解决的问题时，应考虑寻求其他帮助，共同诊治。

7. **中立性**　心理干预的目标是帮助被治疗者自我成长，恢复自立和健康。在心理干预的过程中，治疗师应始终保持"中立"，不能替被干预者做出任何选择或决定。如被干预者往往会问"我应该跳槽吗？""我应该离婚吗？"这些都应由被干预者自己做出选择与决定。

8. **回避性**　心理干预过程中，专业人员与被干预者之间的交谈是非常深入的，往往涉及个人的隐私，而专业人员必须保持中立，这些在亲朋好友或熟人中都难以做到，故一般回避为亲友或熟人进行心理干预。

## 五、心理干预的适用范围

随着现代医学模式被广泛接受和应用，心理干预的应用范围也越来越广，主要应用在下列领域。

1. **综合性医院各科患者**　帮助患者改善情绪等心理状态，缓解症状、提高疗效、提升其生活质量、促进恢复健康。

2. **临终病人**　此类病人只能进行姑息治疗以缓解痛苦，而心理干预通过调整认知、改善情绪等使其获得平和的心态，对减轻他们的痛苦有非常重要的作用。

3. **精神科及相关患者**　是应用心理治疗最早、也是最广泛的领域。某些心理障碍如恐怖症、癔症、人格障碍等，心理治疗的疗效优于药物治疗，很多精神疾病需联合心理治疗方可取得良好疗效。

4. **社会适应不良者**　正常人在生活、学习和工作中遇到难以应对的压力，出现适应困难和心理、行为或躯体症状，可使用恰当的心理治疗。

**5. 希望改善认知习惯、人格、行为模式者**　有些悟性较高者，为使自己更好地应对各种不测，过得更舒适快乐，可借助心理治疗达到目的。

## 六、心理干预与心理治疗的分类

心理干预包括健康促进、预防性干预、治疗干预等，种类较多，方法丰富，其中心理治疗是最主要的、常用的、严谨的、专业的心理干预方法。

心理治疗种类繁多，难以统一分类，常用的分类包括：①按理解分：广义的和狭义的心理治疗。前者指所有健康服务全过程体现的心理支持和人文关怀。后者是指上述定义的专业治疗。②按对象分：个体心理治疗和团体心理治疗。前者是治疗师与被治疗者一对一的心理治疗，后者是把两个以上具有相似问题的个体集中在一起实施的心理治疗。③按场所分：家庭治疗和社会治疗。前者是治疗师以整个家庭为对象（包括核心成员或所有成员）进行的心理治疗。后者则是通过分析事件，改变被治疗者的认知和态度的教育方法。④按被治疗者的意识范围分：觉醒治疗和催眠治疗。前者是指在被治疗者意识清晰时进行的心理治疗，后者指被治疗者处在意识极度狭窄的状态下进行的心理治疗。⑤按理论学派分类：精神分析治疗、行为治疗、认知治疗、人本主义治疗等。

## 七、心理治疗的程序

**1. 筛选与准备阶段**　①详细的病历记录；②必要的问诊和体格检查等，了解是否存在躯体疾病所致心理症状；③必要的心理测验；④评价来访者是否适合心理治疗，建立良好的治疗关系；⑤选择恰当的治疗场所。

**2. 问题探索与判别阶段**　探索问题的表现、问题的原因、问题的相关因素、要求与期望及判别被治疗者的心理行为问题。

**3. 分析认识阶段**　进行详细的治疗前测量和分析，以掌握病人治疗前的具体情况。包括：①测量与记录：在治疗师的指导下，被治疗者进行自我观察或监督，必要时可记录每天的心身状态；②功能分析：治疗师对记录的结果进行详细分析，寻找和证实心理行为问题与环境刺激之间的联系。

**4. 治疗行动阶段**

（1）选择治疗方法：选择时应考虑：①该治疗方法已被证实对该类问题有效；②已经考虑了之前各阶段所发现的各种相关因素；③被治疗者要求治疗的主动性；④被治疗者具备配合治疗的能力和条件。

（2）治疗阶段：①向被治疗者介绍对其问题的分析及诊断；②告知其问题的产生原因；③分析所收集的各种相关因素，指出与心理行为问题密切联系的因素，结合治疗理论简要说明；④讨论心理行为因素与躯体疾病或其他方面之间的相互关系，说明心理治疗的必要性；⑤介绍要采用的心理治疗的目的和原理，指出治疗成败的关键。

（3）实施治疗：治疗师与被治疗者要不断交流和充分沟通，提高其对问题的认识和参与性，以正确地贯彻和执行治疗方案。

**5. 疗效评价阶段**　在治疗过程中，治疗师应随时对被治疗者的情况进行分析与评价，判断治疗进展，及时解决问题，必要时调整治疗方法或方案；经一段时间的治疗后，还应对治疗效果进行总的分析和评价，确定是否达到了预期的目标和终止治疗时间。

**6. 结束巩固阶段**　治疗目标达到，治疗可结束。但不少心理行为问题容易复发，故应请被治疗者定期复诊，以便指导其使用简单易行的技术预防复发。

## 第二节    经典心理治疗技术

### 一、精神分析治疗

精神分析治疗（psychoanalytic psychotherapy）属于精神分析（psychoanalysis）学派，又称为精神动力学心理治疗（psycho-dynamic psychotherapy），至今仍是西方心理学主要流派的心理治疗之一，由奥地利精神病学家弗洛伊德（Freud S）于十九世纪末创立。根据精神动力学的观点，保存在潜意识中早年心理经历的冲突在一定条件下（心理条件、社会环境等）可转化为多方面的精神症状和躯体症状（心身症状）。对此，应用精神分析治疗的方法和技术，通过帮助病人将早年压抑在潜意识中的心理冲突，主要是精神创伤和焦虑情绪体验挖掘出来，在意识层面进行分析和澄清，可使病人重新认识，改变原有的心理行为模式，达到消除症状的目的。

#### （一）精神分析治疗的基本步骤

**1. 初始阶段**　了解求助者的基本情况，只收集一般材料，不涉及其心理冲突，评估其是否适合此治疗；若准备治疗，则让其了解基本程序和方法，明确双方的职责，设置治疗方案。

**2. 移情发展**　是精神分析治疗的重要步骤，治疗师与求助者建立起特定的人际关系，让其把自己早年历程中对特定人物的体验移到治疗师身上（移情反应）。对移情反应的分析是本治疗的基柱，移情有助于个体识别潜意识中的愿望，认识自己的冲动，理解恐惧焦虑的性质和防御的由来，促使个体自我成长。

**3. 修通**　是移情关系在多方面的拓展，在移情的基础上通过不断敦促个体自我探索，理解自己的心理防御与移情反应，深化和巩固移情分析所获得的内省，以消除症状。两者相辅相成，同步进行，是治疗成功的关键。

**4. 移情处理**　是终末阶段，也是处理移情的重要阶段，关系到治疗能否成功。当求助者与治疗师均认为治疗目的已基本达到时，可考虑结束治疗。为了防止病人症状复发甚至恶化，治疗师应让其再体验分离、失落、移情，不断自我探索，共同分析治疗过程的失误与今后治疗的可能性等问题。

#### （二）精神分析治疗的技巧

**1. 自由联想（free association）**　是精神分析的基本技术。要求求助者随意并毫无保留地向治疗师描述所经历或想象的事件或情景，想到什么就讲什么，包括童年的记忆、随想、对人对事的态度、个人成就与困惑、思绪与感受甚至荒谬的想法等。自由联想有助于个体把潜意识中存在的心理冲突带入意识层面，使其对此有所省悟，重建现实、健康的心理。

**2. 阻抗（resistance）**　是个体在治疗过程中表现出来的抗拒或干扰治疗的力量，本质上是个体内部不愿将压抑在潜意识中的素材带到意识的力量。阻抗可能是潜意识、前意识或意识的，其表现可能通过情绪、想法、态度、冲动、幻想或行为来实现。自由联想过程中当病人涉及某些关键时刻表现出联想困难时，常提示阻抗出现，治疗师必须在整个治疗过程中不断分析、辨认、揭示，帮助被治疗者克服阻抗。

**3. 移情（transference）**　具有重要价值，出现在求助者把早年经历中的重要人际关系带到治疗中。治疗师可能被看成是以前与其心理冲突有关的某一人物，将自己的情感转移到治疗师身上，重新"经历"往日的情感。治疗师可成为病人喜欢或憎恨的对象，前者为正移情（positive transference），后者为负移情（negative transference）。治疗师通过对移情的分析，揭示个体情感的关系与联系，促进其了解心理上的本质问题，理解自己的冲突和防御，促使内省的建立。

**4. 释梦（dream analysis）**　也是重要技术。精神分析学派认为梦是潜意识冲突或欲望的象征，更接近真正的动机和欲求。梦的分析可作为自由联想的补充和扩展，但梦常经变形、转移、投射、象征化等修饰，治疗师要对梦进行专业的解释，可要求被治疗者对其内容进行自由联想，发掘梦的真正含义。

**5. 阐释和疏泄** 阐释（interpretation）是治疗师在精神分析治疗过程中，对个体的一些心理实质问题进行解释、引导或规劝。阐释有助于个体重新认识自己，以及自己与其他人的关系。而疏泄（catharsis）则是让患者将心中压抑的苦闷或矛盾冲突倾诉出来，以减轻或消除心理压力。阐释和疏泄可帮助患者消除症状。

（三）精神分析治疗程序

精神分析治疗又称动力性心理治疗，关注和强调治疗过程中的互动关系，对治疗期间发生的任何事情都赋予意义，如治疗室的布置、座椅的角度、治疗时间的约定、每次治疗时间的设置、治疗师和求助者是否守约等。每次治疗 50～60min，短程治疗每周一次，一般约 20 次；中、长程治疗每周 2～3 次，比较短的时间为 6 个月～1 年，最长可达 3～5 年。长程治疗的持续时间视患者的问题和治疗进展而定。分析过程中出现的变化或患者的任何反应，对分析治疗过程都很有意义。所有心理治疗都应收费，因收费本身确定了被治疗者与治疗师的工作关系，个体对治疗付费的态度和表现也有动力学意义。经典精神分析治疗在安静舒适的环境里进行，被治疗者躺在长沙发上，放松全身，精神分析师坐在病人的侧面或后面，避免让病人看见而引起情绪反应，但分析师则能够随时倾听和观察病人。

精神分析疗法在青年和中年人中容易成功。年纪越大，其阻抗可能越高，分析难度增加。治疗师应尽量避免透露自己的个人情况，以利于移情关系的解决。

（四）精神分析治疗的应用与评价

精神分析疗法可用于治疗各种神经症、癔症、某些心境障碍、适应障碍、人格缺陷者和心身疾病的某些症状，也可用于希望解决特定问题的正常人。适宜精神分析治疗的个体需对心理学有理解能力，善于语言沟通，对情感冲击有一定的承受能力，有良好的支持环境，愿意密切配合治疗。

精神分析治疗因缺乏评判标准，结果难以重复，治疗时间较长，费用太大等，曾受到不少批评。现代的精神分析治疗已进行了修正和改善。

（五）精神分析治疗的现状与进展

自弗洛伊德创立精神分析治疗之后，其学生和弟子又进一步发展了他的理论和治疗体系，如荣格（Jung）的心理分析、卡尔夫的沙盘治疗（sand play therapy）等，现代的精神分析技术已经有许多的发展和改良。

钟友彬结合中国实际提出了认知心理疗法，可看作是国内的精神分析疗法，采取直接会面交谈的方式。会谈后病人写出自己的感受并提出问题。医生与病人一起分析症状，引导病人理解这些症状是幼稚的、不符合成熟逻辑规律的情感或行动，甚至近似儿童的幻想，对成人完全没有意义、不值得恐惧。在病人初步认识上述解释和分析之后，进一步解释其疾病的根源在于过去，甚至是幼年经历。

近年来，精神分析理论被大量地介绍到国内，各地举办了多次精神分析培训班，吸引了不少心理爱好者参与，逐渐形成了国内精神分析治疗的骨干队伍。

## 二、认知疗法

认知治疗（cognitive therapy）是以改变病人对事物的认知为主要目标的心理治疗的总称。国外将其定义为一种强调认识和改变负性思维和适应不良信念的内省疗法。产生于 20 世纪 60～70 年代，埃利斯（Ellis A）、贝克（Beck A）和迈肯鲍姆（Meichenbaum D）等分别创立的理性情绪疗法（rational emotion therapy）、贝克认知疗法（Beck cognitive therapy）和自我指导训练（self-instructional training）等疗法，临床应用很广泛。

其基本观点是强调认知过程是心理的决定因素,包括:①认知影响情绪与行为;②认知可以调整和控制;③认知改变可以达成情绪与行为改变。即情绪和行为的产生依赖于个体对环境与事件的评价,评价源于认知的作用和影响,若认知存在不合理信念,则导致不良情绪和行为。认知治疗通过矫正不合理认知来纠正不良情绪和行为。主要用于抑郁症、各类神经症、依赖与成瘾、自杀、人格障碍、心身疾病等的治疗或辅助治疗,亦可用于调整不良认知习惯。

### (一)理性情绪疗法

**1. 理性情绪疗法的核心理论**　ABC 理论是理性情绪疗法的核心理论。A(activating events)指诱发事件;B(belief system)指个体对事件的看法、解释及评价即信念;C(consequences)指继该事件后,个体的情绪反应和行为结果。同样的 A,每个人会产生不同的 B,而 B 是产生不同情绪和行为的主要原因,即不良情绪或行为并非由诱发事件本身所引起,而是由于个体对事件的评价和解释造成的。不合理、不现实的信念(B),是导致其情绪障碍和神经症的根本原因,治疗就是要以合理的思维、信念代替不合理的思维、信念。

**2. 非理性观念及其特征**　埃利斯总结出十个非理性观念:①在现实中必须获得周围几乎每一个人的喜爱和赞赏;②每个人都应在人生中的每个环节和方面都有成就;③世界上有些人很邪恶、很可憎,应该对他们严厉谴责和惩罚;④非己所愿的事情是可怕的;⑤不愉快的事总由外在因素引起,自己无法或难以控制和支配,所以人也难以或无法控制和改变自身的痛苦和困扰;⑥人要随时警惕危险和可怕的事,不断关心并注意其发生的可能性;⑦面对困境和自我承担很困难,倒不如逃避;⑧过往的一切都是重要的,曾经强烈影响个人的事,影响可能会持续;⑨人生的每个问题,都有唯一正确答案,若找不到,将痛苦一生;⑩习惯和无为,或被动和无须承担的自我欣赏可获得人生最大的幸福。

非理性信念的特征包括:①自我完美信念:如我各方面必须都是出色的→若我表现不好→就非常糟糕;②公平世界信念:如我必须得到绝对公平的对待;③自我中心信念:如我喜欢如此→我应该如此。许多学者对上述不合理信念加以高度概括和简化,指出"绝对化的要求(有时→总是)""过分概括化(很难→没有办法)""糟糕至极(我应该如此→我必须如此,否则就非常糟糕)"。

**3. 理性情绪治疗的目标、过程和方法**　基本治疗目标包括:①使个体自觉认识到对问题进行理性情绪分析对自己很有帮助;②识别痛苦背后最重要的非理性信念;③揭示对非理性的信念进行质疑和辩论的方法;④将这种方法推广到未来的自我治疗,解决新问题。

治疗过程可用 ABCDE 模式来表明,A、B、C 如上所述;D(disputing):对不合理信念进行质疑和辩论;E(effect):通过治疗获得新的情绪及行为。

常用的治疗方法:①分析 A 和 C:对个体感到最痛苦、最紧迫的 A 做工作性描述,判断由 A 引起的 C;②探讨 B:即 A 和 C 之间的信念,如"若你的想法不同,情绪会不同吗?"患者常有一些理性思维和情绪反应,治疗师要深入探讨诱发极端和消极情绪的信念,让患者清楚导致不良情绪的根本原因是非理性信念;③与不合理信念辩论:识别关键的非理性信念后即可开始。治疗师以积极主动、不断的提问来质疑、挑战不合理信念,使对方动摇这些不合理信念;④理性情绪想象技术:帮助个体治疗源于自我传播的烦恼(杞人忧天)导致的情绪困扰;⑤认知家庭作业:是治疗师与来访者之间辩论治疗后的延伸,让来访者自己与自己的不合理信念做辩论,主要采取自助量表和理性自我分析报告。

合理情绪自助量表是埃利斯创立的理性情绪治疗研究所印制的,内容:①当事人写出事件 A 和结果 C;②从表中列出的十几种常见不合理信念中找出符合自己情况的 B,或写出表中未列出的其他不合理信念;③对 B 逐一进行分析,找出可以代替那些 B 的合理信念,填在相应的栏目中;④当事人填写出所得到的新的情绪和行为。这实际上是当事人自己进行 ABCDE 工作的一个过程。理性自我分析要求当事人以报告的形式写出 ABCDE 各项,只不过它不像自助量表那样有严格规范的步骤,但报告的重点也要以 D 为主。

直接对质可引起阻抗，并可能中断治疗，有人提出了类似系统脱敏法的适当减低对质的系统性理性重建法（systematic rational restructuring）。先做一个令人痛苦的情境等级表，从容易开始，逐步推进到最困难的情境，教会患者运用理性自我对话，鼓励各种替代解释，改变对情境的非理性信念。

### （二）贝克认知疗法

**1. 贝克认知疗法的理论**　该疗法由贝克通过治疗抑郁症病人而创立，强调心理问题与情绪相联系的异常认知因素。这些因素包括：

（1）异常认知因素：①消极自动思维（automatic thoughts）：不随意、不易消除的思维和想象；无法避免的内部自语。如抑郁症患者对自我、环境和未来丧失的自动思维；②消极的认知偏见（cognitive biases）或称认知歪曲（cognitive distortions）：以系统和恒定的方式，做出与通常接受的客观尺度相违的判断和结论。如被批评等同于一无是处。情绪障碍继发于认知偏见；③异常认知结构：解释事物的普遍和稳定的消极认知图式，类似非理性信念。

（2）认知与情绪：不同的认知产生不同的情绪。贝克认为产生愤怒的必备条件是觉得自己受到了"攻击（伤害、批评、拒绝、辱骂、剥夺、反对等）"。

（3）认知与精神障碍：个体在某种情况下可能有不现实的认知，不合理、不恰当的反应，若超过一定限度，就易发生精神障碍。抑郁症患者对自身、周围和自己的前途负性评价，称为认知三联征（cognitive triad）。

**2. 治疗技术**

（1）治疗程序：①向患者说明治疗的过程、意义、方法、目标等。根据其病情，人格特点等，共同制订治疗方案并实施治疗；②让患者熟悉治疗，找出主要问题，整理、排列，向患者展示认知和情绪的关系，建立良好的治疗关系；③引出消极自动思维。在生活中进行检验、修正，提高社会适应能力；④进一步挖掘与产生消极自动思维的认知方式，代替以能适应现实环境的认知方式，并强化、实践，防止再发。治疗结束后可以向患者征求意见，使今后的治疗更加完善。认知疗法治疗抑郁症约需 15～25 次，每周 1～2 次，持续 12 周以上。在取得满意的效果后可再进行每月 1～2 次，持续 6～12 个月的维持治疗。

（2）治疗方法：本疗法强调医患合作关系，提倡建立高效治疗结构。在每次治疗的前 2min 共同设定具体安排和重点，如开始时可提问："今天你愿意集中谈些什么？"逐步把治疗责任从治疗师转移到患者。

贝克认知疗法包括行为和认知两大治疗技术，两者有机结合、灵活运用，共同起到改变认知的作用：

1）行为技术：打破患者自我、环境和未来三方面悲观→活动降低→能力丧失感→绝望和活动更加减少→心境更抑郁的恶性循环。常用：①每日活动计划表（以 h 为单位）；②掌握（mastery）和愉悦（pleasure）治疗：每晚记录完成计划的情况和每一活动的 M 和 P 值（0～15 分），以评价难易和愉快程度；③任务分配。鼓励患者把难以达到的目标分成由易到难的一系列可行目标，关注每一点成功及其含义，把成功归功于自己的技能和能力。

2）认知技术：识别、评价和改变消极的自动思维、错误信念：①从治疗中突然发生的心境改变中寻找；②用角色扮演唤起回忆自己生活中的困境来寻找；③以示范"边想边说"的方式证明何为自动思维；④一旦患者有所认识，就布置作业，要求及时记录日常出现的自动思想，包括诱发事件、伴随情绪（按 0～100 强度等级评分）、自动思维和自己对其的相信程度（按 0～100 等级记录）。

### （三）自我指导训练

迈肯鲍姆与贝克一样，认为内部的自我言语直接影响人们的行为。自我言语作为一种自我指导，对某些人来说，可控制与改善其行为问题。

自我指导训练包括五个步骤：①治疗师对如何完成某一任务做出榜样，并说出所用步骤的序列；②治疗师说出序列，由来访者完成这一任务；③来访者完成这一任务，并大声说出各步骤的序列；④来访者完成这一任务，并用听不到的声音说出序列；⑤来访者完成任务，同时想着序列，而不说出来。

如焦虑症的患者在心跳快时产生"我要晕倒了"的想法，可按照上述步骤训练患者反复默念："心跳快是对应激的正常而无害的反应"，焦虑可以很快减轻。

## 三、行为治疗

行为治疗（behavior therapy）也称行为矫正（behavior modification），是以行为学习理论为依据的心理治疗。该理论认为正常或异常行为（包括外显不良行为和异常心理与躯体反应）是学习的结果，故通过新的学习，或改变、消除原有的学习可矫正。治疗目的是改善适应性目标行为的数量、质量和整体水平。

将认知疗法与行为疗法整合，称为认知行为疗法。

1. **系统脱敏法**（systematic desensitization）　是南非沃尔普（Wolpe J）于20世纪50年代创立和发展起来的行为治疗。他在治疗恐怖症时，将焦虑刺激由弱而强与松弛反应多次结合，使原来的焦虑刺激与焦虑反应之间的联系逐渐减弱，病人对焦虑刺激的敏感性逐步减轻，最终恐惧消除。用于治疗恐惧症、强迫症、矫正不良行为和缓解焦虑、紧张情绪等。包括三个步骤：①松弛训练：教会病人松弛条件反射，在不良情绪行为反应（恐惧、焦虑）出现时，运用松弛训练缓解症状；②划分焦虑等级：在松弛训练的同时，与病人讨论，将引起不良情绪（如恐惧、焦虑）的情景刺激作详细的等级划分，由弱到强排列成焦虑等级表备用，通常分为十个等级；③脱敏训练：患者先接触引发最轻焦虑的情景，同时进行想象和松弛训练，以缓解接触敏感原而出现的焦虑。当患者经反复训练已不再出现焦虑，或焦虑程度大大降低时，就可进入下一等级，同样进行松弛训练，如此循序渐进。若在某一等级时焦虑过于强烈，可以退回前一等级重新训练。如果患者顺利通过了所有情景，治疗即告完成。系统脱敏疗法除接触实际情景外，也可采用图片、幻灯或进行情景想象。

2. **操作条件法**（operant therapy）　操作条件法又称奖励法、正强化法，是以操作条件反射中的正强化为依据的行为治疗。用于矫正不良行为，建立良好的行为模式。治疗步骤：①选择和确定目标行为：确定不良行为中主要要素为要矫正的目标行为，先加以操作训练，则其他不良行为要素相对就较易矫正。如孩子不愿上学、孤独、不愿说话，发现其口头表达能力欠佳为目标行为；②测量目标行为：如测量孩子在单位时间内说话的字数和次数，作为疗效评定的指标；③选择强化物：一般选择被治疗者所喜欢的奖励物，如钱币、糖果等，也可使用"代币"、筹码、代用券等替代奖品；④强化训练：针对目标行为进行良好行为的强化训练，目标行为稍有改进立即给予强化。如孩子不愿说话，可与其玩有趣的说话游戏，持续说话时间比原来多1min即应给予奖励。以后逐渐诱导他与同学一起玩说话游戏，鼓励他说得更多、更好，从而感兴趣上学。

训练的奖励原则：①开始时轻微改善就及时奖励，以后逐渐减少；②逐渐由物质奖励转为精神奖励；③逐渐由外部奖励转为内部的自我奖励，让其感到改变的本身就是对自己是最大奖励，强化其对改变的自豪感；④注意利用奖励促进目标行为泛化，如逐渐促进孩子在多种环境条件下都愿意说话和交往。利用代币作为奖励物的正强化训练通常称为代币法（token economy）。

3. **厌恶疗法**（aversion therapy）　厌恶疗法是以操作条件反射中的惩罚作用为依据的行为治疗。用于矫正各种不良行为如烟瘾、酒瘾等。常用治疗：

（1）运用厌恶刺激的厌恶疗法：确定厌恶刺激，常用的有：①物理刺激：电击、橡皮筋弹击手腕或掐手腕致痛等；②化学刺激：如吐根制剂、阿扑吗啡等致吐剂及苦味酊等苦味剂；③言语刺激：主要指谴责、批评等。言语刺激常伴随其他厌恶刺激出现，是其他厌恶刺激的条件性刺激物；④想象厌恶刺激：如想象痛苦、羞辱、恶心等情景或体验；⑤实施：以戒烟为例，在每次抽烟的同时给以电击使之感到痛苦，经过多次"抽烟＝痛苦"的结合，帮助戒烟。

（2）运用付出代价的厌恶疗法：①选择合适的代价：常用罚钱（或代币）、隔离（time-out）、失去游戏或其他享乐的机会等；②实施：如孩子打人则将其短时隔离起来，不加任何批评或其他拖泥带水的动作，使其失去了游戏及与玩耍的机会，孩子为此付出了代价。多次训练后，孩子就不敢再打人了。

（3）治疗要领：①惩罚必须在行为不良时始终存在；②惩罚要达到明确厌恶的水平，或付出确实令人痛苦的代价；③治疗要持续到不良行为彻底消除；④不良行为稍有改变，或替代不良行为的良好行为一出现，应随时进行鼓励强化；⑤由治疗师控制逐渐转为由被治疗者自己进一步自我控制。

**4. 示范疗法（modeling）**　是根据社会学习理论中的模仿学习，个体通过反复观看人物模型的良好行为，可不通过强化就形成（学会）这种行为。包括活体模型的生活示范（live modeling）和象征模型（电影、录像或小说中的人物）的替代示范（vicarious modeling）。前者"活体榜样"现身说法，病人现场模仿；后者可以让病人观看电影、录像等进行学习。

**5. 松弛疗法（relaxation therapy）**　是在治疗师指导下，个体通过各种固定程式反复训练，使自己的思想、情绪及全身肌肉处于完全松弛、宁静状态的行为疗法。包括：①静默法（meditation），又称冥想法，是指训练者运用意念，通过调整呼吸，排除杂念，使自己心情平静，肌肉放松，完全入静的一种松弛疗法。坐禅、瑜伽中的一些类型、某些宗教冥想等，均属这种方法；②渐进性松弛训练（progressive relaxation training），一种使全身肌肉逐渐放松的自我训练技术，训练者先学会体验自己肌肉紧张和肌肉松弛之间感觉上的差别，使自己主动掌握松弛过程；然后进一步实施松弛训练，直至能自如地放松全身肌肉，形成全身心的放松状态，可按专业指导语进行训练；③松弛反应（relaxation response），简单易行，通过调息、调身、调心，获得全身心放松的超然感觉。要点包括：①环境安静舒适，姿势轻松，肌肉放松；②在深而慢的舒适呼吸中，在呼气时顺势放松全身肌肉；③排除杂念，重复默念"1"（或"松""静"）。其中"调心"是重点和难点。

## 四、人本主义心理治疗

人本主义心理治疗（humanistic psychotherapy）包括卡尔·罗杰斯（Carl Rogers）于1938—1950年首创的患者（个人）中心疗法（client-centered psychotherapy, or person-centered psychotherapy）等。广泛应用于临床治疗、婚姻、家庭、教育、工商和行政管理等各种领域的人际关系治疗改善等。

**1. 患者中心疗法的理论**　①对人的基本看法：罗杰斯的人性观是积极、乐观的，他对人有极大的信心，认为人是理性的，能够自主、对自己负责，有能力去发现和改变自己心理上的适应不良，并具有自我实现的内在动力，能以现实的知觉来建构自己；②人格的自我理论：罗杰斯认为，自我概念（self-concept）是人格形成、发展和改变的基础，是能否正常发展的重要标志，包括理想自我（idea self）和现实自我（real self）。每个人都具有生存、成长和促进自身发展的本能的自我实现倾向，这是治疗师始终可以利用的治疗资源。

**2. 患者中心治疗的条件与技术**

（1）促进人格成长的条件：①两个人心理上的接触；②当事人处在焦虑、无助与混乱状态中；③在治疗关系中治疗师是一位完整的人，处在真挚、和谐协调的状态中；④治疗师无条件地积极关注、接纳、关怀，尊重当事人；⑤治疗师对当事人产生共情；⑥当事人能够体会感受到治疗师对自己的尊重与共情。罗杰斯深信，这6种条件存在一段时间，建设性的人格改变就会发生。

（2）基本治疗态度：①坦诚和谐（genuineness and congruence）；②无条件积极关注（unconditional positive regard）；③准确的感情移入性理解（accurate empathic understanding），又称共情（empathy），毫无偏见、成见地进入对方内心世界，敏感地领悟其意义，以帮助当事人了解自我情感。

（3）患者中心疗法的主要技术：①促进设身处地的理解、情感反映技术（最著名）；②坦诚交流技术；③无条件积极关注的技术。三者围绕与当事人建立开放、信任的相互关系而进行，帮助当事人达到自我的了解和促进自我的成长。

**3. 患者中心治疗的三个阶段**　①产生治疗性变化的必要条件：求助者正在感受不和谐、焦虑。治疗师以工作关系中和谐、坦诚、现实、珍视、关心、接纳，以语言和非语言使其领悟到关心、理解和现实；②求助者进入新进程：以言语和行动越来越多地表达自己的情感和用意，能较准确地区分他人或自己的情感。自我概念变得与此刻体验更和谐一致。体验内心威胁更少，更自由开放地对待治疗师和他人；③求助者个性和行为变化：更多和谐，更少防御，对体验更开放。行为更多地在自己控制之中，更成熟、有效地与他人建立关系。

# 第三节　其他常用或新型心理治疗

## 一、生物反馈治疗

生物反馈（biofeedback）是借助生物反馈仪，将人体内不能被感知的生物活动变化信息，如皮肤电、皮肤温度、肌电、心率、血压、脑电等加以记录处理、放大并转换成能被理解的信息，如以听觉或视觉信号显示出来的过程。生物反馈治疗（biofeedback therapy）是个体通过对反馈出来的活动变化信号进行认识和体验，学会有意识地自我调控这些生物活动，达到调整机体功能和防病治病的目的。

常用生物反馈治疗的种类包括：①肌电反馈：患者根据所反馈出来的信息对骨骼肌做加强或减弱其运动的训练。用于治疗或辅助治疗各种失眠、焦虑、紧张性头痛、肌肉紧张或痉挛、原发性高血压、某些瘫痪病人的康复等。②皮肤电反馈：通过反馈训练，对皮肤电活动进行的随意控制，进而达到调节情绪的目的。用于改善焦虑和降低血压。③心率、血压反馈：通过训练，学会调控心率或血压，用于高血压病的治疗。此外，还有皮肤温度反馈、括约肌张力反馈、脑电反馈。生物反馈训练一个疗程一般需要4～8周，每周2次，每次20～30min。

## 二、暗示与催眠疗法

**1. 暗示疗法（suggestive therapy）**　是利用暗示对病情施加影响使症状缓解或消除的过程。暗示疗法可直接进行或与其他治疗过程结合进行。治疗方式有：①言语暗示（verbal suggestion）：直接用语言将暗示的信息传达给病人。②药物暗示（drug suggestion）：利用药物的作用进行的暗示。如癔症性瘫痪给病人注射10%的葡萄糖酸钙，在病人感到身体发热的同时结合言语暗示常有良好疗效。③操作暗示（operant suggestion）：通过对病人使用体检或某些仪器，或某种操作，配合语言暗示，使病人心理、行为发生改变。④环境暗示（environment suggestion）：使病人置身于某些特殊环境，对其心理和行为产生积极有效的影响。⑤自我暗示（autosuggestion）：即病人自己把某观念暗示给自己。如因情绪激动而失眠者，选择使人放松、安静的语词自我暗示，可产生一定的效果。

**2. 催眠疗法**　催眠（hypnosis）是用言语或其他心理手段使人进入催眠状态的过程。催眠疗法（hypnotherapy）是使用催眠术使病人进入催眠状态，通过暗示和疏泄等手段治疗疾病的过程。催眠疗法是来自于18世纪末奥地利的麦斯麦（Mesmer FA）的磁铁催眠术，人群中能进入催眠状态的约占70%～90%，仅有25%暗示性高的人能达到深度恍惚状态。约5%～10%的人不能被催眠，催眠的生理本质至今未被阐明，故催眠治疗要慎用，催眠师必须经过严格的专业训练才能上岗。

### 三、支持疗法

支持疗法（supportive therapy）又称一般性心理疗法，是一种以"支持"为主的心理治疗。支持疗法是治疗师应用心理学知识和方法，采取劝导、启发、鼓励、支持、同情、解释等方式，帮助和指导病人分析认识当前所面临的问题，使其发挥自己最大的潜能和优势，正确面对各种困难或心理压力，度过心理危机，从而达到治疗目的的一种心理治疗方法。该疗法是所有心理治疗的基础。

### 四、家庭治疗

家庭治疗（family therapy）是以整个家庭为治疗对象的一种心理治疗方法，它把焦点放在家庭成员之间的关系，而不是过分地关注个体的内在心理构造和心理状态，属于广义的集体心理治疗的范畴。家庭治疗包括：①结构性家庭治疗，重点是找出家庭成员间的沟通方式、权威的分配与执行、情感的亲近与否、家庭角色的界限是否分明等家庭结构中的偏差，并进行纠正；②动力性家庭治疗，基于精神分析理论，认为家庭的问题起源于各成员（特别是父母）早年的体验，着力于发掘治疗对象的无意识观念和情感与当前家庭中行为问题的联系，通过深层心理及动机的分析了解，使他们恢复"自知力"，改善情感表达、满足与欲望的处理，促进家人心理成长；③行为性家庭治疗，着眼于家庭成员间的行为表现，建立具体行为改善目标和进度，给予适当奖赏或惩罚，促进家庭行为的改善；④策略性家庭治疗，对家庭问题的本质进行动态性的了解，建立有层次有次序的治疗策略，改进认知上的基本问题，促使家庭成员采取积极行动，解决家庭问题。

家庭治疗的方法包括：①预备性会谈，了解家庭的构成情况和特点、家庭成员间的相互作用与相互效应方式。注意让每一个家人都参与谈话，畅所欲言，并仔细观察各种非语言表达的内容，主要包括家庭结构、家庭气氛、交流情况、调整的可能性。②治疗性会谈，每隔一段时间，治疗师与来诊家庭中的成员一起会谈。会谈时，要努力营造融洽的对话气氛，让所有的家庭成员都感到被尊重，能积极、自然地表达自己的态度与感受。针对在家庭评估时对家庭得出的一般印象和主要问题，采取相应的干预措施，特别要注意"问题"在保持家庭平衡上具有不可忽视的作用。在进行治疗性会谈时还要有技巧，如把握谈话方向，不纠缠于症状或缺陷，着眼于现在与未来，并解决当前的问题。

家庭治疗的持续时间为每次治疗会谈 1h 左右，每周一次，以后可逐步延长至一月或数月 1次。每个疗程一般在 6～10 次。通过一系列的家庭会谈和相应的治疗性作业，当家庭已经建立起合适的结构，家庭成员间的交流已趋明晰而直接，发展了新的、有效地解决问题的技术，代际间的等级结构、家庭内的凝聚力、成员中独立自主的能力得到了完善的发展，原来维持症状的平衡已被打破并建立了新的平衡时，就可以考虑结束治疗。

### 五、团体心理治疗

团体心理治疗（group psychotherapy），又称集体心理治疗，简称团体治疗或集体治疗，指治疗师同时对许多患者在团体情境中提供心理帮助的一种心理治疗的形式。集体治疗是由 1～2 名组长（心理治疗师）主持，根据组员问题，组成同质或异质、封闭或连续式的治疗小组；通过商讨、训练、引导，解决组员共有的发展课题或相似的心理问题或障碍。团体的规模因参加者问题的性质不同而不等，少则 3～5 人，多则十几人。通过几次或十几次聚会，参加者就其共同关心的问题进行讨论，互相交流，共同探讨，彼此启发，支持鼓励，使组员观察分析和了解自己和他人的心理行为反应，从而改善人际关系，增强社会适应能力，促使人格成长。

团体治疗的方法包括：①动力 - 交互关系法，采用心理动力学的技术，以改善不良人际关系为目标，鼓励患者逐渐习惯在集体中自我表达并评价他人。通过其他成员的提醒及启迪达到领悟，以促进人格完善而消除症状。常用于神经症患者，每周 1～5 次，可持续数月至 1 年。②经验性集体治疗，基于人本主义的观点，强调个体在集体中获得经验，达到自我"觉醒"。治疗师可安排各种丰富的集体活动，让患者无拘无束地暴露思想和感情，并心甘情愿地接受他人的坦率评论。因该法需时较长，有人称之为"马拉松式"集体治疗。③交往模式校正治疗，交往模式主要有两大类：一是成熟的成人间的交往模式；二是不成熟交往模式，在成人交往中采用"儿童与父母交往式"或"童年伙伴式"，由此常产生人际关系紧张，引起交往中的矛盾。此治疗分四个阶段：a. 结构分析与自我分析交往的层次；b. 交往关系分析，共同分析当前集体中各人的交往方式；c. 游戏分析，设计和安排各种游戏，部分参与，部分旁观，活动后讨论游戏中的交往方式；d. "原型"分析，原型为童年期建立持续至今的一些非适应现象，通过分析自我认识病态及不良行为的根源和性质，以利自我校正；④心理剧启示法，"脚本"源于团体中某成员或某家庭的生活，"剧情"着重反映人际关系中的矛盾及问题，常采用"互换角色法"，扮演者往往能设身处地地体验交往对象的感受，旁观者也可参与讨论分析，该形式通过演出，在笑声或情感激发后，往往有所启迪，调整及修正在人际交往中的不良行为表现。

## 六、正念疗法

正念疗法（mindfulness therapy）是目前国内外的热点心理治疗之一，以正念（mindfulness）为核心的各种心理疗法的统称。正念意为有意识地觉察；专注于当下；不主观评判。以正念来修行禅定，称为正定。目前较为成熟的正念疗法包括正念减压疗法（mindfulness-based stress reduction）、正念认知疗法（mindfulness-based cognitive therapy）、辩证行为疗法（dialectical behavioral therapy）和接纳与承诺疗法（acceptance and commitment therapy）。正念疗法被广泛应用于治疗和缓解焦虑、抑郁、强迫、冲动等情绪心理问题，在人格障碍、成瘾、饮食障碍、人际沟通、冲动控制等方面的治疗中也有大量应用。

## 七、豁达治疗

豁达治疗（magnanimous therapy，MT）是国内原创心理治疗，基于帮助癌症患者康复、参考长期存活且生活质量高的癌症患者共同特点而创立。该治疗强调不但对人对事、最重要的是对自己"豁达"，不但进取乐观，而且理解接纳、宽容大度、坦然放下、平和愉悦。理论精髓为通过应用感悟技术进行规范治疗，豁达放松可融入认知、情感、行为和日常生活方式中，并逐渐渗透到潜意识，成为人的习惯性心理行为模式。治疗目标是使接受治疗的个体达到在任何情况下都可调整到豁达的心境、全身心放松状态。特点为简单易行、方法多样、富于吸引力。治疗形式主要包括电脑版与操作版、故事版与游戏版等。用于改善癌症、高血压、抑郁症等患者改善焦虑抑郁情绪及培养豁达心态有较好的疗效，已发展至用于改善考试焦虑等，效果同样显著，目前正在逐渐扩大应用范围。

（黄雪薇）

 **思考题**

1. 40 岁男性、忙碌的经理，刚诊断为高血压，请设置心理治疗的目标。

2. 试用认知治疗帮助失恋痛苦者。

3. 试用厌恶疗法帮助酗酒者戒酒。

# 第七章 饮食和饮食行为

**本章要点**

1. **掌握** 影响饮食的因素；进食障碍的概念。
2. **熟悉** 肥胖对健康的影响；肥胖和进食障碍的预防和治疗。
3. **了解** 不良饮食习惯；饮食文化；肥胖的机理。

饮食行为和健康休戚相关，良好的饮食能保持身体健康，不良的饮食则会引发疾病。1999年，WHO宣布肥胖已成为全球的流行病。本章将着重介绍饮食、影响饮食的因素、肥胖问题和常见的进食障碍。

## 第一节 饮 食

### 一、饮食与健康

饮食（diet，又称"膳食"）是指我们通常所吃的食物和饮料。人们通过饮食获得所需要的各种营养素和能量，维护自身健康。合理的饮食充足的营养，能提高一代人的健康水平，预防多种疾病的发生发展，延长寿命，提高民族素质。不合理的饮食，会给健康带来不同程度的危害。

在西方社会，50%以上的慢性疾病和过早死亡是因营养不平衡或饮食过量造成的。据估计，结肠癌、胃癌、胰腺癌和乳腺癌等与饮食习惯有关，饮食在癌症发生中应负40%以上的责任。饮食对健康的影响主要通过营养和饮食行为来实现，改变饮食行为可以改善身体健康，如高纤维素饮食能够降低肥胖和心血管疾病的患病率。

### 二、饮食行为与健康

饮食行为是指受有关食物和健康观念支配的人类的摄食活动，包括食物的选择、进食的种类与数量、进食环境与进食方式等。饮食行为影响人们的膳食结构和营养摄入，而对营养和健康产生影响。

饮食行为可能包含特殊饮食、计划性、家庭/社会影响、零食、食物特性、饮食健康意识、食物购买、食物准备、外出就餐、情绪性饮食十方面内容。概括而言，饮食包括四个维度：

1. **饮食成分均衡** 《中国居民膳食指南》指出，合理饮食包括食物多样、谷类为主；多吃蔬菜、水果和薯类；常吃奶类、豆类或其制品；经常吃适量的鱼、禽、蛋、瘦肉，少吃肥肉和荤油；食量与体力活动要平衡，保持适宜体重；吃清淡少盐的膳食；限量饮酒；吃清洁卫生、未变质的食物。

2. **食品加工** 烹饪有时会使有益健康的营养物质受到损失，甚至还会产生有害物质。如烤土豆本身几乎不含脂肪，但是制成薯片，脂肪含量和热量大大增加；再如油炸食品可能导致高血脂和冠心病；水煮会使水溶性维生素和无机盐损失约50%，蛋白质、糖类等也会有不同程度地损失，但对脂肪影响不大；绿叶菜烹调时要敞开锅，焖煮易将绿叶菜中硝酸盐还原成致癌物亚硝酸盐；炊具最好用铁锅或高压锅，能缩短受热时间，减少营养损失；要避免使用铝锅，烹饪过程中，易与糖、盐、酸等发生缓慢的化学反应，溢出较多的铝元素，而铝元素对人体有害。

　　**3. 食物搭配**　食物搭配不当会影响健康。如富含鞣酸的柿子和富含蛋白质的食品一起食用，容易形成胃结石；脂溶性维生素（例如维生素 A、D、E、K）必须和脂类一起才能被吸收。

　　**4. 饮食方式**　饮食方式主要是指个体在饮食规律性、饮食量、饮食速度和食物选择等方面的行为。良好的饮食方式包括：①三餐搭配合理。早吃好，午吃饱，晚餐要吃少。②少食多餐。少食多餐可避免饮食过饱，根据詹金斯（Jenkins D）等研究，少食多餐者把一天饮食总量分为多次进餐，对比一日三餐者，两周后发现前者的胆固醇总量和低密度脂蛋白水平有所降低。③饮食宜缓宜节制。细嚼慢咽有利于消化，反之则会增加胃的负担。不良的饮食方式包括：不吃早餐，三餐无规律，暴饮暴食，偏食或挑食，进食过快，进食时从事其他活动。烫食和保健食品使用不当都是不良的饮食方式。

# 第二节　影响饮食的因素

## 一、饮食行为的发展模型

　　饮食行为的发展模型强调学习与经验的重要性，并关注童年期食物偏好的发展。这项研究的先驱者戴维斯（Davis，1928，1939）的研究对象是在美国一家儿科病房住院治疗长达几个月的婴幼儿。当时实行的是一种非常严格的喂养制度，而戴维斯想要了解婴儿自我选择食物的反应。她对是否存在"天生选择最佳营养的能力"（Davis，1928）进行了研究。她给孩子提供 10～12 种不含糖、盐或调味品的健康食品，任由孩子们自由选用。戴维斯的研究报告指出，孩子们能够选择与健康和成长相协调的食品，并且不存在任何喂养障碍。该项研究成果形成了"身体智慧"（the wisdom of the body）理论，强调人类与生俱来的饮食偏好。

　　个体的饮食行为与学习和经验有关。尤其儿童饮食偏好的形成既有基因等生理因素的影响，更受食物接触、社会学习、联想学习等因素的影响（专栏 7-1）。

> **专栏 7-1**　**哪些因素会影响儿童饮食偏好？**
>
> 　　儿童偏食挑食是很多家长头疼的事情，基因和"身体智慧"以及学习和奖罚等可能影响着儿童择食行为。
>
> 　　人类似乎具有某种"身体智慧"。戴维斯通过提供给婴幼儿 10～12 种不含糖、盐或调料的健康食品供自由选择，发现他们能自发选择和生长健康相协调的食物，戴维斯认为婴幼儿有与生俱来的调节机制选择合适食物，40 天龄的婴儿会根据牛奶热量调整对牛奶的摄入量。人类对甜食的偏好与生俱来，降低对甜食喜好是很困难的事情。吉布森和瓦德尔一项有趣的研究发现，预测 4～5 岁儿童对蔬菜水果的喜好程度，最佳预测指标是食物的热量。父母希望儿童摄入他们认为应吃食物种类和量，但有时不符合儿童应需的范围。另外，婴幼儿的饮食偏好会随着经验和时间等发生改变。
>
> 　　此外，父母让孩子多接触食物会增加对该食物的偏好程度。奖励饮食行为和把食物作为奖励，如"多吃香蕉，我就很喜欢你"和"如果你乖，就给你一个香蕉"，均可增加对食物（香蕉）的偏好，但把食物作为获得奖励的手段，类似于"吃了香蕉，就可以看动画片或吃蛋糕"，则降低对食物（香蕉）的喜好程度。观察学习也是影响饮食偏好的一个因素，观察他人进餐或和他人一起进餐，可改变儿童饮食偏好，尤其进餐对象是大一点儿童，小时候的英雄和朋友，效果更为显著。
>
> 　　当然，没有绝对健康的饮食，平衡膳食可能对健康更有益。

与之一致，戴维斯从研究数据中得出结论，认为孩子们具有一种与生俱来的调节机制，能够选择健康的食物。不过，他也强调，获得健康食物是这种机制发挥作用的前提，而且饮食偏好会随着时间和经验而改变。

伯奇（Birch，1989）进一步研究了饮食行为的发展问题，解释了戴维斯的数据，并指出"了解饮食后果（并）把食物线索和吸收结果联系起来以控制进食的能力"是天生的。因此，伯奇特别强调学习的作用，并提出发展的系统观点（例如 Birch，1999）。与之相应，饮食偏好的发展可以从食物接触、社会学习和联想学习这些方面去理解。

## 二、饮食行为的认知模型

饮食行为的认知取向关注个人的认知，考查认知可预测和解释行为的程度。一些研究强调了健康归因控制点与饮食行为之间存在的微弱相关（如 Bennet et al.，1995）。同样，欧洲一项关于饮食行为的大规模调查指出，对特定饮食习惯的信念与这些习惯的执行之间存在关联（Wardle et al.，1997）。然而，大部分应用认知取向开展的研究都利用了社会认知模型。这些模型应用于饮食行为的研究，既可作为预测饮食行为的一种手段，也可作为改变饮食习惯的重要干预措施。

对食物的认识和态度同样会影响到个体饮食行为。态度研究将个体对食品的态度分为肯定态度和否定态度，研究者认为对食物的厌恶或喜爱会影响个体对这一食物的摄入量。研究发现，对食品的态度能很好地预测食盐摄入量、快餐消费以及高果蔬、低脂健康饮食。但当对某种食物有矛盾态度，如对巧克力味道的喜好和对其容易导致发胖的厌恶同时存在，态度则无法预测饮食行为。

媒体在对食物的认知上起一定作用，很多人的营养知识来源于网络、报刊、电视、广播等。1990 年关于食用英国牛肉可导致健康风险的大规模报道导致牛肉销量下降 20%，而自从与高胆固醇有关的健康问题受到公众关注以来，美国人食用鸡蛋和其他高胆固醇食物的数量也出现下降。但态度、认识对饮食行为的预测有其局限性，如董文毅等的调查表明知识分子对营养知识了解和掌握较好，但营养行为的得分低于营养知识。

个体的自我效能感以及归因方式等对饮食行为有影响。促进饮食行为改善的两个关键因素之一是个体自我效能感，另一个是社会支持。国外一项针对青少年的研究发现，自我效能感强的青少年进食蔬菜和水果量明显增加。罗腾伯格（Rotenberg，2005）通过实验研究发现，节食能否成功取决于个体对纵容饮食的归因倾向。对纵容饮食外部归因者（如吃多了是因为食物美味），更容易过量饮食。

## 三、压力与情绪

压力对饮食有直接的影响，约有半数人在应激状态下比平时吃得多；而另一半人则可能是生理饥饿感受到抑制，导致进食减少。对青少年而言，摄入多油脂的食物、摄入水果蔬菜不足，以及不吃早餐、餐间多零食，都可能与压力增加有关。

情绪性进食是因为饥饿以外的原因产生食欲，比如在情绪的刺激下产生一种难以抑制的想吃东西的冲动。这种情况下，食物被当作了填补某种情感需求的工具。

饮食失调患者的焦虑障碍比例远高于正常人，且个体的焦虑障碍一般都比饮食失调问题出现得更早。因此推断焦虑可能是饮食失调的影响因素，亦即焦虑者更容易导致饮食失调。另一项前瞻性纵向研究证明，慢性抑郁症提高了神经性贪食症和暴饮暴食症的发病率。

美国心理学家莱曼（Lyman P.）还研究个体情绪状态和选择的食物之间的关系。实验发现，通常在兴奋、自信和严肃等积极情绪状态下更喜欢健康的食物，而在消极情绪下更喜爱缺乏营养价值的不健康食物。莱曼认为，不健康食物因含有较高的糖分、能量，可起到暂时提神的作用，因此更适用于消极情绪。莱曼等的实验还发现不同情绪状态有不同的食品偏好，如快乐时候最爱吃甜点；在爱的情感中，用酒来加强气氛；在个体受到挫折的时候，更爱吃松脆的食物发泄情绪。

情绪与食品喜好之间存在个体差异，因个体的年龄、文化背景不同，他们在不同情绪状态下偏爱的食物也不同。总的来说，个体总是倾向吃对自己生理和心理最好的食物，亦即通过食物能摆脱或减少不愉快的情绪，加深喜爱的情绪。

### 四、身体满意度

对身体的满意度也影响饮食行为。中国学者钱铭怡发现越胖、瘦身倾向越强，对自己身体越不满意以及身体耻辱感越强的人越容易有节食行为。对身材的不满意可以定义为个体对身材的估计与真实身材之间的差距，或者就是对身材不满意的一种感受。媒体在身材满意度上起到一定作用，奥格登（Jane Ogden）等的一项研究显示，男女被试看过比自己胖的同性别照片后对身材满意度提高，而看过比自己瘦的照片则相反，这种反应在女性身上更为明显。罗伯特（Robert）一项针对1 600名女大学生的研究显示，有减肥想法的女生中只有2.5%是较胖的，其中体重正常的占76.8%，体重偏低的占20.7%。对身材自我满意度是预测将来是否发胖的变量，当儿童对身体的自我满意度降低时，那么意味着这个孩子将来更可能发胖。

### 五、饮食的文化差异

饮食文化是指食物原料开发利用、食品制作和饮食消费过程中的技术、科学、艺术，以及以饮食为基础的习俗、传统、思想和哲学，它也影响着个体的饮食行为和健康。

（一）中国饮食文化

中国的饮食文化讲究享受美味，同时也注意饮食养生。

**1. 中国饮食文化的特点**

（1）多样性：中国区域广博，各地气候、人文差异较大，产生了丰富而独特的饮食文化。北方主食以小麦、玉米、高粱为主，南方主食以大米为多，蒙古族、哈萨克族等主要以乳制品和肉类为主。

（2）精美和艺术性：中餐从制作到食用，各个环节都追求精美，包括原料选择、准备、烹饪、菜的类别和颜色搭配、盛菜肴的器皿、就餐环境等。

（3）社会心理功能：饮食常常是一种社交活动，是人与人沟通的媒介。庆祝、感谢、谈判等等都在饮食间进行。以饮食活动的礼仪性为例，在中餐聚餐时，坐席的方向、上菜的次序等都有一定秩序，体现着一定的社会交往。

（4）食疗文化：中国的食疗文化讲究"医食同源"，根据食物本身的"性""味""归经""升浮降沉"等特性，认为食物对人体健康产生一定作用。如生姜可以预防感冒，枸杞子可以明目，核桃可以抗衰老。

**2. 中国的茶文化**　中国的茶文化源远流长，至少在3 000多年前就开始种植茶树，摸索出制茶工艺。茶中具有多种营养素，如茶多酚、茶生物碱及多种维生素等，具有消食、清热等功能。斯德普特等人（Stapleton et al，2006）通过双盲安慰剂实验发现，长期喝茶可以降低健康男性体内血小板的活化水平和血浆中的C反应蛋白水平。

**3. 中国饮食文化中的弊端**　中国饮食文化中的弊端主要体现在：①吃盐多，我国人均每日食盐量虽然自2000年来逐步下降，但在2009—2012年间调查显示平均食盐摄入量仍高达9.1g，而WHO（2013）推荐的盐摄入量每日不宜超过5g；②信奉"油多不坏菜"，但这容易诱发高血脂或者心血管疾病；③不分餐，容易互相传染疾病；④"吃啥补啥"，造成贪食野味，一方面破坏环境，也带来特殊传染病；⑤过分追求口感和精细加工，破坏营养成分；⑥浪费、暴饮暴食和过量饮酒。

（二）西方饮食文化

地域文化不同，饮食结构也不同。在西方饮食中，高能量食品普遍消耗比较多，如乳制品、肉类等,缺乏足够的纤维素且刺激肠道,因此大肠癌在西欧和美国的发病率最高。西方饮食也注重食物营养,即所含蛋白质、脂肪、热量和维生素的多少,并尽量保持食物的原汁和天然营养。

喜欢生食。西方人喜欢吃生菜,即使鱼类、肉类做得很生,可能和他们喜欢鲜嫩口味,并认为较少程度地加工食品可以最大程度保留营养有关。

盛行快餐。快餐是由食品工厂生产或大中型餐饮企业加工的,可以充当主食的食品,其特点是制售快捷、食用便利、价格低廉,在节奏快的现代社会备受青睐。但它也往往有营养结构不合理以及卫生问题等特点,容易引发肥胖症等一系列健康问题。因为快餐的缺陷,西方社会有反对快餐的慢食运动。

## 第三节　肥胖和肥胖症

### 一、什么是肥胖和肥胖症

肥胖(obesity)是指体内脂肪的过度累积,因肥胖影响健康或正常生活及工作的疾病通常称之为肥胖症。肥胖症是遗传因素与环境因素共同作用所导致的营养代谢障碍性疾病,是慢性疾病发生的主要诱因。肥胖是仅次于吸烟的第二个可以预防的致死原因。

WHO 报道,2016 年,全球范围 18 岁及以上的成年人中逾 19 亿人超重,其中超过 6.5 亿人肥胖,超重率和肥胖率分别为 39% 和 13%,全球肥胖流行率在 1975 年和 2016 年之间增长近三倍。2016 年,超过 3.4 亿名 5～19 岁儿童和青少年超重或肥胖,超重和肥胖流行率为 18% 以上,而这一比率在 1975 年仅为 4%。肥胖儿童成年后更容易肥胖。

（一）肥胖的评估方法与标准

测量肥胖的方法主要有腰围臀围比例、皮褶厚度测量,以及 CT、MRI 和生物电阻抗测量仪等,其中身体质量指数(body mass index,BMI)较常用。它源于比利时数学家凯特勒(Quetelet)提出标准体型者的身高的平方与体重成正比,计算公式为体质指数(BMI)= 体重(kg)/ 身高(m)的平方。例如,一个人的身高为 1.75m,体重为 68kg,他的 $BMI = 68/(1.75)^2 = 22.2(kg/m^2)$。当 BMI 数值超过一定范围时,便被诊断为超重。

由于各地域人种体型不同,WHO 制定的 BMI 国际肥胖判断标准并不适用于任何地区。比如:本土美国人,BMI 指数超过 25 的时候才算超重,面临肥胖相关疾病的危险加大。但在美国的日本人,BMI 大于 23 时心血管病危险就开始明显增加。中国运用 BMI 判断的体型标准是:BMI<18.5 是体重过低,BMI 在 18.5～23.9 之间是正常,BMI 在 24.0～28 之间是超重,BMI≥28 是肥胖。

（二）肥胖对健康的影响

**1. 肥胖与疾病**　肥胖会诱发或加重很多疾病,涉及心血管、内分泌、消化系统、呼吸系统,缩短人的寿命。

**2. 肥胖者面对的社会影响**　人们常常对肥胖者有歧视和偏见,容易使肥胖者有自卑感和精神压力,影响他们的人际交往和心理健康。肥胖与各种心理障碍有很高的相关性,肥胖者普遍有较低的自尊,较高的焦虑和抑郁感。肥胖儿童和青少年由于肥胖的生理压力和社会偏见等,比正常体重的同龄人更容易出现社交不适、低自尊和抑郁情绪。有研究显示在学校霸凌的案件里,1/4 以上的霸凌对象是班里的肥胖儿童。肥胖对儿童的心理社会方面的损害还会延续到成年。

**3. 减肥的益处**　体重降低有降低血压、减少总胆固醇、降低甘油三酸酯、提高血糖控制水平等功效(Kanders 等,1987)。这种益处的获得并不需要体重超重者恢复正常体重,事实上他们只需减少初始体重的 10% 并能维持,就能给健康带来好处。

## 二、肥胖的机理

### （一）生物学观点

1. **遗传**　对双生子的体重进行回顾性研究后发现：体重变化的70%与遗传因素有关，30%与环境因素有关。抚养研究也发现养子女和养父母的体型关系不大，但和亲生父母体型关系密切。对父母和子女体重的研究发现，若父母体重正常，其子女肥胖发生率约为8%～10%。父母中一人肥胖，子女肥胖发生率约为40%～50%。若父母均肥胖，子女肥胖发病率高达70%～80%。其中，女孩比男孩更容易遗传到肥胖，母亲的体重和子女的体重关系更紧密。

2. **肥胖关键期**　婴幼儿期和青春期最为重要。标准体重的人和轻度肥胖的人有250亿～350亿个脂肪细胞，轻度肥胖者脂肪细胞更大，而严重肥胖者脂肪细胞数量可达到1 000亿～1 250亿个。在胎儿期第30周至婴幼儿期，脂肪细胞属于极为活跃的增殖期。在此期间如果营养过剩，就可导致个体脂肪细胞增多，成为单纯性肥胖的基础。青春期也是脂肪细胞活跃的一个高峰期。调查表明，10～13岁的超重儿童长大到31岁时，有88%的女性和86%的男性仍然超重。

3. **基因变异**　肥胖者可能存在基因上的变异。1950年英戈尔斯（Ingalls）等发现肥胖基因（obesity genes，OB），1994年张等人克隆了小鼠和人类的肥胖基因，并鉴定了它们所表达的蛋白，该蛋白被命名为瘦素（leptin）。当肥胖基因发生突变，血瘦素水平下降，引起食物摄入增加及能量消耗减少，从而导致肥胖及糖尿病等。一项研究给两个确诊缺少"肥胖基因"的孩子每天注入瘦素，结果食物摄入量减少，体重也有所下降，但这方面研究还处在初级阶段。

4. **功能障碍和病毒感染**　下丘脑腹内侧损坏的大鼠吃大量的食物，对与饥饿相关的内部信号不敏感，对食物相关的外界信号有反应。这项证据表明，至少有一些肥胖者的下丘脑腹内侧有功能障碍，从而妨碍了正常的饮食习惯。此外，病毒感染也可能产生肥胖，这方面研究较多的是腺病毒-36，该病毒与成年人及动物的肥胖有关联，一些研究发现肥胖者中该病毒的感染率显著高于非肥胖者。

5. **体重调定点理论（set point theory of weight）**　该理论认为人体内部调节系统为一个人设计了一个体重平衡调节点，如果体重偏离了这个调节点水平，机体则会想一些办法，如增加或降低新陈代谢等，使体重回到定点。肥胖是因为这个调节点较高。

这种调节点的机制可能和下丘脑有关，动物实验表明损伤下丘脑不同的特定部位，可以使体重调节点趋于较低体重水平或者趋于肥胖水平。一项研究表明，如果机体体重降低了很多，则机体将随之产生大量的酶，使脂肪易于在细胞中储积，从而使体重回弹，可能是因为细胞中脂肪的流失刺激了下丘脑产生酶来维持体重的平衡调节点。这一理论能较好的解释个体减重后很容易恢复到原来的体重，却很难解释为什么有些人减了很多体重，但是依然能够不反弹。

### （二）社会心理学观点

1. **生活习惯**　多食、进食的次数减少会促进肥胖。喜欢吃甜食、油腻食物，不愿吃纤维素食物，好吃零食等饮食习惯也容易导致肥胖。张宇凤等的研究中显示，是否消费零食与6岁以上居民是否超重肥胖有可能有一定相关性，摄入零食者超重肥胖的风险是不摄入零食者的1.15倍。同时，进食量和肥胖之间的关系也存在争议。运动较少是造成肥胖的另一个主要原因，运动不足使过多摄取的热量去转变成脂肪储存。

2. **情绪状态以及应激**　人们精神紧张时，神经、内分泌等的改变或以饮食作为排解情绪化解应激的手段，也容易导致肥胖发生。肥胖者更容易产生情绪性进食行为。怀特曾做过这样一个试验，他安排一组超重学生和一组体型正常学生，一起分别观看悲剧感伤、滑稽有趣、性感刺激、旅游记录的四部影片（前三部有情绪刺激），并于每次观看影片后品尝及评价不同厂牌的饼干，结果肥胖组的学生在观看前三组影片后所吃的饼干都比看过第四部影片后吃的多；正常体重学生组则在看过四部影片后所吃的饼干量相差无几。

3. **人格差异**　有学者曾对 490 名实验对象进行肥胖和人格方面的测试,结果发现性格外向者比内向者肥胖症的发病率高 4.6 倍;情绪稳定性低分(有神经质倾向)者比高分(无神经质倾向)者肥胖症的发病率高 6.8 倍,亦即外向者和情绪稳定性差的人更容易肥胖。

4. **认知方式**　一项实验发现肥胖者更容易受外部线索影响而进食。一项研究发现,认为到了吃饭时间(实际是特意拨快的钟表导致)的肥胖者会表现出更多的进食行为,而正常人不会。即思维决定着这些肥胖者饥饿的感觉,而非实际生理需要。肥胖者对自己进食量的认知也存在偏差。利克曼(Lictman S 等)的一项研究发现,肥胖者实际进食量往往比他们自我报告的进食量多,某组肥胖被试报告他们每天仅摄入了 1 028kcal 热量,但实际上他们摄取热量是 2 081kcal 热量,而这并不是他们有意欺骗,只是不能准确判断。

5. **文化和知识**　在中国传统文化里认为胖是孩子健康的象征,因而过度喂养儿童。我国唐代文化中以胖为美,而太平洋西南部的汤加国也一度以胖为美。

体重也和文化教育水平及经济水平的关系密切。在发达国家,社会经济地位与肥胖的发生呈负相关。这也可能是由于文化程度、社会经济地位较高者更能意识到肥胖的危害,有更多的知识和经济能力来控制体重。

## 三、肥胖预防和治疗

### (一)肥胖的预防

预防肥胖能够降低肥胖及其相关疾病的发病率。预防肥胖最好的方法是针对特定的人群,设计适合的肥胖预防方案。

肥胖的预防要考虑到实施方案的可接受性和有效性。最好的干预对象是面临体重增加问题并且愿意防止这个问题发生的人。对干预效果的研究发现,预防并不能造成大幅度体重下降,但能够避免体重增加。

下面是几个体重增加的关键期:

1. **儿童期**　预防儿童期肥胖也可以预防成人肥胖。

2. **成人初期**　成人初期是体重增加的危险期。这段时期增重可能和生活变化有关,个体因需要适应自己新的成人角色,而没有太多时间顾及自己的饮食和体育锻炼(Yong 等,1993)。

3. **妊娠期**　成年女性体重增加很大一部分源于怀孕。根据孕妇孕前 BMI 指数,有推荐的孕期体重增长范围。一些研究显示,在孕期增重超过推荐体重增长范围的女性,相比于体重增长在推荐范围之内的女性,产后无论短期还是长期都有更多的体重滞留。其中,产后母乳喂养能一定程度上促使女性产后体重恢复。

4. **更年期**　更年期是另一个容易发胖的时期。对更年期女性的肥胖预防训练主要集中于帮助她们建立更健康的生活方式。

### (二)节食与肥胖

节食一定能减轻体重吗?恰恰相反,节食不当还可能会增加体重。将节食作为减肥手段,暴食则可能是减肥的结果。

正常人进食往往是由生理决定的,即饥饿导致进食饱足停止进食,但节食者尝试忽视生理感受用认知决定饮食。一旦他们的心理边界被破坏,即便生理信号反馈已经处于饱食状态,仍然会出现过量饮食。

此外,在焦虑情绪下,节食者比非节食者摄入更多食物,甚至不考虑食物口味。节食者会通过过量饮食掩饰他们的焦虑不安,饮食成为转移负性情绪的方式。并且有研究发现节食本身就容易导致情绪冷漠低落、注意力不集中、无法调节情绪等问题,进而引发过量饮食。因情绪沮丧、兴奋或食物预加引起抑制松懈而导致饮食增加的现象被称为"去抑制效应"或"无所谓效应"。

陈红等将那些以控制体重为目的,长期严格地控制进食的节食者定义为限制性饮食者。在她对中国青少年饮食失调研究中发现，限制性饮食是饮食失调过程中最常见也最为关键的适应不良行为，是个体从不良心理转为不良行为的关键点，对中国青少年的饮食失调有显著的预测作用。

另一方面，节食者过度限制饮食，提高了食物的利用，而使新陈代谢速度降低 5%～10%。当节食者恢复正常饮食时，代谢率仍然处于较低的水平，虽然他们吃得不多，也容易发胖。而且下降的代谢率会由于轮番节食变得更加顽固。这样长期处于节食和正常饮食之间的变化节食者，即所谓"Yo-Yo 节食者"。

"Yo-Yo 节食者"面临的危害不止是体重的波动和更加难以控制，还包括：①研究发现，体重波动和冠心病死亡率发病率有关，并和很多种成因的死亡都有一定关系，Yo-Yo 式减肥甚至比持续肥胖更有害健康。②减肥失败会带来抑郁、失败感和失控感等负性情绪。即便是减肥成功的少数人，也有研究发现他们可能会长期受体重困扰，甚至有饮食障碍的趋势。

### （三）肥胖的治疗

减肥可以通过控制饮食和行为或药物以及外科手术等来实现。除去特殊情况，最安全的减肥速度是每周减肥 0.5～1kg。即便是重度肥胖，每个月也最好不要超过 5kg 的上限，否则会因为减肥速度太快引发各种疾病。

**1. 饮食控制和运动控制**　饮食治疗主要通过改变肥胖者饮食的数量和成分，限制能量摄入，使耗能多于摄入而减肥。同时，还要做到营养平衡，充足补充矿物质和维生素。运动加强体育锻炼消耗热量是常见减肥途径，其中有氧运动更受推崇。但大量体育运动可能增进食欲导致吃得更多，而泰勒和奥利弗（Taylor & Oliver，2008）实验发现温和、短暂的体育运动（诸如快走 10 到 15min）会降低用餐食欲，提示用餐前适量运动适于减肥。

**2. 认知 - 行为疗法**　减肥最常用的心理疗法是认知行为疗法，目的在于纠正肥胖者不良的饮食和生活习惯，在有效降低体重的同时，也有利于预防反弹。这种方法适应于成人和儿童青少年。一项研究显示认知行为疗法结合运动饮食干预可降低单纯性肥胖儿童的 BMI 指数，并改善他们的总胆固醇、甘油三酯、血糖等，还可以帮助他们保持良好的生活习惯。

行为干预技术可以包括如下：①减肥者接受自我监控的训练。学会对自己的行为作详细的记录和分析，如进食的时间地点、进食的食物及热量，一天中的活动量等，使当事人更加了解自己的饮食模式和运动情况。②行为矫正。确定减肥目标和计划，并学会一些控制技巧。减肥目标和计划要求具体、可行、宽松的，设立奖罚有助执行计划。同时训练一些技巧，如限制减肥者在特定的时间、地点进食，鼓励减肥者更多地去享受吃的过程而非多吃。③心理支持。减肥前期可给予减肥者鼓励和正确引导，帮助他确定减肥的决心并掌握科学的方法；减肥中期及时发现减肥者容易出现问题，及时干预，预防出现半途而废等现象；减肥后期，有针对性地进行训练帮助减肥者预防复发，同时帮助减肥者维持健康的生活方式。

**3. 团体减肥及线上资源辅助**　加入团体竞争合作的减肥也是一种有效的减肥方法。一些研究显示：在小组之间展开竞争，看哪一组体重减轻的更多且反弹更少，可以取得较好的效果。

线上资源可以辅助减肥。手机及电脑的便利性及互动性强、普及面广，其作用体现在：①可以大量推送健康教育知识，并可以帮助减重者学习健康知识；②可以及时反馈饮食和运动信息，通过一些应用软件和可穿戴设备的使用，可以得到减重者每天的热量摄入情况和运动消耗情况等，帮助减重者自我管理；③较强的互动功能，减重者能得到来自通过医生、营养学家等专业人士针对个体设计的减肥方案和减肥指导，并得到心理支持和困惑解答，帮助减重者应对减重过程中各种障碍；④基于线上交流，也有利于减重者之间互相交流鼓励，形成良好的团体氛围，看到成功榜样，帮助增强自我效能，甚至也有排行榜之类进一步激发减肥动机。

手机 APP 的应用是其中有效方法之一。焦焕利、刘淑红等（2017）进行了应用手机 APP 进行健康减重互动管理的随访实践，将志愿者分为两组，均以饮食控制和锻炼为方法进行 3 个月减肥及 6 个月的减肥后随访，其中一组辅以手机 APP 进行互动随访管理（APP 组），另一组辅以门诊常规随访（门诊组）。结果显示，APP 组减重效果优于门诊组，后期随访中 APP 组反弹情况低于门诊组；即应用 APP 辅助减肥，能有效提高减重者的饮食运动依从性并提高自我管理的能力。一项基于对运动类 APP 的研究发现，使用运动类 APP 的大学生参与课外体育锻炼频率高、时间长、强度大，进行团体锻炼的人数也增多，但这类 APP 也存在数据统计不够准确等问题，影响大学生的兴趣和使用情况。

**4. 跨理论模型及健康信念模型在减肥中的应用**　跨理论模型将个体的行为变化是一个连续的过程，将行为转变分为犹豫前期、犹豫期、准备期、行动期和维持期五个变化阶段。在体重控制中，应针对个体所处的不同变化阶段给予相应帮助和指导，可以取得更好的效果。

健康信念模型强调感知、自我效能、期望等对个体健康行为的影响。该模型应用于减肥则着眼于激励个体采取减肥行动，增强采取行为的能力感。自我效能是其中关键的环节，高自我效能者更容易采取并坚持行为转变，可通过让个体体验成功的经历尤其是体重控制经历，看到相似个体的成功作为替代性经验，通过言语劝告鼓励等方法培养个体减肥过程中良好的自我效能感，以促进减肥成功。

**5. 肥胖的药物和手术治疗**　药物治疗往往应用于重度肥胖且其他方法都无效的情况下。英国的法律规定，只有 BMI 指数达到 30 或 30 以上，才能使用药物治疗，并越来越有严格限制，如首次服用不应超过 3 个月，服用后体重无法减轻 10% 的情况下就停用。手术治疗见效快，比如胃切除术等，但也存在和节食一样的问题，比如反弹等，还要面对手术和麻醉相关的风险。

# 第四节　进食障碍

进食障碍，与心理障碍有关，以进食行为异常为显著特征的一组综合征，主要指神经性厌食和神经性贪食。流行病学资料显示普通人群中进食障碍的患病率约 0.5%～3%，进食障碍患者中 90%～95% 是女性。关丹丹等（2003）对北京大学女生调查中发现大概 2.5% 的进食障碍患者，梁雪梅（2007）调查发现成都市女大中学生进食障碍估计患病率为 3.32%，高中组最高（6.95%）。进食障碍患者近年有不断增多的趋势，一项在上海女大学生中的调查显示，可疑的进食障碍患者高达 17%。

## 一、神经性厌食症

神经性厌食症（anorexia nervosa，AN）是一种以对肥胖的病态恐惧、体象障碍、过分追求苗条为特点的一种进食障碍。患者出于对"胖"的恐惧，对食物先是忍着饥饿节食，后来发展到在食物面前也不感到饥饿，甚至在别人劝导下进食之后，自行引导吐出食物。

厌食症患者女性常见，尤其是青少年和年轻成年女性，尤其是青春期女性，具有病程慢性迁延、病死率高的特点。厌食症患者的体重已低于正常体重的 85%，仍担心发胖而不进食。厌食症会带来一系列并发症，当体重减轻到相当低的水平时，就可能出现极度消瘦，低代谢状态，难以维持正常体温；心脏受损，出现心肌无力、心律失常等问题，可导致死亡；消化道出现胃排空延迟，便秘，腹痛等症状；精神方面出现长期抑郁情绪等。

## 二、神经性贪食症

神经性贪食症（bulimia nervosa，BN）是指反复（至少每周 2 次）暴食，期间患者情不自禁地消耗大量食物，暴食后为防体重上升而采取诸如引吐，滥用轻泻剂或利尿剂，剧烈运动或禁食等不当措施的一种心理障碍。

多数神经性贪食症病人是神经性厌食的延续者，发病年龄较神经性厌食晚，神经性贪食病人的体重大多在正常范围之内。贪食发作时选择的大多为高热量且易消化的食品，为了避免发胖，呕吐行为相当常见。多数贪食患者在每次贪食发作之后就会产生情绪抑郁。

贪食症患者可能发生食道和胃破裂、月经紊乱、不孕等，许多神经性厌食患者可有抑郁症、焦虑症、强迫症和其他一些精神性疾病，自杀的危险性增加。

### 三、进食障碍的病因

#### （一）心理社会因素

全球化以瘦为美的趋势，把女性的身材苗条作为美丽、自信、成功的代表，容易造成对瘦的过度追求，进而引发进食障碍。

1. **家庭因素**　家庭氛围、父母教养方式、父母的饮食问题、父母对子女饮食问题和形体的关注都会影响子女的饮食问题，发展成进食障碍。

2. **同伴影响**　研究表明，同伴对青春期女孩外貌的议论和对减肥的鼓励，都会影响女孩产生饮食失调。个体对身体不满意和饮食失调也深受同伴的饮食失调行为影响。

3. **依恋关系**　进食障碍与不安全的依恋关系有关，也就是说，在人际交往中担心被批评和拒绝与进食障碍有关。

4. **对身体不满意和对外貌过度关注**　对身体不满意是饮食问题的有效预测指标，一旦出现身体不满意，就极易导致消极情感和节食问题。当个体觉得外貌是自己获得自尊和幸福的最重要标准时候，容易出现节食行为，可能导致进食障碍。

5. **消极情绪**　这是影响饮食心理障碍的另一重要因素。当个体出现消极情绪后，可能会通过暴饮暴食来消除这种情绪，而在暴饮暴食后又可能采取清除行为（如催吐）来补偿。

6. **应激压力**　应激也是进食障碍诱发因素，一些研究者认为进食障碍是一种应对应激的特殊的行为表现。当个体遇到参加工作、亲人亡故、青少年到异地求学等应激事件，自觉无法应对，需他人赞许以提高自尊时，容易发病。

7. **人格**　托齐（Tozzi）等研究证明，完美主义是饮食失调的一个前期性风险因素。布鲁赫（Bruch）的研究发现，厌食症常常来自那些"优秀生"、高责任、高成就者，她们总是力图实现"完美"。伴有贪食诱吐的神经性厌食者人格障碍突出，明尼苏达多项人格测验的抑郁、癔症、精神病态、偏执及分裂分较高，情绪不稳，富于攻击性，冲动性。

#### （二）生物学因素

进食障碍和遗传有关。特雷热（Treasure）等报道神经性厌食症在同卵双生子中有55%的同病率，异卵双生子中有5%同病。科伦普（Klump）等在关于暴饮暴食、自我诱导式呕吐、饮食限制的双胞胎研究中发现，46%～72%的饮食问题行为都有遗传可能性。与神经性厌食的发生有关的遗传因素，涉及血清素、多巴胺，以及雌激素系统的基因。还有证据表明，神经性厌食和神经性贪食也许都与自身免疫问题有关。

进食障碍发病也存在其他生物学问题。神经性厌食症患者多存在血液中甲状腺素水平低；食欲异常，月经紊乱或闭经；情绪低落或烦躁等下丘脑功能异常表现。

### 四、进食障碍的预防和治疗

进食障碍治疗困难，需要心理、药物等多种途径共同介入。最有效的心理疗法是认知-行为疗法，设法纠正患者关于体型的不正确理念，如过分看重身体外表，治疗过程包括评估、解释、认知重构、防止复发、随访等。认知-行为治疗对于神经性贪食患者更有效，可以一定程度改变患者特定的行为、思维方式，但是康复的贪食症患者中，会出现一定程度地复发。

基于虚拟现实（virtual reality，VR）技术的干预技术可以辅助进食障碍的治疗，即将进食障碍者暴露于VR环境中，进行认知-行为疗法。VR用模拟世界替换了真实世界，使来访者感觉在虚拟世界中能够"看到"自己的身体,甚至能改变自己的身体形象,治疗师可测量到来访者对自己身体的认知,通过使来访者暴露于虚拟的食物信号来发现和改变来访者的饮食习惯,进而帮来访者重新养成良好的饮食策略。比起单独的认知行为疗法,VR 疗法在身体满意度、焦虑程度、饮食问题等几个方面有更大的改善作用。

(孙 琳)

**思考题**

1. 试分析影响饮食行为的因素。
2. 请叙述肥胖的成因。
3. 如何有效控制体重?
4. 请叙述进食障碍的成因和防治。

# 第八章 性

本章要点

1. **掌握** 性心理、性行为的概念及性心理健康的标准。
2. **熟悉** 性爱、性自慰、同性恋的概念及如何进行安全的性行为。
3. **了解** 男性性心理、女性性心理、常见性传播疾病及性心理问题的干预方法等。

## 第一节 性行为概述

### 一、性行为的概念

性心理（sex psychology）是指在性生理的基础上，与性特征、性欲、性行为有关的心理状态与心理过程，也包括与他人交往和婚恋等心理状态。性生理发育的障碍或缺陷，也会使性心理的发展出现障碍。

性行为（sex behavior）是旨在满足性欲和获得性快感而出现的动作和活动。人们往往会狭隘地把性行为认为仅是性器官的结合，但这个观点是错误的。人类性行为并不只意味着性交，观看异性的裸体、色情节目、接吻、自慰、阅读色情小说等，都是广义上的性行为。

性行为被描述成一种为了达到最终目的（生殖）而采用的生物手段。性行为曾经被定义为：一对成熟男女异性间的性交行为，其目的在于生殖繁衍，并获得性的满足。

随着避孕技术的进步，性交与生殖渐渐分成两回事，事实上大部分性交都不是以怀孕为目的，甚至在古代，帝王们为了控制生育，也采用避孕工具。但从20世纪开始，"性"不再只被认为是一种生理现象，而是一种与心理和社会有密切关系，受社会规范的"行为"，即使它的生物性依然是主要的。以现代的社会里男女承认的情况而言，大部分的性交行为是为了满足生理、心理上的需要而发生；是为了一种生活上的享受而发生；是为了与配偶（或其他对象）表达亲近情感而发生（曾文星，2002）。

性行为的含义要比性交广泛得多，一般说来它包括以下几种：

1. **目的性性行为** 即性交，性交是性行为的直接目的和最高体现。一般说来，人们在性交以后，就满足了性的要求。

2. **过程性性行为** 指性交前、后的吻、爱抚等准备行为，这些行为的目的是为了激发性欲，实行性交。性交后吻、爱抚能使性欲逐渐消退。

3. **边缘性性行为** 它不是为了性交，而是为了表示爱慕，或者仅仅是爱慕之心的自然流露。边缘性性行为有时很隐晦，例如眉目传情表现为一丝微笑，而这眼神和微笑有时只有双方感觉到，其他人是无从得知的。至于拥抱、亲吻，如果是作为性交前的准备，那是过程性性行为；如果只是爱情的自然流露，不以性交为目的，就是边缘性性行为。当然，在有些文化中，拥抱、亲吻是一般见面的礼仪,那就同性行为完全无关。

## 二、性行为的发展

根据精神分析的观点,人的心理性行为发展可分为五个阶段:

1. **口欲期**(oral stage)(0~1岁)　口腔构成了满足欲望以及进行交流的最重要身体部位。母亲通过喂奶等躯体接触和情感交流,建立起安全的母子关系,形成信赖感、安全感。

2. **肛欲期**(anal stage)(2~4岁)　肛门成为快感集中区。此期,婴儿通过与父母的斗争,发展了灵活性、独立性和自主性。肛欲期留下问题的人,在成年时表现的人格特点是:洁癖、刻板、施虐和受虐、过分注意细节、嗜好收集和储藏、强迫、权利欲强等。

3. **性器期**(phallic stage,**性蕾期**)(4~6岁)　儿童开始表现出对生殖器刺激的兴趣。男孩的性爱对象选择母亲,而女孩子则多偏爱父亲,并对同性的尊亲产生忌妒或仇恨。

4. **潜伏期**(latency stage)(6~10岁)　儿童的性心理活动进入一段安静的时期。儿童对动物、运动、自然界的好奇心和学校的学习、同伴的交往等活动日益增加。这一阶段的儿童迷恋同性的小伙伴,不喜欢与异性交往。

5. **生殖期**(genital stage)(10~20岁)　这时期的青少年把兴趣逐渐转向异性,寻求与异性的结合成为主要的性行为。此时,个体的性心理发育便趋向成熟。

### (一)男性性心理

青春期的到来,标志着男性从少年发育至成年时期的开始,最显著的变化是出现了有别于女性的特征。不仅如此,男性的心理、行为、性格等方面,都呈现出与女性的不同。男性性心理的特征主要有:

1. **性欲望**　男性一旦产生了接近异性的欲望,对具体的异性发生兴趣和有一定交往后,往往就会出现性的欲望。因此,男性在两性关系上比较主动。通常由相互接近到发展为爱情,多数由男性首先提出。男性的性成熟比女性晚,但发展比较剧烈,能很快进入性欲望亢进期,表现为性兴奋的产生和性欲望的增强。青年人能否用理智克制其性欲望,是性心理成熟与否的标志。

2. **获取性知识的方式**　男性性发育晚于同龄女性,故性意识的产生也晚于女性。当初次遗精及两性特征出现时,其心理上产生一系列复杂而微妙的变化。通常说来,他们对自身变化缺乏足够的思想准备,故一时较难适应,往往会产生惊惶不安的情绪。这时期,他们非常渴望了解性知识,尤其是对异性的了解。有别于女性,他们很少直接从父母、长辈、老师处获得性知识,而多数从网络、医学书籍、报刊中获取性知识。

3. **对异性的爱慕**　男性在青春期初期,对追求异性的表现并不明显,甚至表现为讨厌和疏远,他们重视发展同性伙伴的友谊。进入异性接近期后,才会产生接近异性的需要。他们对异性普遍好奇,尤其对漂亮的女性或者学习成绩突出的女性,希望了解她们,包括生理、心理和行为。他们希望在女性面前展示自己的才能,以吸引对方注意。特别是在自己喜欢的女性面前,会有特别的表现,希望能成为异性心目中的英雄、崇拜对象。男性在异性面前的情感是热烈的、外露的。但有些男性自信心不足,常常在异性面前表现不佳、心理紧张等。有的男性虽钟情某一女性,但却不敢表白,表现为单相思。

### (二)女性性心理

女性的心理活动相对于男性更加感性,表现更加丰富,对刺激反应都比较敏感,无论是厌烦或愉快的,都会通过表情和姿态表达出来,如哭、笑、脸红、发怒、喊叫等。女性比男性忠实、谨慎。女性的生理成熟比男性早2年左右,故其性意识的产生和发展也较早。女性性心理的特征主要有:

1. **性欲望**　在与男性的交往中,开始并不和性欲望关联在一起。她们性意识的表现是含蓄的,是渐进的发展,进程较缓慢,感情体验较深,对性的欲望并不迫切。恋爱期间,女性更看重两性感情的交流和心理接触。女性在对待两性的肉体关系上比较慎重，多数看重自己的童贞。在恋爱中，女性更容易感情投入且强烈，故男性提出性要求时，出于对男友的感情，往往不能坚持到底而屈从。研究表明，女性在没有性体验之前，性欲要求不高。但有过性体验之后，性欲会变得十分强烈。此外，女性性成熟的年龄越早，其性意识越强烈，性生活开始越早，其性行为受到社会规范的影响越少。

**2. 获取性知识的方式**　女性在获取性知识方面比男性更加开放。她们的性知识多数来源于课堂，她们会与母亲和朋友谈论性的问题。进入青春期时，对母亲有较大的依赖性，随着年龄的增大，她们更愿意自己从网络上、有关书刊上了解性知识。

**3. 对异性的爱慕**　女性进入青春期，开始常会产生惶恐不安的情绪，会表现出腼腆、羞涩、内心体验丰富。随着性意识的发展，进入异性接近期后，她们开始会被异性吸引，产生了接近异性的情感需要。她们会从同性朋友圈子扩大或转向异性朋友圈子。她们喜欢有个性的男生，如潇洒、有幽默感、学习好、有头脑有能力的男性。在异性面前表现出端庄、大方、文静的样子，与男性的交往不一定是真正的恋爱，多数是心理需要。她们对容貌的重视不及男性，如果找到自己倾心的男性朋友，就会喜欢他的一切，并把他看作是自己的一部分，付出全部感情。

# 第二节　性行为的心理卫生

## 一、概述

性心理健康作为心身健康的一部分，与人的身体构造、生理功能、心理素质和社会适应密切相关，因而影响性心理健康的因素也是多方面的。一是父母的素质，在相当大的程度上，遗传基因和胚胎发育决定身心的状况；二是本人的素质，因为个人自懂事起，便对自己的身心发展拥有一定的支配能力和责任；三是家庭与社会的教育。凡能够科学文明地对待社会和家庭环境的个人，往往都能自然、自主而愉悦地面对性。在谈性色变的家庭或社会环境里，人被迫对性产生肮脏、神秘、不光彩的心理，这种逆自然性的精神状态，与自然的人生需求的矛盾和抗争，往往扭曲人性。这不仅导致性心理的不健康，而且还会对人的一生产生不良影响。

世界卫生组织（WHO）对性心理健康所下的定义是：通过丰富和完善的人格、人际交往和爱情方式，达到性行为在肉体、感情、理智和社会等诸多方面的圆满和协调。

性心理健康的标准有：①个人的身心应有所属，有较明显的反差。若不辨男女，就难以实施健全的性行为与获得美满的爱情。②个人有良好的性适应，包括自我性适应与异性适应，即对自己的性征、性欲能够悦纳，与异性能很好相处。③对待两性一视同仁，不应人为地制造分裂、歧视或偏见。对曾因种种历史原因形成的一切与科学相悖的性愚昧、性偏见及种种谬误有清醒地认识，理解并追求性文明。④能够自然地、高质量地享受性生活。

## 二、性爱

性爱一般指性生活，是指为了满足自己的性需要，固定或不固定地性接触，包括拥抱、接吻、爱抚、性交等，性生活不限于性交。性生活是夫妻生活的重要组成部分，是人类生存和繁衍的需要。

（一）性生活的程序

包括传递性信号和调情、性点抚摸、交媾活动、性高潮和事后温存几个阶段。

**1. 传递性信号和调情**　指男女双方之间相互传递性行为的欲望和感受。正确地掌握、合理地传递性信号是文明的表现，它对增进双方感情和加速性唤起均为有益。通常人们用含蓄或暗示的方式表示性要求，事先给对方性信号是和谐性生活的前奏。性信号包括挑逗性语言、拥抱、接吻、抚摸等。

2. **性点抚摸**　性点也称为性敏感点,男性与女性的性敏感点是不同的。女性的性敏感点比男性广泛,包括头发、脸颊、口唇、舌、耳朵、颈部、乳房、手、下腹、臀部、大腿内侧等。女性性敏感最强烈的部位是外生殖器官。阴蒂是控制女性性行为的主要"杠杆"。抚摸是一种无声的情感交流,女性对抚摸更为敏感,更轻易动情,也更希望能经常享受到抚摸的欢快。男性性敏感点包括阴茎、乳房、臀部、大腿内侧等。

3. **交媾活动**　是指男性阴茎进入女性阴道,进行摩擦性动作(抽插、旋摆等),可用性生活技巧,让性伙伴更加愉快、享受性爱的过程。

4. **性高潮**　是指性刺激之后,身体与心理对于性愉悦的反应。通常会有射精、脸红、抽搐等生理表现。男性和女性都能性高潮。只要有性方面的刺激,就可能有。例如自慰、爱抚身体某些地方,尤其是性敏感带,也可通过一些性感的图片、影片、文章、物品等增加刺激。在性高潮过后,性中枢由兴奋转为抑制,副交感神经系统亦由兴奋状态转入抑制状态,勃起迅速消失。满意的性高潮是性和谐的一个重要标志。

5. **事后温存**　指性交完成后的性活动。这是性交行为的最后一个环节,作为性交的后续和补充。男女的性反应周期在时间上有些差异,女性的消退期时间较男性为长,有些女性的性紧张度呈坡形下降,此时仍希望接受一定的合适性刺激。有时,在性交中一方未达高潮,更需有补充性的性刺激。事后温存的主要形式为言语和爱抚。忽视事后温存或事后温存不良,是性生活不和谐的常见原因之一。

### (二)性生活的好处

1. **增加幸福感**　有调查显示,比起金钱,一次美妙的性爱更能使人得到幸福感。
2. **锻炼身体,保持苗条**　性生活一次相当于慢跑,可燃耗卡路里,保持身材。
3. **缓解疼痛**　性爱过后,脑部会分泌内啡肽,可缓解身体的疼痛,并且有助于睡眠。
4. **增强免疫力,减少疾病发生**　性生活使肾上腺均衡分泌,免疫系统保持在较好的状态。
5. **放松、缓解压力**　性爱是放松,缓解压力的一个好方法。
6. **提升自信**　有研究表示,如果一个人性生活和谐,那他的自信心会大大增加。
7. **保护前列腺**　性发育成熟的男性通过性生活能清除前列腺内堆积的前列腺液,从而保持前列腺的健康状态。
8. **延缓衰老**　性生活可使女性延缓衰老,保持青春。

### (三)过度性生活的危害

1. 容易疲劳,精神能力、分析能力、记忆能力、思维能力下降。
2. 神经中枢系统和性器官造成负担。
3. 容易引起性功能衰退。

## 三、性自慰

### (一)概述

自慰(masturbation 或 self-abuse)是人用手或者工具刺激生殖器或生殖器以外的其他部分(例如口、舌、肛门、乳房、耳朵等任何性感区在内)而获得快感的一种性行为,俗称"手淫"。

1. **国外性自慰的发生率**　凯西调查,美国有自慰史的男性占92%~97%,女性占55%~68%。阿拉法尔1974年对纽约大学生的调查,有67%一周至少自慰一次,有10%为一天数次。

2. **国内性自慰的发生率**　刘达临教授的调查,男女中学生自慰的比率分别为18.43%和5.29%;大学生有过自慰的占39.0%,从未有过的占51.5%,不详的占9.5%。耿文秀博士调查,男女大学生自慰的比率分别为51.9%和16.87%。

### (二)性自慰与健康的关系

1991年6月,第十届世界性科学大会上,荷兰卫生部、文化部和社会部部长代表组委会庄严宣告:"自慰以前被认为是一种病态,但现在认为无害、甚至是健康的行为"。

美国、荷兰等国的性学研究机构经过大量的实验证明,自慰不会引起人体生理、心理的异常,也不会引起性功能障碍。相反,自慰已成为治疗某些性功能障碍(如性冷淡、性高潮缺失、早泄、阳痿、阴道痉挛等)的有效手段,自慰也可以使人免于性传播疾病。自慰的危害在于对自慰误解导致的恐惧。只要不是"病理自慰"或自慰过度,一般并不影响正常生活和活动。

性自慰的频率视个体心理状况、体质状况、局部状况等决定。手淫后没有明显的头昏乏力、神经衰弱、心理焦虑等症状就是合适的;如手淫后有局部充血等症状则要暂停。

### (三)过度性自慰的防治原则、方法和步骤

**1. 防治原则**

(1)树立正确的人生观和恋爱观,不要经常去考虑与性有关的问题,不要阅读色情书刊,要开展有益的文体活动,建立有规律的生活制度,尽量分散对性问题的注意力。

(2)避免穿紧身衣裤,减少性器官的局部刺激,勿恋床、俯卧或抱枕而眠。

(3)保持性器官的清洁卫生,防止局部炎症等病变而导致性器官充血,以免诱发性器官的勃起和激发性冲动。

**2. 防治方法**

(1)分散法:积极参加体育锻炼,充分安排业余时间,或多参加体力劳动,使自己无暇顾及自慰。

(2)学习法:学习性卫生知识,正确认识人体,正确认识过度性自慰的害处,消除对性的神秘感。

**3. 防治步骤**　注意外阴清洁,常清洗,炎症要及时治疗。防治步骤如下:

(1)上床前,坚持20～30min 的有氧运动如步行等,应达到稍有疲劳感为度,用温水洗脸泡脚,然后上床;平时多做户外运动。

(2)上床后,应避免复杂的思想活动,静心默想,使自己疲劳而入睡。

(3)如若入睡困难,可以听一些音乐和歌曲节目等,不要想与性有关的问题,有利于入睡而避免自慰行为。

## 四、性取向

性取向(sexual orientation)是指一个人的情感和性欲的吸引指向同性、异性或两种性别的程度。异性恋取向指的是对异性个体的性欲以及发展恋爱关系的愿望;同性恋取向指的是对同性个体产生性欲以及发展恋爱关系的愿望;双性恋取向的含义是个体对于同性或异性都能产生性欲或恋爱的愿望。

同性恋可见于各种年龄,以未婚青少年多见,男性多于女性,其发生率难以准确估计。凯西等1948 年调查5 300 名成年男性白人,其中青春期以后有同性恋经验占37%,绝对同性恋占4%,兼有同性恋和异性恋为18%,有同性恋冲动但无同性恋行为占13%;在35 岁以上尚未婚者有半数从青春期起一直有同性恋行为。凯西等1953 年调查5 940 名成年女性白人,同性恋占13%,绝对同性恋占3%。近年国外报道男性同性恋为4%～6%,女性为2%。中国卫生部门2006 年公布数据同性恋为2%～4%。

1973 年,美国心理协会、美国精神医学会将同性恋行为从疾病分类系统去除,将同性恋重新定义为:指一个人无论在性爱、心理、情感及社交上的兴趣,主要对象均为同性别的人,这样的兴趣并未从外显行为中表露出来。该定义同性恋并不仅指性取向,很多出于好奇、被迫等原因与同性发生性关系的人并不是同性恋。

性取向是个人认同的深层部分。大多数人最初产生性欲不是受异性吸引就是受同性吸引。完全的异性恋或完全的同性恋不大可能从一种取向转向另一种取向。如果你是异性恋者,你可

能很确定,没有什么能使你产生同性恋情感。这样你就能体会到,如果要求同性恋者改变性取向,他们的感受是怎样的。

> **◆ 专栏 8-1** 双性恋
>
> 双性恋(bisexuality)又称"混合性同性恋",既爱异性又爱同性。多数双性恋者时而是同性恋者,时而是异性恋者,有不同寻常的性适应能力。境遇性同性者容易显示双性恋行为,但终身同时保持双性恋者极少。有学者认为,双性恋者的比例在 5%。双性恋者的信仰倾向表现在推崇"一性化",即认为两性的区分造成了男女的性对立和性压迫。双性恋者的性角色是当基本倾向为异性恋时,则与同性做爱时倾向主动角色;当基本倾向为同性恋时,则在与异性做爱时常乐意被动接受。

### 五、安全的性行为

采取健康的行为方式可预防性传播性疾病的发生,对于已经患有疾病的个体,除了药物治疗外,心理治疗可以提高药物治疗的效果,更好地适应生活与工作。

行为预防对于控制性传播性疾病的流行非常重要。世界卫生组织提出预防性病传播的 ABC 方法非常简单,即 A(abstain from sex):禁欲,对青少年和未婚者贞洁的重视;B(be faithful if you do not abstain):伴侣相互忠诚;C(use a condom if you are not faithful):安全套。以 AB 较为可靠,C 已是下策,使用过程中有一定的风险。减少不安全性行为的措施有:

1. **性行为前,使用安全工具和传递健康状况信息** 许多人可能羞于谈及,但告诉对方自己的要求和健康状况,会减少对方的担心,这对陌生人间的性安全非常重要。

2. **使用安全套** 安全套可以有效阻断几乎所有的性传播生物体,使用不当或不坚持使用是导致安全套预防性病传播失败的主要原因。

3. **避免高危性行为** 避免无防护的性交,如果伴侣之中一方已经感染了性传播类疾病,性生活必须每次全程使用避孕套。无防护的肛交是最危险的性行为之一。应避免口 - 肛门性交或肛吻。同样应该避免与性传播感染患者、高危性行为者、注射毒品者、卖淫者有性接触。

4. **减少性伴侣数** 预防性传播感染唯一完全有效的策略是禁欲和与未被传染的性伴侣坚持一夫一妻制。然而对有些人来说,保持彼此忠贞的单一性关系可能很困难,因此可以通过减少性伴侣的数量来减少感染性传染疾病的机会。

5. **定期体检** 性活跃的个体应当定期进行健康检查,一年内至少进行一次。体检能够及时发现这些疾病并接受治疗,以免它们在不注意的情况下继续发展。

## 第三节 性传播疾病

### 一、概述

性传播疾病(或简称为性病),主要通过性行为或类似性行为(包括阴交、肛交、口交、接吻、触摸等)而传染的一组疾病(专栏 8-2)。

目前,通过性行为可传播的病原体达 30 多种,最常见有梅毒、淋病、软下疳和性病性淋巴肉芽肿等。世界上每天有约 100 万人感染性病,每年产生淋病患者约 6200 万,梅毒患者约 1200 万,其他性传病原体感染患者 1.5 亿,发展中国家是性病重灾区。

尽管大部分性传播疾病已有可靠的治疗方法,但许多患者羞于就医或不能坚持治疗,所以药物并未能达到预期效果。最可靠的办法是以严肃的态度对待性生活,坚持一夫一妻制。

> **专栏8-2　性传播疾病的分类**
>
> WHO将性病分类为四级：
>
> 一级性病：艾滋病。
>
> 二级性病：梅毒、淋病、软下疳、性病性淋巴肉芽肿、腹股沟肉芽肿、非淋菌性尿道炎、性病性衣原体病、泌尿生殖道支原体病、细菌性阴道炎、性病性阴道炎、性病性盆腔炎。
>
> 三级性病：尖锐湿疣、生殖器疱疹、阴部念珠菌病、传染性软疣、阴部单纯疱疹、加特纳菌阴道炎、性病性肝周炎、瑞特氏综合征、B群佐球菌病、乙型肝炎、疥疮、阴虱病、人巨细胞病毒病。
>
> 四级性病：梨形鞭毛虫病、弯曲杆菌病、阿米巴病、沙门氏菌病、志贺氏菌病。

## 二、艾滋病

### （一）概述

艾滋病（acquired immunodeficiency syndrome，AIDS）是由人类免疫缺陷病毒（human immunodeficiency virus，HIV）导致的获得性免疫缺陷综合征。尽管有有效的抗病毒药物，使得许多人可在患有HIV/AIDS的情况下生活，但艾滋病仍被认为是致命的疾病。在发展中国家，抗病毒药物制作困难，需要依赖药价高昂的进口药物，对于那里的人们来说，艾滋病仍然是一个死刑。

HIV病毒一旦进入体内，就会产生一系列复杂的发病进程。感染后不久，患者可能经历轻度的流感样症状：疲乏、发热、头痛、肌肉疼痛、没有食欲、恶心、淋巴结肿大，并可能出现皮疹。这样的症状通常几周内消失，人们可能把它当作一场流感而不再考虑。进入症状期或带菌状态的患者通常并没有意识到他们正带有一种有传染性的病毒，因此他们可能无意间把病毒传给他人。

大多数HIV感染者会保持无症状好多年。之后进入有症状状态，典型特征如：淋巴结慢性肿大、间断的体重下降、发热、疲乏和腹泻。有症状状态不等同于完全型艾滋病，但它显示出HIV在逐渐破坏免疫系统的完整性。

### （二）传播途径

HIV感染者虽然外表和正常人一样，但他们的血液、精液、阴道分泌物、皮肤黏膜破损或炎症溃疡的渗出液里都含有大量艾滋病病毒，具有很强的传染性。患者的乳汁也含病毒，有传染性。唾液、泪水、汗液和尿液中也能发现病毒，但含病毒很少，传染性不大（专栏8-3）。

《美国医学协会杂志》（1988）刊登了有关艾滋病传播途径的报告，特别指出：目前没有任何迹象表明HIV是通过唾液、泪液、尿液、餐具、病菌偶然的接触或昆虫传播的，也就是说，HIV不会通过日常生活接触而传染；HIV也不会通过空气、饮水、食品、以及未消费的餐具、衣服被褥、货币等物品而传染；一般也不必担心与艾滋病患者握手、轻吻甚至深吻、共用电话、马桶、桌椅等而被感染；游泳池和公共浴池也不会传染艾滋病；各种家养动物不可能携带艾滋病病毒，因此艾滋病也不可能通过动物咬伤，抓伤而传染。HIV感染者5年内只有10%～30%的人发展为艾滋病，25%～30%可能发生艾滋病相关综合征，绝大部分HIV感染者在感染后10年内发展为艾滋病，一些感染者还可患艾滋病毒神经系统疾病。患者在潜伏期虽无临床症状，但艾滋病毒携带者是传播艾滋病的重要传染源。

> **专栏8-3　艾滋病的传播途径**
>
> 1. **性传播**　性接触是艾滋病最主要的传播途径。艾滋病可通过性交方式（包括口腔、阴道和肛门的性交）在男性之间、男女之间传播。
>
> 男性同性恋易被感染。首先，在男子精液中存在着大量HIV，浓度可达$10^7 \sim 10^8$/ml精液；其次，男性肛门直肠和女性阴道的解剖组织结构不同，阴道为复层鳞状上皮，而直肠黏膜是

柱状上皮,其抵抗力较女性阴道脆弱,弹性也低于阴道,因此,肛交极易使薄而脆弱的肛门直肠粘膜表面受损形成创面;最后,男性同性恋者的性伙伴多,加大了艾滋病病毒的传播机会。

异性间的性接触主要是男传女。全世界男性传至女性的性交导致了大多数 HIV/AIDS 的病例,通过阴道性交由男性传播给女性的几率大约是女性传播给男性的 2 倍。但是,在发展中国家,近几年发现性工作者是艾滋病传播上升的重要因素。

2. 血液传播　共用注射器静脉注射毒品、输入被 HIV 污染的血液及血制品、使用被 HIV 污染且未经严格消毒的注射器和针头、移植被 HIV 污染的组织和器官、以及共用剃须刀和牙刷等都有可能感染艾滋病病毒。经共用注射器静脉吸毒是我国艾滋病的主要的传播方式。

3. 母婴传播　已感染的母亲在怀孕、分娩和哺乳期间能将病毒传染给胎儿或婴儿,感染比例接近 1/3,大部分受感染的婴幼儿会在 3 岁以内死亡。因此,怀疑自己可能感染 HIV 的妇女应在孕前做艾滋病病毒抗体检查和咨询,接受医务人员的指导和治疗。

4. 其他途径　因接受 HIV 精液的人工授精,同样有患 AIDS 的机会。医务人员、警察、理发师、监狱看守、殡葬人员等人员因工作常与艾滋病患者接触,如果皮肤破损,通过接触可能被感染 HIV。

### (三)心理社会因素的影响

一般认为,艾滋病是一种性行为疾病,行为因素在 HIV 感染的发生中起着决定性作用。个人改变危险性行为,则能够防止感染;群体改变危险性行为,则可以预防和控制 HIV 在人群中的传播流行。社会因素是艾滋病的温床,情绪和社会支持等心理因素间接影响到艾滋病的发展速度。

1. **情绪**　压力和悲伤可能会加快 HIV 的病毒复制,导致艾滋病恶化速度加快,社会对同性恋的憎恶歧视让艾滋病病毒携带者产生压力感,使得他们的疾病更快恶化。让艾滋病发展进程加快的重要生活事件是丧失(亲人或亲友),可以加剧病情。

2. **人格**　C 型行为应对可加剧艾滋病的发展。C 型行为的人表现为不表达负性情绪,特别是愤怒,不表达自己的感觉和需要,尽量回避各种冲突。索拉诺(Solano,2002)追踪了 200 名 HIV 阳性的患者达 6~12 个月,他们具有 C 型行为特征,病程发展快于对照组。

3. **社会支持**　多数学者认为良好的社会支持有利于健康。有充分社会支持的 HIV 感染者/AIDS 患者比支持不充分的 HIV 感染者/AIDS 患者能更好地适应疾病过程,并呈现出较低的焦虑、抑郁状态。海斯认为 HIV 感染者/AIDS 患者较低水平的抑郁与满意的社会支持有关(Hays 等,1992)。与亲友建立新的关系模式,减少社会隔离感,积极的生活,对减少患者的负性情绪如焦虑、抑郁十分有效。坦桑尼亚的随机对照试验发现,加强对 HIV 阳性患者的关怀与支持,在 6 个月内危险行为的发生明显减少。

作为社会人,HIV 感染者/AIDS 患者依然需要交流、友谊和心理社会层面的支持,这种支持对接受感染事实及随后可能遇到的问题是非常重要的。HIV 感染者/AIDS 患者不同时期所面临的问题不同。治疗延长了 HIV 感染者/AIDS 患者生存时间,但又使患者面对更多的生活困扰和丧失,例如,放弃工作和娱乐、疏远家人或朋友、面对朋友或伴侣的死亡等。苏珊(Susan,1999)调查发现,HIV 感染者/AIDS 患者首先希望寻求信息方面的支持,以了解疾病进程,避免抑郁和消极心理,采取更好的应对措施。其次是获得情感支持,家人、朋友的劝解支持可以缓解 HIV 感染者/AIDS 患者的心理危机。来自感染者的支持也非常重要,因为他们与疾病抗争的共同感受和经验可以帮助患者理解、接受感染确认后出现的情感反应,并提供最符合需要的信息,获得情感上的支持和身份上的认同。许多 AIDS 患者有强烈的工作愿望,他们希望能像正常人一样生活。因为考虑到疾病的进展、定期接受医生随访及遵守服药时间,患者需要时间灵活的工作类型(Ronald,2003)。

4. **生活方式**　共用注射器静脉吸毒行为是我国目前 HIV 的主要传播途径,而不安全性行为则是目前全球 HIV 感染的主要传播途径。

(1)吸毒:共用注射器造成 HIV 从感染 HIV 的吸毒者传播到未感染的吸毒者。尽管注射毒品者占人口的比例非常小,但他们对一个地区是否会发生艾滋病流行起着非常重要的"扳机"作用,受感染的吸毒者是传播 HIV 给性伴侣、孩子和社会其他人群的核心传染源。

(2)不安全性行为:不安全性行为是一个笼统的概念,包括卖淫嫖娼、无金钱交易的非婚性行为,夫妻中一方已感染 HIV 或性病情况下发生的无保护性夫妻性行为也属于此类。

(3)低龄性体验:青少年的易感性很高是因为青少年性活动的人数越来越多,初次性交的年龄越来越小。美国在全国范围内发现一些青少年,12 岁以前就有性行为。另外,约有 50% 的青少年有性行为,有少数地区的青少年性行为高达 80%。我国的调查也同样表明了青少年的初次性行为提早和青少年性行为的增多。青少年的易感性高还在于他们缺乏相关的性和疾病的知识,在性活动中很少采取保护性措施。

(4)饮酒:酒精滥用往往导致性行为轻率,增加了随意性交的机会,安全套的使用往往被忽略。辛森(Hingson R)和他的同事调查了 1 000 名 16～19 岁的青少年,结果发现,61% 的青少年有性生活,饮酒过度和使用大麻的青少年与少量饮酒者相比,使用安全套的机会减少 2～3 倍;饮酒后静脉给药的瘾君子与不饮酒的静脉给药的瘾君子相比,前者共用同一针头及拥有多个性伙伴的机会比后者高很多。

(5)预防意识淡漠:我国公众对艾滋病的知识和预防意识差,甚至许多医护人员对预防艾滋病知识的掌握率不到 70%。全国 13 个省的公众调查发现,对于艾滋病病毒的传播途径和预防方法的平均知晓率在 32.8%～40.3% 之间。

5. **社会环境因素**

(1)性别歧视和偏见:艾滋病毒从男性到女性的传播大约是女性到男性传播的 2 倍,因此女性是艾滋病毒传播的主要受害人群之一。世界各地,女性艾滋患者约占所有艾滋患者人数的一半。在我国报告的艾滋病病毒感染者中,女性感染者所占比例近年有较大幅度增加,由 1995 年的 2.0% 上升至 2005 年的 27.8%。

各种与性有关的问题既是艾滋病毒感染的原因,又是艾滋病毒感染的结果。据联合国抗艾滋病组织报告,年轻女性很容易受到性暴力和性虐待的侵害,因而容易感染性传播疾病和艾滋病。许多感染 HIV 的妇女是通过其丈夫或性伴侣感染艾滋病的。在安全套的使用上,女性没有选择的余地。她们的丈夫或性伴侣常常以各种理由拒绝使用避孕工具,如果女性不服从,就可能招致暴力或用经济手段威胁。

(2)贫困:由贫困导致艾滋病易感的直接方式有两种:卖淫和卖血。卖淫是经济压力的直接结果。当卖淫者用嫖客的钱来支付食品、住房或医药费时,她们不可能硬性规定嫖客必须使用安全套。一旦卖淫者感染上艾滋病毒,她们及其孩子的生存便成问题。我国的一项调查发现,卖淫者和嫖客是两个贫富差距悬殊的利益群体。在卖淫女性中,来自农村的占 76%,家境贫困的占 74.5%。在性交易市场上,存在着一种严重不对等的权利关系。这种关系使得卖淫者始终处于无权的被动地位,从而导致各种案例发生。例如,卖淫者拒绝嫖客提出的特殊服务会遭到殴打;卖淫者在服务中被侮辱、轮奸、杀害;卖淫者不愿意却不能拒绝客人不使用安全套等。

卖血是导致艾滋病毒感染的另一个重要途径。发生在我国河南、山西等地的大规模卖血导致的艾滋病流行,为我国的血液安全敲响了警钟。

(3)家属态度:来自家庭和性伴侣的支持对艾滋病患者的生存时间也有直接影响。根据李秀兰对地坛医院艾滋病毒感染者及其家人的调查研究显示,社会尤其是家庭对患者心理和经济支持,直接影响着患者的生存时间和生存质量。经输血传播的患者多受到社会同情,有良好的家庭支持;经性传播的患者受到传统性道德的影响及社会对艾滋病的歧视。且在同等医护关怀的情况下，家庭心理支持的好坏直接影响着患者的生存时间。

（4）社会公众和媒体：艾滋病可能是目前最受歧视的疾病。大众媒体最初对艾滋病的错误宣传和导向，使人们很容易把艾滋病与性滥交、吸毒等同起来。认识上的无知、传统道德的影响，造成不正常的公众环境，也会使人们将它与同性恋、吸毒、卖淫、嫖娼等不良行为联系起来，进而贬低了艾滋病患者的人格，从而导致了社会广大群众对艾滋病患者的唾弃、厌恶、躲避。一位患者曾说过："当人们知道我们是艾滋病毒感染者时，看到我们就像看到老鼠一样人人喊打，我们只有到处跑，求求你们，给我们一点生活空间吧"。

（5）医护人员的态度：某市护理人员调查显示，仅30.9%的护士愿意给HIV感染者/AIDS患者提供全护理，愿意提供一般护理的为48.8%。护理过HIV感染者/AIDS患者的护士中，有75%的是抱着无可奈何的态度接受任务。由于医务人员职业的特殊性，这类观念严重影响了对患者的治疗。因此，必须加强对医务人员的教育，让他们认识到治疗AIDS患者是职业责任。另外，对从事相关工作的医务人员，需要建立长期稳定的心理支持系统，以帮助他们减轻来自职业、家庭和社会的压力。

（四）预防措施

**1. 传染源的控制**　隔防已感染病人及无症状携带者，对患者血液、排泄物和分泌物进行消毒处理。避免与患者密切接触。

**2. 控制传播途径**　加强卫生宣教，对有易感染艾滋病病毒危险行为的人群进行行为干预，帮助易感染艾滋病病毒危险行为的人群改变行为。禁止各种混乱的性关系，杜绝为吸毒者注射毒品。限制生物制品特别是凝血因子Ⅷ等血液制品进口和使用；防止患者血液等传染性材料污染的针头等利器刺伤或划破皮肤。绝对使用一次性注射器。对于已感染的育龄妇女，应避免妊娠、哺乳。

**3. 保护易感人群**　目前主要措施应加强个人防护，并定期检查。艾滋病的传播已从高危人群向一般人群扩散，应加强对社区居民艾滋病防护知识的宣传教育，医护人员应当积极参加组织开展艾滋病防治知识和专业技能的培训，对就诊者进行艾滋病防治的宣传教育。加强公用医疗器械和公用生活物品的消毒。

**4. 监测**　艾滋病监测管理的对象是艾滋病病人、艾滋病病毒感染者、疑似艾滋病病人、有密切接触者及被艾滋病病毒污染或可能造成艾滋病传播的血液和血液制品、毒株、生物组织、动物及其他物品。各单位、部门、个人一旦发现可疑案例，应立即按一级传染病管理规定上报，不得隐瞒。

**5. 预防接种**　HIV抗原性多肽疫苗及基因疫苗正研究之中，距大规模临床应用为时尚远。故目前预防仍趋向于个人防护为主。对于HIV感染母亲所生儿童预防接种可按2016年12月，国家卫计委下发了《预防接种工作规范（2016年版）》和《国家免疫规划疫苗儿童免疫程序及说明》。其中，就艾滋病病毒（HIV）感染母亲所生宝宝哪些疫苗可以接种、哪些疫苗暂缓接种、哪些疫苗不能接种等问题做了详细的规定和说明。

**6. 正确处理艾滋病防治中的伦理问题**

（1）有利原则（beneficence）：事实上，强制的、普遍的检查是得不偿失的。而有选择的对特殊人群强制性检测却是应该做的。如对供血者、供精者进行HIV检测，若检出HIV阳性时，受测者可能要求对其性伴保密，而此种行为本身对他人和社会又构成一种潜在的威胁和伤害，因此医务人员有义务去说服被检者，如果他未能同意，医务人员也应通过其他方式将其感染HIV这一事实告诉其性伴。

（2）尊重原则（respect）：尊重原则对HIV感染者及未感染者都有意义。病人应具有基本医疗权、自主权、自我决定权、知情同意权、隐私权、保密权。例如，在许可条件下，AIDS患者有权接受或拒绝治疗，并且开除HIV阳性者职工的行为是一种歧视，它侵犯了病人的道德权利。

（3）公正原则（justice）：主要指的是分配上的公正，主要包括用以调查、研究、科研、艾滋病治疗、护理等各方面涉及人才、物力、财力资源上的公正，和 HIV 感染者、AIDS 患者、健康人所得社会利益和承受社会经济负担分配上的公正。

（4）互助原则（solidarity）：艾滋病的防治工作不是少数人或一部分人的工作，我们全社会的每一个成员都应付出一定的责任和义务。因此我们每一个人都应在全社会范围内形成一个强有力的网络来共同对付艾滋病，只有这样，我们的工作才具有意义，才有所进展。反之，若歧视艾滋病患者，随便地、有意地或无意地、间接地侵犯他们个人的法律权利和道德权利，将会破坏预防和控制工作所做的努力，最终将导致社会分裂和不稳定。

### 三、淋病

#### （一）概述

淋病（blenorrhagia）是淋病奈瑟菌（Diplococcus gonorrhoeae，DG）引起的以泌尿生殖系统化脓性感染为主要表现的性传播疾病。其发病率居我国性传播疾病第二位。淋球菌为革兰氏阴性双球菌，离开人体不易生存，在干燥环境中 $1\sim2h$ 即可死亡，在高温或低温条件下都易致死。一般消毒剂容易将其杀灭。淋病多发生于性活跃的青年男女。

#### （二）临床表现

淋病的主要症状有尿频、尿急、尿痛、尿道口流脓或宫颈口阴道口有脓性分泌物等。或有淋菌性结膜炎、直肠炎、咽炎等表现，或有播散性淋病症状。

#### （三）治疗原则

**1. 尽早确诊，及时治疗**　首先，患病后应尽早确立诊断，在确诊前不应随意治疗；其次，确诊后应立即治疗。

**2. 明确临床类型，判断是否有合并症**　明确临床类型对正确地指导治疗极其重要。

**3. 明确有无耐药**　明确是否耐青霉素、耐四环素等，有助于正确地指导治疗。

**4. 明确是否合并衣原体或支原体感染**　若合并衣原体或支原体感染时，应拟订联合药物治疗方案。

**5. 正确、足量、规则、全面治疗**　应选择对淋球菌最敏感的药物进行治疗。药量要充足，疗程要正规，用药方法要正确。

**6. 严格考核疗效并追踪观察**　应当严格掌握治愈标准，坚持疗效考核。只有达到治愈标准后，才能判断为痊愈，以防复发。治愈者应坚持定期复查。

**7. 同时检查、治疗其性伴侣**　患者夫妻或性伴侣双方应同时接受检查和治疗。

**8. 未治愈前禁止性行为。**

#### （四）预后

结束后 2 周内，在无性接触史情况下符合如下标准为治愈：①症状和体征全部消失；②在治疗结束后 $4\sim7d$ 内从患病部位取材，淋球菌复查结果为阴性。

#### （五）预防

1. 进行健康教育，避免非婚性行为。

2. 提倡安全性行为，推广使用安全套。

3. 注意隔离消毒，防止交叉感染。

4. 认真做好病人性伴侣的随访工作，及时进行检查和治疗。

5. 对孕妇的性病检查和新生儿预防性滴眼制度，防止新生儿淋菌性眼炎。

6. 对高危人群定期检查，以发现感染者和病人，消除隐匿的传染源。

（朱唤清）

**思考题**

　　1. 如何理解性自慰？

　　2. 艾滋病主要通过哪些途径传播？

　　3. 如何减少不安全性行为？

# |第九章| 睡 眠 健 康

**本章要点**

1. **掌握** 睡眠健康的主要促进措施和失眠的心理干预与睡眠的自我管理方法。
2. **熟悉** 睡眠匮乏对心身健康的危害和社会功能的影响,有关梦的正确认识。
3. **了解** 睡眠周期的划分和理想睡眠状态,以及睡眠的生理意义与心理意义。

睡眠是人类生命活动中不可或缺的生理心理过程,人的一生中大约有 1/4～1/3 的时间在睡眠中度过。人类对睡眠的认识已有几千年的历史了,进行科学研究也逾百年,但真正取得突破性进展,尤其是睡眠与健康之间的关系和如何提高睡眠质量只不过是近几十年的事。

睡眠不是简单意义上觉醒状态的终结,而是一系列复杂生理心理现象循环往复的主动过程。睡眠和觉醒的交替与昼夜节律相辅相成,受生物钟影响。睡眠时间和节律与躯体和心理健康关系密切,是反映人体健康的重要指标,所以科学提升睡眠健康水平,是人们正常学习工作生活的重要保障之一。

## 第一节 睡 眠 与 梦

睡眠(sleep)是一种主动过程,是一种复杂的生理心理状态,包含着周而复始的不同阶段。关于睡眠,古人曾有两种对立的观点:一种观点认为睡眠时意识活动暂时停止,有如短暂的"死亡"。一位希腊哲学家就说过"睡眠犹如死亡的兄弟";另一种观点则认为睡眠时和醒觉时一样也有意识活动,不同的只是意识活动的性质而已。

### 一、睡眠周期与理想睡眠

#### (一)睡眠周期

随着科学技术的发展,人们对睡眠也有了更深的认识和理解。尤其是 1953 年,对快速眼动睡眠(rapid eye movement sleep, REM sleep)的发现,堪称是具有划时代意义的一件大事。由此,使人们懂得睡眠并不是一种单纯的被动状态,而是不同时相、不同心理生理现象有规律的周期性变迁,是一种主动的生理心理过程。20 世纪 70 年代,开始在美国、加拿大出现了一些睡眠障碍医疗中心,其任务是治疗与研究各类睡眠障碍。而我国在 20 世纪 80 年代后,也相继出现了一些睡眠实验室,至今已取得不错的成绩。

研究显示,当大脑处于清醒和警觉状态时,脑电中有很多的 β 波。β 波是一种频率较高、波幅较小的波,每秒钟有 14～30 个周期。在大脑处于安静和休息状态时,β 波由 α 波取代。α 波的相对频率更低,每秒钟有 8～13 个周期,波幅稍大。在睡眠状态时,脑电则主要是 δ 波,δ 波的频率更低,而波幅更大。

实际上,睡眠包括两种状态:一种称为非快速眼动睡眠(non-rapid eye movement sleep,

NREM sleep），在这个阶段中，没有眼球的快速运动；另一种状态称为快速眼动睡眠，在这个阶段中，眼球出现阵发性的快速运动。

根据脑电波的研究，人的整个睡眠过程分为四个阶段（图9-1）：

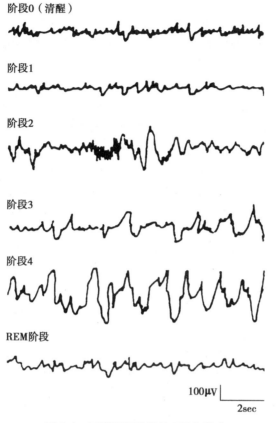

图9-1 正常睡眠阶段的EEG模式

第一阶段主要为混合的、频率和波幅都较低的脑电波。在这个阶段个体处于浅睡眠状态，身体放松，呼吸变慢，但很容易被外部刺激惊醒。这一阶段大约持续10min，然后进入第二阶段。

第二阶段偶尔会出现被称为"睡眠锭"（sleep spindle）的脑电波。"睡眠锭"是一种短暂暴发的，频率高、波幅大的脑电波。当个体处于这一阶段时较难被唤醒。第二阶段大约持续20min，然后转入第三阶段。

第三阶段脑电频率会继续降低，波幅变大，出现δ波，有时也会有"睡眠锭"波。第三阶段大约持续40min。当大多数脑电波开始呈现出δ波时，表明已进入了睡眠的第四阶段。

第四阶段通常被称为深度睡眠，个体的肌肉进一步放松，身体功能的各项指标变慢，梦游、梦呓、尿床等也大多发生在这一阶段。第三、四阶段的睡眠通常被称为"慢波睡眠"（slow wave sleep，SWS）。

如果睡眠不遵循上述这一模式，通常预示着身体或心理功能的异常。

前四个阶段的睡眠大约要经过60～90min，之后人们通常会有翻身的动作，并很容易惊醒。接着似乎又进入到第一阶段的睡眠，但这时并非重复上面的过程，而是进入了一个新的阶段，被称为快速眼动睡眠阶段。这时候脑的生理电活动迅速改变，δ波消失，并出现高频率、低波幅的脑电波，与个体在清醒状态时的脑电活动很相似。人们的眼球开始快速地左右上下移动，而且常常伴随着栩栩如生的梦境。人们在这个时候醒来通常会报告说他正在做梦。似乎眼睛的移动与梦境有一定关系。另外心律和血压变得不规则，呼吸变得急促，如同清醒状态或恐惧时的反应，而肌肉则依然松软。

第一次快速眼动睡眠一般持续 5～10min，大约 90min 后，会出现第二次快速眼动睡眠，持续时间通常比第一次长。而在这种周期性循环中，随着渐渐接近黎明，第 4 阶段与第 3 阶段的睡眠会逐渐消失。

总之，睡眠周期通常包括 4 个阶段，外加快速眼动阶段。每个周期一般持续 90min，每晚会重复几次。深度睡眠（第 4 阶段睡眠）的时间在前半夜要远多于后半夜。大多数快速眼动睡眠发生在睡眠后期，持续时间也越来越长。第一次快速眼动睡眠大约持续 10min，而最后一次则长达 1h。

### （二）理想睡眠

衡量理想睡眠的维度有睡眠深度和睡眠时间，前者比后者更为重要。睡眠时间的需要量因人而异，从 6～10h 不等，这种时间的差距由个体睡眠的深浅不同所致。REM、N2 和 N3 的持续时间是睡眠好坏的重要标志。

因干扰、剥夺、呼吸困难或暂停造成睡眠节律严重紊乱，睡眠最深的 N3 持续时间缩短或缺失，即使后来睡上十几个小时，仍会感到疲乏、嗜睡。因此，睡眠好与坏不应以睡眠时间长短来衡量，而应以是否消除了疲劳、精力是否充沛来评判。高质量睡眠概括为：入睡快、睡眠深；少起夜、无惊梦；起床快、精神好；头脑清、效率高。

睡眠时间存在着很大的个体差异，有的人需要 10h，有的人每天只需要 5h 就可以了。美国著名的发明家爱迪生每天只睡 4～5h，仍然精神饱满，一生中为人类做出了两千多种的发明。但对于学龄期的青少年还是要保证 8～10h 的睡眠，这样才能以饱满的精神和充沛的体力完成每一天的繁重学习任务。

理想睡眠因年龄不同而异。据美国睡眠学会（american academy of sleep medicine，AASM）2016 年首次发布的"儿童和青少年最佳睡眠时间共识"推荐：4～12 个月婴儿每天睡眠 12～16h（包括小睡），1～3 岁儿童每天睡眠 11～14h（包括小睡），3～5 岁儿童每天睡眠 10～13h（包括小睡），6～12 岁儿童每天睡眠 9～12h，13～18 岁青少年每天睡眠 8～10h；18 岁以后每天睡 7～8h（不宜少于 6h）。到了老年，每天睡眠时间大约 5～6h，睡眠特点是总睡眠时间、深睡眠时间及 REM 睡眠时间均有减少，表现为入睡潜伏时间长，夜间易醒，清晨早醒等。

## 二、睡眠的生理与心理意义

睡眠能促进休息和从疲劳中恢复，还有促进生长发育、保护大脑、维护健康、易化学习、形成记忆、有利社会交往等多种功能，可归结为如下几方面。

### （一）维护机体机能

**1. 适应生存**　睡眠 - 觉醒节律随自然界昼夜交替而循环是人类对黑暗的一种本能的适应性反应，正像动物的蛰伏本能一样，可使人类减少在黑暗中遭受伤害发生的几率。

**2. 消除疲劳、恢复和保持体力**　睡眠是使体能得以修复的最佳时机。在非快速眼动睡眠期间，副交感神经活动占优势，出现血压下降、心率减慢、体温下降、代谢率降低、骨骼肌反射运动和肌紧张减弱等，从而降低了基础代谢率，有利于机体消除疲劳，恢复体力。另外，胃肠道功能及其有关脏器还能合成并制造人体的能量物质，供活动时使用。

**3. 修复大脑神经细胞**　睡眠是大脑暂时性休息过程，是一种保护性抑制，对那些很少使用但却至关重要的神经细胞群进行维修和保养。入睡后，人的视、听、嗅、触等感觉功能暂时减退，可使皮质细胞不再接收刺激，大脑耗氧量大大减少，有利于脑细胞能量贮存，防止皮质细胞的破坏。运载脑脊液的神经胶质细胞通道会扩张 60%，大量脑脊液流入大脑，说明睡眠时大脑还会及时清理"垃圾"。如果睡眠不足，毒素将会累积，导致大脑损伤，这或许和神经精神疾病的发生有关。

**4. 增强免疫力**　充足的睡眠能提高机体抗御病原体的能力。实验研究表明，若将大剂量流感病毒注入白鼠体内，并在 7d 内剥夺睡眠，可观察到其抗体反应明显减弱，肺部存活的病毒数量增加近千倍；而睡眠充分的对照组的动物，则明显表现出对流感病毒有免疫力，可完全自行消除体内的病毒。

（二）促进生长发育

在非快速眼动睡眠期间，脑垂体前叶更多地分泌生长素、催乳素和黄体生成素（在青春期），有利于儿童、青少年的生长发育和新陈代谢。对成年人来说，充足睡眠有助于血细胞、脑神经或皮肤等细胞的快速修复再生。此外，皮肤毛细血管循环增多，加快皮肤再生，更新速度比白天快一倍，因此，睡眠有益于皮肤美容。因此，非快速眼动睡眠也有"身体的睡眠"之称。

（三）改善健康，促进长寿

适度且规律的睡眠对维护健康、促进长寿有着重要的意义。加州大学圣地亚哥分校的研究人员和美国癌症协会，对 100 多万名年龄从 30～102 岁的美国成年人的睡眠习惯进行了长达 6 年的调查研究（2002）。他们发现，每晚一般睡 6～7h 的人（这也是绝大多数人的睡眠情况）比每晚起码要睡 8h（或更多）或每晚少于 4h 睡眠的人更长寿，那些一晚上睡 7h 的人被认为是生存率最高的人。对睡眠过多或过少会增加死亡危险的原因，目前尚无明确解释，但可以肯定的是，适度且有规律的睡眠最利于长寿。

（四）改善记忆

**1. 促进学习** 睡眠不仅为编码新的记忆做好了准备，而且为大脑提供了一个巩固、整合信息的机会。研究显示，睡眠中小鼠脑内的突触大小比清醒小鼠小 18%；在睡眠期间，突触表面蛋白的数量有所下降。实验证明，睡眠能过滤白天获得的信息，让记忆可以抵御更多的干扰，使记忆更持久；睡眠还能识别、选择和保存记忆的关键特征，提高信息加工的能力，让第二天留下来的记忆更有用。学习过后立即睡眠者，醒来之后会有较好的记忆。这种信息加工活动，多半在快速眼动睡眠阶段发生。

**2. 抹除恐惧记忆** 美国西北大学和北京大学第六医院的研究者均发现，睡眠状态下反复暴露于与恐惧记忆相关的条件线索，可显著降低恐惧反应，提示在睡眠状态下可抹除恐惧记忆。《自然》及《睡眠》杂志中的评论文章认为，睡眠可被用来操纵恐惧记忆，这将为 PTSD 的非药理学治疗开辟新途径。

## 三、梦

梦（dream）是睡眠过程中某一阶段的无意识状态下所产生的一种自发性的心理活动。在此心理活动中个体身心变化的整个过程，称为做梦。

（一）梦的研究

最早对梦进行系统的理论解释的是精神分析创始人弗洛伊德（Freud S），他的名著《梦的解析》（1900），对世界心理学发展产生极其深远的影响。弗洛伊德认为人潜意识的愿望通常都是被压抑的，这种被压抑的能量必须得到宣泄，否则就会导致心理问题，而睡眠状态中"自我"放松了警惕，潜意识的愿望得以在意识层面寻求满足。但是为了不把"自我"惊醒，这种"满足"总是象征性的，而不是赤裸裸的。所以梦是被压抑的潜意识愿望的象征性满足。由于能够减少潜意识层面的紧张和压力，所以做梦对于维持人的心理健康是很重要的。当然他的理论主要是根据多年精神疾病治疗经验的总结，用来解释普通人的情况是有缺陷的。

梦的实验心理学研究始于美国心理学家阿赛林斯基和克莱特曼（Aserinsky & Kleitman，1953）。被试分别在快速眼动睡眠和非快速眼动睡眠阶段唤醒被试，并询问其是否在做梦。结果发现，睡眠期中的快速眼动现象是做梦的标志，由此激发了很多研究。在一个典型的夜睡中，一般人们的第一个梦，大约出现在入睡后的 90min。梦境的持续约 5～15min，整夜的睡眠时间内，在各个阶段循环出现，而在一夜内大约要做 4～6 个梦，总共大约有 1～2h 的睡眠时间。那为什么醒来后只能记得极少数的梦呢？对这个问题，有三种不同看法：一是干扰论，认为数个梦彼此干扰，新做的梦,干扰了前面的梦,虽然在一夜之间梦境连连,早晨起床时,很可能只记得临醒之前的最后一个梦。这一解释,符合一般人的经验;二是动机性遗忘论,认为梦境中多是令人不愉快的事,当事人不记忆,以免引起焦虑。这个解释,不符合一般事实。因为事实上,一般人们所记忆的梦,并非全是令人不愉快的事;三是信息处理论,认为做梦都是在短时间内完成,在性质上均属短时记忆。短时记忆如不经复习或输入长期记忆中去加以贮存,就会很快被忘记。这是认知心理学范畴新的理论解释,也被认为较为合理。

（二）梦与健康

**1. 梦是正常的生理心理现象**　人一生中约有 1/10 的时间是在梦中。之所以有人认为梦多,有人认为不做梦,是因为梦是极易遗忘的,对梦境的回忆往往受诸多因素的影响,如醒时的睡眠时相、个体的警醒程度、人格特征、心理与身体状态、生活节奏与环境以及梦境的性质与长度等。总之,做梦是正常的生理心理现象,就像睡眠、呼吸等现象一样,对人是有益的。

**2. 梦有助于调剂人的心理平衡**　弗洛伊德认为,梦起到"安全阀门"的作用。人的许多本能欲望、情感和意念由于与人的理性、良知相违背,于是被压抑在潜意识里无法得到满足。这种本能冲动如果不通过梦的方式得到发泄的话,就可能转换为精神或躯体形式的疾病。做梦也有助于减少应激反应。

**3. 无梦的睡眠可能导致人的心身出现异常**　正常的梦境是保证机体正常活力的重要因素之一。对快速眼动睡眠进行选择性连续剥夺数天,可导致人体血压、脉搏、体温以及皮肤的电反应能力增高,植物神经系统机能减弱,以及注意力不集中、焦虑不安、紧张易怒、幻觉、错觉、记忆与定向障碍等。无梦睡眠不仅影响健康,而且还可能是大脑受损或有病症的一种征兆。最近的研究成果也支持这个观点,即梦是大脑"调节中心"平衡机体各种功能的结果,梦是大脑健康发育和维持正常思维的需要。倘若大脑"调节中心"受损,就形成不了梦,或仅出现一些残缺不全的梦境片段,如果长期无梦睡眠,就值得人们警惕了。

**4. 梦有时可成为疾病的"信号"**　如果恶梦不断,也常常是身体虚弱或患病的征兆。梦之所以有这种预示性,是因为在疾病的早期,疾病的疼痛及不适刺激较轻微,日间大脑皮层受外界强刺激干扰,无法感知体内的细微变化。而在夜梦中,大脑皮层细胞抑制性占优势的情况下,疾病微弱的刺激强度相对地变大了,使皮层的某些区域细胞兴奋而构成梦境。对于这类梦境,应予以足够重视。

# 第二节　睡眠匮乏

睡眠研究人员将"无法获得足够的睡眠"称为"睡眠匮乏"(sleep deficiency)。据世界卫生组织调查,在世界范围内约 1/3 的人有睡眠障碍。睡眠障碍(sleep disorder),即与睡眠、睡眠阶段或部分觉醒相伴发的功能障碍。既可表现为睡眠量的不正常,又可表现为睡眠 - 觉醒节律性交替紊乱、睡眠中出现异常行为。既可见于正常人,又可以是各种疾病的伴随症状。

睡眠匮乏日益成为严重的公共卫生问题。睡眠匮乏容易产生各种健康问题,导致患高血压、糖尿病、肥胖症、抑郁症等疾病的可能性增加,甚至使肿瘤发病率及死亡率上升。此外,睡眠不足还会导致生活质量和生产力的下降。

## 一、睡眠剥夺

（一）概念

睡眠剥夺(sleep deprivation)是指人因环境的或自身的原因丧失正常睡眠的量和状态。睡眠剥夺最早用于对连续工作状态导致的睡眠匮乏的描述,之后逐渐发展成为一个独立的概念。

睡眠剥夺作为历史悠久的酷刑,可追溯至一世纪罗马帝国迫害基督徒时期。罗马士兵在逮捕犯人后，以水滴或毒液迫使被害者无法合眼成眠或溃烂无法闭眼，持续数十天被害者即中风身亡。

在当今社会生活中，因工作学习的需要以及某些领域夜间值班的需要而睡眠剥夺的问题广泛存在，其对工作效率以及安全都有不利影响。青少年的睡眠剥夺现状更是社会共知。据中国睡眠研究会发布的《2017 年中国青年睡眠指数白皮书》显示：对 76% 的被调查者来说，睡个好觉是个难事；能"一觉睡到天明"的人占比不到 11.2%。

（二）分类

睡眠剥夺可以从不同角度进行分类：①按睡眠量剥夺的大小可分为全睡眠剥夺和部分睡眠剥夺；②按睡眠剥夺的内容可分为快速眼动睡眠剥夺和非快速眼动睡眠剥夺；③根据睡眠剥夺发生的缓急可分为急性睡眠剥夺和慢性睡眠剥夺，急性睡眠剥夺指快速的全部或部分剥夺其睡眠，持续 24h 或几十小时；慢性睡眠剥夺指每日睡眠小于 5h，持续 3 个月以上。

（三）原因

现代社会，生活节奏的加快、光怪陆离的环境诱惑和工作的需要等，睡眠剥夺已成为一种普遍现象。常见的导致睡眠剥夺的因素有以下两大类：

**1. 生活作息紊乱**　不良生活方式正成为睡眠剥夺的重要原因。在经济发达地区，人们的生活节奏较快，工作和社会压力较大，夜生活等社会活动相对丰富，时间特征等也与以往不同，因此影响正常睡眠或睡眠节奏。《2017 年中国青年睡眠指数白皮书》显示电子产品已成晚睡帮凶。调查显示，93% 的受访者睡前玩手机、追剧或购物消耗了大量睡眠时间，有些人甚至到凌晨 2 点，手机依然保持着非常活跃的状态。此外，沉迷于网络、沉醉于麻将等活动的人，其生活作息时间常常不规律。在"熬夜族"中，大学生比例较高，超过半数的受访学生经常熬夜。

**2. 职业因素**　因工作或学习的需要引起的睡眠剥夺。医护人员等工作中的"倒夜班"、中小学生过重的课业负担、学生临考前的"开夜车"、军人的夜间行军作战、流动性质的工作、工作上的晚间应酬、以及某些特殊职业者（如公关、媒体、投行等），通常在夜间更为忙碌，睡眠剥夺者占比接近或超过 50%。同样是中国睡眠研究会发布的《2018 中国互联网用户睡眠白皮书》显示，超过 56% 的人表示自己有睡眠问题，其中做梦多、持续浅眠、早上醒来头脑昏沉最普遍。究其原因，不同职业带来的工作压力是影响睡眠质量的"罪魁祸首"，约七成人员受其影响。其中金融业、服务业、政府机关及公共服务业人群睡眠质量最差。

（四）睡眠剥夺与抑郁症

睡眠剥夺和抑郁之间有着必然的联系。一方面，睡眠剥夺会导致正常人精神萎靡、情绪低落，工作质量下降，效率降低，使得心理压力增大，从而出现严重失眠，引发抑郁。如果不能得到及时和有效的调整，长期失眠就可能成为抑郁症的一个危险因素。

另一方面，睡眠剥夺因成为缓解抑郁症尤其是内源性抑郁症的有效方法之一而用于临床。沃格尔（Vogel）及其同事在一系列的研究中证明，睡眠剥夺对于内源性抑郁症确有缓解作用。内源性抑郁症患者被一夜睡眠剥夺，次日其情绪和驱力都明显转好，几个星期的快波睡眠剥夺可以使其内源性抑郁症得到进行性地好转。沃格尔提出"快波睡眠动力学理论"来解释上述现象，认为快波睡眠剥夺促进了抑郁症患者的活动和驱力的增加。林格（Ringer）等人通过研究又提出"生理心理节律周期延迟理论"试图解释睡眠剥夺缓解抑郁症的机制。

目前，有关睡眠剥夺对于抑郁症有缓解作用的可能机制已有多种观点，但至今尚无定论。然而，对抑郁症已失调的节律，睡眠剥夺可能给予调整和矫正，这一点有着很重要的生物学意义和临床应用价值。

## 二、失眠

（一）失眠的概念

失眠（insomnia）是指睡眠不好，入睡困难或早醒的一种现象，也就是指有效睡眠量的减少。

一般失眠有如下表现：难以入睡，就寝后半个小时不能入睡；易于惊醒，晚上觉醒时间超过半小时；睡眠持续时间短于正常，即醒得过早。

有上述一种状况且起床后有困乏，头脑不清，甚至有头疼、头晕等现象，而且持续时间较长，影响工作和生活的，在临床上可诊断为失眠。失眠是一组综合症状，而非独立的疾病，大部分情况下失眠都是可以恢复的。

偶尔失眠对身心健康往往影响不大，无需治疗。但长期失眠会使人脾气暴躁、攻击性强、记忆力减退、注意力不集中、精神疲劳。失眠对人精神上的影响容易导致器质性的疾病，还会使人免疫力下降，使人的身体消耗较大。同时，如若长期失眠或因失眠而忧心忡忡，影响其社会功能，则更应及早诊治，以防漏诊或延误病情。

（二）失眠的类型

失眠依据表现形式可以有四种主要类型：

**1. 情境性失眠（situational insomnia）**　是一种暂时性的失眠，主要是因生活情境的改变而造成的暂时性的睡眠适应困难。比如因亲友病故、失恋、失业以及人际关系紧张等造成的均属情境性失眠。

**2. 假性失眠（benign insomnia）**　是指当事人虽抱怨自己失眠，但实际上并不缺乏睡眠。这种失眠并非真实存在的，当然也不是当事人存心欺骗，只是他们自己也不清楚要睡多长时间才合适。个体所需睡眠时间有一定的差异，有人需 9h、而有人需 5h。当一个只需相对较少睡眠就够的人以较长时间标准来衡量自己的睡眠时间时，就会以为自己患了失眠症。

**3. 失律性失眠（arrhythmic insomnia）**　是指由于生活程序的突然改变而形成的暂时性失眠。如经常倒班的医护人员或洲际旅行需要频繁倒时差的人容易出现失律性失眠。

**4. 药源性失眠（drug-induced insomnia）**　是指因服用安眠药而导致的失眠现象。服用安眠药后的睡眠，实际上只是抑制性的或麻醉性的睡眠，而非真正的或自然的睡眠。因此，只有自然的睡眠，才能使人获得真正的休息。

（三）失眠的原因

1. 失眠可由多种原因引起，常见的原因有以下几类。

（1）情绪情感：因情绪激动，如兴奋、喜悦、焦虑、悲伤、恐惧等，使机体一时不能调整适应所致，多伴有焦虑和抑郁反应。各种原因引起的长期的焦虑紧张、忧愁烦闷、激动愤怒、思虑过度等均可导致失眠。当引起情绪激动的原因消除，或经自我调整后，可在 1～2 周内恢复正常。但情绪不良性失眠可因再遇情绪激动而复发，也可因诱因持续存在或紧张焦虑过度而使病程迁延，最终发展为心理生理性失眠。

（2）心理应激：单纯因持续心理应激引起的失眠，应激源包括负性生活事件、长期紧张的工作状态、睡前对良好睡眠的强烈期待、过分担心失眠对健康的危害等。

（3）生活习惯：睡前大量吸烟、饮酒、喝茶或咖啡，或者剧烈运动，过于兴奋，说话时间过长等，这些都会增加入睡难度，且使睡眠质量下降。过于频繁的夜生活、晚间应酬等，或因工作性质的需要，经常昼夜轮班、开夜车等，白天因补觉睡得过多，这种生活作息紊乱与个体生物钟不合拍而引起失眠。

（4）人格特质：人格特质也会影响到一个人的睡眠（Hintsanen，2014）。失眠者的人格特质包括：①尽责性水平较低：这一人格与人的自律能力和条理性有关，低尽责型者不太重视做计划（包括睡眠计划），没有固定的睡眠时间，睡眠时长经常波动；②内向者：这种人更喜欢在夜晚躺在床上时思考问题，以至于很难入睡；③高神经质水平：高神经质者情绪较不稳定，易陷入思维反刍，即反复思考某事，明知没必要，却不能遏制这种思考，进而影响自己的情绪。

（5）躯体疾病：疼痛、瘙痒、咳嗽、腹胀、便秘、多尿、尿潴留、哮喘等都容易引起或加重失眠；甲状腺功能亢进、睡眠呼吸暂停综合征、夜间肌阵挛综合征、不宁腿综合征等也常伴发失眠。

（6）精神障碍：精神分裂症、抑郁症、躁狂症、神经症以及其他各种精神疾病等会继发失眠。

（7）酒药滥用：滥用中枢神经兴奋剂、镇静安眠药以及长期依赖酒精，一旦停药后便可能发生失眠。长期服用于某些治疗其他疾病的药物，如抗癌药、抗癫痫药、口服避孕药、甲状腺制剂、糖皮质激素等，也可以影响睡眠。

2. 失眠的 3-P 模型（3-P model of insomnia）　斯皮尔曼（Spielman，1987）提出的 3-P 模型，是解释失眠的发生、发展和持续的认知行为假说。他认为，持续性失眠是 3 种因素共同作用的结果，即：①易感性因素（predisposing factor）：指已发生失眠的个人特质，包括年龄、性别、遗传及性格特征，如唤醒能力、认知风格等；②诱发性因素（precipitating factor）：指造成开始失眠的事件，如各类应激事件，可引起失眠症状的急性发作；③维持性因素（perpetuating factor）：指使失眠延续慢性化的行为和信念，如不良睡眠习惯、错误睡眠认知等。易感性因素和诱发性因素相互作用，会导致暂时的睡眠紊乱，而维持性因素则使得个体的失眠症状持续存在。斯皮尔曼指出，失眠治疗应该聚焦于改变或消除维持性因素。

### （四）睡眠剥夺与失眠的相互作用

从睡眠量来讲，睡眠剥夺与失眠均为造成睡眠匮乏的直接因素。长此以往，都将导致出现诸多健康问题。然而，就其发生的原因和个体的主观感受等方面来说，两者是有本质区别的，前者多因职业或环境因素导致（即"不得睡"），也和个体长期的生活习惯养成相关（即"不愿睡"），属于不良的生活方式，个体对睡眠问题并不过多关注，较少有睡眠上的苦恼；而后者多由情绪、压力等问题造成，其人格表现易焦虑、抑郁，过于关注睡眠，常因"睡不着"而苦恼。因此，从心理干预的着眼点来讲，睡眠健康教育的目的就是要让睡眠剥夺者"知其（睡眠剥夺）害而惧之"以改变其不良行为，而让失眠者则"不要过于恐惧失眠和夸大其不良后果"，从而避免因"对失眠的恐惧和焦虑"而使失眠持续和加重。从学科归属上，失眠是睡眠医学研究的主要问题，而睡眠剥夺则是现代社会环境、压力的产物，属于社会问题。当然，就其发生发展过程来看，长期的睡眠剥夺极有可能发展成失眠症。基于上述，不能笼统地将两者合称为"睡眠剥夺"或"失眠"。

## 三、睡眠匮乏对心身和社会功能的影响

无论是长期睡眠剥夺还是失眠，均会导致睡眠匮乏，从而造成机体各个系统功能下降，情绪、认知能力等发生改变，工作绩效降低，甚至引发严重灾难等，因此，应该引起人们的高度重视。

### （一）损害机体生理健康

美国抗癌协会的研究表明，每天平均睡眠 7～8h 的人寿命最长，少于 7～8h 的人寿命递减，不足 4h 的人，80% 是短寿者。睡眠匮乏会打破睡眠规律，使整个机体的运作节奏发生改变，由此产生一系列健康隐患，增加患病风险，甚至导致猝死。

1. **降低细胞寿命**　DNA 损伤与 DNA 修复间的这种平衡是细胞衰老的最重要指标。在高强度睡眠中，机体才能最大限度地进行检出 DNA 损伤并加以修复的工作。睡眠匮乏则会破坏机体修复过程，降低细胞的分裂增殖寿命。

2. **损害神经系统**　睡眠匮乏可使大脑能量消耗增加。机体特别是大脑对葡萄糖的摄取和利用发生障碍，蛋白质和脂肪代谢紊乱，儿茶酚胺浓度降低，神经对外周器官的控制减弱。脑电波减慢，反映警觉性的 $\alpha/\theta$ 值降低。据 2014 年 9 月 3 日，美国神经学学会在《神经学》杂志上发表的一项研究表明，睡眠匮乏可能导致脑容量的快速衰退，尤其是 60 岁以上的老人。另有研究显示，睡眠剥夺和节律紊乱通过调控交感神经、氧化应激、炎症、突触活动等可导致阿尔茨海默病的发生，但不会增加血管性痴呆的风险。来自杜克大学和新加坡国立大学的研究人员通过研究表明，成年人睡眠越少，其大脑老化速度越快。相关研究为揭示睡眠匮乏和个体认知功能下降（痴呆等）之间的关系提供了一定的研究数据和希望。

3. **影响内分泌系统**　睡眠剥夺后，激素水平会发生明显变化，主要对促肾上腺皮质激素、促

甲状腺激素和皮质醇等产生影响。

**4. 降低免疫系统**　连续数日睡眠剥夺或睡眠紊乱对免疫功能有严重影响。睡眠剥夺可导致机体的防御能力减弱，自然杀伤细胞（natural killer，NK）活性降低，脾分泌抗体细胞的功能降低，抗体分泌量减少，迟发性变态反应降低，胸腺依赖性淋巴细胞（简称 T 细胞）功能降低，不仅导致白细胞和淋巴细胞大量减少，并对巨噬细胞有抑制作用。

**5. 增加患癌症几率**　短期睡眠匮乏人群中，普遍出现了免疫力大幅度下降的症状，并且有近 76% 的人身体组织器官有轻微癌变的趋势。癌细胞是细胞分裂过程中产生的不正常细胞，细胞分裂多在睡眠中进行。如果人体长期处于睡眠匮乏状态，免疫功能下降，机体很难控制住细胞的裂变，以致在外部环境因素的作用下出现癌性突变。调查显示，经常熬夜的女性，如护士、空乘人员等，罹患乳腺癌的风险是正常作息者的 1.5 倍，而且上夜班次数越多，患癌症的风险越大。所以良好的睡眠被看作是防止癌症的重要因素。

**6. 影响心血管系统**　流行病学调查结果显示，长期睡眠匮乏与冠心病发病相关。睡眠匮乏者的血浆总脂、β- 脂蛋白和胆固醇增高，增加了动脉硬化危险。睡眠匮乏与非致命性心肌梗死形成有关，每天睡眠低于 5h 和经常睡眠缺乏（每周 2d 或更多天睡眠低于 5h）的人患急性心肌梗死危险性增加 2~3 倍。45~65 岁的女性，平均睡眠 5h 的女性比睡眠 8h 的女性，患心脏疾病几率高 39%。睡眠时间过短和过长是引起冠心病事件发生率增高的独立危险因素。

**7. 破坏皮肤营养**　人的皮肤之所以柔润而有光泽，是依靠皮下组织的毛细血管来提供充足的营养。睡眠匮乏会引起皮肤毛细血管瘀滞，循环受阻，使得皮肤的细胞得不到充足的营养，其再生和修复能力下降，因而影响皮肤的新陈代谢，加速皮肤的老化，使皮肤颜色显得晦暗而苍白，皮肤弹性降低，眼圈发黑，且易生皱纹。

**8. 导致肥胖**　睡眠匮乏可以导致人体内消脂蛋白浓度的下降，同时能引起人体内食欲激素浓度的上升，引起进食欲望。当人体内这些掌控"食欲大权"的部门互相冲突时，大脑的决策系统就有可能做出错误的决定。慕尼黑大学一项新的研究表明，社会时差（social jet leg）对人体的所有影响中，最突出的是它能促进肥胖的发展，治疗睡眠问题或为改善肥胖的方法。

**9. 增加糖尿病风险**　睡眠匮乏会影响胰岛素敏感性及血糖调节能力，胰岛素敏感性降低则通过增加胰岛素分泌来补偿，而 3 天充足睡眠便可将口服胰岛素敏感性恢复到基线水平。在昼夜节律中睡眠损失期间摄入食物会增加糖尿病患病风险。

（二）影响心理功能

**1. 情绪**　情绪与睡眠是相辅相成的关系。充足且高质量的睡眠不仅能使体能得到恢复，而且也能使个体的精神状态得到调整和放松。反之，睡眠匮乏会使个体感到情绪不稳定、烦躁不安、被害感、焦虑抑郁，而这种情绪则又干扰睡眠，降低睡眠质量。

**2. 认知功能**　美国密歇根州立大学的研究人员发现，当人们处于压力和睡眠剥夺状态时，更容易承认自己根本没有犯过的罪行。睡眠剥夺时，额叶的活跃程度显著降低，而这一大脑区域和执行功能、决策过程相关。研究表明，当人类处于睡眠剥夺状态时，一些主要的认知功能会减退，包括注意力、感知能力、学习记忆、判断、决策相关认知功能。

（1）注意力：睡眠匮乏会导致前额顶叶承担认知任务的注意力网络活性减少，而且其对前额皮质控制的执行功能的影响，比对其他认知能力（如知觉和记忆测验）更大。

（2）感知能力：睡眠匮乏可使近距离外隐斜视增加、调节幅度改变，会聚能力降低，影响工作时的精度和效率。睡眠匮乏也可引起内耳供血不足，伤害人的听力。严重睡眠匮乏时还可出现幻觉。

（3）学习记忆：睡眠匮乏可使快速眼动睡眠减少，其学习记忆能力明显下降。

（4）思维活动：长期睡眠匮乏，大脑得不到充分的休息，就会影响大脑的创造性思维和处理事物的能力，表现出思维迟钝，判断失误等。

3. **人格** 长期的睡眠缺乏，人会变得情绪不稳定，烦躁、冲动，容易造成人际冲突，不仅影响社会和谐，还因时间的累积、固化，对人格发展也会产生影响。特别是青少年，人格正处在形成、发展期，这种影响将会更大。

4. **活动行为** 睡眠匮乏可导致实验动物反应时显著延长，动作迟缓，警觉力降低，易疲劳，定向障碍、作业能力显著下降。人易感且脆弱，自控力减弱。

5. **社交功能** 长期的睡眠剥夺，不但影响个体的身心功能，还有可能影响一个人正常的生活秩序以及与社会的接触，导致社会关系剥夺，从而造成其社会适应困难。

6. **引发精神障碍** 睡眠剥夺是精神分裂症发生的危险因素。德国波恩大学的研究人员通过研究发现，对健康人进行24h的睡眠剥夺后，受试者的前脉冲抑制减少，前脉冲抑制的缺陷是精神分裂症的一项生物指标；睡眠剥夺同时也导致受试者出现幻觉、思维形式障碍、快感缺乏等精神病性症状。此项研究在强调严重睡眠障碍对大脑功能产生不良影响的同时，首次表明睡眠剥夺是精神分裂症发生的危险因素。

（三）社会危害

偶尔缺觉带来的是第二天的疲倦和动作不协调，长时间睡眠匮乏的人容易工作能力下降，力不从心，其事故发生几率较睡眠正常的人高。据统计，45%的车祸与司机睡眠匮乏有关。美国瞌睡驾驶共识工作组表示，在过去24h之内睡眠时长小于2h不适合驾驶。50%的工伤事故与工人的睡眠匮乏有关，世界性的重大事故分析发现，一些事故的发生完全或部分地是由于事故责任者睡眠匮乏所致。据称俄国切尔诺贝利核电站核能外泄、美国挑战者号航天飞机坠毁等事故发生的部分原因，也是由于有关项目负责人睡眠匮乏、疲劳操作、判断失误所致。

# 第三节 睡眠管理

"睡眠是身心健康的基石"。如何通过睡眠管理，科学有效地改善睡眠匮乏状况、提高睡眠质量已经成为健康心理学研究的热门领域。

睡眠管理（sleep management）是指针对个人或人群的睡眠需要进行计划、组织、协调和实施干预，使人们能够有效地利用资源来达到最佳睡眠效果的过程。睡眠管理的工作层面包含两个，一个是政府从社会层面（如社区、医院）开展的各种与睡眠相关的健康教育和健康促进工作；另一个是个体的睡眠自我管理（self-management of sleep）。

## 一、睡眠的健康促进

《2015年中国城市居民睡眠健康报告》指出，我国居民睡眠情况呈现三种特点：失眠类型多样化、失眠群体年轻化、睡眠行为习惯差。近年来的其他睡眠研究均显示，导致睡眠问题的因素主要包括精神因素（紧张、焦虑）和个体行为因素（生活习惯、工作娱乐过度）。然而，超过57%的受访者并不了解睡眠匮乏带来的危害，仅4.5%的人认为失眠应该马上治疗。这些数据表明，一方面睡眠问题已成为严重影响健康的公共卫生问题，另一方面人们对睡眠问题及其危害性认识不足。

睡眠的健康促进策略从6个方面着手：①政府相关部门需要对社会不同人群的睡眠状况和睡眠需求进行评估和调研，找出影响睡眠健康的主要因素，明确工作目标；②与不同相关部门结成联盟，针对社会日益凸显的睡眠健康问题制定相关政策，以保证睡眠健康促进工作在政策指导下有序开展；③改进支持社会动员的策略，加强信息有效传播，鼓励社区、医院、学校等部门参与，营造氛围，创造睡眠健康促进工作良好的支持环境；④加强睡眠健康教育，通过人们（特别是青少年）对睡眠的认知态度和价值观念的转变，从而改变其不良睡眠行为和习惯；⑤广泛开展睡眠卫生知识培训，传播睡眠卫生新理念，使人们充分了解睡眠，正确认识睡眠，提高睡眠的自我管理技能；⑥提倡药物和心理并举，西医和中医并重的健康促进策略，充分挖掘祖国传统医学中的特色和优势，尤其是综合运用六字诀、八段锦、五禽戏和药枕等中医适宜助眠技术与方法。

## 二、失眠的心理干预

### （一）心理干预的原则

对于失眠者，应进行必要的精神状况检查、神经系统检查和体格检查，从而全面了解和分析其失眠产生的原因。对于有明显原因的失眠，首先要从去除原因着手，而心理干预方面应遵循如下原则。

**1. 综合干预程序的个性化原则**　遵循"以人为中心"原则，针对失眠者的个人特点，制订躯体治疗结合心理治疗的综合治疗程序。如采用没有药物治疗的心理干预时，也需要根据个人特点，采纳各种心理干预长处，制订综合心理干预。

**2. 建立良好医患关系**　指失眠者与治疗师之间所建立起来的一种特殊的人际关系。只有在确信建立良好的医患关系，得到失眠者信任后，才能了解他的真实思想和内心体验。如果失眠者信任治疗师，则会对干预采取合作态度，容易取得疗效；反之，若不信任或担心所用方法不安全，未完全配合则难以奏效。

**3. 目标应注重当前问题**　以消除当前症状为主，不以改变和重塑失眠者人格作为首选目标。

**4. 失眠者与家属共同参与原则**　与失眠者或其家属一起制订综合干预程序，增进患者的干预依从性，坚持长期治疗，保证效果。

**5. 坚持认知行为治疗基本原则**　以将失眠者不正确的认知引导到正确的认知，将其不正确的行为习惯引导到正确的行为习惯为干预目标。

**6. 注意发挥心理治疗的潜在价值**　在综合治疗过程中注意发挥心理治疗取代镇静催眠药的潜在价值。

**7. 努力预防和纠正不良心理社会后果**　努力纠正由失眠及其相关身心障碍引发的各种不良心理社会后果，比如婚姻不和睦、职业退缩、社交回避等，恢复失眠者的心理、社会功能。

**8. 及时调整干预方法原则**　如果失眠者干预效果不明显，对症状的进一步评估也有助于计划下一步治疗措施。如经4～6周的系统干预，失眠及其伴随症状无改善或干预12～16周症状缓解不理想，则需考虑重新评价和改换现用的干预方法。

### （二）心理干预的方法

短期失眠症常与明确的诱发因素相关，发现诱因，并积极干预，对防止短期失眠转变成慢性失眠十分重要。对于慢性失眠，需要进行规范化治疗，主要干预方法有心理行为治疗、物理治疗、药物治疗及中医药治疗等。从致病因素角度看，睡眠卫生问题和心理行为问题在慢性失眠者中普遍存在，更被现代研究认为是参与或者导致慢性失眠的重要因素。因此，目前首推失眠的认知行为治疗（cognitive-behavioral therapy for insomnia，CBT-I）。

CBT-I主要针对导致慢性失眠的维持性因素，即通过进行睡眠卫生教育和建立合理睡眠观念，改变非适应性睡眠方式，减少自主唤醒和认知唤醒，从根本上矫正关于睡眠的不良信念和态度，达到干预目的，包括睡眠卫生教育、刺激控制疗法、睡眠限制疗法、反常意向法、认知疗法、放松疗法等。

**1. 睡眠卫生教育**　失眠经常与不良睡眠卫生习惯有关，如把卧室当作工作或生活的场所，开灯睡觉等。不良睡眠卫生习惯会破坏睡眠—觉醒的正常节律，形成对睡眠的错误认知，引起不必要的睡前兴奋，从而导致失眠。睡眠卫生教育主要涉及生活方式和环境因素，如饮食、运动、饮酒，还有噪声、光线、年龄与睡眠的关系等，贯穿失眠干预整个过程。

**2. 刺激控制疗法（stimulus restriction therapy）**　美国睡眠医学会治疗慢性失眠的一线方法，主要用于入睡困难的慢性失眠者。该疗法认为，失眠是一种对卧床时间和环境线索的条件反应。对大多数失眠者来说，卧床时间、卧室环境已成为一个强烈的消极暗示，想睡却难以入睡，伴有较强的挫折感。该疗法的核心是训练人们把入睡与卧床时间和睡眠环境等重新建立联系，通过减少床上与睡眠无关的活动，强制执行一个睡眠-觉醒规则，形成新的适应性条件反射。

**3. 睡眠限制疗法（sleep restriction therapy）** 睡眠效率差的人，躺在床上越久，反而越胡思乱想，限制其卧床时间，可能会提高睡眠效率。美国纽约州立大学睡眠研究中心主任史比曼（Spielman AJ）发明的该疗法是通过对人实行轻度的"睡眠剥夺"，以提高睡眠效率。这种方法简便易行，但需要有耐心。其要点是先做一周的睡眠日记，包括几点上床、睡着、觉醒等，据此计算该周平均睡眠时间和睡眠效率。失眠者每天都必须同一时间起床，并且要求不在白天睡觉。

**4. 反常意向法** 也称矛盾意向法（paradoxical intention），是德国心理学家维克多•弗兰克（Frankl VE）提出的一种简便的心理疗法。他认为日常生活中，许多心理障碍的症状本身并不可怕，也并不会对人产生很大伤害，而使人焦虑的是对症状恐惧的看法。反常意向法与那些设法让人摆脱和消除症状的方法相反，它是一种让人努力加剧症状的治疗方法，即要求人们尽可能长的保持觉醒，其用意是制止执意想要入睡而通常可能产生的逆反意图。

**5. 认知疗法** 主要针对负性自动思维和错误认知进行纠正。认为对失眠的恐惧往往要比失眠本身给人们造成的痛苦更大，而不良自我暗示、非理性的睡眠认知则是人产生睡眠恐惧，导致失眠加重且长久不愈的关键心理因素。通过情绪与行为的成功转变，从根本上树立起合理的思维模式，不再受异常紧张情绪的困扰，失眠状况也会随之改善。

**6. 放松疗法** 认为失眠源于大脑皮层不适当的兴奋（警觉水平过高）。渐进放松方法主要是为了减轻心身功能紊乱症状，降低心理或心理生理唤醒水平。实验证明，所有的放松训练均能有效促进睡眠。但有研究认为，对于难以集中注意力者，放松方法效果不好。

此外，对暗示性较强的人，通常可选用某些营养物，配合暗示性语言进行暗示，效果也较好。

### 三、睡眠的自我管理

**1. 养成良好的作息习惯** 正常人的睡眠-觉醒应该是很有规律的，即昼夜之间大脑的兴奋和抑制具有节律性，这是人体生物钟自行调节的作用。因此，合理安排作息时间，培养和建立良好的睡眠习惯，对改善睡眠非常重要。研究认为，温度以及光线可能是人类睡眠时间和持续时长的主要调节因素，遵循自然规律的睡眠有助于治疗睡眠障碍。对因工作等需要而无法保证夜间正常睡眠者，可午睡片刻，有益于个体的作业和警戒能力，避免发生事故。但午睡时间一般不宜超过45min，以避免进入深度睡眠而不能有效恢复精神。失眠者不宜午睡。

**2. 维护平和的愉悦心境** 学会调节心态，保持心理平衡。首先，对睡眠有正确认识：睡眠时间因人而异，只要没有严重的睡眠匮乏感，就不必为睡眠时间短而担心，也不必介意偶尔的失眠；其次，睡前要保持情绪稳定，不要胡思乱想，有事情可以留到第二天讨论，而不要带着烦恼和问题上床。

**3. 营造舒适的睡眠环境** 保证卧室空气清新、安静和黑暗，以及适宜的室内温湿度。一般认为，室内温度在18～25℃、湿度在40%～70%较适宜睡眠。卧室是私密空间，要安全卫生，没有噪声和强光的干扰，不宜放置电视、音响、电脑等。睡觉时，手机等电子产品不宜带上床。

**4. 坚持有效的身体调理** 失眠者平时可坚持身体调理，有助于睡眠改善。失眠的身体调理常用方法有中药足浴、饮食调理、经络按摩、运动调控等。

**5. 学会适宜的导眠技术** 自我催眠法是一种简单、便利的自我导眠方法。它是通过自由冥想，帮助人放松、入静，可使人转换意识状态而进入睡眠。而自我暗示既可有助于进入催眠状态，又可有效控制生物钟的节律，使大脑进入自然的睡眠状态。另一方面，由于冥想时集中了心智，对睡眠的焦虑自然减轻，转移了人对失眠的关注。

（庞　宇）

**思考题**

1. 正常的睡眠是由哪几部分构成的，各有何生理特点及意义？
2. 何谓睡眠剥夺，什么是失眠？简述二者的异同。
3. 睡眠匮乏对心身和社会功能造成的损害有哪些？
4. 失眠的认知行为疗法包括哪些方法？如何操作？
5. 什么是睡眠管理？怎样做好睡眠的自我管理？

# 第十章 | 锻 炼

**本章要点**

1. **掌握** 锻炼的益处、影响锻炼的因素、锻炼生活方式的培养。
2. **熟悉** 锻炼的概念、类型、风险；休闲的概念、休闲对健康的作用。
3. **了解** 锻炼的预防和康复作用、如何学会休闲。

随着我国经济的快速发展，人们的生活水平不断提升，生活方式随之转变，特别是全民健身的广泛开展，使得体育锻炼与心理健康的关系也受到越来越多的关注。锻炼不仅能增强抵抗力，减少疾病，还能增加愉快体验，保持良好心境，对人的心理健康有重要意义。本章主要介绍各种锻炼对健康人和患者的影响和作用，以及如何建立和维持锻炼行为。

## 第一节 锻炼及其意义

### 一、什么是锻炼？

（一）锻炼的概念

锻炼（exercise）是一种通过有效的身体运动方式达到促进健康目的的活动。与一般的活动不同，锻炼具有循序渐进性、稳定性和长期性的特点，是一种重要的健康习惯。

（二）锻炼的类型

尽管运动可能包括成百上千种不同类型的体育项目，但从生理学角度讲，只有五种类型的运动：等长肌肉训练、等张肌肉训练、等速肌肉训练、有氧运动、无氧运动。

**1. 等长肌肉训练**（isometric exercise） 要求肌肉收缩以对抗某一固定不动的物体。尽管在等长训练中身体保持不动，但是肌肉会互相对抗或共同对抗某一固定不动的物体，由此肌肉力量得到增强。推墙、倒立及平板支撑等均属于等长肌肉训练。这一类型的体育锻炼不需要或很少需要器械并且所占空间较小，对增强肌肉力量和耐力具有显著效果。

**2. 等张肌肉训练**（isotonic exercise） 涉及肌肉的收缩和关节的运动，是指肌肉收缩的过程中张力保持不变，但是长度缩短或延长，同时引起关节活动。举重和很多体操项目都属于这一类别。等张肌肉训练因为肌肉本身长度有变化，又引起关节的活动，对于周围的组织刺激会比等长收缩更大。

**3. 等速肌肉训练**（isokinetic exercise） 与等张肌肉训练很像，区别在于等速训练包括用力移动关节和肌肉以对抗某一变化的阻力且动作速度不变。这一类型的运动需要在专业器械的帮助下进行，器械能根据使用者施加力量的大小调节阻力的大小。医生常建议肌肉受过伤的人进行等速训练，以帮助他们重建肌肉的力量和耐力。等速肌肉训练是身体康复锻炼的重要辅助手段，能够帮助伤员重新获得力量和灵活性，而且比其他类型的训练更加安全。

**4. 有氧运动（aerobic exercise）**　也叫耐力运动，是指躯干、四肢等大肌肉群参与为主的、有节律、时间较长、能够维持在一个稳定状态的身体活动，它以有氧代谢为主要供能途径。有氧运动包括慢跑、快步走、越野滑雪、跳舞、跳绳、游泳、骑自行车及其他能够提高耗氧量的运动。有氧运动的两大特性是强度和持续时间。运动必须达到足够的强度，让心率提高到一定水平范围，该水平范围由个人的年龄及最大可能心率决定。该类型运动项目需要较大的耗氧量，既能锻炼负责提供氧气的呼吸系统，又能锻炼负责推动血液循环的心脏。在各种有益健康的方法中，有氧运动比其他形式的运动更有益于提高心肺功能。目前的建议是提倡每周至少进行 5 次有氧运动。但是即使不到 5 次，有运动总比不运动要好。

**5. 无氧运动（anaerobic exercise）**　是指以无氧代谢为主要供能途径的身体活动，需要肌肉在不增加耗氧量的情况下快速、高强度地爆发力量。无氧运动也可以发生在有氧运动末期，是抗阻力肌肉力量训练的主要形式。这一类型的运动包括短跑、某些体操项目及其他短时间内需要大量能量的运动。这些运动能提高速度和耐力，但可能会给有冠心病的人带来危险。

（三）锻炼方式的文化差异

锻炼方式与个人生活环境、生活习惯和传统文化等有关，因而各地形成不同锻炼方式。

**1. 中国特色锻炼**　武术形式多样，风格各异，可徒手，也可持械，用于保健的主要有太极拳、太极剑、八卦掌、形意拳等。太极拳的内涵是至精至妙、博大精深的，蕴涵阴阳学说、中医的经络学以及引导、吐纳术等内容。传统保健锻炼是以健身祛病为目的，主要有易筋经、五禽戏、八段锦、香泉功、练功十八法等。中国的太极拳和太极剑，现今在世界各地都有人在学习。

气功古代又称为导引、吐纳、存思、内丹、禅定等等，"内练精气神，外练筋骨皮"。气功锻炼的过程，就是不断地保精、养气、啬神的过程，要通过主动的自我锻炼达到治病强身的目的。常用的气功有鹤翔桩、大雁气功、龙游功等。

书法是中国的国粹，练习书法，讲究手到心到，凝神运气。研习书法可以修身养性。七巧板和九连环，以及琴、棋、书、画和麻将等也都是具有浓厚中国色彩的休闲锻炼方式。

**2. 国外特色锻炼**　印度的瑜伽与太极拳一样，是风靡世界的锻炼方式。瑜伽源自印度古梵文"Yoga"，意为"用意志力量控制住感觉器官的功能，制止住头脑中的杂念"。作为印度古典哲学的重要理论之一，瑜伽术一度被披上神秘的宗教外衣。19 世纪 60 年代末，印度人玛哈礼（Maharishi MY）倡导"创智科学 - 超冥想"（transcendental meditation，TM），代表了瑜伽的现代化，并宣称脱离了宗教。瑜伽已成为现代人缓解压力、修身养性的良好锻炼方式。

西方国家的锻炼方式有彰显个性的特点，很多锻炼方式流传世界各地，成为体育运动项目。留下的健美、社交舞蹈、跳伞、攀岩、露营等也带有浓厚个性色彩。

## 二、锻炼的益处

（一）锻炼的身体收益

锻炼可以延年益寿。无论男女，如果有一个健康的躯体和经常锻炼的习惯，就可以明显地延缓死亡，尤其是可以推迟由心血管疾病和癌症引起的死亡（Blair 等，1989）。锻炼对健康的影响取决于两方面：锻炼的持续时间和强度，以及健康的定义。大多数运动生理学家认为，健康是一种复杂的涉及肌肉力量、肌肉耐力、柔韧性和心肺（有氧）适能的状态。之前介绍的五种类型的锻炼对健康的四个不同方面有促进作用，但没有哪一种运动能够满足所有需求。定期锻炼对身体的益处主要表现在：

**1. 提升肌肉力量和耐力**　肌肉力量是指肌肉强有力的收缩可以达到什么程度，可以通过等长、等张、等速肌肉训练来提高肌肉力量，无氧运动对肌肉力量的提高程度较少。肌肉耐力与肌肉力量有所不同，它需要肌肉持续地发挥作用。提高肌肉力量需要低频率高强度的训练，而提高肌肉耐力的训练则需要高频率低强度的训练（Knuttgen，2007）。能够提高肌肉耐力的运动类型和肌肉力量类似,包括等长、等张、等速肌肉训练。

**2. 增强柔韧性**　柔韧性是指关节能够活动的范围。柔韧性不仅是健康的重要组成部分,而且能够减少人们在各种体育锻炼中,尤其是有氧运动和无氧运动中受伤的可能性。缓慢并持续一段时间的伸展运动能够提高肌肉的柔韧性。柔韧性训练通常不像力量训练和耐力训练那样剧烈。瑜伽和太极都是能够提高柔韧性的运动。

**3. 锻炼心肺功能**　在所有类型的运动中,有氧运动最能锻炼心肺功能。较强的心肺功能能够从多方面促进心肺健康。首先,剧烈活动时的氧气摄入量会增加;其次,心脏每跳动一次,泵入循环系统的血量就会增多。这些身体变化带来的结果是静息心率和静息血压的降低,提高心血管系统的工作效率(Cooper,2001)。有氧运动能够帮助人们预防心脏病及其他疾病,对男性和女性都有保护作用(Murphy, Nevill, Murtagh & Holder, 2007)。

**4. 延缓器官老化**　运动能使肌纤维变粗,改善肌肉的血液循环和新陈代谢,增强肌肉的力量和韧带的力量以保持姿势。运动还能提高骨骼系统的结实程度,并增强关节的韧性和灵活性,减少背部疼痛。所以,坚持运动的老人,肌肉仍保持丰满结实,保持相当体力,抗疲劳和易恢复。

**5. 增强心血管系统的功能**　长期坚持锻炼者和运动员的心肌内毛细血管分布增多,供血增加,从而使心肌纤维变粗,冠状动脉管腔增大,弹性增强,心肌增厚,搏动有力,能够提高心血管的适应性和耐受性,并减少患心脏病的危险性,每个人都能从中获益。

**6. 增强呼吸功能**　人体活动所需要的大量氧气是靠肺部呼吸所摄取的,正常男子的肺活量为 3 500~4 000ml,正常女子的肺活量为 2 500~3 500ml。30 岁以后,肺活量逐渐减少;到 60 岁时,肺活量只有 20 岁时的一半。运动可增大肺活量和肺泡通气量,经常参加运动者的肺活量可增加 1 000ml 左右。

**7. 增强消化和吸收功能**　运动时机体需氧量增加,促使呼吸加深加快,增大了横膈膜运动幅度,加强了腹肌活动,促进胃肠消化和吸收功能,以及肝、胆、脾、胰的功能。

**8. 控制体重**　研究表明体育锻炼有利于控制体重。当人们通过饮食摄入的能量超过其身体活动消耗的能量时,肥胖会随着时间推移而出现。有专家提出(Hill & Wyat, 2005;Jakicic & Oto, 2005),肥胖的人每天至少需要进行 60min 及以上中等强度的运动才能让体重开始下降并保持。因此,为了长期控制体重,需要进行时间更长、强度更大的体育锻炼,远超过促进心血管健康所需的运动量。

运动能促进减肥主要不是因为运动本身消耗能量,确切地说,运动的减肥效果主要是通过提高新陈代谢水平来实现的,在这一水平上身体可以消耗更多的能量。身体比之前多消耗的能量能够让体重降低,这些能量比运动本身消耗的能量要多很多。

（二）锻炼的心理收益

体育锻炼不仅能够增加生命的长度,还能提高生活的质量。规律的体育锻炼能给人带来心理方面的益处,包括预防抑郁、减轻焦虑、减少压力、提高认知能力等。

**1. 提高大脑和神经功能**　身体各肌肉群、关节及内脏器官有节律地紧张与放松是对大脑的极好锻炼,让大脑反应敏捷、准确、不易疲劳。美国医生通过对运动爱好者和不爱好运动者进行脑功能测验,发现前者脑细胞的衰老速度比后者要慢一些。

**2. 改善认知功能**　认知功能包括多种能力,如注意力的集中能力、新信息的加工速度以及记忆能力。体育锻炼能够改善儿童注意力和记忆力、提高儿童执行功能、促进学业表现和缓解儿童认知障碍症状。亚菲(Yaffe,2001)通过研究发现体育锻炼对老年人认知老化有延缓作用,尤其是对随年龄增加下降最明显的执行功能的效果明显。海恩(Heyn,2008)调查 2 020 名 65 岁以上患有认知障碍老人体育锻炼前后的数据,分析发现体育锻炼可以增进健康,提高身体功能和认知功能,对老年人的认知损伤具有积极的干预作用。

**3. 缓解抑郁,降低焦虑和应激水平**　大量研究表明,有氧运动可以缓解压力,减轻抑郁和焦虑。冥想、瑜伽、气功、太极等可以减少紧张、焦虑、抑郁和愤怒,并能改善心境。研究还显示,运动的人与不常运动的人相比,能够更好地应对压力事件,展示出更强的自信心,精力充沛,且较少感到抑郁和疲劳(NCHS,2002;Statistics Canada,1999)。2002年美国盖洛普民意调查发现,认为自己不幸福的人大多是不常运动者,其人数是经常运动者的两倍。

　　运动中与运动后生化活动的改变同样也影响着中枢神经系统,改善了神经系统的功能,缓解紧张。锻炼计划持续越久(17周以上),抗抑郁效果越好。锻炼已被用来治疗抑郁症和更年期综合征。在一项研究中,将抑郁的妇女分为三组:锻炼组、药物治疗组和联合治疗组。结果显示,锻炼组和其他两组一样情绪都有所改善,更重要的是,一旦治疗结束,那些继续锻炼的人与药物治疗的人相比,抑郁复发的可能性更小(Babyak等,2000)。

　　**4. 对自尊心与自我形象的维护作用**　健康幸福感(psychological well-being)也称为心理自我良好感或感觉良好现象,标志着个体对自己生活和幸福的满意程度,是心理健康的重要标志之一。它是指某种兴奋、自信、自尊的情绪和态度体验,并且没有消极情绪(Anshel等,1991)。研究表明(Snyder & Spreitzer,1974),健康幸福感与长期身体锻炼有正相关关系,积极参与身体活动者比不运动者的自我感受和评价更积极,其中女子较男子相关程度更高。自尊心常被视为最重要的心理良好感指标。桑斯特罗姆等发现,参加有氧舞蹈的成年女性对自身身体状况有着更为积极的评价,参加运动的孩子比不参加者有更高的自尊。规律锻炼的最重要益处就在于改善身体状况,从而增强自我良好感。甚至在某些锻炼者身上还可以达到一种"高峰体验"。

　　**5. 对工作能力的效应**　长期锻炼能改善身体素质,参与者会体验到自我效能感增强,精力充沛,很少会有疲劳乏力的感觉,从而能够增强工作能力。

# 第二节　锻炼与疾病

有效的锻炼不仅能够促进健康、预防疾病,甚至能够对部分疾病起预防和康复作用。

## 一、锻炼的预防和康复作用

### (一)锻炼对心血管疾病的预防和康复作用

　　**1. 高血压**　高血压患者锻炼时要选择适宜锻炼形式和强度。散步、慢跑、太极拳、气功等是合适的运动形式。对于某些运动形式如太极拳,高血压患者要内外兼修,并要在专人的指导下完成。随着锻炼熟练程度地提高,降压效果也日益明显。

　　长期坚持打太极拳的50~89岁老年人,血压平均134/80mmHg。经常进行运动的人,即使发生高血压,发病年龄也将推迟10~20年。强运动跑步20min,中度运动(轻松散步)40min,每周三次足以降低血压。无论选择了哪种运动方式都要坚持,切不可初见效果就放松,效果不佳便放弃。运动降压一般延后四周才生效,停止运动两周后,血压又回升。锻炼时最好不做低头弯腰屏气动作,以避免意外发生。

　　**2. 冠心病**　适宜锻炼能减少冠状动脉疾病和心肌缺血的危险。运动可以通过下列方式影响冠心病:①刺激支持心脏活动的肌肉来保护心血管系统;②增强心电活动;③增强人体对心室纤维颤动的抵抗;④预防引起冠心病的其他因素。运动也是治疗冠心病的有效方法。冠心病人越是早期活动,预后越好。对于患心肌梗死的病人,运动促进了侧支循环的形成,所以恢复得也快。

　　冠心病人应当选择哪些运动方式呢?应首选散步、慢跑、骑自行车等耐力性运动,其次打太极拳和练气功。运动时应注意运动量以不引起心绞痛或过度疲劳为原则。如果发生心前区疼痛、胸闷、憋气、眩晕等情况应立即停止运动,必要时含服随身携带的硝酸甘油片。如遇心绞痛频繁发作、严重心律失常、心肌梗死急性期,则禁止运动。

　　**3. 脑卒中**　锻炼是预防脑卒中的积极方式。有研究表明,有规律的身体活动对维持、改善心肺健康有益（Cheng, 2003）。男性心肺中上等适应水平可以降低中风的死亡率（Blair, 2002）。同时，采用锻炼能够全面提高个体的身体素质，防止"中风"发生的可能。

（二）锻炼对糖尿病的预防和康复作用

糖尿病是一种终身性疾病，目前尚无根治方法。运动能改善糖耐受性受损的病人和 2 型糖尿病病人的血糖控制。运动促使葡萄糖贮存和氧化酶增加，降低罹患糖尿病的可能性。

科学的体育锻炼可促进血糖的利用，加速血液循环，保持肌肉弹性，同时减少胰岛素或口服降糖药的剂量，减少副作用的发生，达到控制体重，保持良好状态的目的。从而减轻了病人的经济负担，避免长期或反复住院的苦恼。鼓励患有严重并发症的糖尿病病人避免长期卧床，病情允许时，应适当体育锻炼，帮助有效控制血糖。

糖尿病锻炼的注意事项是：①饭后 1h 是最佳锻炼时间。一般每次不少于 20～30min，1～3 次 /d，运动强度以心率为指标，控制在该年龄所达到的最大心率的 60%～80%，其中个体最大心率可用 220 减去年龄来估计，并循序渐进逐渐增加活动量和时间，以不疲劳为度。若出现呼吸急促、胸闷、头痛、面色苍白等症状，应立即停止锻炼；②病人要随身携带糖果或点心，还应随身佩带写有姓名、家庭住址和电话号码的病情卡，以应急需。对患有慢性并发症的糖尿病病人应由家人或他人陪护，要密切观察可能出现的不良反应或危险因素，如高血糖、酮症、心血管疾病的发作等。锻炼前后要认真检查足部皮肤，若出现红肿、紫癜，一定要暂停运动。锻炼时应穿宽头布鞋，每天用温水浸泡双足，冬天注意保暖；③体育锻炼与饮食控制、药物治疗同步进行，不能单独锻炼而忽视药物的治疗作用。

（三）锻炼对肿瘤的预防和康复作用

世界癌症研究基金会和美国癌症研究院 2013 年发布的一项报告第一次明确表明了 40% 以上的癌症是可以预防的。合理健康的饮食习惯，积极参加体育锻炼，避免肥胖，能预防癌症发生。

在 2013 年"世界癌症日"来临之际，中国抗癌协会于 2 月 2 日在武汉同济医院举行科普宣传启动仪式，专家强调运动对防癌的重要性，并提倡每天进行 30min 以上中等强度运动。只要坚持良好的生活方式，就会将患癌的几率降到最低。适当锻炼能增加机体的免疫功能；促进机体新陈代谢，延缓细胞衰老，减少细胞癌变机会；增进食欲，改善消化功能；使人性格开朗，消除烦恼和忧郁，增进心理健康。

癌症患者转入较长时间的康复阶段后，除继续施以必要的治疗外，体育锻炼是一种积极的康复方式。我国的调查发现，经过治疗，生存达八年以上的癌症患者中，有91% 的人一直坚持各种各样的体育锻炼。癌症患者锻炼的运动量可以根据心率指标 170 减去年龄估算，心率应该在 95～120/min 范围以内，散步、慢跑等项目是适宜运动，气功和太极拳的锻炼以自我感觉不过度疲劳为度，运动过量有害无益。

（四）锻炼对骨质疏松的预防和康复作用

锻炼是有效的预防骨质疏松症方法。规律活动能够刺激骨骼的生长，保护骨的质量和增加骨的矿物质密度。青少年早期进行身体活动有助于增加骨质峰值。举重、远足、有氧锻炼、跳舞等活动既锻炼了肌肉，而又不会给关节太大的压力，对构建和保护骨质有益。太极拳可以防止骨质疏松症和与其相关的骨损伤，打太极时的体态和低速运动，可以减轻关节的负荷，特别是膝关节和踝关节，这两处的组织最容易受伤（Wolf, 1996）。除了增加骨的密度外，太极拳和其他运动对加强协调、平衡、灵活度、肌肉强度和体态的稳定性都有益，并可以防止跌跤的危险。水能提供浮力，支持体重，因此水中活动能防止关节损伤，降低摔倒危险，是年长者和骨骼脆弱者防治骨质疏松症的理想运动方式。

骨质疏松症患者适当的运动对骨骼系统有良好的刺激作用。一定的应力刺激所产生的生物电能帮助钙离子沉积于骨骼，防止骨质脱钙，促进骨的代谢。同时还可牵伸肌肉、韧带及关节囊，防止肌肉萎缩，起到保持运动功能，减少骨折的作用。

骨质疏松症锻炼疗法要注意量力而行。病人结合自己的体质、病情及年龄等,选择相宜的锻炼形式。运动量由小而大,循序渐进,以脉搏数作为标准,步行活动后 5～10min,脉搏数恢复正常为适度。锻炼要持之以恒,应该进行自我监控,防止运动损伤或骨折的发生。

## 二、锻炼的风险

虽然有效的锻炼能够提高生理机能,减少焦虑、压力和抑郁,改善认知功能,对部分疾病起预防和康复作用,但如果锻炼不当,它也可能给人带来生理和心理上的危害。

### (一)运动成瘾

运动成瘾是指人对有规律的锻炼生活方式产生了心理、生理依赖。它可以分为积极和消极两种,积极锻炼成瘾的人可以控制自己的锻炼行为,而消极锻炼成瘾的人反而会受到锻炼行为的控制。消极锻炼成瘾的人哪怕他们身体已经受损,也会坚持运动;他们忽视人际关系,减少工作时间,以获得更多的时间来运动。

### (二)运动伤害

运动伤害是指和运动有关而发生的一切伤害。不同的运动项目需要不同人体运动动作完成的,有些项目的动作具有高风险性,容易使人受伤,对人造成的伤害超过了给人带来的好处。从发生过程和性质来看,运动伤害可以分为慢性损伤和急性损伤两种。

**1. 慢性损伤** 通常是由于持续性的重复某个动作而导致的,其特点是每一次损伤都发生在局部却非常微小,当时感觉轻微,但最后都因影响到运动而被发现,包括慢性肌腱炎、肌腱腱鞘炎、滑囊炎和关节炎等。

**2. 急性损伤** 主要是指在健身锻炼过程中突发的应激伤拉伤或扭伤,其特征是损伤发生的即刻或运动持续一段时间后,会出现难以忍受的疼痛,包括肌肉拉伤、韧带扭伤、挫伤、骨折、关节脱臼等。

### (三)运动性猝死

运动性猝死是指在运动中或运动后即刻出现症状,6h 内发生的非创伤性死亡。在运动中最有可能发生猝死的是有心血管疾病的人,他们通常年纪较大,但先天心脏畸形的年轻人也可能面临这一风险。然而,规律锻炼的人比偶尔锻炼的人在剧烈的体育活动中因心脏病猝死的概率更小。充分的准备能够减少运动伤害的风险,如选择适合自己的运动量,穿戴恰当的运动装备,学会识别危险症状并妥善处理。

近年来随着人们健康意识的普遍增强,参与运动的人数越来越多,关于运动性危害事件的报道也逐渐增多。这说明了两个问题,一是科学的运动知识有待加强,二是还需要有效的管控手段来保障运动的安全性。因此运动者还需要加强体育锻炼风险防范意识,选择适宜的锻炼项目、锻炼方式和锻炼环境。

# 第三节 促 进 锻 炼

## 一、影响锻炼的因素

影响参加身体锻炼的因素很多,本章节主要从社会层面、个人层面及心理层面进行介绍。

### (一)社会层面

从 20 世纪 60 年代末开始,许多国家的政府发起"促进锻炼"的政治号召,包括"全民运动",大规模兴建运动中心,增加运动设施,如游泳池等。自 20 世纪 90 年代起,我国的群众体育蓬勃发展。1995 年起,国家体育总局每年举办一次"全民健身周"活动。2006 年,国家体育总局、国家发改委和财政部开始组织实施"农民体育健身工程",丰富了全民健身工程的建设形式和内容。

每五年一次的国民体质监测已形成制度。近年来，国家有关部门先后颁布实施的《国民体质测定标准》《青少年体质健康标准》《普通人群体育锻炼标准》，为不同年龄人群的体质检测和体育锻炼提供了科学依据。2016 年全国卫生与健康大会中明确提出"要倡导健康文明的生活方式""要提升全民健康素养，推动全民健身和全民健康深度融合"。另外，我国长期推广集体操活动也有利地促进了群众性身体锻炼。

从全球范围来看，社会层面影响锻炼的措施包括：①中央政府或地方政府资助大众体育运动；②提供更多体育设施，特别是室内运动器材，消除不平均现象；③相对以往的精英体育（或竞技体育）投资，政府已经将大量资金用于全民体育锻炼；④重视社区、学校等公共场合的休闲锻炼环境建设，改善体育健身的硬件设施，组建各类健身俱乐部或体育协会，加强社会大众媒介的宣传与导向，强调锻炼的好处，鼓励个人采取适宜锻炼方案和设计有利于健康的锻炼计划。

（二）个人层面

个人因素是影响锻炼行为的最直接因素，它可以分为不可控制和可控制因素。不可控制因素包括年龄、教育背景、经济条件、自我动机和性别。年轻、受过良好教育、经济条件好的个体（特别是男性）会更倾向于选择锻炼作为生活方式。

个体可控因素包括：①儿童期的锻炼，个体参加锻炼的年龄越小，成人后越热衷于锻炼；②积极的自我形象，对自己更自信的个体会选择锻炼；③对锻炼知识的掌握并不能代表会坚持锻炼。有效利用锻炼行为影响因素中的个人可控因素，更能有利于培养个体形成锻炼行为，并坚持一生。

（三）心理层面

从心理学的角度分析，首先要有强烈的锻炼动机，然后选择最有心理健康效益的锻炼项目和锻炼方式，并且长期坚持。

**1. 锻炼动机**　是推动个体进行锻炼的心理动因和内部动力，它直接决定参与锻炼的目的、强度、频率和效果。对于参加锻炼的人群而言，激起他们参加锻炼的原因一般包括控制体重、增强体质、降低患病风险、提高主观幸福感、降低抑郁、提高自尊和自我概念、增进社会化、减轻心理疲劳等。

**2. 锻炼的坚持性**　锻炼的坚持性通常被定义为"出席锻炼的百分比"，也有人认为锻炼坚持性是达到某项预先定好的标准，如对锻炼方案的执行程度达到 70% 就算是坚持者，否则就被认为是中途退出者。个体对锻炼的兴趣和爱好是体育锻炼坚持性的内在动力，个体的余暇时间、锻炼的场地设施和简单易学的锻炼项目等是个体坚持锻炼的常见外在影响因素。

通过锻炼前后的对比研究发现，坚持锻炼的人对疾病的易感性降低。在知识和归因等方面，锻炼者与不锻炼者也存在很大的差异，锻炼者有更多的知识，更强的健康动机和控制感。锻炼的持久性与锻炼障碍少、锻炼知识和锻炼效果的感受相联系。

锻炼行为是一个过程而不仅仅是一个单独的行为。锻炼生活方式的确立受到多重因素的影响。在许多情况下，锻炼更可能涉及采取、坚持、消退和再采取的一系列阶段。相似地，采取和坚持锻炼的动机也是多样的，建议可通过明确锻炼目标、激发锻炼兴趣、树立锻炼信心、寻找志同道合的伙伴、积极寻求锻炼指导员的帮助等途径增强锻炼的动机和锻炼的坚持性。

## 二、锻炼生活方式的培养

（一）健康信念模型及其应用

运用健康信念模型（health belief model，HBM）能促使个体产生并维持锻炼行为。有位医生发现，自己的一位女病人因为发现自己有心脏病家族史而感到处于心脏病患病危险中（感知威胁）。女病人知道自己的父母都因心脏问题过早去世（感知到严重性）。医生告诉她定期锻炼是减少患病威胁的最佳方法（感知到益处）。医生为她设计了步行锻炼方案（行动线索）。妇女知道自己因为忙于工作和家务，没有时间步行锻炼（感知到阻碍）。在驱车回家的路上，她看到了一条广告，上面写着：每天早晚在此行走，促进身体健康。第二天，她就试着每天提前 30min 起床，沿广告牌下的路行走两公里，并一直坚持了下来（自我效能）。

因此，健康信念模型能促进个体产生更强的锻炼意向，觉得锻炼重要和好处多多，不锻炼对健康有更高危险性，也能提高对锻炼的可控制感，更有可能改变旧的健康习惯。健康信念模型强调了信念在锻炼生活方式的培养过程中所起的重要作用。

（二）让锻炼成为生活的一部分

**1. 强调效益，激发锻炼的动机，创造全社会锻炼的氛围**　为了让整个社会大环境都有利于锻炼，应注意根据社会以及人的发展趋势，努力探索人们需要的身体活动形式，健身与娱乐并重。多开展一些群体性活动，以培养和形成多种活动动机，利用人们社会交往、身体健康的需要，利用活动者想提高自尊心、自我效能、独立性和成就感的动机，促进人们参与活动，促进健康和预防疾病。

**2. 让病人动起来**　"让病人动起来"是促进病人健康，恢复功能的重要方式，能加速康复和提高生活质量。当然，让病人锻炼必须在医生的指导下完成，针对不同的病人，选择适宜锻炼方式，以促进康复为主要目标。

**3. 转变观念，强化意识**　锻炼的精髓，就是促进身心健康，提高生活质量。锻炼是促进健康的重要方式，作为生活方式，包括了休闲。当锻炼成为习惯时，人们才能从锻炼中获得收益。

（三）不同年龄段人群科学、可行的锻炼方法

**1. 儿童少年锻炼强度与方法**　6～17 岁的儿童少年正处于生长发育旺盛时期，身体形态结构和生理机能尚未成熟，青春期的身体变化很大。他们的骨骼含有机物多，无机盐少，因此骨的弹性和可塑性大，而硬度小，不易骨折，但易弯曲呈畸形。据此，锻炼身体时应注意培养正确的站、走、跑和跳的身体姿势。运动持续的时间不要过长，运动量不应超过身体负担的能力，尤其不要进行静止用力活动，要防止长时间站立和负重，注意增强脊柱的锻炼，防止脊柱和胸廓的畸形。

儿童少年的心率随年龄增加而减慢，心容积、心输出量等相对比成人大，但由于负荷后心率增加较快，只能适应短时间紧张的运动。儿童少年的血压也随年龄增长而增加，青春期后心脏发育迅速，血压增长较快，有的可出现收缩压超过正常标准，称为"青春性高血压"。根据上述特点，儿童少年的体育运动应以发展有氧能力为主，不宜进行用力过大的憋气或长时间静止用力的活动，运动强度要适当。可进行短距离的加速跑、中等距离的变速跑、球类、游泳、健美操、郊游等活动。

运动量的选择。一般以个体静息心率与运动后即刻心率的比差来衡量运动量的大小。国内少年儿童体育运动时的适宜心率应比安静时增加 75%～90%，或本人最大吸氧量的 60%～70%，心率掌握在每分钟 125～155 次之间，运动后 10min 内恢复正常。运动中自我感觉良好，无面色苍白和眩晕现象。

**2. 成年人锻炼强度与方法**　18～60 岁成年人的神经系统、运动系统的发育已趋于完善，有较快的反应速度和较强的自控能力。骨骼和肌肉的发育特点是：骨骼含无机盐多、有机物少，因此，骨的硬度大，弹性小；肌肉的力度较大，肌纤维较粗，肌肉内的蛋白质和无机盐含量比儿童少年要高得多。因此，成年人进行体育运动可以承受较长时间和大强度的负荷。

成年人的心率已渐趋稳定，心容积，心输出量较大，负荷后心率增加缓慢，能适应长时间紧张的运动。根据上述特点，成年人体育运动在发展有氧能力的同时，也要注重无氧能力的培养，进行间断性的大运动强度的刺激也有必要。运动方式个体差异大，可选择健美操、健身舞、球类、跳伞、登山、郊游、滑雪、冲浪、游泳等活动。

运动量的选择。成年人进行体育运动时适宜运动量的心率应比安静时增加 80%～90%，或本人最大吸氧量的 70%～80%，心率掌握在每分钟 135～165 次之间，运动后 10min 内恢复正常。运动中自我感觉良好，无面色苍白和恶心的体征；运动后食欲增加、睡眠改善、体重正常等。

**3. 老年人锻炼强度与方法** 60～80岁老年人的身体各组织器官出现退行性变化和机能衰退现象。经常参加体育锻炼能改善和提高老年人身体各个器官系统的代谢活动和工作能力，减轻和延缓衰老过程，预防老年常见病。老年人进行体育锻炼时，要根据个体的年龄、性别和体力特点、健康状况及以往运动史等来决定最适宜的运动项目，并制定合理的锻炼计划。开始锻炼的运动量和强度要小，以后随身体适应能力提高而逐渐加大。老年人适宜进行强度不大的活动，如慢跑、快走、游泳、骑自行车、气功、太极拳等，不宜进行速跑类的激烈活动。运动量要适中，应根据个人具体情况而定。

运动量的选择。老年人最合适的运动强度一般用最高心率的60%来表示。最高心率随年龄增长而减少。也有人提出老年人慢跑时的心率应比安静时心率增加50%～60%为宜。在锻炼中如果感到心胸舒畅、精神饱满、有轻度疲劳但无气喘、心动过速现象；锻炼后食欲增加、睡眠改善、晨脉较稳定、血压正常、体重正常等情况，都是良好反应。如果锻炼后有头痛、恶心、胸部不适、食欲下降、睡眠不好、晨脉加快、疲劳不能消失、体重下降征象等，表示运动量过大，需要调整或暂停活动。

# 第四节 休 闲

科技（进步）将人类从繁重的体力劳动中解放出来，人们有了充裕时间去休闲。现在，人们将以工作为中心的生活方式逐渐向以休闲为中心的生活方式过度。休闲影响着人们的身心健康。

## 一、休闲和休闲方式

### （一）什么是休闲？

人类对休闲的认识有着悠久历史。古希腊的亚里士多德把休闲誉为"哲学、艺术和科学诞生的基本条件之一"，深深地影响着西方文化传统。在中国文化中，从"休闲"二字上，就有精辟的阐释。"休"，倚木而休，强调人与自然的和谐；"闲"，娴静、思想的纯洁与安宁。词意的组合体现了中国人的特有的休闲文化内涵和意义。

休闲（leisure）指个体在完成工作和满足生活需求后自由支配时间，因喜欢而从事某些活动的一种状态。休闲可以说是工作的部分补偿，但也不止于此。越不花时间和体力的工作，休假和工作之间就越没有区别。休闲是一种活动，人们因喜欢而从事这些活动。他们不追求其他目的，仅为娱乐自己、自我改善，更不是为了物质上的追求。

中国历来都有着良好的休闲文化：庄子哲学体现对精神自由的追求，魏晋南北朝的隐逸文化大为发展，儒家对高雅的休闲生活有着明显青睐。文化不仅影响着人们对休闲的理解，还左右着休闲的方式。可见，文化是休闲的灵魂。目前国人对休闲的理解主要包括以下两个方面：其一，休闲不是工作的对立面，休闲是一种发展自我的方式，是一种激发工作热情、创造社会财富的有效途径；其二，主动休闲即现代休闲不仅追求消除疲劳、放松身体，还追求精神上的享受，进行自我提高和自我实现。休闲的目的在于自我教化，并追求人生崇高境界和陶冶。例如，导游为摆脱本职工作时的那种"被迫"的责任感，而采取随心所欲地游山玩水，这就不是休闲。

### （二）休闲方式

由于休闲时间、空间、活动特别是休闲文化的不同，构成了人们休闲方式的差异，这直接影响着休闲生活的质量和人们的身心健康。

文化是休闲的灵魂，不仅影响着人们对休闲的理解，同时还左右着休闲方式。随着我国的经济和文化的发展，目前我国居民的休闲活动由以往的单一休闲转向了多元休闲，逐步形成六大主要休闲方式：观光类、城郊类、度假类、商务类、运动类以及文化类休闲。不断涌现出新的休闲形式，看电视、去歌舞厅、唱卡拉OK、上网聊天、蹦极、攀岩、驾车旅游等都是在改革开放后出现的新休闲活动。在现代人的观念中,休闲是使个体通向全面发展的重要途径。通过休闲进行自我提高、自我完善、自我实现。

张海荣在《休闲学概论》中从价值学和伦理学的角度,将休闲分为积极性休闲和消极性休闲。这种分类方法对于引导人们正确选择休闲方式,促进现代社会的健康发展具有十分重要的意义。

**1. 积极性休闲**　一切有利于人们身心恢复和发展的休闲均为积极性休闲。身心的恢复与发展对于每个人都是非常重要的。身心恢复手段有休息、娱乐、疗养等。这些休闲活动可以使人消除疲劳、恢复体力和精力、调节心理,可保持人的生理和心理处于一种健康的状态。这是一种基础性的休闲活动,是积极的休闲活动。身心发展手段有读书、旅游、运动、创造、研究、艺术活动等。这是在身心恢复基础上的提升,是人的潜能的开发,是人的自我发展,是休闲对个人和社会的主要价值所在,是需要积极倡导的内容。

**2. 消极性休闲**　一切不利于身心恢复和发展的休闲活动均属消极性休闲,如无所事事、放纵自己、赌博、吸毒、参与色情活动等。无所事事是人的一种懒散、精神空虚、心理不健康的表现;放纵自己是沉湎于某种娱乐而有害自己的身心健康的表现;赌博、吸毒、参与色情活动等对社会造成不良影响甚至是自我伤害,更是不可取的不良行为。社会应该通过适当的方式,适时、适度地介入休闲文化,引导人们充分而合理地利用休闲时间,使休闲活动更有利于人们的身心健康,有助于推动社会向文明健康的方向发展。

## 二、休闲与健康

生命是有节奏的,必然有高潮和低潮,不可能始终都保持身心的最佳状态。适当休闲可以调养身心,放松心情,在无意识当中潜移默化地调节生命的周期。休闲对健康的作用主要体现在以下几个方面:

**1. 缓解压力**　压力是个人和外界发生必然联系和矛盾的结果,压力经过横向扩展和纵向积累,就会产生社会反应,如果反应超过一定限度,压力就像一个胀满蒸汽的锅炉一样,去寻找薄弱的地方释放压力。休闲则提供了宣泄压力的手段,使劳动、工作时间内消耗掉的生理和心理能量得到补偿,通过各种娱乐消遣活动,把人的注意力从工作和学习转移到其他方面,从而使紧张情绪得到发泄和松弛。

**2. 能获得工作以外的满足**　人的需要是多种多样的,工作只满足了部分的需要,因为有时工作不能完全满足个人的兴趣,是为生计,不得而为之。休闲就可以使人产生愉悦感,获得美的享受,随时寻求一个适合自己需要和特点的活动,发挥自己的才能,补偿在工作中被压抑或得不到满足的需求,强化积极的自我形象,产生自我满足感和价值感。

**3. 修身养性,完善人格**　休闲不仅能调节情绪,而且能使人们的情感变得丰富,心灵变得和谐。在休闲中人们可以将日常生活中产生的消极情绪加以宣泄、转移,甚至升华,使人产生愉悦、兴奋、成就感、自信、自尊、幸福、宁静、美感等种种积极的情感。同时,在休闲活动中使人的人格不断地完善,可以使人们在繁细的现代分工社会中感受到生命的整体性,它是人的生命状态的一种形式,对于人之生命意义来说,它是一种精神的态度,是使自己沉浸在整个创造过程中的一种机会和能力,它对于人"成为人"有着十分重要的价值。

因此应用高雅的休闲活动去丰富人们的生活内容,发展和培养人们的良好个性,使人们在休闲中既得到放松和娱乐,又能在道德修养上得到升华,同时在精神上得到充分地享受和发展。

## 三、学会休闲

休闲还用学吗?谁不会休息、不会玩儿呢?其实不然。懂得休闲是一种人生智慧。罗素说:"能否聪明地休闲是对文明的最终考验。"人类许多发明创造都与休闲有关。亚里士多德曾举例说:"数学所以先兴于埃及,就因为那里的僧侣阶级特许有闲暇。""休闲"一词在希腊语中为 schole，而在拉丁文中则是 scola，两者都和英文 school（学校）一词同源。在古代西方历史上，school 一词原本不是指学校，而是指人们从事休闲娱乐活动和学习活动的场所。在古希腊，教育成为人们休闲的重要内容。西方思想家认为，开发休闲实际就是积累一个人、一个民族、一个国家的文化资本，就是对人的教育与教养的投资。这种资本的投资越早越好，回报率越高。在西方，休闲教育在一百年前就被视为人生必修课，而且几乎是终生教育。

目前，中国人的休闲方式比传统社会有了明显的进步。但是不管是中国还是西方，因为休闲时间的增加，休闲的问题也越加明显。最明显的是环境污染的问题；还有很多度假的人喜欢去探险，勇于尝试平常不敢做的事，置自身于危险中；很多人希望在度假的地方弥补平常无法拥有的经验。很多度假地气候非常恶劣，人们有时低估了变化。另一方面，也可能因为度假的无聊，而发现内心的空虚。第三，其他认知的错误，可能是因为自己的文化优越感而对其他文化有成见。潜在的关系问题也可能在度假中浮现，比如认清让人无法忍受的伴侣另一面。加上突然的社会角色改变，或者不能扮演平常习惯的角色，都会使问题更严重。极端的个人情况是度假恐惧症，也就是说对度假的潜在焦虑可能转变成身体症状。基本上，这种人把工作当作生活的意义，假期对他而言是空洞的。其他人眼中假期可以做些休闲活动或享受空闲，而对度假恐惧症的个人，在周末假日也不知道该做什么好，度假时有浪费时间的罪恶感，最后导致"假日神经官能症"。

如何避免这些不良问题，养成健康的休闲方式呢？一方面需要个体的自我调控；另一方面，需要学校和社会的教育引导。

**1. 从自我调控方面看，其核心就是要充分发挥个体的主观能动性，变被动休息为主动休闲**　可以从以下几方面着手：①增强休闲的主体意识，增强理性的选择和判断能力；②合理安排休闲时间，在保证充足的休闲时间的前提下，制订有效的休闲计划，做到适可而止；③适当营造休闲的家庭气氛；④选择适合自己的文明休闲活动；⑤提高自己的休闲技能。

**2. 学校和社会要针对休闲的特色而实施教育**　休闲教育本身不只是追求有用，更是追求幸福的教育。这种教育贵在人的自觉，强调学习生活比学习工作更重要，同时它没有特定的场所，没有固定的教材，也没有严格的教师或统一的控制系统，它是一种非预期的潜移默化的经验，却能产生深远的影响。因此，从组织教育的角度来看，可以通过如下途径使休闲教育规范、系统化：①学校将休闲教育融入课程体系之中；②家庭把休闲教育融入到日常生活中；③社区把休闲教育融入各种活动中；④各类机构把休闲教育融入管理制度、咨询服务中；⑤传媒把休闲教育融入各种信息之中。

因此，在我国即将步入"休闲时代"的大背景下，加强休闲教育和健康教育，引导人们逐步建立积极、健康、文明的休闲方式，对促进社会的和谐稳定发展，全面建设小康社会具有积极的意义。

（汪惠才）

**思考题**

1. 锻炼的类型有哪些？
2. 锻炼有哪些益处？
3. 影响锻炼的因素有哪些？
4. 如何让锻炼成为一种生活的方式？
5. 休闲对健康有哪些作用？
6. 如何养成健康的休闲方式？

# 第十一章 环境与健康

环境是指直接或间接影响个体生存和发展的各种内外因素的总和,既包括了人们通常所理解的物质因素,也包括如观念、制度、行为准则等非物质因素。环境对个体的刺激无论是令人愉快与否,都会提高其唤醒水平,增强个体心理应激水平。本章所指的环境主要是指家庭、学校、职场、社会等几个方面,这些因素都与个体的心理健康存在紧密联系。

## 第一节 家庭环境与健康

家庭(family)是指婚姻关系、血缘关系或收养关系基础上产生的,亲属之间所构成的社会生活单位。从心理学角度看,家庭也是一种特殊的心理认可群体,是个体成长、发展和生存的基本环境和最紧密的人际关系渊源,通过成员间的相互作用、相互影响形成某种特殊的模式。我国家庭有向规模缩小、结构简单、亲子及亲属关系减少,单亲家庭增加等方面发生变化的趋势。

### 一、家庭与健康关系概述

家庭是组成社会机体的基本细胞,其功能的健康和完整是整个社会健康发展的基础,而家庭心理健康则是整个社会群体心理健康的重要保证。作为个体生活的基本环境,家庭的生活方式、生活习惯及应激水平,都对家庭成员的健康维持和疾病产生影响。

(一)家庭的功能及其变化

家庭的多重功能是自古以来就有的,随着社会的不断发展,家庭功能的强度、内容、具体表现形式等也不断变化。

1. **生物功能** 家庭的原始功能,即繁衍后代,提供食宿,满足各种生理性需要等,是传统家庭的基本功能。随着现代社会的发展,这种功能也在发生着演变,如繁衍后代功能弱化(生育人口减少,"丁克"家庭的出现等)和更注重个人生理快乐等。

2. **经济功能** 指家庭成员通过不断地参与社会劳动获取报酬以增加家庭的收入,保证家庭成员在衣、食、住、行、教育、娱乐等方面的基本需求。经济功能失调或缺少,会引起家庭与外部的联系异常以及家庭内部的矛盾。然而,现代社会由于生产力发展的刺激,人们追求物质的欲望增强。一个家庭的绝对贫困、相对贫困、现实贫困、想象贫困都会对家庭成员的心理产生严重的负面影响。

3. **情感功能** 满足家庭成员的情感需要,维持家庭的整体性。每个家庭成员心理特征的形成、个性的发展、感情的激起与发泄、品德和情操的锤炼、爱的培植和表现以及精神的安慰和寄托都离不开家庭。各成员之间通过相互理解、关心和情感支持，缓解和消除社会生活带来的烦恼和压力，从而维持均衡、和谐的心理状态，体会到家庭的归属和安全感。

**4. 社会功能**　家庭通过亲朋往来、文化娱乐、求学就业等活动，来传递社会道德、法律、风俗、时尚等信息。家庭是年幼成员学习语言、知识、社会规范及社会行为标准的主要场所，提供适应社会的经验，帮助其从"生物人"逐步向"社会人"转变。现代社会文化交流日益增加，风俗习惯和道德价值观具有多元化趋向，如何使每个家庭传统的道德习俗与现代社会的变化相适应，使得家庭成员在社会化过程中更加成功，则是现代每个家庭所面临的重要而艰巨的任务。

**5. 照顾功能**　指家庭在其成员患病时，能及时发现问题，并做出处理的决定。保护、促进家庭成员的健康，对其功能减退的家庭成员提供康复照顾，并实施适当的康复技术和康复护理，以保存家庭成员残存的功能和促进丧失功能的恢复；还包括赡养年老的家庭成员。

（二）健康与家庭的关系

这里所指的"健康"是指"心理健康"。家庭对个体健康的影响持续一生，从儿童期到老年期，个体的健康、疾病和死亡，都与家庭环境有着密切的联系。

**1. 夫妻关系稳定，性生活和谐**　家庭生活和睦，夫妻作为家庭的中坚力量，有控制并平衡着家庭的权利。

**2. 儿童、青少年健康与家庭**　家庭是儿童生长发育的重要场所，家庭养育方式、家庭矛盾、家庭暴力等都会明显影响子女的健康。冷漠、缺乏回应的养育方式会有碍孩子的成长，并导致儿童期疾病的增加。当家庭矛盾上升到暴力时，会给儿童带来直接或间接的伤害。

**3. 老年人健康与家庭**　老人在家庭中处于相对从属的地位，但并非无任何家庭权利，他们不仅需要躯体上的照顾，更需要心理上的慰藉。能够获得家庭成员支持的老年人，往往生活得更加健康长寿。缺乏家庭支持的老年人的死亡率是那些具有良好家庭支持老年人的2~3倍，儿女健康与否与老年人的死亡率密切相关（Blazer，1982）。

**4. 躯体疾病与家庭**　家庭会影响疾病的发生、发展及预后。例如，迈耶（Meyer）等发现，链球菌所致咽炎的患病率与长期压力有关；帕尔默（Palmer）等发现，家庭功能会影响脑卒中的预后。

**5. 遵医行为与家庭**　患者的遵医行为直接影响疾病的预后。和谐家庭的患者一般具有良好的遵医行为，能积极配合医护人员的工作，从而加快康复速度，改善生活质量。这些患者虽然疾病缠身，但仍能保持心情开朗、豁达、充满信心。而那些来自不和睦家庭或无家人照顾的患者，往往不配合医护人员的工作，情绪低落，对未来缺乏信心，预后不佳。

## 二、家庭与健康行为

（一）家庭与健康危险行为

家庭环境影响其成员，尤其是青少年的行为习惯。家庭成员的不健康行为会通过社会学习方式传递给下一代。因此，父母的榜样作用很重要。

**1. 酒精、烟草、毒品等物质滥用和危险性行为**　这两种威胁健康的行为，常常首发于青少年时期，与不良的家庭环境密切相关。如果家庭中有任何一个成员（如父母、兄弟、姊妹）吸烟，都会成为青少年模仿学习的危险因素。另外，父母存在物质滥用，他们的孩子更容易因应激事件而变得焦虑，且更容易习得通过物质滥用、危险性行为的方式去应对自己所面临的问题。此外，单亲家庭、受虐待、缺乏父母关心与管教、父母溺爱、或缺乏独立生活能力的青少年也容易出现危险性行为。

**2. 不良生活习惯和缺乏体力活动**　不良的饮食生活（如不吃早餐、饭后松裤带、饭后即睡、晚餐过饱、空腹吃糖、饮食过咸等）；经常熬夜和不良的运动习惯（出门就坐车、运动量忽大忽小）等都是影响健康的危险行为。

**3. 不忠诚**　对婚姻不忠是配偶重大心理应激事件，可出现焦虑、抑郁、愤怒、激惹等心理及情绪反应，导致家庭不和睦或解体，甚至引发重大灾祸或触犯刑律事件。父母婚姻不忠对子女性格、心智都有着极大的消极影响，并且对情感塑造和日后的婚姻生活也会带来不良的影响。子女会出现担心、失望、愤怒、恐惧、失去安全感等情绪反应，以及反叛、退缩、成绩退步、拉拢、讨好父母复合等类成人行为。此外，个别子女的人生价值观及婚姻观也因此而变得负面。

（二）家庭与健康促进

家庭在生物-心理-社会医学模式中处于核心地位，家庭是与健康促进和疾病预防有关的最基本的社会单元。世界卫生组织（1976）将家庭视为健康促进和优质生活的基本单元。以家庭为基础的疾病预防和健康促进措施是最有效、最经济的一条途径。

**1. 家庭是个体健康和疾病行为学习与形成的场所**　个体很多的生活习惯都来自家庭，父母的生活方式会在潜移默化中传递给下一代，促进健康的行为有：饮食营养、规律、结构合理；睡眠环境与习惯；卫生习惯良好等。

**2. 家庭是应激的重要中介因素**　不良家庭环境会增强应激的作用，影响家庭成员的健康状况；而良好的家庭环境则能缓冲应激，提高家庭成员的应对能力。

**3. 家庭是重要的社会支持源泉**　家庭是心灵的港湾和修复伤痛的场所。遭遇应激的个体首先会寻求家庭支持，在无法获得家庭支持或家庭支持无效的情况下，才会求助于外部。在重大疾病、慢性疾病的治疗与康复过程中，家庭支持更重要。

健康的家庭总是会试图解决问题，促进健康行为，努力消除不良行为。家庭中的良好沟通能够促进其成员将自身所面对的应激问题放在家庭的层面上进行处理，利用家庭资源应对困境，亦有利于年幼成员学习处理应激的方法与策略。此外，健康的家庭会通过家庭成员的共同活动，如旅游、家庭会议、体育活动等方式，促进成员之间的深入了解。同时，这些活动也会营造出良好的家庭氛围，帮助成员提高沟通能力，结识更多朋友，学会处理矛盾冲突。

## 三、家庭应激与健康

（一）家庭应激理论

家庭正常变化周期包括形成、扩展、稳定、收缩、空巢和解体六个阶段。在旧周期面临结束、新周期即将到来的时候，家庭内部就会出现动荡和冲突，从而导致其功能出现变化。家庭应激是相对于个体应激而言，是指家庭整体面对的应激。个体应激会累及家庭中的其他成员，而家庭应激则会影响家庭中每一个成员，个体应激和家庭应激彼此相互影响。若个体成功处理了应激，会对其他家庭成员形成示范；而家庭应激的成功应对亦会鼓舞家庭成员，促进成员的健康。

家庭氛围、情绪沟通及行为模式等因素，会在潜移默化中影响家庭成员对应激的应对能力以及生活方式的形成。其中，儿童所受的影响更大，并且这种影响往往会持续到他们成年后。

（二）家庭应激源与健康

家庭应激源不仅包括来自家庭外部的各种应激事件，诸如火灾、地震、战争、车祸等，也包括家庭自身产生的应激源，如家庭变迁、亲子关系恶劣、不忠、离婚、家庭暴力等应激事件的发生，对家庭成员的健康产生影响。

**1. 家庭重大应激事件**　包括丧失生活来源、亲人亡故（特别是童年丧父母、中年丧配偶、老年丧子女）、亲人重病、监禁、主要成员间出现强烈冲突与斗争，以及家庭分裂等。这些事件会破坏家庭原有的生活方式，令家庭成员处于强烈应激中，从而直接或间接地影响家庭成员的健康。

圣提克（Santic）等调查了在越南战争中阵亡的美国士兵家属的血压水平，并与他们的邻居进行了对比，在排除了心脏病及自身压力外，有亲人在战争中死亡的家属的血压明显高于对照组。另外，亲人亡故往往使整个家庭充满悲伤的气氛，并影响家庭的正常功能。其中，失去年轻家庭成员比失去老人更令整个家庭痛苦，家庭成员的突然亡故比慢性疾病导致的死亡更让家人难以接受。

**2. 家庭变迁**　包括家庭的成立、增添新成员、家庭成员离开、失去家庭成员、重组家庭单元等五种。家庭变迁会导致家庭成员数量的变化及家庭角色的重新适应,这将改变家庭的日常规范,使习惯化了的生活方式发生改变。

家庭变迁无论对儿童还是对成年人的心身健康,都会产生一定的影响。例如,孩子的出生会让妻子关注的重心从丈夫转向孩子,对于习惯了原有家庭模式的丈夫来说,必然要做出角色的调整,否则就会出现家庭矛盾。又如,二胎宝宝的出生使父母对二宝的关注和照顾,引起大宝的失落与嫉妒,提醒父母不要忽略对大宝的照顾。当家庭变迁发生时,家庭中的成年人往往要花费更多的时间和精力去适应,对儿童的照顾则会相对减少,从而导致儿童的不安情绪以及亲子关系质量的下降。此外,家庭变迁也会相应减少家庭成员面临个体应激时可利用的家庭资源,比如金钱与时间。

**3. 离婚家庭**　离婚是家庭的重大应激事件,离婚并非仅仅是结束,而是一个漫长适应过程的开始。离婚后,家庭成员会面临情绪和行为的适应、角色调适、亲子关系、经济问题等一系列应激源。逐渐累积的应激源会增加家庭成员出现负性情绪、行为问题、以及躯体疾病的可能性。

在离婚期间,如果父母不能在处理自身问题的同时帮助其子女,孩子就会出现一系列身心健康问题。另外,家庭破裂改变了原有的生活方式、居住环境以及邻里关系,促使孩子要重新调整并适应新的环境、结识新的伙伴,因此可能引发更多的情绪问题。同时,离婚者在养育子女过程中亦存在许多困难。由于离婚者在孩子面前缺乏权威,从而导致孩子更容易出现行为问题。美国社会学家发现,离婚家庭中有37%的孩子存在学习问题,2%存在纪律问题,9%发生过离家出走。此外,离婚者会出现更多的健康问题,离婚者比未婚者死亡的可能性更大,他们中发生自杀与杀人事件的比例更高,比拥有正常婚姻者罹患身心疾病(例如癌症)的可能性也更高。

虽然离婚可能带来消极的影响,但离婚对部分人具有积极意义。例如,离婚增强了个体的自主性、促进个人成长,有助于提高个人的幸福感,增强男性的人际交往能力等。综上,如果离婚得不到恰当的处理,将成为家庭的灾难;如果能妥善处理,却可以成为个人成长的契机。

**4. 单亲家庭**　与完整家庭相比,单亲家庭由于缺少另一半的平衡作用,容易出现混乱,因此单亲家庭往往面临更多的应激事件。

单亲家长在身心两方面都显得更加脆弱,离异的家长较未离异的家长更容易感到焦虑、愤怒、被遗弃和抑郁;婚姻破裂还会影响免疫系统,从而增加了疾病、甚至死亡的可能性。

**5. 家庭暴力**　是指发生在家庭成员之间的,以殴打、捆绑、禁闭、残害或者其他手段对家庭成员从身体、精神、性等方面进行伤害和摧残的行为。家庭暴力除了导致躯体伤害、疾病或死亡等直接后果外,更多的是慢性疼痛(如头部、腰、腹部疼痛)和更高水平的焦虑、抑郁、以及自杀企图。更严重的是受害者心理伤害、不恰当的自我评价以及情感适应障碍,并且受害者难以控制冲动,缺乏应对能力,在今后的生活中对其健康造成持久的负面影响。

**6. 空巢家庭**　是指家庭中因子女外出工作学习,老人独居的一种现象。空巢家庭是社会发展的趋势、社会进步的体现及人们价值观念改变的结果。现如今,发达国家中,除了日本,大多数老年人均生活在空巢家庭。随着独生子女进入社会求学或工作,空巢家庭将成为我国老年家庭的主要形式,预计2030年空巢老人家庭的比例将达到90%,届时我国老年人家庭也将"空巢化"。空巢家庭的老人不但面临着经济供给、生活照顾、精神慰藉这三方面的问题,更重要的是要面临孤独、寂寞、缺乏安全感等心理问题。

# 第二节　学校环境与健康

学校环境包括物理环境和人文环境(即校风)。现代社会中,人们在学校中受教育的时间长达9～16年。因此,学校环境对个体健康产生重要影响。

## 一、学校与健康关系概述

### （一）学校的功能

学校是一个特殊的社会组织，利用一定的教育教学设施和选定的环境，通过系统有计划、有组织地进行教育教学活动，传播人类知识、传递社会生产和生活经验，促进个体心身发展，培养社会所需要的合格人才。学校最基本的功能是促进个体发展，即根据社会的基本要求，遵循身心发展的基本规律，结合独特的个性特征，对受教育者开展指导、施加影响。因此，学校的物理和人文环境会对个体的心身健康产生影响。

### （二）学校与健康

个体由家庭进入学校后，主要面对的问题是学校适应、情感支持系统的变化、身心变化和应对技能。这些问题不仅可能引发多种应激事件，还能让个体发展应对能力并形成一定的应对风格。

1. **学校适应** 是指学生对学校的学习环境、气氛、条件和学习节奏等的适应。新入学、升学、转学、到离家较远的学校读书、频繁更换学校等因素，都会使个体处于强烈的应激中，因此学校适应不良是个体出现健康问题的危险因素。

2. **情感支持系统的变化** 个体进入学校以后，情感支持的来源发生变化，父母的作用逐渐减弱，同伴和老师的作用日益明显。当面临应激事件时，他们会向朋友而非家庭成员寻求帮助。性格内向或缺乏交往技能的孩子会遇到交友方面的问题，因此，他们在学校里容易产生孤独感、被排斥感等。有些孩子为了迎合同伴的要求，会形成吸烟、喝酒等不良行为。

3. **身心发展的变化** 学生时代是个体身心发育变化最大的时期，在认知、情绪以及身体发育方面都会发生快速的改变，并形成独特的个性特征，使其处于强烈的应激中，影响对其他问题的适应。

4. **应对技能的习得** 在校学习期间是个体学习和培养应对技能的关键时期，学校应积极训练学生的应对能力，如挫折教育、交友技能，会有助于学生适应日后的社会生活。

## 二、学校与健康行为

### （一）学校与健康危险行为

与学校密切相关的健康危险行为包括：物质与网络成瘾、进食障碍、不安全的性行为、校园暴力等。学校是青少年学习和生活的重要场所，同伴的影响、教师的示范作用以及学校的管理方式等因素给健康危险行为的产生和发展推波助澜。如青少年暴力行为，由于青少年心理不成熟、社会经验缺乏，容易在受到暴力侵害时简单地通过暴力反击、用"以暴制暴"的方式来保护自己，造成校园暴力恶性膨胀和循环报复。经常受到暴力侵袭的青少年学生，极易加入不良群体以寻求庇护，由受害者转变为施暴者。影响暴力行为的学校因素有：

1. **同伴影响** 同伴的鼓励和赞同是促发暴力的重要因素。

2. **教师影响** 如师生关系不和谐、教师教育不当、教师暴力行为的示范等，不仅会给学生的心灵深处留下不良印象，还为他们的模仿提供了鲜活的"榜样"，是未成年人暴力行为的危险因素。

3. **环境影响** 学校所在的社区越大，以及所在地区越都市化，校园暴行也就越容易出现。

4. **社会影响** 影视、网络媒体的普及，青少年学生因好奇心和自控力差，模仿导致校园暴力。如果学校就位于暴力社区附近，则情况尤其明显。

### （二）学校与健康行为促进

学校是收集和传播健康信息最为重要的场所，是个体发展、形成其健康习惯与生活方式最为关键的场所之一。就心理学而言，预防危险行为出现、引导学生建立健康的行为方式，须注意两方面的问题：

**1. 关注健康危险行为背后的原因** 学生面对许多健康危险行为，并非不了解其危害性，而是自己不愿意去做出改变。如吸烟行为，部分青少年将其视为一种获得成人角色、体现独立、缓解压力以及对吸烟有害健康科学观点的质疑的行为。因此，简单地将吸烟行为作为干预的重点显然是不够的，关键要引导学生正确认识成人角色的内涵，学会缓解压力的正确方法，了解吸烟导致疾病的原理机制等。只有这样才能有助于杜绝其吸烟行为。

**2. 营造重视学习的校园文化** 校园文化是学校所具有的特定精神环境和文化气氛，它包括校园建筑设计、校园景观、绿化美化等物化形态的内容，也包括学校的传统、校风、学风、人际关系、集体舆论、心理氛围以及学校的各种规章制度和学校成员在共同活动交往中形成的非明文规范的行为准则。健康的校园文化，可以陶冶学生情操、启迪学生心智，促进学生的全面发展。

总之，校园文化是学校本身形成和发展的物质文化和精神文化的总和。一旦形成之后就会成为学校的一种传统，进而对学生的健康构成潜在的影响。积极的校园文化会减少影响学生健康的不良因素，研究显示，学习氛围深厚的学校出现校园暴力的可能性更低。消极的校园文化则正好相反，它不仅会造成一些直接的伤害，还会破坏学生自身已经形成的良好健康习惯。

### 三、学校应激与健康

#### （一）学校应激理论

学校应激是指发生在校园中，或与学校教育相关联的各种应激事件，如学校适应、学习困扰、身心发育、情感满足等。这些事件并非都会直接引发学生的身体健康问题，但却会以慢性应激的因素成为学生心理健康的潜在威胁。

#### （二）学校应激源与健康

学校应激源对学生身心健康的影响主要包括两个方面：①直接影响。如校园伤害、校园暴力、校园环境等，这些应激源可能对学生特别是中小学生的健康甚至生命构成直接威胁；②间接影响。如学校管理无序、学业压力过大、学生经济压力、学校的适应等，这些应激源虽不会立刻引发健康问题，但却会让学生处于持续应激状态中，从而对疾病产生易感性。

**1. 经济压力** 学生家庭经济状况差异悬殊，生活方式、消费习惯差异巨大，加之城乡和地域文化差异，会造成偏远地区学生和贫困学生出现严重的心理问题。此外，经济压力是导致大学生自杀的主要原因之一，大学新生自杀意念常与经济压力有关。

**2. 师生比例** 恰当的师生比例有利于学校教学质量和师生身心健康的维护。生师比过大会导致学生得不到必要的心理支持和教育引导，容易诱发健康问题；同时还会增大教师的工作量，使教师处于不健康的危机中。

**3. 学业压力** 学生的主要任务是学习，学业压力自然成为影响学生身心健康的一个重要原因。学业不仅对中学生的心理压力影响最大，同时也是导致大学生、研究生心理压力的一个主因。

**4. 校园环境** 校园环境中存在许多可能引发健康问题的因素。如学校建筑的层高不够、教室通风不畅、楼梯栏杆高度不达标、体育器材故障、门窗玻璃不牢固、没有围墙或围墙太低、实验室通风不规范、厕所建设不达标、饮用水供应不合标准、照明采光不达标、住宿环境简陋等问题，都可能对学生的健康造成直接伤害。

**5. 师生关系** 良好的师生关系有利于满足师生双方的心理需要，发展学生积极的情感体验，促进学生人格的发展，亦是学生重要的社会支持力量，有利于缓解学生日常生活中的心理压力。反之，不良的师生关系将成为学生在校期间重要的应激源之一。

**6. 校园意外** 校园意外是导致学生出现身心健康问题的重要因素。据调查，我国因意外伤害造成的儿童死亡人数占儿童总死亡人数的 26.1%，而且还在以每年 7%~10% 的速度增加。其中，造成中小学生死伤的交通事故大多数发生在上学或放学途中。

**7. 校园暴力** 是指同学间一方（个体或群体）单次或多次蓄意或恶意通过肢体、语言及网络等手段实施欺负、侮辱,造成另一方(个体或群体)身体伤害、财产损失或精神损害等的事件。校园暴力多发生在中小学,分为单人实施暴力、少数人实施暴力和多人实施暴力。实施暴力环境地区多为校园周边或人少僻静处。校园暴力会造成学生生活质量下降,引发疾病、残疾甚至死亡。

目前,校园暴力有向低龄化、群体化、网络化、规模化、组织化、犯罪化、复杂化发展的趋势。校园暴力制造的伤害性氛围,会让学生处于强烈应激中,有些学生会因害怕而拒绝上学。此外,校园暴力还会对学校造成巨大压力,成为社会不安定因素。

## 第三节　职业环境与健康

职业是继家庭与学校后,另一个重要影响个体健康的环境因素。虽然从事某种职业可以促进个体的发展,使个体获得满足感和表现自我的机会,保持与现实世界的联系等,但有时职业也会给健康带来负面的影响,引发与职业相关的躯体疾病或心理困扰。

### 一、职业与健康关系概述

#### (一)职业对健康的积极影响

稳定的职业可以为个体及其家庭带来经济收入,以满足衣食住行、教育、医疗等生活需求,是个体生活保障的基本来源。个体通过职业活动所获得的成就和地位,有助于其自尊水平的提升及自我价值的实现。

在职场中所形成良好的人际关系,不仅可以满足个体人际交往的心理需求,产生归属感,也可以在个体应对应激时提供一定的社会支持,有助于个体更加积极地应对应激,缓解应激引发的负性影响。有研究显示,有工作的人生存质量要高于无工作者,从事全职工作者的健康水平要高于从事非全职工作者。

#### (二)职业对健康的消极影响

虽然职业对健康的维护有着积极的影响,但工作中的不良环境可能会引发各种职业病,过重的工作负担亦会让个体长期处于慢性应激中,进而影响身心健康。

**1. 直接影响**　工作环境中存在的物理、化学、以及生物性危险因素,会直接导致人体产生健康问题甚至疾病,如工伤、呼吸道疾病、基因突变致遗传性疾病和出生缺陷性疾病增加等。

**2. 间接影响**　职业紧张是指工作场所中的社会心理因素超出人体的调节能力时,或工作要求与能力、资源、需求不相匹配时所产生的有害的生理和心理反应。职业紧张已经成为重要的职业健康问题,并且成为经济损失的重要原因,职业紧张也是高血压、冠心病、糖尿病等心身疾病的危险因素。

### 二、职业倦怠

#### (一)职业倦怠的概念

职业倦怠(job burnout)是指个体在长期面对工作压力时表现出的一种情感耗竭、去人格化倾向、个人成就感降低的心身疲惫状态。马斯拉奇(Maslach)和杰克逊(Jackson)认为,职业倦怠包括情感衰竭(emotional exhaustion)、人格解体(depersonalization),个人成就感(personal accomplishment)降低三个维度。

#### (二)职业倦怠的表现

职业倦怠症是个体不能顺利应对工作压力时的一种极端反应。具体表现为:

**1. 生理倦怠**　表现为身体耗竭感、持续的精力不济、极度疲乏、虚弱;疾病抵抗力下降,出现失眠、头痛、背痛和肠胃不适等;饮食习惯或体重突然改变;严重者还会出现精神症状。

2. **才智枯竭** 表现为空虚感明显,觉得自己的知识好似被掏空了一样,无法满足工作需要;注意力不集中,思维效率降低;不能适应知识的更新。

3. **情绪衰竭** 表现为情绪烦躁、易怒、责备或迁怒于他人、容易激动;悲观沮丧、抑郁、无助与无望、易伤感;冷漠麻木、无情;情感资源就像干涸了一样,无法关怀他人。

4. **价值衰落** 表现为个人成就感降低,自我效能感、自我评价下降;对自己工作的意义和价值的评价下降;怀疑自己,时常感到无法胜任工作,感到无能和失败、退缩,从而减少心理上的投入,不再付出努力。

5. **人际关系** 表现为以一种消极、否定、麻木不仁的态度和冷漠的情绪去对待自己周围的人,对外界事物兴趣减退;对他人不信任、多疑、充满批判性;无同情心可言、冷嘲热讽、贬损他人,将人视为无生命的物体看待;在心理和身体上疏远他人,孤独,与他人刻意保持距离;对他人的过度反应,导致人际关系恶化。

6. **行为问题** 表现为对他人的攻击性行为加剧,冲动、做事轻率、人际摩擦增多、上下级关系紧张,迁怒于家庭成员,并出现物质滥用行为,如吸烟、酗酒、药物依赖等。极端情况下会出现打骂无辜的人,出现自残、自伤或自杀的行为。

7. **职业表现** 因为工作环境对个人能力、精力及资源的要求,超过了个人的胜任范围,使个人精力耗尽,在工作上束手无策,伴随超负荷的焦虑、紧张与疲倦等。削减自己对职业的使命感,工作热情完全丧失,对工作不满意、厌恶、厌倦、无责任心,工作效率下降,并变得机械化且效率低下、失误增多,工作质量粗糙,消极怠工,工作疏离,畏难退缩,缺勤,离职倾向加剧,甚至转行。

（三）职业倦怠的影响因素

1. **人口因素** 职业倦怠容易发生在参加工作的早期,30岁以内的人群高于30岁以上的人群。总的发生率上没有明显性别差异,但在表现方式上却存在性别差异,如男性以人格解体多发,女性则以精力耗竭为主。已婚者发生率低于未婚者,受教育程度高的人群不仅发生率高,而且表现也较重。

2. **人格特征** 具有神经质和精神质特征的个体其职业倦怠程度高。性格固执孤僻、与他人相处不融洽、情绪容易激动、经常焦虑烦躁其职业倦怠程度较高;性格活泼开朗、适应能力较好、沟通能力较强的人职业倦怠程度较低。

3. **职业期望** 科德斯（Cordes）等将个体对职业的期望分为对个人成就期望和对组织期望。对职业的高期望是导致职业倦怠的危险因素。职业倦怠最易发生在步入职业生涯时具有高期望值、高动机和高责任感等三高特征的人群中。具有高期望的人会投入更多的时间和精力去努力工作,一旦未能得到预期结果,就会促发职业倦怠。

4. **工作负荷** 超负荷和超时工作意味着任务的数量和需解决的问题严重超出个体所能承担的水平,易引发职业倦怠。工作负荷和时间压力与职业倦怠的发生明显相关,尤其与精力耗竭相关。

5. **角色问题** 当工作中的角色与期望相矛盾时,个体便产生角色冲突。当不清楚工作目标是什么,也就不存在完成目标的意义,从而产生角色模糊。角色冲突和角色模糊与情绪低落、精力耗竭、人格解体以及个人成就感损失明显相关。

6. **家庭冲突** 与职业倦怠呈正相关。个体在工作和家庭生活中扮演着不同的角色,当多重的角色使个体力不从心时,就会诱发职业倦怠。总之,工作家庭冲突程度越高,职业倦怠越明显。

7. **组织支持** 当个体出现职业倦怠时,组织给予足够的支持和重视,让其感知到价值和组织的信任,减轻不良的情绪等;良好的组织支持不但具有降低职业倦怠的作用,还可以缓解和减轻职业倦怠。

8. **社会支持** 社会支持与职业倦怠呈负性相关,社会支持水平越高,职业倦怠感就越低。

### 三、职业生涯发展

#### (一)职业生涯发展的概念

职业是指人们为获取物质报酬、精神和心理需要而从事的连续的、相对稳定的、专门类别的社会工作,是人的社会角色的重要方面。职业生涯是指与工作相关的整个人生历程,它几乎贯穿于每个人的一生,而且处于不断发展变化的状态。实际上,在童年时人们就已经开始孕育职业选择的种子,随着年龄、资历、教育等因素的变化,职业选择的心理亦在发生变化。

职业生涯发展和选择涉及十分复杂的个人与环境因素,因此不存在一个最合适的职业。良好的职业适应是个人的人格特质、兴趣、潜能、价值观的相互协调。个人的职业生涯实际上是各方面因素共同作用的结果,涉及本人对终生职业生涯的设想与计划、家庭中父母的意见与配偶的理解与支持、组织的需要与人事计划、社会环境的变化等。

职业生涯将个人的职业生活看成是一个动态的过程,是人生中最重要的历程,是追求自我实现的重要人生阶段,对人生价值起着决定性作用。

#### (二)职业生涯发展与健康

职业生涯发展是一个人终其一生所扮演各种角色的过程,包括自我认识、肯定、成长以促成自我实现目标的达成。在职业生涯发展的每一个阶段,无论是职业发展、变迁,还是再适应等,都会成为个体职业应激的因素,影响健康水平。那些被提拔得过快或过慢、感到工作不稳定、理想抱负受阻的人,更容易出现应激、更容易因工作压力而去寻求帮助,他们的躯体患病率增高,而心身疾病的发病率更高。

职业生涯是一个持续的问题,在其发展的每个时期都会存在一些特殊的问题需要处理。生涯发展可根据年龄分为成长、探索、建立、保持、衰退等五个阶段。每个阶段都会有一些特定的发展任务需要完成。如果前一阶段的发展任务未能很好完成,就会影响后一阶段的发展。

**1. 成长阶段**(0~14岁)　其主要目标是发展自我概念,形成自我形象,对世界的正确态度,并了解工作的意义。在这一阶段通过对家庭成员、朋友或老师的观察与认同,逐渐建立自己的职业自我概念。到这一阶段结束时,个体开始在个性的基础上,对各种可选择的职业进行某种程度上的现实思考。如果个体在这一阶段未能形成自我形象,将会在日后职业选择时面临更大的心理冲突与矛盾。

**2. 探索阶段**(15~24岁)　在该阶段的职业偏好逐步具体化、特殊化,并最终形成职业偏好。个体通过学校教育、休闲活动和工作等途径,将所获得的个人兴趣与能力进行匹配。本阶段结束时,大多数个体都已做好了开始工作的准备。这个阶段是不断尝试与接受现实的过程。其职业理想开始变得越来越接近于现实。如果不能实现成功的探索,个体将会在职业选择时难以决策。

**3. 建立阶段**(25~44岁)　该阶段是大多数人工作生命周期中的核心部分,主要目标是对自己的职业选择进行现实的调整、并稳定地寻求职业发展。个体有时能在本阶段的早期就找到合适的职业,然后全力以赴地投入到特定的职业中去。但是,在大多数情况下,人们仍然会不断地尝试与最初职业不同的工作,以实现不同的理想。

**4. 维持阶段**(45~60岁)　大多数人在本阶段的主要任务是维持既有的成就、地位与利益。本年龄段的人们,已经在自己的工作领域拥有了一席之地,因而他们的主要精力是保持职位,维持现状。但对有些人而言,自己所拥有的社会资源有可能使许多青年时期的工作理想成为现实,这将是一个新的开始。因此,本阶段是一个维持与开创的阶段。如果不能妥善处理好两者的关系,个体将会带着遗憾进入衰退期。

**5. 消退阶段**(60岁以上)　个体从工作中解脱出来进入退休的阶段。在这一阶段,许多人都不得不面临这样一种前景:权力和责任逐步减少以及不可避免的退休。在此阶段,个体的主要任务是做好退休的准备,需要逐步减速,做好从工作走向家庭生活的"降落",否则极易出现身心健康问题。

## 第四节　社会环境与健康

人具有生物和社会两种属性，其社会属性是人的生物属性向高级阶段发展的结果，脱离社会的人是无法生存的。人类的健康与疾病不仅受物质环境的影响，而且与社会环境息息相关。健康与疾病的地区和人群的差异，在很大程度上取决于社会环境。

### 一、社会分层与健康

（一）社会经济因素与健康的关系

社会经济的发展是提高人群健康水平的基本保证，人群健康是促进社会经济发展的必备条件，两者相互依存、共同发展。确保健康是人类生活幸福和提高劳动生产的先决条件，也是经济发展所要达到的社会目标之一。

**1. 经济发展对健康的促进作用**　经济是人类社会活动的主要形式，也是人类赖以生存和保持健康的决定力量。物质资料的生产创造社会财富，也为人类健康提供了物质基础，如居住环境、工作环境等，甚至逃生（专栏 11-1）。有学者对出生于 20 世纪 50 年代的英国人进行了一项研究，结果发现出生时的社会经济地位与其后来心血管疾病的患病率之间存在显著相关，而受教育水平则是这两者间联系的中介因素。

> **专栏 11-1　泰坦尼克定律**
>
> 　著名的泰坦尼克号邮轮沉没时，有没有从容淡定的提琴手已不可考，但逃生时并非后来盛传的"妇女儿童优先"，而是舱位等级越高，幸存的可能性越高。
>
> 　国外学者对保留下来的乘客记录的研究，最近被清华大学艾滋病政策研究中心主任景军教授引进，数据翔实：在 1 287 名乘客中，798 人死亡，509 人幸存。一、二、三等舱乘客的幸存率分别是：63%、43%、25%。而舱位票价依次是：一等舱最低票价 30 英镑（最高价 870 英镑，相当于当时一辆豪华轿车的价格）；二等舱最低票价 12 英镑；三等舱最低票价 3 英镑。我们从这些数据中不难发现，乘客的舱位等级与生还几率是直接相关的，作为社会等级标志的舱位显然在这里成为生命的重要筹码。
>
> 　一些历史学家和社会科学家很早就注意到社会等级与沉船死亡率的关联，泰坦尼克沉船事件恰好展示了社会等级与抵御风险能力、受伤害程度之间的密切关联。

**2. 经济发展对健康的负面影响**　在经济发展进程中，由于对环境的破坏和人们生活方式的改变，产生了一些负面效应，带来一些新的健康问题。如，高蛋白、高脂肪、高热量的食物导致肥胖、高血压、冠心病等发病率上升；交通、互联网的快速发展导致人们步行时间愈来愈少，出现"运动缺乏症"等。社会经济地位还决定着其他一些间接的慢性应激。据调查，贫穷人群中的犯罪率高、暴力行为多、意外伤害概率高、更容易感到犯罪威胁、社区问题多、更容易受到社会服务（如贷款、救护等）的拒绝、更容易受到交通拥挤的困扰、缺乏休闲娱乐。其中，高犯罪率与婴儿的高死亡率、低生育率、肺结核、儿童虐待等问题相关。那些生活在高暴力环境中的妇女比低暴力环境中的妇女更容易出现妊娠并发症。另外，社会经济地位较低，还意味着他们将更容易受到空气污染、水污染、噪音污染、化学废料、杀虫剂以及环境拥挤的影响。

（二）受教育程度与健康

受教育水平与健康之间的相互关系在一系列的研究中都得到证实，教育水平的高低影响着人们健康生活的能力及生活方式，主要是生活技能的培养。如营养知识、养生保健知识、紧急自救技能等。

**1. 受教育水平高是健康的保护因素**　吴金贵等人的调查显示,文化程度高是高血压的保护因素。李伟华等人对退休人员的调查表明,文化程度越高的退休人员,其健康水平越高;男性退休群体中,文化程度越高,其心理健康的水平越高。

**2. 受教育水平与健康信念成正比**　受教育水平越高,对身心健康知识的知晓程度越高,更可能采取健康的生活方式,其自我保健能力越强。张淑芳等人的调查显示,随着职工文化程度的提高,血压血糖知晓率、高血压糖尿病与相关疾病知识知晓率及高血压糖尿病患病危险因素知晓率也随之升高。

**3. 受教育水平影响患者的遵医行为**　受教育水平越高,对医疗中所出现的一些问题更容易理解,其遵医行为越强,因此文化水平较高的患者更容易从疾病中恢复。

（三）种族与健康

种族并非一种实实在在的环境,但它提供了一个维护个体身心健康的生存背景,阶级阶层决定着个体的生存环境。不同种族的人群其发生疾病的类型不同,轻重不一。如美国黑人,前列腺癌、高血压、心脑血管疾病的发病率明显高于白人,其健康水平明显低于白人,并且这种差异贯穿整个一生。而亚洲人好发的肝癌和胃癌在其他人种中发病率则很低。

## 二、社会变迁与健康

（一）文化变迁与健康

**1. 文化变迁对健康的促进**　社会文化快速、影响深刻的变迁,使得社会在变迁过程中快速发展。科技与经济的巨大变革改变了人们的工作、学习和休闲的方式,甚至生活与居住的环境。其中重要的动因就是自动化、信息化、智能化、自媒体等的广泛渗透,社会支持网络的快速完善,对自我主张和自身健康的追求越来越明显,这些变化成为现代人在社会变迁过程中主要的应激。为了与新生活步调一致,人们往往需要做出相应的调整。在社会变迁的压力下,有些人能够迅速适应,有人却在痛苦地忍受,促发心身疾病。

**2. 文化变迁对健康的影响**　个体在成长过程中逐步形成其独特的、与成长背景相符合的人格体系。人格体系一旦形成,就会具有相对的稳定性,并具有一定的伸缩性,以保证能够适应不断变化的社会环境。然而,社会变迁的强度总会超出个体人格的伸缩空间,重大的社会变迁会令社会成员持续处于不同程度的应激状态中,进而影响其身心健康。面对快速的社会变迁和巨大的社会需求,加上心理问题的高发生率、高疾病负担,高复发率慢性化特点,心理服务应当以新的理念、新的技术和新的模式来积极应对这种变化。

（二）经济变革与健康

**1. 社会福利制度改革**　随着社会福利制度的改革,医疗、住房、教育、养老等原来由国家承担的事务,已逐步变为社会和个人承担。这些变革导致整个社会保障体系发生了前所未有的巨大变化。看病难、上学难、就业难、住房难等成为了许多社会成员共同的问题。人们为应付这些变化而长期处于紧张状态中,健康受到了严重影响。

**2. 生活节奏加快**　虽然快节奏是现代生活的需要,它使个体精神振奋、精力充沛、思维敏捷、办事利索,然而长期快节奏的生活对身心健康有害无益。在罹患内分泌功能失调症的病人中,有1/6 的患者与"快节奏生活"有关。快节奏生活会改变胃肠道固有的活动节律,降低免疫功能,引起消化不良、腹泻或便秘,诱发胃肠炎、消化性溃疡等疾病。长期持续的紧张和劳累过度,也是导致心血管疾病的重要原因。

**3. 社会经济差距扩大**　收入分配问题是我国当前最引人注目的社会问题,收入分配差距的持续扩大一方面导致人们对现状普遍不满,认为"贫富悬殊"影响社会稳定,同时造成人们巨大的心理压力,产生羡慕、嫉妒和不满情绪。

### 三、自然环境与健康

（一）自然灾害与健康

自然灾害一旦发生会对人们的心理和生理产生巨大的影响。灾害过后，人们会出现强烈的心理反应，如恐慌、焦虑、脆弱、愤怒、抑郁等；还会出现一些生理症状，如疲劳、头痛、感冒及其他疾病，以及因为不安全感所导致心身疾病。这些心理症状出现与否、严重程度和持续时间与灾害所造成的损失大小有关。

飓风、洪水、地震等自然灾害以及交通事故、战争等都是破坏性极大的事件，它们绝大多数是不可预见的，而且会使人们的生命和财产遭受极大的破坏。我国是自然灾害频发的国家，环境生态十分脆弱，由于受经济发展水平的制约，对自然灾害的应对措施极为有限，因此，自然灾害所带来的危害也更为深刻和广泛。正常生活秩序丧失、亲人死亡、财产损失、灾后重建、对伤病家庭成员的照顾等都会严重影响人们的心理和体力，对可能再次发生类似可怕事件的恐惧，也会影响人们解决问题的能力。

（二）环境污染与健康

随着城市化、工业化的进程，环境污染已经成为一个备受关注的影响人们健康的大问题。

1. **噪音污染**　社会心理学家认为，心境愉快时比不愉快时更愿意帮助别人，而噪音会引起不愉快的心境。噪音已经成为现代城市居民生活的日常现象。交通工具的喧闹、人群的喧哗、建筑噪音、办公场所或生产车间机器的轰鸣，以及人们的社会活动和家用电器、音响设备发出的噪声。这些噪声和人们的日常生活联系密切，使人们在休息时得不到安静，让人烦恼，极易引起邻里纠纷，严重影响人们的学习、工作、生活和休闲的效率和质量。研究显示，长期的噪音会降低学生的学习效率和工厂的生产效率，会使人产生头痛、脑胀、耳鸣、失眠、全身疲乏无力以及记忆力减退等神经衰弱症状；诱发工作失误；诱发溃疡、高血压、冠心病等；同时，噪音还会诱发许多行为问题如攻击行为。噪音对成人疾病死亡率有明确的影响。许多研究发现，慢性噪音与高血压的发生有关。近期的研究还发现，孕妇长期处在超过 50 分贝的噪音环境中，会使内分泌腺体功能紊乱出现精神紧张和内分泌系统失调。严重的会使胎儿缺氧缺血、导致胎儿畸形甚至流产。并且高分贝噪音能损坏胎儿的听觉器官，影响大脑的发育，导致儿童智力低下。

2. **空气污染**　空气污染作为背景应激物和噪音一样，弥漫于空间无孔不入，是对居民健康构成威胁的重大环境因素。首先，它直接威胁到人类的健康，如引起慢性支气管炎、支气管哮喘、肺气肿及肺癌等疾病；其次，减少到达地面的太阳辐射量，它能通过大气层的变化和气候的改变彻底地影响环境，如臭氧的消耗、烟雾和酸雨；另外，它有潜在的巨大力量，通过腐蚀性的影响伤害和破坏建筑物。以及大气中的二氧化碳含量不断增加，造成温室效应，使得南北极的冰融化，导致全球气候异常。心理学家将空气污染对人的身体和心理的影响称为空气污染综合征，表现为头疼、疲劳、失眠、烦躁、眼睛发炎、肠胃疾病及癌症等，以及记忆失调、视听觉能力削弱、反应迟缓等心理症状。

（刘麦仙）

**思考题**

1. 试述影响个体身心健康的家庭应激源有哪些？
2. 与学校密切相关的健康危险行为主要包括哪些？
3. 试述可能影响个体身心健康的学校应激源有哪些？
4. 试述职业倦怠表现及其影响因素包括哪些？
5. 试述能影响个体健康的社会环境因素包括哪些？

# |第十二章| 人 际 交 往

**本章要点**

1. **掌握** 人际交往的概念；人际交往的原则。
2. **熟悉** 人际交往的心理效应、社交距离以及常见心理障碍调适。
3. **了解** 人际交往的意义和理论；友谊的形成与障碍。

## 第一节 人际交往概述

### 一、人际交往概念

人际交往是指人们在社会生活中交流信息、沟通感情、相互作用和相互知觉的过程，它表现为人与人之间的心理距离，反映着人们寻求满足需要的心理状态。人际交往具有两个最基本的特征，即沟通和相互作用。人际交往的直接结果是建立一定的人际关系，即人们在社会活动过程中所形成的建立在个人情感基础上的相互关系，也表现为人与人之间的心理上的关系。而这种关系一旦建立，又反过来影响和制约着人们的交往。人际交往是由信息交流、动作交换和相互理解三个过程构成的复杂活动。

1. **信息交流** 也叫人际沟通，是指社会中人与人之间在共同活动中彼此交流思想、感情和知识等信息的过程。人们在交往中总要把自己的所见所闻所想告诉其他人，同时也要了解交往对象的观点和态度，进而决定是否修正自己的观点或设法改变其他人的观点，这就需要进行人际沟通。根据信息沟通的手段可以将人际沟通分为言语沟通和非言语沟通两种。言语沟通是通过言语这种媒介实现的，是对书面语言和口头语言的应用，是人际沟通的重要手段。非言语沟通是通过语言以外的媒介，主要是各种表情（面部表情、言语表情和身段表情）而实现的信息交流，是言语沟通重要的补充形式，能起到增强表达、促进理解的作用。

2. **动作交换** 人们在交往中除了运用各种手段进行信息交流外，还伴随着必要的动作。例如，在商业活动中的"一手交钱，一手交货"，教学过程中的"手把手"，朋友相聚时的"抱成一团"，亲密接触时的"勾肩搭背""手挽手"等，都是交往中的动作交换。有时，人的交往不用说话，仅通过动作上的你来我往，便完成了交往过程，甚至还有"此时无声胜有声"的效果。

3. **相互理解** 包括意义理解、情感理解和动机理解。理解对方所提供信息的内容，明白对方在表达什么，这是意义理解；根据对方提供信息的方式，领悟其表达方式中所包含的情感和态度，这是情感理解；而洞察其提供信息的意图，也就是明白对方为什么要表达这个信息，就是动机理解。所以，在交往中要善于"察言观色"，以实现真正的相互理解，避免因对信息的误解而导致误会，造成交往的障碍。

## 二、人际交往的意义

人的成长、发展、成功、幸福都与人际关系密切相关。没有人与人之间的关系，就没有生活基础。对任何人而言，正常的人际交往和良好的人际关系都是其心理正常发展、个性保持健康和生活具有幸福感的必要前提。

### （一）交往与个性发展

交往是个体个性发展的现实路径。只有在社会交往活动中，作为社会个体及其个性的发展才有可能。个体个性的发展有赖于交往的普遍发展。人只有在社会生活中通过交往才能真正使个体个性得以具体化和现实化，并不断获得新的发展。交往是个性发展与人格健全的必经之路。个体只有通过与他人发展联系，学习社会知识、技能与文化，才能取得社会生活的资格。人有交往的需要，有合群的倾向，需要与他人、社会交流信息、沟通情感。当在困难时，需要有人给予慰藉、鼓励；当在成功时，要与他人分享快乐与喜悦。

### （二）交往与心理健康

良好的人际交往给人以安全感和归属感。人本主义心理学家马斯洛（Maslow AH）认为，人人都具有这样的基本需要：归属于一定的社会团体，体验到安全感，赢得他人的爱和尊重。这些社会性需要同样是最基本的缺失需要，是生存的基础。良好的人际交往可增强个体的归属感，满足人们对安全和归属的需求。

良好的人际交往可以丰富情绪体验，提高情绪调节能力。人际交往中，和谐的人际关系会产生积极的情绪体验，提升个体心理健康水平和幸福感。强大的社会支持系统帮助人在经历挫折和困境时积极应对。在体验和应对各种正负情绪的过程中，情绪调节和管理能力会相应提高。

良好的人际交往可以优化个体的性格。人际交往是一种双向互动的活动，在互动中不但可以从他人的鼓励和欣赏中了解自己，发现自己的长处，还可以在付出关心和爱的同时收获自我价值感，享受被需要的快乐。在这个过程中，个性中一些不足的成分会在实践中得到锻炼，从而不断完善自己的性格。

### （三）交往与成才

哈佛大学曾对几千名被解雇的人员进行综合调查，其中人际交往不好的员工比不称职的员工数量高出2倍多。当今社会要想在人才竞争中脱颖而出，不仅要有出众的才华，而且更要有良好的适应社会生活的能力和人际协调的能力。积极的人际沟通与交往，是获取新知识的有效途径。在现代社会，各门学科之间的相互渗透越来越强，应该学会与不同学科人才进行交流的能力，从而在心灵上相互沟通、行为上相互协调，共同促进、共同提高。

## 三、人际交往理论

### （一）社会交换理论

美国社会学家霍曼斯（Homans GC）于1958年提出了社会交换理论。他认为，人际交往是社会交换的过程，是一种准经济交易。交换的东西可以是物质的，也可以是"社会"性的，包括信息、金钱、地位、情感和物品等。这种理论假定交换中的个体都是自利的：人们试图使收益最大化和实现成本最小化，从而确保交换结果是一个正的最大净收益。人际交往关系的正性或负性程度取决于：①在关系中所得到的利益；②在关系中所花费的成本；③对自己应得到什么样的关系和能够与他人建立一个更好关系的可能程度。换句话说，人们如何看待与他人的关系主要取决于对收益和成本的评价和体验。

### （二）公平理论

该理论强调，人们并非简单地以最小代价换取最大利益，还要考虑关系中的公平性，即与人际关系之间贡献的成本和得到的利益基本是相同的。该理论认为公平的关系是最快乐和最稳定的关系。相比较而言，不公平的关系导致一方感到过度受益（得到许多收益，耗费极小的成本），或者过度受损（得到极少收益，付出众多成本，在这段关系中耗费诸多的时间和精力）。一些研究者强调，公平是一个强有力的社会标准，过度受益和过度受损的关系双方对这种状态都应该感到不安，双方都会有在关系中重建公平的动机。因此，人际间双方体验到的贡献成本和得到的收益基本相同时，人际关系是愉快的。

### （三）自我表露理论

所谓自我表露就是把有关的信息、自己内心的思想和情感暴露给对方。良好的人际关系是在交往双方的自我表露逐渐增加的过程中发展起来的。自我表露具有很强的象征性，给对方一个强有力的信号：对对方相当信任，愿意有进一步的交往。而且，对他人的自我表露可以引发他人做自我表露，由此可以增进相互理解，相互信任。

布里格斯（Briggs）认为，自我表露的好处包括：一是知道彼此相似与不同点，还能了解相似与不同的程度；二是准确地向他人表露自我，是健康人格的体现；三是自我表露增强了自我觉察能力；四是分享体验帮助对方发现这不是他们唯一存在的问题；五是自我表露可以从他人处获得反馈，减少不必要的行为。他同时也认为，自我表露是存在风险的，主要包括：来自不同目标人的攻击、嘲笑、拒绝与不关心；个人表露可能会受到听者的伤害；不适当的自我表露，可能引起他人的退缩或拒绝，对不适宜的人或在不适当的时间过分表露的人，被认为是社会化不良的标志。一般来说，表露的范围和深度是随着关系的发展而逐步增加的，对于不同的关系，在不同的发展阶段，自我表露的广度和深度明显不同。只有"隐私"需求和沟通需求之间保持适度的平衡，亲密关系才能正常发展。

### （四）人际交往分析理论

人际交往分析理论又叫人格结构的 PAC 分析理论，是由加拿大柏恩博士（Berne TA）于 1964年提出的，用以说明在人际交往过程中角色认知对交往类型的影响。该理论认为，在人际交往过程中，个体的个性是由三种心理状态构成的。一般是父母自我状态，用英文 Parent 的第一字母 P 表示，通常表现为独断专横，喜欢统治人、责骂人、训斥人，以权威和优越感为标志；二是成人自我状态，用 Adult 的第一字母 A 表示，表现为冷静、达观、理智、客观等。这种人待人接物冷静，慎思明断，尊重别人；三是儿童自我状态，用 Child 的第一字母 C 表示，表现为孩子一样无主见，任人摆布，爱感情用事，一会儿逗人可爱，一会儿发脾气令人讨厌。以上三种心理状态，汇合为人的个性而且蕴藏在人的潜意识中，在一定条件下，会不自觉地表现出来。交往分析理论认为，父母状态和儿童状态对客观世界的感受和反应往往并不一致，而成人状态的思考和反应则具有统一性和一贯性。因此，理想的相互作用是"成人刺激"和"成人反应"。

### （五）人际关系的三维理论

舒茨（Schutz WC）于 1958 年以人际需要为主线，提出了人际关系的三维理论。他认为，每个人都有人际交往和与别人建立关系的愿望和需要，这些需要大致可以分为三类：包容需要、支配需要和情感需要。这些需要的形成与个体的早期成长经历密切相关。

1. **包容需要**　指想与他人建立并维持一种满意的相互关系的需要。这种需要满足之后，就会产生沟通、相容、相属等肯定性的行为特征；反之，就会产生孤立、退缩、排斥、忽视等否定性的行为特征。

2. **支配需要**　指控制他人或被他人控制的需要，亦即在权力问题上与他人建立并维持满意关系的需要。如在民主的环境氛围中长大，则会形成乐于顺从又可以支配的民主型行为倾向，能够根据实际情况确定自己的权利范围，顺利地解决人际关系中与控制有关的问题。如果早期生活在高度控制或失去控制的环境中，可能形成专制型或服从型的行为方式。

3. **情感需要**　指爱他人或被他人所爱的需要，即在与他人的关系中建立并维持亲密的情绪联系的需要。这种需要得到满足后,就会产生同情、热情、喜爱、亲密等行为特征。反之就是冷淡、疏远、厌恶、反感、憎恨等行为特征。

人际关系的需要如果长久得不到满足,或者过度得到满足,都会产生心理健康问题,影响个体身心发展。

# 第二节　人际交往基础

## 一、人际交往的原则

### (一)平等原则

平等主要指交往双方态度和地位上的平等。我们每一个人都有自己独立的人格、做人的尊严和法律赋予的权利和义务,人与人之间是平等的关系。在交往的过程中,平等待人是建立良好关系的前提。如果一方居高临下、盛气凌人、发号施令、颐指气使,那么他很快便会遭到碰壁从而导致孤立。人格平等是一切正常的人际交往的基础和准则,就是要正确估价自己,更要尊重他人的自尊心和感情。讲究语言文明、礼貌待人,尊重生活习惯。

### (二)真诚原则

真诚是人与人之间沟通的桥梁,只有以诚相待,才能使交往双方建立信任感,并结成深厚的友谊。坚持真诚的原则,必须做到热情关心、真心帮助他人而不求回报。对人、对事实事求是,对不同观点能直陈己见而不是口是心非。既不当面奉承,也不背后诽谤,做到肝胆相照、赤诚待人、襟怀坦白。

### (三)互利原则

人际关系以能否满足交往双方的需要为基础。互利原则就是指在人际交往的过程中,要考虑到对方的共同价值和利益,使双方在交往中都能获得好处,以获得心理上的满足。互利有三种形式:一是物质互利,二是精神互利,三是物质兼精神互利。具体说就是要破除极端自私的个人主义,与人为善,乐于助人。同时,又要善于求助于别人。简单说,不要怕"麻烦",相互之间"麻烦"多了,情感交流多了,人际交往也就更加密切了。

### (四)信用原则

信用原则就是在人际交往中,言而有信;言必行,行必果,善始善终。信用是产生信任感和安全感的前提。不要轻易许诺,许诺必要兑现,始终如一地讲信用。如果经再三努力而没有实现,则应诚恳地说明原因,不能有"凑合""对付""糊弄"的思想。在日常生活中,要做到有约按时到,借物按时还,不乱猜疑,不信口开河。想要拥有良好的人际关系,就离不开诚信。

### (五)相容原则

相容原则就是指在人际交往中的心理相容,即人与人之间保持融洽关系,与人相处时的接纳、包涵、宽容及忍让。通俗讲,就是在交往中不要斤斤计较,而要谦让大度,克制忍让,勇于承担自己的行为责任,做到"宰相肚里能撑船"。相容原则是调节人际冲突中的润滑剂,还是一种胸襟、一种美德。做到心理相容,要学会体谅他人,遇事多站在他人的角度看问题;要心胸开阔,宽以待人,不仅吸收他人的优点和长处,也能容纳他人的缺点。做到心理相容就能拥有和谐的人际关系,赢得更多的朋友。

## 二、人际交往的六大心理效应

### (一)首因效应

首因效应一般是指人们初次交往接触时各自对交往对象的直觉观察和归因判断。在这种交往情景下,对他人所形成的现象就称之为第一印象或最初印象。首因效应对人的印象的形成起着决定性的作用。初次见面，我们会根据对方的表情、体态、仪表、服装、谈吐、礼节等，形成对方给自己的第一印象。

在现实生活中，首因效应所形成的第一印象常常影响着我们对他人以后的评价和看法。"先入为主"就是首因效应在起作用。因此我们应该重视与人交往时留给他人的第一印象。为了塑造良好的第一印象，首先我们应该注意仪表，衣服要整洁，服饰搭配要和谐得体；其次应注意自己的言谈举止，锻炼和提高自己的交谈技巧，掌握适当的社交礼仪。

（二）近因效应

近因效应是指在多种刺激依次出现的时候，印象的形成主要取决于后来出现的刺激。即交往过程中，我们对他人最近、最新的认识占了主体地位，掩盖了以往形成的对他人的评价，因此，也称为"新颖效应"。这主要发生在交往后期，交往双方已经彼此十分熟悉的情况下。如多年不见的朋友，在自己的脑海中的印象最深的，其实就是临别时的情景；一个朋友总是让你生气，可是谈起生气的原因，大概只能说上最近发生的三两条，这也是一种近因效应的表现。

（三）晕轮效应

晕轮效应也称作为"光环作用"，是指对他人的认知判断首先是根据个人的好恶得出的，然后再从这个判断推论出认知对象的其他品质的现象。通常，人们对人的认知和判断往往只从局部出发，扩散而得出整体印象，也即常常以偏概全。在社交上常表现为以貌取人，以服装定地位、判断性格，以初次言谈定人的才能与品德等方面。

晕轮效应有三个特征：一是遮掩性。有时我们抓住的事物的个别特征并非事物的本质，但仍据此以个别推及一般、由部分推及整体，牵强附会地误推出其他特征。在交往中常出现由于对某人印象欠佳而忽视其优点的事；二是表面性。容易受感觉的表面性、局部性和知觉的选择性的影响，从而对某人的认识仅仅专注于一些外在特征上。如我们常说的慈眉善目、面和心善等；三是弥散性。对一个人的整体态度，还会连带影响到跟这个人的具体特征有关的事物。成语"爱屋及乌"就是晕轮效应弥散的体现。

因此，与人交往时，要善于倾听和接受他人的意见，预防晕轮效应的负面效应。同时也可以利用晕轮效应的影响增加自身的吸引力。可以采用先入为主的策略，展示特长和优势，获得以肯定积极为主的评价。

（四）刻板效应

刻板效应也叫刻板印象或"定型化效应"，是指个人受社会影响而对某些人或事持稳定不变的看法。它既有积极的一面，也有消极的一面。积极的一面表现为：在对具有许多共同之处的某类人在一定范围内进行判断，不用探索信息，直接按照已形成的固定看法即可得出结论，简化了认知过程，节省了大量时间、精力。消极一面的表现为：在已知的有限材料的基础上做出带有普遍性的结论，会使人在认知别人时忽视个体差异，从而导致知觉上的错误，妨碍对他人做出正确的评价。刻板印象的形成，主要是由于我们在人际交往过程中，没有时间和精力去跟某个群体中的每一成员都进行深入的交往，只能"由部分推知全部"。刻板印象一经形成，就很难改变。因此，在生活中，一定要考虑到刻板效应的影响并加以应用。如，进行入户调查时一般都选派女性，使人们容易接受。同时，也要认识到刻板效应的副作用，有时完全可以导致人们在某些方面的判断失误。在人际交往中，一定要对刻板现象有充分的思想认识和足够的心理准备。

（五）定势效应

定势效应，是指人们局限于既有的信息或认识的现象所产生的效应。人在一定的环境中工作和生活，久而久之就会形成一种固定的思维模式，使人们习惯于从固定的角度来观察、思考事物，以固定的方式来接受事物。在人际交往中，定势效应表现在人们用一种固定化了的思维去认知他人。例如：我们与老人交往中，会认为他们思想僵化，墨守成规，跟不上时代；而他们则会认为我们年纪轻轻，缺乏经验，"嘴上无毛，办事不牢"。与单纯的人相处时，我们会认为诚实的人始终不会说谎;而一旦我们认为某个人老奸巨猾,即使他对你表示好感,你也认为他这是"黄鼠狼给鸡拜年——不安好心"。定势效应常常会导致偏见和成见,阻碍我们正确地认知他人。所以我们要"士别三日,当刮目相看",不要一味地用老眼光看人处事。

（六）投射效应

心理学研究发现,人们在日常生活中常常不自觉地把自己的心理特征(如个性、好恶、欲望、观念、情绪等)归属到别人身上,认为别人也具有同样的特征,如:自己喜欢说谎,就认为别人也总是在骗自己;自己自我感觉良好,就认为别人也都认为自己很出色等,心理学家们称这种心理现象为"投射效应"。在人际认知过程中,人们常常假设他人与自己具有相同的属性、爱好或倾向等,常常认为别人理所当然地知道自己心中的想法。它能使我们对其他人的知觉产生失真。人们在对他人形成印象时,有一种强烈的倾向就是假定对方与自己有相同之处,通俗地说就是"以己推人""以己之心,度人之腹"。比如心地善良的人总也不相信有人会加害于他;而敏感多疑的人,则往往会认为别人不怀好意。投射效应是一种严重的认知心理偏差,我们应该正确地认识自己和他人,做到严于律己,客观待人,尽量避免以自己的标准去判断他人。对方是否如我们所想象,只有客观分析才会知道。

## 三、人际交往的距离

人与人交往,得有一个亲疏远近,这就是所谓"距离",就是说,在人际交往的时候,有一个距离标准。美国的人类学博士爱德华•霍尔(Edward Hall),提出了以下四种人际交往的距离:

**1. 公众距离**　其近范围为 12～25ft(3.7～7.6m),远范围在 25ft(约 7.6m)之外,一般适用于演讲者与听众、彼此极为生硬的交谈及非正式的场合。这是一个几乎能容纳一切人的"门户开放"的空间,人们完全可以对处于空间的其他人,"视而不见",不予交往,因为相互之间未必发生一定联系。因此,这个空间的交往,大多是当众演讲之类,当演讲者试图与一个特定的听众谈话时,他必须走下讲台,使两个人的距离缩短为个人距离或社交距离,才能够实现有效沟通。

**2. 社交距离**　大概是 4～12ft(1.2～3.7m),就像隔着一张办公桌那样。社交距离的近范围为 4～7ft(1.2～2.1m),一般在工作环境和社交聚会上,人们都保持这种程度的距离。社交距离的远范围为 7～12ft(2.1～3.7m),表现为一种更加正式地交往关系,常见于上下级交往或商务谈判等场合。如工作招聘时的面谈,教授和大学生的论文答辩等,这样就增加了一种庄重的气氛。在社交距离范围内,已经没有直接的身体接触,说话时也要适当提高声音,需要更充分的目光接触。如果谈话者得不到对方目光的支持,他(她)会有强烈的被忽视、被拒绝的感受。这时,相互间的目光接触已是交谈中不可避免的感情交流形式了。

**3. 个人距离**　大概从 1.5～4ft(0.46～1.22m),这是人际间隔上稍有分寸感的距离,较少有直接的身体接触。个人距离的近范围为 1.5～2.5ft(0.46～0.76m)之间,正好能相互亲切握手,友好交谈。出现于朋友间的交往和情侣在公共场合的交往。这是与熟人交往的空间,陌生人进入这个距离会构成对别人的侵犯。个人距离的远范围为 2.5～4ft(0.76～1.22m),出现于熟人间的交往,任何朋友和熟人都可以自由地进入这个空间,不过在通常情况下,较为融洽的熟人之间交往时保持的距离更靠近远范围的近距离一端(2.5ft),而陌生人之间谈话则更靠近远范围的远距离端(4ft)。

**4. 亲密距离**　这是人际交往中的最小间隔或几无间隔,即我们常说的"亲密无间",其近范围在 6in(约 15cm)之内,彼此间可能肌肤相触,耳鬓厮磨,以至相互能感受到对方的体温、气味和气息。其远范围为 6in 到 18in(15～44cm)之间,身体上的接触可能表现为挽臂执手,或促膝谈心,仍体现出亲密友好的人际关系。一般是亲人、很熟的朋友、情侣和夫妻才会出现这种情况。

## 第三节　人际交往中常见的心理障碍调适

在人际交往中,总是伴随着种种心理因素,其中有些对人际交往是起积极促进作用的,如对自我和他人的正确认识,开朗乐观的性格,宽容大度的胸怀等。有些对人际交往是起阻碍作用的,如羞怯、猜疑、孤独心理等。了解阻碍人际交往的心理因素产生的原因,并自觉消除这些心理障碍,才能有效进行人际交往。现就介绍常见的几种心理障碍。

### 一、羞怯心理

羞怯心理就是害羞和胆怯的统称。胆怯是想交往又怕交往的一种心理准备状态,害羞是胆怯在交往中的心理表现。胆怯必定害羞,害羞加剧胆怯。一般有以下表现:见生人害羞脸红,说话紧张失常,行为局促不安,怯于与人交往。

羞怯心理的产生,一是自卑等心理的影响。因为对自己的信心不足,害怕出错。二是成长中的环境影响。在童年、少年期交往中曾经受到过他人的训斥、嘲笑或戏弄,产生的阴影造成了久远影响。三是先天遗传影响。有研究认为,羞怯与个体的气质类型有关。一般来说,属于黏液质和抑郁质的人较多出现羞怯心理,在人际交往中比较敏感。

实际上,羞怯心理是一种正常的情绪和情感反应,人皆有之,只是程度不同而已。但如果羞怯影响了个人正常的人际交往和生活,就需要及时对自己进行心理调适或治疗。羞怯者可以从以下几方面调整自己:

1. **培养自信心**　要看到自己的长处,相信自己身上有吸引他人之处,不必为自己的某些短处而自惭形秽。要正视自己的不足。对于可控的不足采取措施纠正或弥补。对于先天性的缺陷要敢于坦然面对,接纳自己。只要做到自尊、自信,就可能充分发挥自己的才能,赢得他人的尊重和认可。

2. **丰富知识储备**　知识可以丰富人的底蕴,增加人的财富,提高人的气质。要勤奋学习,努力拓宽知识面,掌握一些社交知识和技巧,通过知识的积累,增强交往的勇气。

3. **积极自我暗示**　羞怯的人过分关注自己,过分看重别人的评价。消极暗示会让个体在交往中更加紧张焦虑。反之,积极暗示可以消除人际交往中的紧张感,让自己以积极的心态不断提升自己的交往能力。所以,在人际交往中,要学会对自己进行积极暗示,如:"我的表现确实比上次有进步""我在这种场合越来越放松了""这没有什么,谁都有发挥失常的时候"等。

### 二、猜疑心理

猜疑心理是一种由主观推测而产生的不信任的情感体验。猜疑的人往往对人对事十分敏感多疑,总以为别人在议论自己,瞧不起自己,算计自己。在猜疑心理的影响下,被猜疑者的一言一行都会带有可疑色彩。猜疑会导致人际关系紧张,伤害他人感情,无事生非,同时也使自己处于不良的心态之下;猜疑会影响人与人之间信任和尊重,阻碍和谐关系的形成和发展。

猜疑心理产生的原因:一是错误思维。猜疑一般总是从某一假想目标开始,最后又回到假想目标,就像一个圆圈一样,越画越粗,越画越圆。最典型的例子就是"疑人偷斧"的寓言了。二是缺乏自信。疑神疑鬼的人,看似怀疑别人,实际上也是对自己有怀疑,至少是信心不足。一个人自信越足,越容易信任别人,越不易产生猜疑心理。三是听信流言。在受到挫折时,遇有别有用心的人借安慰、帮你分析之名进行造谣中伤。在未明辨是非的情况下产生偏听偏信。四是心理防卫。可能是再次面对交往挫折产生的一种心理防卫反应。有些人以前由于轻信别人,在交往中受过骗,蒙受了巨大的精神损失和感情挫折,结果万念俱灰,不再相信任何人。

克服猜疑心理可以从以下几方面着手。

1. **常用理智思考**　当出现猜疑念头后,应当立即寻找这个念头产生的原因。在没有形成循环思维之前,要积极引进正反两个方面的信息,而不要轻易为自己的怀疑提出主观的单方面依据。在出现怀疑迹象时,一定要控制住自己的混乱思想,提醒自己不要想太多,提醒自己别人没有那么坏,要一分为二地看待准备怀疑的对象,在毫无客观证据证明自己的怀疑时,请立即停止怀疑。

2. **学会消除误会**　在生活中,被人误会是正常的,关键是我们要有消除误会的能力与方法。消除猜疑的最好的方法就是和被怀疑者进行面对面的沟通。双方以真诚的态度,开诚布公地交换意见,以此消除彼此间的误会和隔阂,修复人与人之间的信任。

3. **运用"自我开脱法"**　一旦产生猜疑心时,就暗示自己:人生在世,遇人千面,遇事万千,想不受他人议论是不可能的。不必苛求自己,抱着"走自己的路,让他人去说吧"的心态,使自己得到解脱。

猜疑心有时是在相互不了解的条件下产生的。如果一个人能够在短时间内认真观察他人、了解他人,把握其性格特征、处世方法等,你就不会无端地怀疑他人。比如当你知道某人为人正直、诚恳,极端厌恶说别人坏话时,你就不会怀疑他在你背后搞鬼。当你能正确估计出自己在周围社会关系中的地位,以及留给别人的印象后,也不会随便猜疑别人是否跟自己过意不去。

## 三、自卑心理

自卑心理是一种因过多地自我否定而产生的自惭形秽的情绪体验。日常生活中,几乎人人都有过自卑的情绪发生,一般的自卑心理没有什么危害,但长期过度的自卑心理是不利于健康的。自卑心理在人际交往中主要表现为:总是认为自己不如别人,对有关自己的议论特别敏感,心理承受能力脆弱;谨小慎微,多愁善感,易产生猜忌心理;行为畏缩,瞻前顾后等。

影响自卑心理产生的因素有三种:一是生理因素,如个子矮、肥胖、口吃、病弱等都会让人产生自卑心理;二是心理因素,如性格孤僻,能力低下、记忆力差、思维不灵敏、成绩不如别人等,会引发个体的自卑心理;三是社会因素,如自卑心理会导致行为退缩,成为人际交往中的障碍,对工作、学习和生活造成极大的危害。因此,有自卑心理的个体要及时调整不良心态。

1. **正视挫折**　在生活中,挫折和失败是人生的常态,是不可避免的。遭遇挫折时要持平常之心,积极寻找解决问题的方法,而不是怨天尤人或否定自己。

2. **悦纳自我**　"金无足赤,人无完人",每个人都有自己的长处和短处,要学会悦纳自我,对自己做出全面的、公正的评价,既不沾沾自喜,又不顾影自怜。要善于把握和发展自己的优势,以补偿自己的不足。

3. **积极暗示**　无论遇到什么困难,都要给自己积极的暗示,如"我能行",对自己有充分的信心。

4. **实践历练**　多参加社会交往,可以塑造积极、乐观、豁达的性格,对克服社交自卑感很有帮助。

## 四、孤僻心理

孤僻心理就是我们常说的不合群,指不能与人保持正常的关系,经常离群索居的心理状态。一般表现为:性格内向、冷漠、为人孤独而内敛、冷淡、无所谓等消极态度,几乎没有朋友,形单影只,对周围的人常有戒备心理,在别人面前总是谨言慎行,担心别人耻笑自己,承受挫折能力差。

孤僻心理产生的原因很复杂,与很多方面的影响有关。第一,生理原因。由于个体身高、体重、身体缺陷、体弱多病等原因,和同伴交往少,很少感受到同伴的支持,容易在忍受孤独中逐渐变得孤僻。第二,家庭教育。在社会经济地位低下、父母教养方式专横粗暴、父母离异或早亡的家庭中,子女因得不到温暖和关怀,很容易形成孤僻心理。第三,挫折经历。生活中的意外打击、交往中的挫折都会使个体产生悲观失望的情绪，对未来没有希望，心灰意懒，对自己失去信心，容易把自己封闭起来，不与人接触，形成孤僻性格。

克服孤僻心理可以从以下几方面着手：

**1. 冲破自卑束缚** 孤僻者虽然表现为冷漠和不合群，但他们内心非常渴望与人交往，得到他人的理解、关心和支持。然而，心中强烈的自卑感又阻碍了他们与他人的交往。因此，要想改变孤僻的心理，首先就要突破自卑的束缚。

**2. 加强人际交往** 孤僻者可以通过参加各种文艺、体育活动，主动与人交往，沟通情感。通过丰富多彩的活动消除自己和他人之间的隔阂和坚冰，用集体活动中的热情和乐观的气氛融化自己的冷漠与孤独。在活动中，孤僻者会逐渐消除对他人的不信任感，逐渐敞开心扉，改善自己的性格。

**3. 主动帮助他人** 孤僻者在人际环境中经常做出清高孤傲、气势凌人的姿态，这种外在的"强大"正反映了其内心的虚弱和自我价值感低、自卑的心理。帮助他人是提升自我价值感的重要方法。个体在帮助别人的同时，不仅驱逐了内心的孤独感，还可以获得人们的尊重和喜爱，从中发现自己的价值，收获内心的快乐和安宁。

**4. 学会自我调节** 孤僻者可以通过阅读一些心理健康方面的书籍，学习情绪调节知识以及人际交往、挫折应对、自我管理的方法。当经历挫折时，个体可以改变以往孤独应对的方式，通过各种方法进行积极的自我调节，或者向他人寻求帮助。

# 第四节　友谊的形成与障碍

## 一、友谊的形成

勒温格（Levinger G）研究了友谊的建立与发展过程，认为人际吸引过程可以划分为五个阶段。

第一阶段，彼此陌生，互不相识，毫无了解，甚至根本未注意到对方的存在。

第二阶段，单方或双方注意到对方的存在，但从未接触过。例如，知道对方是本单位人员，但从未多加留意，也未接触或交谈过。

第三阶段，彼此表面接触。因工作或其他原因与对方打过交道等。即使一方因好感而心存有意，彼此的关系也是很表面化的。生活中很多平平淡淡的交往都是属于这种类型。这一阶段形成的第一印象的好坏会直接影响到彼此关系的进一步发展。彼此第一印象不佳或印象平淡，可能因此就妨碍他们之间关系的进一步发展。很多多年同事或同学仍然停留于泛泛之交就是这个缘故。

第四阶段，双方交往互动，产生了友谊。彼此能够在一定程度上接纳对方，容许对方进入自己的部分私人心理生活空间，愿意与对方分享部分信息、意见与感情。在这一阶段，对方部分开放内心世界的过程，通常被称为自我表露。

第五阶段，友谊的深化阶段。双方彼此了解的程度更深，共同分享的信息与感情更多。深厚的友谊甚至达到彼此亲密无间的程度。

在实际生活中，我们与不同人的关系可能属于上述不同的阶段。同时，我们与不同人关系的发展速度也是不一样的。可能有些人让我们一见如故，有些人即使天天见面也不一定能建立深厚的友谊。

## 二、友谊的维持与障碍

### （一）友谊的维持

良好的友谊关系在于彼此能相互满足、体谅、接纳与信赖，最好双方都能主动地增进彼此成长。保持友谊而不受牵制，兴趣相投而不厌腻，此乃友谊的长久之道。友谊的保持主要在于双方关系的性质，而不在接触次数之多寡。有些朋友虽不常见面却常想念。维持友谊的手段有很多，如偶尔通次电话、寄封信或卡片，假期中偶尔同学联谊，老友聚餐相叙等。

### （二）友谊的障碍

**1. 时空距离的变换**　时间距离是友谊的警告，终止友谊关系最常见的理由就是因为异地求学、异地工作或搬家出国等原因使距离变远了，从而交往的频率变少，友谊逐渐变淡了。

**2. 不愉快事件的发生**　彼此之间发生了某些不愉快的事导致彼此互不信任。这也是友谊障碍的重要原因。如：被朋友出卖，发现好友做了违背自己基本期望的事（如经常未经许可擅用私物、泄露自己的隐私、搬弄是非等）。所做的事触及底线，令人无法容忍，造成彼此关系不可信赖。

**3. 观点看法的差异**　交往双方对很多重要问题的认识分歧较大。发现双方对重要事项有不同见解，相互不能说服对方。从而因观点歧异增加了心理距离，逐渐疏远。即所谓"道不同不相为谋"。

**4. 对对方的过度依赖**　友伴双方或一方的过度依赖，会使友谊关系变成彼此或他方的负担。双方或是被依赖方为了顾及本身利益与安全，可能会断绝来往从而影响友谊的发展或是中断友谊。

**5. 在人格特质方面的不足**　这也会使友谊无法持久拥有自我中心、对别人不尊重、对人不真诚、过分奉承、妒忌心强、猜疑敌对、偏见固执、过分自卑等人格，不利于建立和谐的人际关系，会根本阻碍其人际交往，极易中断友谊或让人敬而远之。

## 三、增进友谊的策略

### （一）克服人际认知的偏差

人际认知是对人的认识。在交往中彼此的感知、理解、判断往往直接影响对被认知对象的印象和好恶感觉，从而进一步影响人际关系。人际认知是彼此之间人际关系建立的起点。正确的、全面的、科学的人际认知有利于协调发展良好的人际关系；错误的、片面的、歪曲的人际认知阻碍人际关系的建立和协调。在人际认知中要学会克服各种心理效应中出现的偏差，不能主观地、孤立地、静止地、片面地看问题，要坚持辩证唯物主义的方法论原则。在生活中要保持正确的人际认知，除了努力提高自己的心理素质外，更为重要的是学习和运用辩证唯物主义的方法论，来认识他人。

### （二）努力提高人际吸引力

人际吸引就是人们之间的喜欢、尊重、友谊和爱情，是建立良好人际关系的基础。由于人的气质、品格之间的差异，人们之间交往的程度是不一样的。有的彼此之间互相支持和信赖，有的则平平淡淡、表面接触、甚至话不投机半句多。这都是因为交往对象的吸引因素不同。心理学家经过广泛地调查研究后认为，人际吸引的主要条件是熟悉、个人特征、相似性与互补性等。

**1. 熟悉**　心理学研究结果表明，熟悉本身就可以增加一个人对某种对象的喜欢，人际关系的由浅入深，多半是由相互接触与初步交往形成的。比如，在日常生活之中，人们都更喜欢将情感投向周围与自己有直接交往的对象，并在其中选择交往或合作伙伴。许多古语都印证了这一点："远亲不如近邻""亲不亲，故乡人"，一句"老乡见老乡，两眼泪汪汪"更是说得非常直白。

**2. 个人特征**　个人特征主要包括外貌、个性品质和能力三个方面。①外貌：在人际交往中最先受到关注的总是在同等条件下具有外貌吸引力的人。人们对美貌的人的其他方面会给予积极评价。但值得我们重视的是，如果人们感到有魅力的人在滥用自己的美貌时，反过来倾向于对其实施严厉制裁。现实生活中，貌美的男女如果不注重个人修养，往往很难交到知心朋友，从而时常感到内心的孤独，就是这个道理。②个性品质：有研究显示，真诚、诚实、理解、忠诚、真实、可信是 6 个受喜爱程度最高的个性品质；而说谎、装假、不诚实、不真实是排在序列最后面的消极个性品质。由此可见，在人际交往中，要建立良好的人际关系，真诚是最关键的品质。只有讲信用的人,才最受别人的欢迎和信任,也才最可能取得成功。③能力:能力与被喜欢的程度只在一定范围内成正比。超出这个范围,可能会产生逃避或拒绝。因为任何一个人,都不愿意选择一个能力远远超出自己,让自己时时感到心理压力的人去喜欢。

**3. 相似性与互补性**  所谓相似性就是指交往双方在交际过程中存在的诸多相近点,这些相似性能缩小交往双方的时空距离和心理距离。我们一般都乐意与情趣指向相近似的人相处,而且有时还夸大对方的相似之处,以增强自己的信任感;不太愿意与自己情趣志向不相一致的人相处,有时甚至扩大对方的不相一致之处,以表示自己的不信任感和反感。古语云:"酒逢知己千杯少,话不投机半句多。"所谓互补性是指交往双方在交往过程中能获得相互补偿,相得益彰的心理效应。外向型性格的人有时喜欢与内倾性格的人友好相处,相互欣赏。从某种意义上讲,心理距离永远是客观存在的,关键在于如何在交往过程中做到彼此关怀、帮助、信任和容忍,加深感情,缩小心理距离,相互补偿,这样才能建立良好的人际关系。

(三)塑造良好的个人形象

在社会交往中,个体的知识水平与涵养直接影响着交往的效果。良好的个人形象应从点滴开始,从善如流,"勿以善小而不为,勿以恶小而为之",优化个人的社交形象。

**1. 提高心理素质**  人与人之间的交往,是思想、能力、知识及心理的整体作用,哪一方面的欠缺都会影响人际关系的质量。恐惧、胆怯、羞怯、自卑、冷漠、孤独、封闭、猜疑、自傲、嫉妒等不良心理都不易建立良好的人际关系。因此,应加强自我训练,提高自身的心理素质,以积极的态度进行交往。

**2. 提高自身人际魅力**  人际魅力是一个人综合素质在社会生活中的体现。每个个体都有其内在的人际魅力,这就要求丰富自己的内心世界,从仪表到谈吐,从形象到学识,多方位提高自己。初次交往中,良好的社交形象会给对方留下深刻的印象,而随着交往的深入,学识更占主导地位。特别是个性培养,能拓展自己的内涵。

**3. 优化个人形象**  大体要注意以下方面:一应干净整洁,不给人以一种邋遢的感觉;二应发型自然,符合本人的气质、服装、身材、脸型等;三应服饰得体,做到三个注意,即注意协调、注意色彩、注意场合。

(四)善用交际技巧

**1. 学会换位思考**  这就是经常站在对方的角度去理解和处理问题。一般而言,善于交往的人,往往善于发现他人的价值,懂得尊重他人,愿意信任他人,对人宽容,能容忍他人有不同的观点和行为,不斤斤计较他人的过失。在可能的范围内帮助他人。他懂得"得到朋友的最好办法是使自己成为别人的朋友";懂得与朋友相处时应存大同,求小异。

**2. 学会赞美和批评**  学会赞赏别人:人性中最深切的禀质都是渴望被人肯定和赞赏,对于那些有着自卑心理、羞怯心理、性格内向的人更需要得到别人的认可和鼓励,帮助他们建立信心。只要我们真诚的、发自内心的、实事求是的去赞赏,就会获得人际交往的主动权,从而建立良好的人际关系。学会批评的艺术:批评应从称赞和诚挚感谢入手;批评前先提到自己的错误;用暗示的方式提醒他人注意自己的错误;领导者应以启发而不是命令来提醒别人的错误;给别人保留面子。

**3. 学会得理让人**  争论对人际交往常常是一种干扰。我们应该明白这么个道理:争论双方很难单纯地就问题展开争论,期间往往渗入了保卫尊严的情感部分。因此只要不是原则问题,适时地退让一步,反而体现了高尚的风格,会赢得对方和旁观者的认可,获得意想不到的好人缘。

**4. 学会主动热情**  "热情"是最能打动人,最具有吸引力的特质之一。一个充满热情的人很容易把自己的良性情绪传染给别人。因此,要主动热情待人,首先要让自己变得愉快起来。其次要从心里对他人感兴趣,真心喜欢他人。常常心中装着别人,能设身处地替他人着想和心理换位,在别人需要帮助时,在力所能及的条件下,及时主动地伸出援助之手。

(刘俊松)

思考题

1. 如何理解人际交往？

2. 人际交往的六大效应是哪些？

3. 结合自身实际，谈谈存在哪些人际交往的心理障碍？试一试分析原因。

4. 你认为自身人际交往能力如何？制定制订一个详细的计划提升自己的人际交往能力。

# |第十三章| 特 定 群 体

 **本章要点**
1. **掌握** 特定群体的心理护理方式。
2. **熟悉** 现代社会中几种特定群体所面临的主要心理问题。
3. **了解** 特定群体的心理健康状况。

## 第一节 女 性 群 体

### 一、女性群体心理

女性群体心理是以女性变量为中介的,研究涉及一切与女性心理有关的现象,是研究这些心理现象的发生、发展和变化规律的心理学的特定领域。目前中国处于社会转型时期,心理社会因素将是影响人们健康的一个重要的、不容忽视的问题。女性作为社会重要成员,在社会家庭生活中承担了巨大的心理压力,为其提供必要的心理卫生服务十分必要。

### 二、女性的一般心理特征

自古以来,艺术家们、文学家们运用形象思维和唯美的文字,塑造了许多健美的女性形象,那么女性有哪些心理特征呢?

女性的心理特征是与生物学因素和社会因素有直接关系的。随着女性社会地位的改变以及科学文化知识的发展,人们对女性的生理和心理都有了新的认识。

女性的心理活动在很多方面不同于男性。首先,在知觉方面,女性优于男性,她们阅读领会快,但是对细节的知觉不如男性准确。其次,在记忆方面,女性胜过男性,但在缓慢逻辑性理解上,如推论或归纳,女性不如男性。女性具有较大的耐性和良好的直觉与记忆,所以我们可以看到更多的女性群体奋战在教学岗位上。最后,女性机智、灵敏,能较快从困境中解脱出来。女孩学话比男孩早,多数女性健谈,常常向伙伴倾诉内心烦恼,借以消除压力。女性比男性忠实、谨慎,学习成绩也比较好。女性精神成熟较早,但以后发展缓慢。所以,女性的一般心理特征,归纳起来有以下几点。

1. **丰富而复杂** 女子的情感比较丰富,对事物的体验较男子要细腻,也更易外露,以悲伤忧愁情绪为突出表现。而且女性的情感经常是几种纠合在一起,复杂多变,如妒忌、羞愤、烦乱、焦躁、怒忧、哀愁、恼恨、慕欲等,这些情绪在女性身上经常是并而发之。

2. **两极波动性强** 女性心理状态稳定性较差,常见喜与怒、肯定与否定、消极与积极、爱与憎等情绪易波动,既容易抑郁又容易亢奋。

3. **多惊多疑** 女性多惊诈,易疑虑,同样的环境同样的强度刺激,对于男性和女性,所产生的反应则有明显不同,女性的紧张度明显高于男性。

### 三、女性的成长特点

#### （一）青春期与早孕

青春期是每个人在成长过程中的必经之路，它也是人们从依赖走向独立的过程。在这个过程中，生理机能逐步增强，内分泌机制完善，心理的变化也随着时间的推移有相应的发展，迅速走向成熟而又尚未完全成熟的一个过渡期。"青春期综合征"是青少年特有的一种生理失衡和由此引发的心理失衡病症，根据前文所述，女性精神成熟较男性更早，所以在初中以后年轻女性群体中存在更为广泛，严重影响女性身心健康和学业前途。在这个阶段中，如果缺乏正确的引导和教育，很可能出现心理行为上的问题，特别是青春期少女，情感更为细腻、敏感，面对内外压力也表现出不同程度的心理困扰以及适应不良问题。

同时，基于国际文化思维的融合，国内未婚青年的性行为急剧增多，并呈低龄化趋势，并有越来越多的青少年女性因过早发生性行为而意外怀孕。多半早孕的女孩都因为有着错误的思想，把爱和性等同起来，认为谈恋爱就可以发生性关系。怀孕女性都会产生剧烈的生理、心理变化，未婚早孕因违反社会道德，怀孕女性怕被人发现，会伴有焦虑和抑郁情绪。所以，早孕对未婚女孩来讲是一个巨大的心理危机，健康管理人员应尽量尊重她们，不鄙视她们，保护她们的自尊心，保守她们的隐私。同时，配合家长和教师，妥善做好早孕后的心理辅导。

#### （二）组建家庭

影响家庭和谐的一个重要因素即家庭危机。在所有的家庭危机中，离婚和家庭暴力是家庭危机的最主要表现形式。离婚与家庭暴力对妻子和子女造成的心理创伤非常大，甚至会影响一生。家庭暴力常常比较隐蔽，要想给予她们社会支持比较困难。而离婚是一个比较显性的家庭危机。根据民政部的数据，2018 年上半年，中国有 540 万对新人结婚，193 万对夫妻离婚——每天有超过 1 万对夫妻离婚。所以，随着近年来离婚率的上升，大量的女性承受着因离婚危机带来的巨大心理压力。如果压力过大，又没有能力自我调节或得不到适当照顾，容易出现抑郁、焦虑等心理状态，更会给社会稳定带来一定的影响。因此，帮助了女性就等于帮助了家庭，同时也是帮助了孩子，更是帮助了社会。

#### （三）围绝经期

女性的围绝经期，指女性卵巢功能从旺盛状态逐渐衰退到完全消失的一个过渡时期，包括绝经和绝经前后的一段时间，其间可发生"围绝经期综合征"。人的一生要经历两次性激素的波动：第一次波动是性激素的"涨潮"，它使人从稚童进入了青春期；第二次波动是性激素的"退潮"，它使人从壮年转入围绝经期。从生物学的观点看，围绝经期综合征取决于女性的激素状态。雌激素分泌的退化，导致绝经和最为明显的围绝经期综合征。状况与经前期相似，从而产生类似的心理症状，如忧郁和烦恼易怒等。

围绝经期出现的不良情绪，反过来也会影响身体各个系统的功能。在整个生命过程中，人的心身两个方面是相互作用、相互影响的一个整体。因此，要保持围绝经期的健康，减少以至消除围绝经期各种症状的发生，不仅要注意躯体方面的情况，更要重视各种心理反应。心理作用既是疾病的诱因，也可以是致病的直接因素。所以心理护理是缓解围绝经期症状的重要措施。因此，心理护理应做到：①知识储备，在进入围绝经期前应多读一些相关书籍，学习健康知识，让患者正确认识更年期会出现的各种生理变化及其引发的心理变化。同时，也让患者正确认识围绝经期的症状是社会心理因素引发的心身反应，通过治疗可以消除。②让患者认识到围绝经期的人格改变的必然性：改变自己的生活方式，重建生活目标，把生活的重点重新进行安排。通过与人交往，相互讨论、倾听、互相鼓励，汲取力量及别人的经验教训，保持乐观的态度，使自己顺利地度过人生的低潮。③患者家属、亲人应关怀与支持，合理地安排好生活，使患者更快地度过这一时期。家人应给予围绝经期女性同情、安慰和鼓励。这一时期的女性特别需要家人的理解与关心。尤其是要给予她们足够的理解,原谅她们莫名其妙的坏脾气,并给他们以鼓励,使她们能够平稳地度过更年期。④适度的性生活,因为妇女在 70～80 岁后血中仍有一定量的雌激素,性生活与心理变化的关系很大。坚持适度性生活有益无害,不仅有助于增强夫妻感情,增强信心,消除心理上的孤独感,而且有利于身体健康和长寿。⑤自我调整,自己要坦然面对更年期,要解除思想顾虑,端正认识,而不要有任何恐惧与忧虑。这一时期的女性要以乐观与积极的态度对待老年的来临,这有利于预防围绝经期综合征的发生。而且如果发生了,也可减轻症状和易于治疗。

## 四、心理护理方法

### (一)语言说服法

由于在一定条件下,语言刺激对心理、生理活动都会产生很大的影响,语言可以替代甚至超过各种客观物质刺激,而引起相类似的反应。语言说服法是针对患者的病情及其心理状态、情感障碍等,采取语言交谈方式进行疏导,以消除其致病心因,纠正其不良情绪和情感活动等的一种心理治疗方法。

### (二)转移注意法

转移注意疗法,是通过分散患者的注意力,使患者将思想焦点从病所转移他处。或通过精神转移,改变患者内心焦虑的指向性,使其从某种情感转移于另外的人或物上,从而排遣情思,改变心志或改变其周围环境,使患者不与不良刺激因素接触以治疗由情志因素所引起疾病的一种心理疗法。

### (三)认知疗法

让来访者充分了解病患的性质,重构对病情以及医疗机构的认知,要使来访者发展新的认知和行为来替代适应不良的认知和行为。比如,治疗医师指导女性病人广泛应用新的认知和行为,消除患者的恐惧和疑虑,以正确的态度对待疾病。

### (四)心理暗示法

心理暗示法是指采用含蓄、间接的方式,对患者的心理状态产生影响,以诱导患者"无形中"接收医生的治疗性意见或通过语言等方式,剖析本质、真情,以解除患者的疑惑,从而达到治疗由情志因素所引起疾病的一种心理疗法。

女性自身心理特性包括敏感、多疑、易于接受暗示,因此在对待女性时采用巧妙的心理暗示对其有意想不到的疗效。在进行心理暗示治疗时要求医生必须认清病情,谨慎从事,切不可让患者看出任何破绽,否则就难以收到理想的效果。而且应指出的是,暗示既有着正效应,用之不当也会产生严重的负效应,故实际应用时须谨慎、灵活,并针对患者的心理活动特点。

### (五)音乐疗法

它以心理治疗的理论和方法为基础,运用音乐特有的生理、心理效应,使求治者在音乐治疗师的共同参与下,通过各种专门设计的音乐行为,经历音乐体验,达到消除心理障碍,恢复或增进心身健康的目的。

对于女性而言,从事业挫折、工作压力、人际冲突、丢财遇灾等导致心情沮丧、生气、忧虑、压抑之类的不良情绪,这类情绪一般不会自动消失,总要找机会宣泄,而最安全的宣泄场所当然是家里,最合适的宣泄对象则是配偶。心理学家认为,情绪宣泄是心理保健的良方,因而主张"家庭要成为心理急救站",夫妻要互为心理医生。试想一下:一个人的心理压力日积月累,在工作场所和家里都得不到排解,可能导致什么结果呢?所以当配偶在家里莫名其妙地找岔发火,首先应想到她肯定在外边遇到了麻烦事,这时是夫妻间体贴、关怀、容忍最好的表现机会。另外,来访者也可从事其他活动如阅读、看电视、睡觉等来应付忧虑,甚至可以大哭一场,把身体内的压力发泄出来,哭过后心里会感觉轻松、舒服一些。

# 第二节 老年群体

## 一、定义

老年心理学是研究个体和群体成年以后增龄老化过程的心理活动变化、特点、规律的一门科学,是研究老年期个体的心理特征及其变化规律的发展心理学分支,又称老化心理学,它也是新兴的老年学的组成部分。21世纪老年人的护理面临新的机遇和挑战,维护老年人的健康,提高老年人生活质量,为老年人提供更为全面、系统、规范的健康管理服务是健康管理人员研究的重要课题及努力的方向。随着新世纪健康管理服务的发展,通过坚持不懈的努力,老年人的心理护理必将有更快速的发展和完善。健康管理人员不但要学会老年疾病的护理知识和技巧,而且要掌握促进老年人健康的知识和方法,更要关注老年患者的心理问题,尊重、爱护、关心老年人。

## 二、老年人常见的心理状态

### (一)遗产心理

老年人在经历了几十年的艰苦奋斗之后,总想将自己积累的知识和技能、精神和物质财富等得到保留与传承。老年人往往会因为其子孙后代的成长与自己的期望相符而感到欣慰;为晚辈能聆听他的成功经验而感到快乐;因为自己留下的财富能为社会做贡献而感到满足;还会以为自己的组织或器官能在他人身上得到成功移植,自己的生命能在他人身上延续而感到有所作为。

### (二)"年长者"心理

"年长者"心理是指老年人倾向以教育者姿态与年轻人共享积累起来的知识和经历,与遗产心理有一定的关系。老年人有教育青年一代的光荣职责,是社会的宝贵财富,老年人的健在是子孙幸福的象征与团结的纽带。当老年人某一方面的知识被认为是有意义、有价值、能被年轻人或社会所接受和利用时,可以增加他们的自尊心;而当环境不允许或年轻人不理解、不接受时,老年人的这种心理被误解为教训他人、啰嗦、唠叨等。

### (三)恋旧心理

老年人恋旧心理的表现有两个方面:一方面是有些老年人对自己用过的物品、老书籍、老照片和老信件等物品有一种特别的依恋移情;另一方面是对物品位置摆放的要求,老年人希望按照他们的熟悉和喜欢的方式摆放物品,会使他们在心理上产生亲近感,在使用时得心应手。

### (四)脆弱心理

随着年龄的增长与机体的衰老,以及一生中所经历的境遇不同,可以出现不同程度的心理损害。如有的老年人常常精神不振,有衰弱感,特别是遇到一些意外事件,如亲友的生离死别,家庭关系不够融洽或社会地位的显著变化等,常常会影响老年人的正常心理。长期生病或行动不便的老人甚至对季节的变迁,事物的盛衰也会触景伤情,产生心理上的共鸣,如自然界的日往月来,草木枯荣或秋风落叶都可能给他们带来不良的心理影响。可见各种不利的环境因素都可能使老年人心理上受到伤害,引起情感上的异常。

## 三、老年人心理状态的改变

衰老是一个心理社会过程。老年人在衰老的过程中承受着巨大的心理压力,主要来自各种社会角色的改变和各种重要的"丧失",这无疑会对老年人的心理状态产生巨大的影响。老年人的心理状态,主要包括以下几种:

### (一)自卑心理

当老年人的自尊需要得不到满足,又不能恰如其分,实事求是地分析自己时,就容易产生自卑心理。老年人产生自卑心理的原因通常为老化引起的生活能力下降；疾病引起的部分或全部生活自理和适应环境的能力的丧失；离退休后，角色转换障碍以及家庭矛盾。

（二）孤独心理

老年期由于身体各器官逐渐衰老，心理状态也随之变化，对环境的适应能力降低，孤独和寂寞常在失去重要的生活依靠时产生，特别在失去配偶时表现的更加明显，孤独和寂寞的程度受个人性格及过去家庭生活是否和谐幸福等因素的影响。由于老年期生理和病理的变化，使老年人感到空虚和寂寞，烦躁无聊，产生孤独感。

（三）失落心理

例如退休与经济状况改变会造成失落的心理，一般来说，退休造成的结果包括经济收入降低、社会主要关系中断、生活作息方式的改变等。有明确任务和较多人际交往的环境，退到比较狭小的家庭圈子，这种过渡，常常给老年人带来许多严重的社会心理问题，如抑郁、自杀等，轻者常表现为"退休综合征"，一般需半年至一年才能逐步适应。退休后带来的收入水平下降、贫困、生活保障上的不安以及在社会和家庭中经济地位的改变，也是老年人面临的重大问题。

（四）记忆力能力明显下降

老年人由于身体方面的因素及心理因素，流体智力水平逐渐下降，近期记忆力减退，遇事易忘，由此出现健忘。对于器质性健忘，如果是由于疾病引起的，应及时治疗，或加强思维和体育锻炼。加强思维活动就是多动脑子，多分析问题，可防止大脑迟钝，使大脑皮层的记忆神经永葆青春；体育锻炼可保证大脑有足够的血液供应，有助于记忆。对付功能性健忘，有如下几项办法：①多读书看报，加强思维的活动；②进行思维活动时尽量排除各种外来干扰；③经常回忆学过和看过的知识、事件等；④加强记忆要循序渐进，避免紧张与急躁；⑤注意劳逸结合，保证睡眠，连续性学习不宜太久。而日常生活中，有些老年人为了增强记忆，拼命服用强身补品或补脑药物，也有些人想借助烟、酒、浓茶、咖啡来克服健忘，这些都是不可取的。如此，非但不会有助于记忆，对身体健康往往弊多利少。

## 四、促进老年人心理健康

老年人的心理问题，倘若预先缺乏思想准备，其危害性不亚于体力衰退。常常成为脑溢血、脑血栓、心肌梗死的始动因素，也可成为老年精神病的基础。这种心理上的问题是有办法克服的。

老年人的心理健康标准包括：健康的个性；良好的社会适应能力；稳定的情绪；和谐的人际关系；认知功能基本正常。作为老年人社会化心理工作者首先自身要相信老年人是能够改变的。要改变传统对待老年人的观点，积极的运用新的观念去影响他们，为其创造新的环境。也许一名一直循规蹈矩的老人会喜欢上一些刺激的运动，也许一位未曾接受过正规教育的老妇人会成为老年大学中的一员。党和政府"老有所养、老有所医、老有所教、老有所学、老有所乐、老有所为"的老龄工作方针想老年人之所想；《教育规划纲要》中"重视老年教育"的提出把老年教育提升到国家教育的层面；"国家发展老年教育，把老年教育纳入终身教育体系，鼓励社会办好各类老年学各级人民政府对老年教育应当加强领导统一规划加大投入"的要求进入了《中国老年人权益保障法》；各地区关于促进老年教育事业发展和老年人接受教育的权益得到保障的地方法规不断出台。在老年大学里，老年人可以通过老年教育，使自己在德智体美等诸方面继续得到丰富和发展，能够继续坚持参加有益社会的活动；可以通过老年教育不断提高自己的综合素质，成为有社会主义觉悟、有积极休闲本领、能够适应社会发展和促进社会和谐的健康老人。

其实，老年阶段同样会有很多改变的机遇，给予老年人从未有过的体验。作为老年人社会心理工作者，要选择合适的工作策略，开展丰富多彩的活动，为老年人营造健康良好的晚年生活环境。

（一）心理支持

健康管理工作者应尊重、理解老年人，用诚恳的态度对待老年人，耐心倾听老年人的诉说，针对老年人提出的问题予以认真地解释，让老年人心安，指出焦虑不安产生的原因及不利影响，并进行放松训练。专业的放松训练可由社会心理工作者进行，同时与老年人日常的言行交流也是不可忽视的。

对老年人每一点认识的提高和精神的振作都要给以肯定和鼓励。正向的刺激对于老年人的心理和生理康复都有重要的作用。对于过分依赖的老年人，健康管理工作者要向其讲解主动活动的重要性，鼓励老年人做一些力所能及的事情，减少不必要的帮助，为社会贡献余热。

（二）积极关注

给予老年人更多的关注，无论其在心理上是否有不良变化。健康管理工作者应"视人犹己"，满腔热情对待老年人，要主动找老年人交谈，同时，也应多与老年人的家庭进行联系，教育家属密切配合，多关心体贴老人。特别是一些丧偶及患有身体疾病的老年人，当他们悲观失望时，健康管理工作者要主动、热情地鼓励老年人，助其看到生活积极的一面，保持乐观向上的态度，减轻其孤独和恐惧的心理，使之树立认真生活的信心和决心。

（三）转移注意力

通过语言、行动等方式，调动老年人的积极性，培养适当的兴趣和爱好，鼓励老年人参加适当的活动，如唱歌、跳舞、听音乐、打拳、练气功、健身等活动。保持机体代谢平衡，促进身心健康，延缓衰老，丰富离退休后的生活。

（四）增加社会沟通，获得老有所为的体验

社会隔离一方面容易加剧老年人痴呆症、抑郁症病情，另一方面还会给老年人带来各方面的危害，会加剧药物滥用及虐待老人等社会状况。因此必须要让老人保持与社会事物及他人的联系，以使其能够保持良好的心态，同时更好地适应社会。这种联系，一部分老人是建立在与家人朋友的关系上，还有一些老人需要通过网络、电话与他人取得联系，饲养宠物或是种植植物来保持。这种社会交往能够有效地促使其智力功能和社会功能得以保持。除此之外，还要让老人认识到自己的有用之处。对于贡献和有用的界定，不同的老人可能看法不同，但无论怎样，老年人工作者就是要让老年人认识到自己的有用之处就好。有些老人认为贡献即是为社会，为单位，为社区做出了贡献；而有些老人则会有不同的认知，认为照顾好孙子女、养护好花草就是一种贡献。无论是哪种认知体验，只要老人自己能够觉得自己做出了贡献，自己是有用的就好。

（五）给予对老年人照顾者的心理支持

家庭成员由于长期面对照顾各方面都开始退化的老年人，不免有时会身心疲劳、不安和焦虑。因此，健康管理工作者应对照顾者提供健康教育、心理咨询等，对其进行疾病相关知识的培训，使家庭照顾者了解如何安排老年人的生活，掌握相关的护理技能，给予他们适当的心理援助，及时交流各种信息，提供精神上的支持，以缓解其心理压力和精神负担，促进他们与老年人家属的关心，使其为老年人提供更高质量的照顾。

# 第三节　残障群体

残障群体是社会中特殊的弱势群体。根据第六次全国人口普查我国总人口数及第二次全国残疾人抽样调查我国残疾人占全国总人口的比例，目前我国各类残疾人总数 8 502 万人，占全国人口总数的 6.34%。根据残疾类别划分，残疾人分为肢体残疾、视力残疾、听力语言残疾、智力残疾和精神残疾 5 类。由于存在生理方面的障碍或疾病，使得大部分残疾人都有不同程度的心理问题。与健全人相比，残疾人的心理承受力十分脆弱。他们比健全人更渴望得到尊重、认可和自我价值的实现。我们只有针对残疾人这类弱势群体的心理特征与心理需求进行研究，并提出采取适当的措施加以正确疏导，才能够有效缓解残疾人的社会压力和心理负担。

## 一、残障群体心理特征

残疾人在有和正常人一样的性格特点以外，他们自身某个地方存在的异常，会导致他们产生一些自卑、敏感的心理特征。残疾人并不占多数，而多数人对于他们与自己的生理或者心理形态有区别时，他们就会引来多数人的异样、同情、好奇以及鄙夷的目光。这样增加了他们对外界评价的敏感的同时也在强调他们与多数人群的不一样。他们身心存在各种障碍，如行动、精神、语言障碍，这都限制了他们与外界的交流以及活动的参与。他们只能在有限的范围内活动，与有限的人员进行交流。长时间这样，他们内心就会很压抑，孤独感就会越来越强，容易呈现出消极的心理问题，具体表现为：

**1. 自卑感强，孤独无助**    由于生理或心理上的缺陷，使得残疾人在学习、生活和就业方面遇到很多困难，如果长期得不到有效的社会支持和帮助，甚至遭到排斥或歧视，容易产生自卑心理。同时，残疾人的活动场所太少，交流对象有限，久而久之就会产生孤独感，随着年龄的增长，孤独的体验日益增强。

**2. 敏感多疑，自尊心强**    残疾人非常在意自身缺陷和别人对自己的评价，特别是当有人有意无意说出带有贬义的、不恰当的称呼，如称他们为"残废"，就会引起残疾人的反感和排斥心理。如果有人做出有损于其自尊心的事情，他们就会产生愤怒情绪，甚至可能会做出过激行为。

**3. 怨天尤人，有挫败感**    当残疾人面对自己不愿接受的现实时，就会产生强烈的抱怨心理，怨天尤人，抱怨父母、抱怨亲友、抱怨命运和社会环境。他们心态很不稳定，怀有强烈的无用感和不公平感，经常出现焦虑和忧郁的情绪，过度担心外界变化会给他们的生活带来强烈的冲击。多数残疾人无法正视现实，有强烈的挫败感。

**4. 渴望关注，期盼关爱**    残疾人身残之后，通常意志消沉，不愿面对现实，不愿意承认自己的弱点但对改变现状又无能为力，他们害怕被人忽视，渴望得到人们的关注、同情和帮助，期盼得到社会的关爱和帮助。由此也逐渐习惯于依赖他人的关心和照料，原来的社会角色被患者角色所取代，患者角色又成为其康复的巨大障碍。

## 二、残障群体心理特征的原因分析

### （一）个体认知因素

个体认知不同，对待残疾的态度也会不同。而认知又受到文化修养的影响。一般来说，残障群体如果文化修养高，对残疾能有所理解，就更容易正确对待；反之，则容易怨天尤人，自怨自艾。而由于存在残疾的障碍，很多残疾人无法适应社会的激烈竞争，加之社会对残疾人存在歧视和偏见，政府对残疾人优惠政策的支持力度有限，使残疾人在康复、教育、就业等方面普遍存在困难。所以，残障群体很少能够接受到正确的认知。

### （二）家庭因素

在残疾人家庭教育方面，一些家长由于惧怕社会舆论的压力，怕别人歧视、嘲笑他们，对残疾人采取隔离保护的方法，不让他们接触社会；而另一些家庭，在对待残疾人方面也存在歧视、嘲笑、拒绝接纳等现象，使得大部分残疾人依赖性强、独立意识差、对社会充满敌意，十分不利于残疾人的健康成长。

### （三）学校因素

在对待残疾学生问题上，学校和老师要做好引导工作。很多残疾学生不知道如何学习，对未来的就业形势和职业方向没有具体的规划，学习能力差、抗压能力弱，容易受到打击。另外，健全学生的思想单纯、好奇心重，如果学校没有对他们及时进行正确的引导和教育，也容易使他们对残疾人产生错误的认识,对残疾人会表现出厌恶、拒绝、歧视的倾向,把残疾人当作异类。久而久之会给残疾人带来沉重的心理压力,影响残疾人对生活的期望,加剧他们的自卑心理,从而更加难以融入社会。

### (四)社会文化因素

当今社会竞争激烈,残疾人面临的生存和就业压力很大,承受着比其他人更大的社会压力,这些压力可能来自于社会政治、经济、教育、伦理、风俗习惯等各个方面,是残障人群产生心理障碍的重要因素。目前,社会对残疾人的错误认识没有纠正,人们总认为残疾人是需要被照顾的弱势群体,并以同情、怜悯、悲哀的态度对待残疾人;而另一方面,有些网络和媒体过分夸大残疾人的缺陷,误导人们产生了残疾人给社会带来严重负担的错误认识,加深社会对残疾人的误解,而人们对残疾人的不理解更加强化了社会对残疾人的歧视倾向。

## 三、残障群体心理问题的社会对策

要让残疾人心理得到康复,就要千方百计让残疾人克服自卑心理压力。首先,社会服务人员需具备良好心理品质,建立良好的咨访关系;其次,要尊重残疾人,让他们享有平等待遇;三是要重视语言修养,建立信任合作关系;最后,增强残疾人主动接受康复和治疗的信心,具体可采取如下对策。

### (一)建立心理咨询服务站,疏导残障群体心理障碍

在残疾人康复中心、有条件的社区建立心理咨询服务站,并聘请从事心理研究的专业人员,及时为残疾人进行心理疏导,排解他们的心理障碍,为残疾人心理康复创造良好条件;与心理咨询服务机构合作,为残疾人及家属提供有效的咨询和心理疏导服务,为残疾人排忧解难,树立积极健康的生活态度;与医院、心理学研究所的专家合作,组建残疾人心理辅导讲师团,定期走进残疾人家庭、特殊教育学校为残疾人提供心理方面的指导和帮助,并倾听残疾人的苦恼,帮助残疾人摆脱消极的心理状态,能够积极、健康地面对未来,更好地融入到社会中。

社区康复中心乃至社区居委会可通过张贴宣传单、向居民派发宣传单、向居民宣传相关知识,为残疾人参与生活小区活动营造人文氛围,同时逐家落实心理康复专家与残疾人及其家庭的联系,在残疾人出现心理问题的时候,随时给予必要的支持与帮助,从而能够更好地为残疾者的心理康复提供保障。

心理康复是一个长期的调节过程,需要有一批具有心理学专业基本知识以及心理治疗方法的心理医生作为残疾人心理康复的保障。只有专业的治疗才能逐步解决残疾人的各种心理困扰,包括情绪、认知与行为等问题。以解决患者所面对的心理障碍,减少焦虑、抑郁、恐慌等精神症状,逐渐摆脱消极心理的影响,改善患者的非适应社会的行为,建立良好的人际关系,促进人格的正常成长,建立起积极的人生目标,积极地面对人生,面对生活和很好地适应社会。

### (二)加强与社会各界、新闻媒体的联系,广泛关注残障人群事业的发展

首先,应加大宣传力度,营造理解、关爱残疾人的社会氛围,消除社会的偏见,努力维护残疾人的自尊,为残疾人创造良好的学习、工作、生活环境,从而保障残疾人的生活质量。其次,要完善公共环境无障碍设施的建设和管理,建立盲人图书馆、无障碍影院等场所,为残疾人提供良好的生活环境,并与电视台加强合作,开设残疾人心理咨询专栏,及时为残疾人疏导心理障碍,缓解残疾人的生活压力,树立残疾人积极健康的生活态度。最后,要充分利用助残日、残疾人节日的有利契机,积极开展扶残助残活动,定期开展残疾人艺术团巡回演出,宣传残疾人自强不息、顽强拼搏的典型事迹,让残疾人看到生活中的榜样,看到希望,鼓舞残疾人恢复生活的信心,也促使社会关心、理解、爱护残疾人。

### (三)改进家庭正确的教育方式,引导残障人群健康成长

残疾人不仅是社会成员,更是家庭成员,其大部分时间都是与家庭成员在一起度过。家庭成

员如何对待残疾人会对残疾人自身的成长及性格的塑造带来直接的影响。因此,家庭成员应尊重、关心、理解残疾人,承认残疾人也是家庭中的一员,并承担起抚养和教育残疾人子女的重任;培养残疾人独立的意识,以极大的耐心和帮助来满足残疾人的合理需求,保持和睦相处、互相理解的家庭氛围;加强与残疾人的良性互动,使残疾人健康快乐地成长。只有这样,残疾人才会在社会的关注下,能够坚强、乐观地面对生活中的困难和挑战。

目前残疾人家庭尤其是家长的社会支持系统极不完善,比如缺乏法律上的针对性支持、社会资源的相对匮乏、教育训练乃至心理康复有效技术的缺乏等。现在的大多数培训都集中在社区康复员身上,而忽略了家长培训以及家长心理问题的疏导。利用家长联谊会,让家长们在一起相互沟通,令一些积压的心理情绪得到一定程度的宣泄;举办家长培训班,教给家长有关残疾儿童康复的知识与技能,使家长无助情绪得到相对的缓解;利用家庭康复成功案例的示范,鼓励和帮助信心不够的家长建立起自信;团体心理辅导令家长的重压得到适度放松、个别心理辅导针对性解决家长因教育康复不得法而产生的不良情绪,并促进残疾人社会角色的定位和转变。

（四）学校应重视残疾人教育,培养残疾学生全面发展

特殊教育学校应该重视残疾人教育,努力提高残疾人综合职业能力,了解残疾学生的基本情况和困难,针对残疾人的特点,结合岗位需求,进行具体的课程安排和专业设置,同时要求残疾学生加强专业学习,巩固基础知识,并及早做好职业发展规划,才能提高残疾学生的学习能力和就业能力,在未来竞争激烈的社会中更好地生存;普通学校应该教会健全学生正确建立与残疾人的沟通方式,在平等、互助的基础上与残疾人进行交流与合作,理解、尊重残疾人,承认残疾人的优点,才能使残疾人更好地融入社会。残疾人同样有受教育、掌握知识与技能、从事劳动就业、享受美好生活的权利,学校要鼓励残疾学生树立"自强、自立、自信"的精神,不断完善自己,挖掘自身潜力,残疾人才能实现人生价值,才会与健全人一样成为社会物质财富和精神财富的创造者。

（五）运用"积极视角"开展残疾人社会工作

社会中有些人对残疾人持有歧视和偏见的态度,使残疾人信心受挫,倍感孤独。而更多时候社会对残疾人抱有同情和怜悯的想法,很少考虑残疾人的内心想法和个性,正是这种忽视,影响了残疾人的性格塑造,也抑制了残疾人创造力和潜能的充分发挥。很多残疾人当中的优秀人才,怀有极高的抱负和出人头地的愿望,然而常被现实的冷漠和无情所打击,使他们丧失了信心和勇气。

与传统的"问题视角"不同,"积极视角"是一种不同的思维模式,它强调在社会工作中重视残疾人本身的优势。尊重残疾人,相信有能力提高残疾人对提高自己生活质量技能的兴趣。

**1. 积极视角相信人是有潜能的**　面对困难和问题每个人都有解决的能力,然而对于残疾人能力问题,残疾人自身和社会大众他们的关注点都集中在残疾所带来的能力缺失,而忽略了残疾人在生活中所体现的能量。

**2. 积极视角相信人是寻求改变的**　残疾人无论是先天残疾还是后天残疾,残疾人都有一个从发现、接受到改变的过程,在改变的过程中,一部分残疾人在寻求的过程中走向了自我价值的实现,而一部分残疾人选择认命,不论是哪种情况,他们寻求改变的动机是不能忽视的。所以,抓住残疾人行为动机是关键。

**3. 积极视角关注优势**　每个人都有自身的优势,通过他们自身的优势来解决问题。而残疾人只是在身体或者心理上存在一些劣势,但在于人生经历、生活环境以及性格特征等,也可能成为他们自身的优势和资源。

积极视角作为一种新的模式,以积极的角度去发现残疾人的优势和资源,有助于提高残疾人的自信心,可广泛运用于残疾人社会工作中去。

（罗　岚）

**思考题**

1. 简述女性群体的一般心理特征,并举例说明。

2. 李爷爷今年71岁了,多病,老伴两个月前去世,日常起居由保姆照料。孩子们为了逗他开心,教他用手机,学了一周还学不会,李爷爷整天郁郁寡欢。请分析一下李爷爷的心理状态,并给出一些建议帮助老人克服心理问题。

3. 假设你作为学校方,关于"重视残疾人教育"你有什么较好的建议。

# 第十四章 | 疼 痛

 **本章要点**

1. **掌握** 疼痛的概念和意义；疼痛的影响因素。
2. **熟悉** 疼痛的特点；疼痛的测量；疼痛干预与管理的基本原则、基本目标。
3. **了解** 疼痛的分类；疼痛的心理干预与管理。

## 第一节 疼 痛 概 述

### 一、疼痛及其特点

"疼痛是件令人难受的事情。"许多人在忍受疼痛时往往这样想。但是对疼痛的感知对我们的生存至关重要——疼痛是人类最原始的感受之一，同呼吸、血压、脉搏、体温一样，是人类主要生命体征之一，是一种提醒我们采取保护行为的信号。疼痛是病人寻求医生帮助的主要原因之一，也是医生诊断病情时常常询问的内容，既是生理基础，也是心理过程，存在体验上的个体差异。

疼痛（pain）是与实际的或潜在组织损伤，或可用类似损伤表达出的有关不愉快的主观感觉和情绪体验，同时可伴有代谢、内分泌、呼吸、循环功能和心理等多系统的改变。

每个人、每个年龄阶段，都会经历疼痛。人们在出生时经历了疼痛，出牙时经历过疼痛，遇到外伤或疾病也会疼痛，成人后劳累也会导致疼痛（图 14-1）。

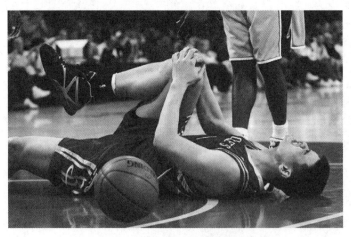

**图 14-1 篮球运动员姚明疼痛倒地**

（一）疼痛的组成

疼痛现象具有两种成分，包含痛觉和痛反应两重含义。

1. **痛觉（pain sensation）** 是对疼痛的感知。当机体受到某些机械的、物理的、化学的、温度的以及电的刺激损伤或破坏性影响时，受伤害的部位就可能产生痛觉，并向大脑传递危险信号。它不仅依赖于创伤性刺激的性质和强度，还依赖于大脑皮质对刺激的解释，能为过去获得的经验所改变。

痛阈通常指引起人体痛觉的刺激强度。在临床和实验研究中，最常用的描述疼痛程度的痛阈有两种：一种是痛知觉阈（习惯上常以此作为痛阈），是指受试者首次报告引起痛觉的最小刺激量；另一种是痛耐受阈，指能耐受疼痛的最大强度。

2. **痛反应** 是指机体对疼痛刺激产生的一系列生理行为变化，表现出躯体运动和自主神经活动的系列改变，伴有情绪心理活动。

痛反应形式包括：①局部反应。神经末梢受刺激后释放出某些化学物质，直接或间接刺激引起局部出现血管扩张、组织水肿等现象。②全身反应。中枢神经系统参与下使机体做出的有规律的应答反应，如骨骼肌收缩、心率加快、血压升高等躯体和交感神经兴奋反应。③行为反应。高级脑部位参与下，带有强烈情绪色彩的反应，包括情绪反应如焦虑、抑郁、愤怒等，语言反应如悲啼、呻吟或喊叫等，外在行为反应如咬紧牙关、紧闭双眼、身体屈曲、坐卧不宁等。

（二）疼痛的特点

疼痛与温度、视、听、触、压等感觉不同，它不仅是一种感觉，同时也是一种情绪和情感体验，具有以下特点：

1. **疼痛刺激的多样性** 引起疼痛的刺激范围很广，不像其他感觉刺激那么专一，机体的各个部位都有痛觉感受器，可接受物理挤压、烧灼、刺割、化学酸碱、冷冻等任何一种刺激。只要刺激达到损伤的程度，就能引起疼痛。

2. **疼痛表现的复合性** 疼痛常与触觉、压觉、温度觉等并存，构成复合的感觉，隐痛、烧灼痛、刺痛、酸痛、牵涉痛等，多种多样，不像其他感觉那么容易分化。

3. **疼痛的主观性** 疼痛是患者自己主观、高度个体化的经验，不能被他人所印证；另外个体感受到的疼痛受过去经验的影响。因此，疼痛也被视为一种心理事件，个体对疼痛的反应可能比预期的或与刺激相应的疼痛更为强烈或轻微。比彻（Beecher, 1959）比较第二次世界大战中战斗受伤的士兵和因工受伤的普通市民在接受外科手术时对疼痛的承受度。在两组人员所受的伤具有可比性的情况下，只有 25% 的士兵要求使用镇痛药物，与之对应的是 80% 的市民提出了使用镇痛剂的要求。

4. **痛觉的适应性** 一般情况下，与视觉、嗅觉、触觉、温度觉等感觉相比，痛觉的适应性较差。在疼痛刺激持久作用的过程中，痛知觉阈值并不增高反而出现敏感化现象，这是其他感觉所不具备的。

## 二、急性疼痛和慢性疼痛

疼痛最常见的划分方法是将疼痛分为急性疼痛和慢性疼痛。根据国际疼痛研究联合会分类学会提供的标准，急性疼痛（acute pain）是指持续时间不超过六个月的疼痛，如牙痛、头痛、手术后的疼痛、烧伤痛等，通常由损伤性刺激引起，属于生理症状，伴有焦虑情绪，急性发作，随着创伤治愈，疼痛也就消失。

慢性疼痛（chronic pain）是指持续时间超过了六个月的疼痛，包括创伤痊愈后依然持续的疼痛。慢性疼痛可能是轻微的，也可能是剧烈的；可能是连续不断的，也可能是间歇性的；可能发生在肌肉、关节、肌腱以及内脏器官等部位。在没有机体损伤的情况下也可能发生慢性疼痛。慢性疼痛往往伴随着焦虑、抑郁、失眠、易激惹以及丧失工作能力等症状，因此对患者生活质量的影响非常大。

慢性疼痛本身也可分以为两类，一类是几乎没有机体病变的情况下发生的慢性疼痛，很难治疗，对病人也构不成生命威胁，被称为慢性难治性良性疼痛。许多疼痛研究者认为，对慢性难治性良性疼痛采用心理干预会取得较好的效果。另一类则是由于某些慢性疾病或发展性疾病引起的疼痛，比如由癌症或关节炎引起的疼痛，这种疼痛会随着病程的发展而发展，并且会伴随病症一起严重影响患者的生活质量乃至危及生命，被称为慢性进行性疼痛。

慢性疼痛对个体心理的影响体现得比较明显。研究发现，长期的疼痛经历会对患者的认知和情绪情感方面产生显著不良影响。动物实验发现，小鼠焦虑水平与早期急性疼痛经历关系不大，而在早期的慢性疼痛经历中提高显著。急性疼痛与慢性疼痛对焦虑水平的作用不同可能是由于慢性疼痛持续时间较长，导致大脑结构和功能改变，从而影响到相应的心理功能，比如对个体的注意功能造成损害，影响个体信息加工的速度，使个体的认知反应变慢；影响个体的工作记忆和执行功能，对长时记忆产生显著的影响。

### 三、疼痛理论

十九世纪初，人们开始研究疼痛的产生、发展和原因。迄今为止，尚无任何一种学说能全面合理地解释疼痛发生的机制，各类学说均着重对疼痛本质的某个侧面进行阐述，而不能完整地解释疼痛发展的整个过程。关于疼痛产生的机制，目前具有代表性的疼痛理论主要有三种。

1. **特异性理论**　1664年，笛卡尔最早提出，疼痛感觉来源于皮肤和大脑之间的特异性通道。在他看来，这种传递疼痛感觉的特异性通道就像一条条联结身体各个部位和大脑的通道。当人们受到了伤害性刺激，刺激信息就会沿着这些通道传到大脑，于是产生了疼痛感觉。笛卡尔所提出的最原始的特异性理论，在其后的疼痛研究中一直被延续。如弗雷伊（Frey）就曾假设游离神经末梢就是痛感受器，经痛神经纤维和痛通路，将疼痛信息投射到脑的痛中枢。

特异性理论把疼痛看成是专一、固定感觉通道的结果，以及机械地将物理刺激和心理感受一一对应的观点显得过于强硬，是该理论的致命弱点。但特异性理论拥有许多生理学、解剖学和临床数据的支持，并且由此衍生出的许多镇痛方法都是行之有效的，因此，该理论依然是现代医学和生理学研究者广泛认可的一种理论。

2. **型式理论**　该理论认为所有皮肤感觉的性质都是由神经冲动的时空型式决定的，而并不是特定感受器和专门的感觉通道所产生的结果。痛觉就是一种继续反应，从触、痒、烧灼等逐步地增强感受器的激活强度便可产生痛，代表人物戈德沙伊德（Goldscheider）提出："刺激强度与中枢总和是疼痛的关键性决定因素"。

3. **闸门控制理论**　在脊髓背角中存在一种控制疼痛感觉的"闸门"机制，即第一级传导细胞T细胞。T细胞是脊髓中伤害性刺激传递的中继站，当它的输出到达并超过某一临界水平时，就能触发中枢神经系统的相关反应，如产生痛觉。而是否产生痛觉取决于被刺激激发而兴奋起来的传入神经纤维的种类以及"闸门"的开合状态。其中细纤维的兴奋可以打开闸门，让神经冲动通过，上传到大脑进而产生痛觉；而粗纤维兴奋则使闸门关闭，神经冲动不能或不容易通过，从而呈现出痛觉减弱或消除（图14-2）。

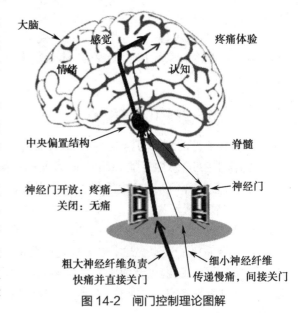

图14-2　闸门控制理论图解

闸门控制理论汲取了特异性理论的疼痛通道、感受器特异化等概念,放弃了其专一直达的疼痛传导模式,也吸收了型式理论神经冲动的时空型式、中枢综合、传入控制等思想,并将这些概念尽可能落实到了具体的神经结构和神经机制上。因此,闸门控制理论是目前被接受程度最高的一种理论。

### 四、疼痛的临床意义

**1. 疼痛对机体具有保护作用**　首先,痛觉作为机体受到伤害的一种警告,引起机体发生一系列防御性反应,如躲避、退缩、寻求保护或治疗;其次痛觉的适应性差,对机体及时避免损伤而起保护作用;最后,疼痛为学习避开伤害性刺激以及而后可能发生的伤害性事件提供了基础。总之,疼痛是一种提醒我们采取保护行为的信号。那些患有先天性痛知觉缺损疾病的个体,对严重的损伤只会感觉到麻或发痒,失去感知疼痛的能力。所以说痛觉具有重要的生物学意义。

**2. 疼痛影响生活质量**　疼痛严重影响生活质量。某些长期的剧烈疼痛,对机体是一种不可忍受的折磨。有些人忍受不了长期疼痛的折磨,并发焦虑、抑郁反应,甚至自杀。有调查显示,癌性疼痛病人患有精神并发症(焦虑或抑郁症)的概率是没有疼痛的癌症病人的两倍。在临床要求施行安乐死或要求医生帮助自杀的病人中,绝大多数是因持续疼痛或无法控制和忍受疼痛的癌症病人。疼痛还影响癌症患者的自我控制能力,干扰患者对家庭和他人支持的接受能力。而伴随疼痛的精神并发症不仅是增加癌症自杀率的另一个重要因素,由其所导致心理改变又会加重患者对疼痛的感知和体验,对癌症的临床表现和治疗具有明显的影响,甚至促进肿瘤的复发、转移、恶化等。

## 第二节　疼痛的测量

疼痛的测量方法包括患者的自我报告、疼痛行为反应的测量和疼痛的生理测量。由于疼痛是一种不愉快的主观感觉和情绪体验,因此自我报告仍是测量疼痛的黄金标准(golden standard),其中麦吉尔疼痛问卷和视觉类比量表是比较有代表性的评估工具。

### 一、麦吉尔疼痛问卷

麦吉尔疼痛问卷(McGill pain questionnaire,MPQ)由麦扎卡(Melzack)和托格森(Torgerson)创建于1975年,以麦扎卡供职过的麦吉尔大学命名,含有四类20组疼痛描述词,每组词按程度递增的顺序排列,其中1～10组为感觉类(sensory),11～15组为情感类(affective),16组为评价类(evaluation),17～20组为其他相关类(miscellaneous)。感觉词描述了疼痛的时间、空间、压力和温度等感觉,情感词描述畏惧、焦虑等情绪特性,评价词描述整个疼痛经历过程的强度。被测者在每一组词中选一个与自己痛觉程度相同的词(没有合适的可以不选)。问卷评分包括疼痛分级指数总分(PRI-S)、疼痛分级指数序列(PRI-R)、选词总数(NWC)和当前疼痛强度(PPI)。

MPQ能提供疼痛的定量评估信息,并从疼痛的感觉、情绪和评价三方面的相关情况进行统计分析,能有效评估不同镇痛方法的镇痛效果,特别适合慢性疼痛的评估。杜比森(Dubisson)等人运用计算机分析患者疼痛描述的反应,结果显示用MPQ对症群分类的可靠性达到77%,若加上补助性资料则可达100%,MPQ有较高的信度和效度。MPQ在英语国家应用广泛,由于文化和语言的差异,它在非英语国家的应用受到限制。由于MPQ内容过长,麦扎卡于1980年发表了简式MPQ(SF-MPQ),纳入了当前疼痛强度和视觉类比量表。SF-MPQ提供五种数据,感觉、情绪、总分、PPI总分和视觉类比分。

## 二、简明疼痛量表

简明疼痛量表(brief pain inventory,BPI)是在19世纪80年代由美国威斯康星大学麦迪逊分校WHO下属的疼痛研究小组研制的。被我国和一些非英语国家翻译使用,BPI被设计用于癌症疼痛的评估,但也可以用于评估慢性疼痛,现在扩展到AIDS和关节炎的疼痛评估。BPI由11个数字量表组成,涉及患者的一般活动、情绪、行走能力、工作、与他人关系、睡眠、生活乐趣等。与MPQ相似,强调感觉、情绪和疼痛的评价,但也评估患者的功能水平。

## 三、描述及类比法

这是一组量表的总称,包括如下几种:

1. **视觉类比量表(visual analog scale,VAS)**  通常采用10cm长的线段,两端分别表示"无痛"和"剧烈疼痛",被测者可根据其疼痛程度在直线上适合的点做记号,"无痛"端至记号之间的距离即痛分(pain score)。亦可定时测量并将各次痛分连成曲线,观察患者在治疗过程中及前后的疼痛变化。VAS简单易行,在临床和研究中应用较为普遍。

2. **数字评估量表(numerical rating scale,NRS)和言语评估量表(verbal rating scale,VRS)** 此组评价方法简单,NRS中被测者将所感受到的痛觉在线段上用0~10之间某个整数表示,其中"0"代表不痛,"10"代表极痛。VRS用序列数字0、1、2、3、4来代表疼痛程度,分别表示"无痛""轻微""中度""重度""极重度"。此组方法均可由患者自己书写或口头报告给检查者,具有快速、简便和易理解的优势,但比较粗略。

3. **脸谱评估量表(faces rating scale,FRS)**  用脸部表情代表疼痛程度,通常适用于急性疼痛、老人、少儿及表达能力丧失者。以Wong-Baker FRS为例,分为六个等级,向儿童解释每个脸谱意义后,让他们做出选择。

疼痛不仅与组织损伤和病变有关,而且很大程度上受心理和社会因素的影响。因此有时还需要评估患者的情绪、人格和生活质量。情绪和精神症状常用的评估工具有90项症状自评量表(SCL-90)、焦虑自评量表(SAS)、抑郁自评量表(SDS)等。人格评估工具有明尼苏达多项人格测验(MMPI)和艾森克人格问卷(EPQ)。生活质量测验涉及一般健康、生理功能、情绪、认知能力、性功能等项目,常用评估工具有医学结果研究简表(SF-36)、欧洲生活质量量表(EQ-5D)和生活质量核心量表(QLQ-C30)等。

# 第三节  影响疼痛的心理社会因素

## 一、心理社会因素对疼痛的影响机制

疼痛受心理社会因素的影响,表现在疼痛的性质、程度、时间与空间的感知、反应程度等疼痛的各个环节上,具体来说表现在以下几个方面:

1. **影响疼痛的传递过程**  心理社会因素对疼痛的调控可表现在疼痛信号的任何传递水平和环节上,以中枢的调控效应最为显著,对慢性疼痛的影响更大。

2. **影响疼痛的反应过程**  认知、情绪和文化环境的不同,对伤害性刺激的疼痛反应过程有明显不同,注意力、暗示、场景的不同可明显降低或增强疼痛反应。

3. **影响镇痛效果**  病患的信任度、医药知识水平和受暗示的程度,均直接影响镇痛效果。临床观察中发现,单纯暗示镇痛可使35%的患者缓解疼痛,而对医药失去信心的患者镇痛效果均不满意。

## 二、影响疼痛的心理因素

影响疼痛的心理因素主要有与疼痛相关的早期经验、认知、情绪、注意、暗示、人格等。

（一）早期经验

疼痛的情绪和行为反应主要是后天学习的结果。在生命的第一年，婴儿对于针头注射的行为反应似乎是反射性的和弥漫的，第二年后，反应就变得更具体和有目的性。当婴儿准备接受预防疫苗接种，看到护士拿着针靠近他时，保护性的和社会性的反应就会企图通过逃走、踢打护士、向母亲传达情绪和情感来保护自己。这是他对预期疼痛做出反应，是他以前接种疫苗时通过经典条件反射形成的。

儿童深受父母对待疼痛态度的影响。儿童受轻伤时，父母若泰然处之，该儿童长大后会对疼痛的耐受性增强，痛知觉阈也提高；反之，则会对疼痛敏感，耐受痛的能力降低。如果一个儿童从小受到疼痛警告过多，日后将成为易焦虑、对疼痛敏感的人。动物实验已经证实，幼犬隔离饲养到成年，这些狗对各种有害刺激缺乏正常的反应，会用鼻子反复去嗅触点燃的火柴而不退缩，受到针刺时，很少显示出疼痛的迹象。相比之下正常环境中养育的狗，则很快地辨认出这些强烈的伤害刺激，最多只出现一次火焰或针触碰（Melzack 等，1957）。

（二）认知

人们对疼痛原因、现状、过程和结果的认知影响他们所感受到疼痛的性质和程度。当个体认为刺激是危险的且具有伤害性时，个体倾向于认为疼痛的强度更强、感受更不愉悦，并且表现出更多的逃避行为。第二次世界大战中，比彻（Beecher）发现"在创伤与疼痛之间没有简单的直接联系，疼痛在很大程度取决于其他因素，在这里创伤的意义是很重要的。对受伤的士兵来说，创伤是一种慰藉，他们庆幸能从战场上活着回来，并感到高兴；而对和平时期的平民来说，大手术则是一件令人忧愁和不幸的事件。"

临床研究发现，患者对疼痛的不合理信念与感知到的疼痛程度和性质密切相关。合理情绪理论创立者、美国临床心理学家阿尔伯特·艾里斯（Albert Ellis）认为不合理信念是指个体内心中那些绝对化、过分概括、极端化的思想认识，不利于生存发展的生活态度倾向，对个体生活具有普遍指导意义，通常会导致各种各样的神经症状。如"癌症必然致死"的信念导致患者极度恐惧和对疾病的专注，形成摧毁生命的巨大无形的能量，加剧了疾病的进程。而疼痛灾难化不仅引发消极反刍思维，还将影响个体的生理反应、行为动作和对疼痛的感知。临床观察显示，急性疼痛患者的灾难化思维越明显，疼痛感越显著，越有可能发展成慢性疼痛；那些相信能控制疼痛、回避灾难感以及相信自己不会严重伤残的患者，他们的治疗效果好于那些无此类信念的患者。

（三）情绪

一般来说，疼痛会引起不愉快的感觉和情绪体验，而负性情绪反过来又会影响对躯体疼痛的感知。实践证明，积极、愉快的情绪使人们对有害刺激的敏感性降低，对疼痛刺激耐受性提高；消极的情绪状态对疼痛的感受性增加，耐受性降低。

与疼痛相关的情绪多种多样，主要是负面情绪，如焦虑、抑郁、愤怒、恐惧、挫折感、易激惹等。下面主要讨论焦虑、抑郁、愤怒及恐惧与疼痛的关系：

**1. 抑郁与疼痛**　几乎所有的疼痛患者都曾经出现过抑郁，特别是慢性疼痛患者。有资料显示，抑郁与躯体或内脏的疼痛以及某些特定的慢性疼痛，如慢性腹痛、类风湿关节炎等疾病关系密切。

关于疼痛与抑郁的相关性，有研究者认为抑郁先于疼痛而产生，疼痛是抑郁症状的早期表现之一，或者说疼痛是抑郁的一种表达方式，如隐匿性抑郁症患者，经常以疼痛为主要症状就医。另一种更具普遍性的观点则认为，疼痛与抑郁彼此交织在一起，在多个环节中相互作用，互为因果,相互影响。如有研究表明,影响抑郁的神经递质也参与疼痛感觉的调节,抑郁的发生能改变疼痛信号的传递,而疼痛刺激的传入信号又可能诱发或加重抑郁症状。此外,在内心体验和行为功能上,心理学认为抑郁是一种无助的心理体验,其发生和社会角色体验混乱或社会活动能力受损有关。这些也是慢性疼痛患者常有的体验。

抗抑郁治疗能有效减轻疼痛。由于抑郁症状可使患者持续分泌过量儿茶酚胺,引起冠状动脉及其分支发生痉挛,诱发或加重心绞痛,因此在治疗不稳定型心绞痛的基础上,进行抗抑郁治疗,能减少不稳定型心绞痛的发作频率,甚至完全缓解。

**2. 焦虑与疼痛**　疼痛作为个体受到伤害的信号,会引起个体对自身健康的焦虑和担心情绪。焦虑情绪体验对疼痛的加重,多发生在急性疼痛中,表现为"疼痛 - 焦虑 - 紧张"的恶性循环。此循环中,焦虑不仅加强了痛感,也影响了机体的生理过程,增加了损伤对身体的危害性,延长了疼痛体验的时程。如骨骼肌肉系统的疾病中,常出现肌肉疼痛引起焦虑,焦虑反过来又在疼痛部位和触发点诱导长期的肌痉挛、血管收缩、局部缺血和释放致痛物质。另有研究显示疼痛与焦虑水平的关系是双向的,二者互为因果、相互促进。如分娩产妇因紧张造成骨骼肌收缩,加重了肌肉收缩痛,肌肉收缩痛导致内心焦虑和对疼痛地更加敏感。采用自发诱导松弛,可以中断紧张和疼痛所形成的恶性循环,缓解疼痛。

**3. 愤怒与疼痛**　愤怒是慢性疼痛个体存在的一种非常显著的情绪。施瓦茨(Schwartz,1991)发现慢性疼痛患者中普遍存在愤怒和敌对情绪。慢性疼痛患者的疼痛感觉反复出现并且不能够通过药物治疗有效减轻,长期的疼痛折磨会使个体体验到强烈的挫折感,变得更容易愤怒。许多研究都发现愤怒和挫折感与疼痛感知之间存在很大程度的相关。而愤怒也会影响个体对疼痛刺激的感知。有研究发现,愤怒情绪的表达会影响疼痛的强度、疼痛的干扰和疼痛行为的频率。慢性疼痛病人的愤怒和敌对情绪可以有效预测疼痛的严重程度,愤怒情绪能够加重疼痛强度可能是由于愤怒能够增强个体的生理唤醒。愤怒也可以通过影响个体的抑郁水平来调节疼痛知觉,并且会降低个体对疼痛治疗的动机和接受程度。

**4. 恐惧与疼痛**　疼痛作为一种提示个体有伤害刺激的信号,往往会引起个体对疼痛的恐惧反应,即疼痛恐惧(fear of pain)。疼痛恐惧是指个体对疼痛刺激所产生的害怕和紧张的情绪反应,会使个体产生与恐惧相关的行为,其原因是个体对疼痛的灾难化解释和把疼痛看作是伤害的不正确信念。疼痛恐惧可以通过个体自身的疼痛经历直接获得,也可以通过间接经验如观察学习和替代学习获得。疼痛恐惧会使个体对疼痛的感知产生偏差,个体的恐惧水平越高,感觉到的疼痛强度越高,引起的不愉悦感也越强。一般认为,这是由于恐惧情绪对个体生理活动的调节,以及当个体在恐惧的时候对威胁信息的选择性注意。但也有研究发现,恐惧会减轻疼痛感知,在电刺激诱发的恐惧情绪条件下,个体对疼痛的反应会减少。有专家推测,恐惧对疼痛作用的不同,可能与恐惧情绪水平有关。

（四）注意

注意是一种心理状态。对疼痛的感知与人的注意力集中的方向和程度密切相关。如果注意力集中到疼痛的部位或对疼痛的感知上,则感知的疼痛更加剧烈。而分散患者对疼痛的注意力,就能减轻疼痛。例如疼痛患者专注于令人振奋的游戏、音乐或影视中,疼痛顷刻间消失;足球运动员或其他竞技者,在激奋的情况下,即使遭到损伤也觉察不到损伤以及损伤带来的疼痛。一般来说,用分散注意力的方法对中度以下、强度不变或缓慢增强的疼痛缓解有效,对强烈疼痛的缓解效果较差。

（五）暗示和安慰剂

暗示是指人们接受外界或他人的愿望、观念、情绪、判断、态度影响的心理特点。例如,有的人早晨照镜子看到自己脸色不太好,上眼睑浮肿,马上会有不快的感觉,怀疑自己是否得了肾病什么的，继而会觉得全身无力、腰痛，于是到医院就医。医生问诊检查之后，一句没事让他立刻精神振作起来，全身无力、腰痛的感觉顿然消失。

催眠是心理暗示的一种，使人的意识进入相对削弱的状态。在催眠状态下，被催眠者的注意力高度集中于催眠师的言行刺激，对其他刺激的注意显著减弱。如印度有些佛教徒在自我催眠或自我暗示的作用下，漫步走在火热的煤炭上或躺在带钉刺的床上都没有疼痛表现。

安慰剂（placebo）是本该没有治疗效果却在某种情况下起效了的物质或治疗方法。在双盲实验中，安慰剂镇痛效应是对照药物阿司匹林或吗啡的 50% 左右。关于安慰剂可以减轻疼痛的一种解释是，病人对医生的信任和对疼痛减轻的期待，有利于病人对吗啡和其他有效药物产生较好的反应；也有人认为病人对治疗效果的期待引起了内源性阿片样物质的释放，因此抑制了疼痛信号的传输。

### （六）人格

许多研究表明，不同的人格特质可能改变疼痛程度的主观体验和疼痛持续的时间。还有研究表明，慢性疼痛患者可能伴随有一系列人格方面的问题，但关于疼痛是否存在易感人格，至今尚无一致的研究结论。还有研究探讨了慢性疼痛与外向人格和神经质之间的关系。研究结果显示，这两种性格特点均不影响病人对伤害刺激的感觉，但可能对受伤后期阶段的疼痛体验产生影响。病人在这些人格特质上的差异体现在他们对疼痛的认知过程中，比如对疼痛意义的理解，以及疼痛对生活的影响的看法等。已有研究表明人格中的控制感和自我效能对疼痛具有重要影响。

1. **控制感**　是指个体相信自己可以用各种方式来影响和控制周围环境的感觉，结果的好坏取决于自己所采取的方式。控制感高的个体能够体验到更多的积极情感，更高水平的自尊。临床研究表明，患者对疼痛的控制感降低了其内在的焦虑与压力，使其对疼痛刺激的评估更加客观和理性，心理上更能接受和面对疼痛的存在，对疼痛的耐受性提高，感知到的疼痛程度降低。fMRI 实验发现，当疼痛被认为是可控的时候，疼痛感知的神经活动会受到影响，前扣带回、脑岛和次级感觉皮层的神经活动会减弱。

2. **自我效能**　会影响患病个体面对疼痛挑战时的情绪、行动、思维和身体反应。自我效能影响机体的内源性阿片系统与免疫系统的活性。自我效能越高的患者，越能忍受较高水平上的疼痛。高自我效能感的个体对疼痛刺激更多采用积极应对策略而较少采用消极应对策略，表现出较少的不愉悦感，并且对疼痛的容忍度和疼痛阈限都显著提升。在慢性疼痛患者的研究中也发现自我效能感可以有效地提高患者的身体和心理状态，提高自我效能感可以有效地减轻慢性疼痛患者的疼痛强度。

## 三、社会支持对患者疼痛感的影响

已有研究显示，社会支持对应激中的个体具有缓冲作用。家庭照顾者作为病人最重要的社会支持者，其精神状态、性格特点、对疼痛的认知以及所提供的支持度，对病人疼痛有显著影响。已有研究显示，家庭照顾者的心情会影响手术病人情绪，消极情绪不利病人术后疼痛缓解；无配偶因素是影响病人术后 6 个月发生术后慢性疼痛（chronic post surgical pain, CPSP）的危险因素之一（金菊英等，2015）。而且有配偶的病人较无配偶的病人术后疼痛程度低，配偶对疼痛相关知识的认知可影响病人以正确的理念认识、应对疼痛；家庭照顾者对病人的心理和情感支持，能缓解病人术后紧张、焦虑和对疼痛的关注，有效减轻病人疼痛程度和持续时间（Berthelsen & Kristensson，2015）；控制和冲突型家庭中的病人有更高的疼痛评分和更频繁使用镇痛药物的要求；支持型家庭可减少病人疼痛程度（Gil KM 等，1992）。癌症患者家庭成员对病人的低排斥感、增加日常沟通与关爱，能有效缓解癌症患者疼痛，使其积极配合治疗，提高生活质量。

#### 四、社会文化对患者疼痛的影响

社会文化对患者疼痛的影响，主要体现在社会对个体疼痛行为的反应。当个人将所体验到的疼痛向社会公开的时候，周围他人会对这种疼痛做出社会反应。这种反应在很大程度上影响个体是否表现出他人能感知的疼痛行为。比如崇尚勇猛、坚强文化的社会，对那些轻易表现出痛苦不堪的人是轻视不屑，对默默承受疼痛的人是发自内心的赞赏。所以社会形态、意识形态、风俗习惯、受教育程度都会影响个体在经历疼痛后是否表现出明显的疼痛行为。

社会文化因素影响个体疼痛行为的表达方式。研究表明，每个文化群体的个体都具有自己特定的、以文字或者非文字形式来表达他们的疼痛。如意大利裔美国人大多通过丰富的表情驱散疼痛；爱尔兰裔美国人大多倾向于忽略或掩饰他们躯体的疼痛，他们倾向于否认或减弱疼痛的存在。

个体对疼痛的解释决定了个体是否将疼痛公开。在佐拉的研究中，按照社会收入高低将被试妇女分为两组，要求她们填写一份表格，记录身体的所有不适状况和机能失调情况。研究结果显示，高收入组和低收入组对痛经的解释存在很明显的差异。所以个体的社会背景在很大的程度上影响个体对疼痛的理解，从而影响个体对疼痛的处理，是选择置之不理还是就医诊治。

## 第四节　疼痛的心理干预与管理

疼痛的治疗一般分为药理学和非药理学两种。非药理学的方法包括：冷敷、热敷、简单按摩、针刺镇痛、改变体位，活动肢体、呼吸调整、分散注意力、气功、心理干预等。目前认为最佳的疼痛治疗方案应针对疼痛所涉及的各个方面，在传统的疼痛治疗基础上结合心理治疗。

#### 一、疼痛心理干预与管理的原则与目标

##### （一）基本原则

**1. 措施的可行性**　选择心理干预或管理措施时，需考虑其可行性，包括如下几个方面：干预或管理措施的简易性、易于学习及应用、即刻可用性、时间和精力消耗少等。干预或管理措施也应能忍受周围环境中的干扰因素，如在医院与疼痛患者接触过程中，来自其他患者的声音和打扰。另外，干预或管理措施以不引发更多的疼痛为原则。

**2. 疼痛患者的可接受性**　疼痛患者生理、心理状态限制干预或管理措施的选择及实施。选择干预措施还需考虑患者的个人偏好、能力和人格特质等因素。人格特质中，诸如焦虑状态、应对方式、控制源等都可影响心理干预的效果。如高焦虑者比低焦虑者可能更易于接受指导；使用"逃避"应对策略的伤者更易接受新近、简短、广泛的情绪支持；而多疑的人偏好详细的、程序清楚的应对信息。

##### （二）基本目标

**1. 减轻患者关于疼痛的心理压力**　疼痛本身给患者带来心理压力，但过大、过多的心理压力导致不利于康复的一系列身心反应。患者关于疼痛的内心过度压力与认知、情绪、应对方法有关。患者经过调整，心理压力减轻，内心达到放松和愉悦状态，其康复的进程便悄悄地发生。

**2. 降低患者的负面情绪**　面对不可避免地疼痛，内心沮丧难免，但若被动地任由负性情绪泛滥，患者正常的生活也将受到干扰。如果患者将负性情绪限制在一定的范围之内，其日常工作或人际活动得到有力保障，疼痛所带来的负面效应被控制在一定范围之内，患者对疼痛的控制感和自我效能感增加，所感受到的疼痛降低。

**3. 改善患者疼痛中的感受**　注意力专注于疼痛可能更加疼痛。如果能将注意力转移到某项活动上，也就是转移内心的关注点（即注意力），患者此时的感受将比之前专注于疼痛的感受好一些。如生活中忙于某一事物的疼痛个体往往在短暂的忙碌中忘掉疼痛的存在。

**4. 提高患者的痛耐受阈**　患者痛耐受阈的提高是对疼痛患者进行心理干预的重要方面。上面所介绍的三个内容，均能在一定程度上提高患者对疼痛的耐受性，另外患者人格中的坚毅性、乐观性等特点通过影响患者对疼痛的注意、认知、接纳和控制感进而影响患者对疼痛的感知和耐受。

## 二、疼痛的心理干预

心理治疗可向疼痛患者提供更多的支持、知识和技巧。在药物治疗的同时，配合心理治疗以达到控制情绪、转移注意力、减轻或消除疼痛，减少用药剂量的目的。通过医患之间的充分交流，帮助患者认识到治疗是有希望的，帮助患者高质量、舒适地生活下去。

### （一）认知疗法

对疼痛的认知、评价，以及应对策略的正确与否都对疼痛的发生、发展及表现形式产生重大影响。认知对疼痛的影响是通过情绪、控制感、自我效能感和毅力等途径发生作用的。临床证明，凡能减轻焦虑、紧张、抑郁等负性情绪的心理措施，都可能有效地减轻疼痛。认知疗法是在与患者建立信任、合作的医患关系基础上，纠正患者对疼痛的不合理信念，对疼痛再定义，帮助患者理清情绪和有关疼痛的认识，提高患者应对疼痛的自我效能感和控制感。

### （二）意义疗法

意义治疗（logotherapy）以存在主义哲学为思想基础，协助患者从生活中领悟自己生命的意义，借以改变其人生观，进而面对现实，积极乐观地活下去，努力追求生命的意义。在疼痛干预中，当患者认识到疼痛对机体具有保护作用，是机体受到伤害的一种警告时，对待疼痛的态度就会改变，感受也会改变。意义治疗帮助手术病人强化疼痛的暂时性、必然性，以及带来机体健康等观念，提高疼痛耐受力；促进慢性疼痛患者对疼痛提示生活中某些方面可能存在问题的领悟，从而调整生活方式或对人对事的态度。

### （三）正念疗法

正念适用于慢性或非剧烈的疼痛，是"一种有目的、不评判的将注意力集中于此时此刻的方法"（Kabat Z，2003），具有"接纳""不评判"的心理因素，其主流思想是：全然地活在当下，全然觉知，在不受局限的时间里，去觉知身体在呼吸，血液在流动。对于疼痛患者来说，就是重新认识此刻自身及周遭环境所有存在的本来面目，而不仅仅是身体某一处的疼痛，在正念冥想中分散注意力，或将注意力转移集中到手下的事务上，改善在疼痛中的感受。

### （四）安慰剂疗法

安慰剂效应在临床和生活中普遍存在。对于安慰剂如何产生作用，有两个假设：受试者期望效应（subject-expectancy effect）及条件反射。期望效应引导病人有意或无意地报告病情得到改善，导致安慰剂效应的出现；条件反射使安慰剂在病人身上产生与有效药物相似的生物反应。对于疼痛患者来说，安慰剂具有很好的干预效果。

### （五）阳性强化法

阳性强化法是建立、训练某种良好行为的治疗技术或矫正方法，通过及时奖励目标行为，忽视或淡化异常行为，促进目标行为的产生。比如某些患者的疼痛行为（如哭闹、抱怨疼痛、反抗治疗等）因被过度关注而妨碍了康复，想建立或保持患者的配合治疗行为，可以在患者试图做出或已做出配合行为时对其进行阳性刺激，即奖励，通过奖励强化患者的配合行为，从而促进配合治疗行为的产生和出现的频率，配合治疗行为得以产生或保留下来，推动疼痛治疗的进程。

### （六）催眠疗法

催眠治疗促使患者的意识发生改变，诱导其从平常的清醒状态变为一种有利于暗示发挥作用的想象性投入状态。在催眠状态下，人的意识范围变窄，集中于催眠师所给出的刺激信息上。针对疼痛患者的催眠试图让患者集中注意力想象自己身处一种美好或感觉温暖、放松的意境或风景中，或让患者闭眼呼吸，想象新鲜空气缓慢进入肺中。患者受催眠暗示之后不仅使紧张的情绪得到缓解，疼痛强度降低，耐痛力增加，而且会感到神清气爽，精力充沛，症状改善。术后痛、烧伤痛、牙痛、分娩痛、癌症痛、头痛、患肢痛等多种急性、慢性疼痛的心理干预都可采用催眠疗法。

### （七）生物反馈疗法

生物反馈疗法主要用于治疗头痛、偏头痛及腰背痛，是利用现代电子仪器，将人们不能察觉的内脏生理功能（如血压、呼吸、心率、生物电活动等），给予处理转换成个体能觉察到的信号显示出来，以帮助个体自我控制和调节这些生理活动，从而达到治疗的目的。生物反馈治疗是放松技术与生物反馈技术相结合的产物，通过练习放松技术，逐步达到全身放松的目的，形成操作性条件反射，解除影响正常生理活动或病理过程的紧张状态，恢复正常的生理功能。如经典的观点认为，如果压力或其他因素引起了脑部血管扩张，持续到一定程度就表现为偏头痛，如果引起头皮、颈部及肩部肌肉持续收缩，个体体验到的是紧张性头痛（AMA，1989）。当患者学会了放松技术，对疼痛刺激源形成操作性条件反射后，一旦再次接收到疼痛刺激信号，身体放松技术即刻开始，生理唤醒水平便恢复到正常状态，疼痛也就失去了生理基础。

## 三、疼痛的管理

### （一）自我管理

疼痛的自我管理是指患者为了减轻疼痛的不良影响而采取的一系列措施，即对疼痛的症状、治疗、生理、心理以及生活方式做出改变的能力，具体体现在进行一些治疗性和预防性保健活动的健康行为，中心思想为自我控制。自我管理包括：①疾病管理（medical management），患者管理自身疾病的能力，如服药、转移注意力、放松、自我评估、运动；②角色管理（role management），由于疼痛引起功能受限使原有的生存状态被打乱，患者需要保持新的形象继续正常生活；③情绪管理（emotional management），患者能处理和控制因疼痛引起的各种负性情绪，如焦虑、抑郁、恐惧等。

患者如果缺少信息、支持和教育，掌握自我管理技能往往是一个漫长而令人沮丧的过程，反复地尝试和犯错会浪费大量的时间。患者在医疗体系和家庭的支持和促进之下，了解与疼痛及治疗有关的知识和信息，掌握、使用健康行为，形成良好的生活模式，建立对疼痛及生活影响的自我效能感。

### （二）疼痛中心

最早提出为治疗疼痛专门成立一个机构的人是麻醉学家博尼卡（Bonica J），于20世纪70年代在华盛顿医科大学成立了第一个专门为控制慢性疼痛而存在的机构，对患者进行多种正规、有效的控制疼痛的治疗。这种举措很快就被人们在多地推广开来，控制疼痛成为一个包括催眠、生物反馈、针刺等多种方法联合的治疗项目。在不同的地方，疼痛中心的构成、应用的方法、治疗目标及针对疼痛的种类都有很大的不同，但总的原则是比较一致的，那就是：减轻疼痛体验；增强身体功能，改善生活方式；减少或不再用药；增强社会支持、改善家庭关系；减少对医疗资源的占用。目前我国多家医院成立了疼痛医学中心，治疗各种急、慢性疼痛。

（张运红）

**思考题**

1. 什么是疼痛？疼痛的特点有哪些？
2. 简述疼痛的临床意义。
3. 影响疼痛的心理社会因素有哪些？
4. 心理干预疼痛的措施有哪些？

**本章要点**
1. **掌握** 成瘾的概念、药物成瘾和非药物成瘾的界定、成瘾的形成机制。
2. **熟悉** 常见药物成瘾行为的种类及特征、网络成瘾与赌博成瘾的特征。
3. **了解** 不同成瘾行为的主要防治手段及心理行为治疗。

成瘾（addiction）或成瘾障碍（addictive disorders）是一种严重的社会公共卫生问题，它是以强迫性使用药物、对用药失去控制能力为主要特征的慢性复发性脑疾病，成瘾者不顾严重的消极后果而继续使用药物，并对药物具有耐受性和戒断反应。日常生活中所提及的成瘾更多是指药物或物质类成瘾行为，比如日常消费品依赖（如烟草、酒精）、非法药物使用或吸毒问题（如海洛因、冰毒）。然而，人类群体中出现的一些非药物使用行为，如赌博、网络游戏沉迷等，往往也表现出典型的成瘾行为特征，近年来也被归为成瘾行为范畴。因此从总体上看，人类的成瘾行为可以分为药物（物质）成瘾和非药物（物质）成瘾这两大类别，目前被 WHO 认可的非药物成瘾行为有赌博成瘾和网络游戏成瘾。

一般而言，药物成瘾的形成过程主要是通过反复的药物使用，通过药物的生物化学成分直接作用于人体大脑神经系统，逐渐改变神经系统的正常结构功能，导致药物使用行为不可控制，最终发展为成瘾障碍。相比之下，非药物成瘾行为则没有明显的药物刺激，似乎只是由于反复的行为刺激而引起心理生理状态失衡进而导致成瘾的出现，但其具体形成发展机制至今尚不明确。不过，无论是药物成瘾还是非药物成瘾，其形成机制都与大脑奖赏系统（Reward System）有关。

人类的许多行为（包括成瘾）都是由奖赏驱动的，而奖赏效应在神经生理上表现为中脑伏隔核（nucleus accumbens，NAcc）或腹侧纹状体（ventral striatum，VS）处的多巴胺递质释放水平增加。大脑奖赏系统涉及的最主要的和最基础的多巴胺神经通路是中脑 - 边缘多巴胺系统（mesolimbic dopamine system，MLDS），起自中脑腹侧被盖区（VTA）到伏隔核（NAcc）的多巴胺神经元投射，行为兴奋时可导致伏隔核内的多巴胺释放增加，产生奖赏效应等主观感受。MLDS 属于大脑古旧结构，与摄食、饮水、性爱等本能行为的产生动机有关。从行为的发生进程来看，不同的成瘾行为（如吸毒、酗酒、抽烟、赌博、网络游戏等）均可以通过 MLDS 产生奖赏效应和愉悦感而得以持续。正是由于大脑奖赏系统的作用，个体一旦卷入成瘾行为，能够从中迅速体验到巨大的兴奋、满足、愉快等情绪体验，从而反复尝试和维持成瘾行为，最终深陷其中无法自拔，导致成瘾状态的出现。

## 第一节　烟草与酒精成瘾

### 一、烟草的历史、传播与健康

烟草源于美洲，最早产自多巴哥岛，是人类最早使用和种植的植物物种之一。美洲的印第安人主要将烟草用于部落宗教和礼仪活动中，他们把烟叶卷成筒状，燃其一端再从另一端经口吸入。直到今天，烟草成为了世界上滥用范围最广、滥用人数最多、生产数量最大的精神活性物质。人类吸烟的正式历史记录有600余年。哥伦布在1492年首次发现美洲大陆的同时也发现了烟草，随后他将烟草籽带回到欧洲。16世纪60年代，法国驻葡萄牙大使尼古特将烟草作为供品献给当时的法国皇后，随后烟草在欧洲上流社会广为流传。从美洲到欧洲，再到中东，抽烟很快成为人类普遍的爱好。1575年，西班牙人带着烟草横渡太平洋，将其传入菲律宾。1590年，烟草传入日本。16到17世纪，频繁的战争加快了烟草的推广和普及，烟草开始在全球受到欢迎和广泛使用。在中国，烟草种植的历史可以追溯至明朝万历年间（1573—1619），烟草随着海运贸易从吕宋（现菲律宾）传至东南沿海，很快又蔓延到长江中下游。1890年，美国人运烟到上海销售，并利用机器大规模生产，使得烟草在普通民众中广为流行。20世纪下半叶以来，我国的烟草消耗量不断上升，如今中国已成为世界上最大的烟草生产和消费国。

在吸烟的流行病学统计方面，世界卫生组织估计，2015年全球吸烟人数已超过13亿，其中男性烟民约10.5亿，女性烟民约2.5亿。每年因吸烟致死的人数高达540万～600万人（其中500万属于烟草既往使用者），死亡人数占每年全球死亡人数的10%。另外，每年因吸烟死亡的人数中50%集中在发展中国家。在影响健康的前十大危险因素中，烟草相关死亡人数已从2002年的第四位跃居全球死因构成的第二位，仅次于心脑血管疾病的死亡人数。据我国卫计委相关报告，2014年我国的吸烟者总数已达到3.01亿，男性吸烟率为52.9%，女性为2.4%，人群的吸烟状态和被动吸烟状态均处于较高水平。全国每年约有100万人死于与吸烟有关的疾病，烟草对人群健康的危害已成为最严重的公共卫生问题之一。

吸烟被公认为是肺癌、肺气肿性疾病、心脑血管等三大疾病的主要原因之一，这几种疾病会导致过早死亡而缩短人类平均寿命。研究表明，烟草中含有近5 000种化学物质，在燃吸时经过850～900℃的燃烧可产生近4 000种有害化学物质，其中危害最大的成分是烟碱、尼古丁和焦油。烟草使用的危害主要包括如下。

**1. 烟草使用对男性的影响**　烟碱可使男性阴茎动脉痉挛，严重影响性器官发育，特别是青春期男性第二性征的发育障碍，这种影响将会持续终生。研究证实，吸烟行为及吸烟的剂量与男性阳痿密切相关。此外，吸烟对男性性欲和性功能影响也十分明显，在性欲低下和性功能障碍患者中，90%以上为吸烟成瘾者。此外，研究已证实烟碱是造成男性不育的重要原因之一，烟草可直接影响男子生精能力和生殖质量。

**2. 烟草使用对女性的影响**　烟草中的有害物质可扰乱女性的生理周期，更重要的是还会对下一代产生不良的影响。研究显示，烟草中的有害成分可破坏女性体内的多种代谢酶，降低激素分泌，可使少女月经紊乱和痛经，甚至可使绝经期平均提前2年。此外，女性吸烟可增加咽喉炎、气管炎、心脏病和各种癌症等疾病的发生几率。

**3. 烟草使用对老年人的影响**　有研究显示，65岁以上吸烟者的智力衰退程度是不吸烟的同龄者的4倍，吸烟者的老年性痴呆病的发生比不吸烟者平均早5年，吸烟者的白内障患病危险比不吸烟者高1～1.5倍。研究证实，这与吸烟造成动脉硬化，脑部等重要器官血流量减少有关。吸烟还是导致中老年腰背疾患的重要原因，吸烟时大量的有害物质渗入骨髓及腰间盘，直接损害相关组织细胞。这些有害物质还可通过血液引起椎间盘血管收缩，导致血液供应减少。尤其是烟草中的一氧化碳会导致红细胞携氧能力降低和组织细胞缺血缺氧，加快组织退行性病变，从而引起以腰背疼痛为特征的腰背疾患发生，降低老年人的生命质量。

## 二、尼古丁依赖与戒烟

吸烟成瘾的实质就是尼古丁依赖，尼古丁依赖可分为躯体依赖和精神依赖，躯体依赖是反复使用烟草所造成的病理性适应状态，表现为耐受性增加和戒断症状；精神依赖是指吸烟者产生一种愉快满足的或欣快的感觉，驱使吸烟者为寻求这种感觉而反复吸烟，表现为对烟草的渴求状态。尼古丁与中枢神经系统的烟碱型乙酰胆碱受体（nicotinic acetylcholine receptor，nAChRs）结合，发生多种神经递质的传递。nAChRs 有多种亚型，其中 α4β2 型与尼古丁依赖的关系最为密切。中脑多巴胺系统（MLDs）是参与尼古丁依赖形成和维持最重要的脑区，它由腹侧被盖区（VTA）、伏隔核（NAc）、杏仁核（Amygdala）等组成。尼古丁与脑内 nAChR 结合后，激活 VTA 的多巴胺神经元，促使 NAc 释放兴奋性神经递质多巴胺。

尼古丁依赖的三大特征包括尼古丁耐受、尼古丁戒断症状、尼古丁成瘾行为。

**1. 尼古丁耐受**　是指个体在生理上对尼古丁物质的一种适应性需求反应。一般而言，当吸烟者出现以下情况时，表明已经出现尼古丁耐受：吸烟比过去多、吸入较平时多、半夜起来吸烟、连续不断吸烟、用尼古丁咀嚼胶时还吸烟。

**2. 尼古丁戒断症状**　是指当停止吸烟时，个体在生理上会出现持续的、反复的不适症状，再次吸烟会减轻这些症状。尼古丁戒断症状主要包括：心慌、出汗、腹泻、流泪、流涕、头痛等生理症状，以及不安、易怒、失去自我控制、焦虑、抑郁、渴求、难以集中注意力等心理症状。

**3. 尼古丁成瘾行为**　是指尼古丁依赖所导致的觅药、依赖及复吸行为。WHO 将烟草或尼古丁依赖作为一种精神类疾病列入国际疾病分类中。按照世界卫生组织国际疾病分类（ICD-10）的诊断标准，诊断为烟草依赖通常需要在过去一年内表现出下列六条中的至少三条：①对吸烟的强烈渴望或冲动感；②对吸烟行为的开始、结束及剂量难以控制；③当吸烟被终止或减少时出现生理戒断状态；④耐受的依据，例如必须使用较高剂量的烟草才能获得过去较低剂量的效应；⑤因吸烟逐渐忽视其他的快乐或兴趣，在获取、使用烟草或从其作用中恢复过来所花费的时间逐渐增加；⑥固执地吸烟不顾其明显的危害性后果，如过度吸烟引起相关疾病后仍然继续吸烟。

戒烟是一个长期和反复的过程，大多数吸烟者需要多次尝试才能最终戒烟。大量研究证明，仅靠吸烟者的个人意志控制很难消除烟草依赖的神经精神障碍，戒烟失败率高达 90%～95%。而采取有效的药物治疗措施联合心理行为辅导，可使戒烟成功率提高 2～4 倍。因此，治疗烟草依赖必须采取系统科学的方法。

**1. 药物治疗**　目前尼古丁替代治疗是最主要的药物治疗方式，其能减轻戒烟时出现的戒断症状，提高戒烟的成功率、降低复吸率。其他的药物治疗方法还有尼古丁拮抗剂治疗、可乐定治疗、电子烟戒烟法等。

**2. 心理疗法**　主要是认知行为疗法，比如增强戒烟动机的"5R"疗法，其主要应用戒烟咨询来解决戒断症状、体重增加、社交困惑、压力难以应对等问题，包括让吸烟者认识到戒烟与疾病的相关性（relevance），吸烟对健康的风险（risks），戒烟的益处（rewards）和障碍（roadblocks）。通过"5R"咨询，可以帮助吸烟者建立和强化戒烟动机。此外，还有协助戒烟的"5A"疗法，主要适用于戒烟过程的第二阶段，包括戒烟准备、行动和维持三个时期，重点在于帮助吸烟者巩固戒烟承诺以及制定戒烟计划，包括询问（ask）、建议（advise）、评估（assess）、辅导（assist）、安排（arrange），有助于吸烟者将戒烟意愿转换为戒烟行动并维持戒烟状态。认知行为疗法有助于增强戒烟动机、维持戒烟行动。

**3. 戒烟的社会准则**　世界卫生组织《烟草控制框架公约》第 14 条准则建议："将简短戒烟纳入国家初级保健，并将诊断和治疗烟草依赖及对戒烟提供的咨询服务纳入国家卫生和相关规划"，简短戒烟也是世界卫生组织 2013—2020 年预防和控制全球非传染性疾病行动计划建议的基本干预措施之一。

### 三、饮酒与健康

人类饮酒的历史源远流长。虽然人们对酒在人类社会以及健康中的作用一直存在不同的观点，但近几十年来，人们日益形成如下共识："适量饮酒"对某些特定人群的某些特定疾病（如心血管疾病)可能具有一定的保护作用,但过度饮酒对个体身心健康的危害远远超过其有限的益处。研究发现,每天饮葡萄酒一杯半左右有助于预防帕金森、阿尔茨海默症等脑疾病。白葡萄酒中含有的白藜芦醇能增强马普 - 基纳斯酶的活性和效力,有助于老年痴呆症患者的记忆能力恢复。

过度饮酒造成的酒精滥用和酒精依赖已经成为当今世界严重的社会问题和医学问题。根据WHO 的报告,64 种疾病的发生均与饮酒密切相关,因饮酒而造成的疾病主要集中在肿瘤、心血管疾病、消化系统疾病、交通伤害、意外伤害、蓄意伤害等方面。同时,全世界每年因饮酒造成的死亡人数大约为 490 万。

### 四、酒精依赖与控制饮酒

酒精依赖患者多数在体验饮酒初期心情愉快,能够缓解紧张状态,之后逐渐形成饮酒习惯,当饮酒的时间和数量达到一定程度时,患者无法控制自己的饮酒行为,并出现一系列特征性的症状,即形成酒精依赖。

酒精依赖的表现主要有:①特征性寻求饮酒行为。酒精依赖者为了饮酒可以不顾一切,采用任何手段,明知继续饮酒的严重后果,但难以自制。②固定的饮酒方式。为了维持体内酒精浓度,饮酒依赖者饮酒方式比较固定,如晨起饮酒,在不应该饮酒的时间、场合也饮酒。③饮酒高于一切活动,不顾事业、家庭和社交活动。④酒精耐受性增加。表现为饮酒量增加,但由于肝功能受损,酒精依赖后期可能耐受性会明显下降,每次饮酒量减少、饮酒频率增多。⑤反复出现戒断症状。酒精依赖患者突然停酒或减量后出现一系列神经精神症状,如谵妄、肢体震颤或抖动、幻觉妄想等,称为酒精戒断综合征。⑥为了避免戒断症状而饮酒。在依赖的最初阶段,患者觉得需要在午饭饮酒以缓解不适,随着症状发展,患者需要晨起饮酒,后来需要夜间饮酒,最后是身不离酒。⑦饮酒渴求。往往与环境有关,诱发渴求的因素如戒断症状,焦虑、抑郁、兴奋情绪等。⑧多次戒酒失败。患者多次戒酒,维持不长,又再复发。

酒精依赖作为一种问题性饮酒模式,可导致显著的临床功能损害或苦恼,在 12 个月内至少满足如下标准中 2 条即可诊断:①饮酒的量和时间经常超出原有打算;②存在持续戒酒或控制饮酒的欲望,或曾经尝试但不成功;③花费大量时间从事获取酒精、使用酒精或从中恢复;④存在渴求或强烈渴望饮酒;⑤社会功能损害:反复饮酒导致不能工作、学习或家庭中相应的角色功能损害;⑥尽管由于酒精使用导致或加重社会或人际关系障碍,仍继续饮酒;⑦由于饮酒而放弃或减少重要的社会、职业或娱乐活动;⑧在具有身体损害的情况下继续反复饮酒;⑨尽管知道酒精很可能导致或明确导致持续或反复的躯体或心理问题,仍然继续饮酒。

酒精依赖的临床治疗方法主要包括:①单纯戒断症状的治疗。多选择苯二氮䓬类药物,如地西泮(安定)治疗酒戒断综合征。如果在戒断的后期出现焦虑、睡眠障碍,可用三环类抗抑郁药。治疗过程中应密切观察患者的生命体征、意识状态等。②震颤谵妄的治疗。震颤谵妄多在戒酒后 48h 后出现,立即给予镇静治疗,需注意鉴别其他脑、代谢、内分泌问题所引起的谵妄。③酒精性幻觉和妄想症。大部分的戒断性幻觉、妄想症状用抗精神病药物治疗,可选用氟哌啶醇或奋乃静口服或注射治疗,也可以使用新型抗精神病药物,如利培酮、喹硫平等,剂量不宜过大,不需要长期维持用药。④抗渴求药。研究发现纳曲酮能减少酒精依赖患者饮酒量和复发率,特别适用于与心理治疗的联合治疗。纳曲酮的剂量一般为 25~50mg/d,另外乙酰高牛磺酸钙也有一定的抗渴求作用,能减少戒酒后的复发。⑤支持治疗。可用于改善患者的营养状态,促进大脑代谢,补充大量维生素,尤其是 B 族维生素。

酗酒是一种涉及心理、社会、文化等因素的渐进性过程。酗酒存在遗传学基础,具有家族性聚集的特点。同时,研究发现心理社会技能较差和高焦虑的人更易饮酒并成瘾。此外,社会和家庭等环境因素对酗酒行为具有明显的影响,如家庭经济压力较大、人际关系紧张,以及同辈群体的影响和榜样示范作用等会极大地促使酗酒行为出现。因此，现实中采取多种模式来控制饮酒显得极为必要。

**1. 酗酒的早期干预**　早期干预是针对潜在的酗酒易感人群进行有关饮酒方面的健康教育，内容主要包括：适量饮酒的概念及安全饮酒量；适量饮酒的益处；制定具体戒酒行动计划；总结进展情况。

**2. 酗酒的药物治疗**　采用药物促使酗酒者产生躯体不适而达到治疗目的，比如基于厌恶治疗原理的戒酒硫可造成患者面部发热、头疼、呼吸困难、恶心、呕吐、出汗等多种不适的躯体反应；阿坎酸钙可通过抑制由环境引起的饮酒欲望和冲动；纳曲酮可通过阻碍酒精释放的类阿片活性肽对脑部的作用而减少酒精所带来的愉悦感；阿扑吗啡能直接刺激催吐，类似的中药瓜蒂散也具有催吐作用。

**3. 饮酒的认知疗法**　根据个体化治疗的原则及酒精依赖的患者"生理 - 心理 - 社会"多因素模型，认知治疗的基础是对饮酒行为的相关方面进行多方位评估，代表性的认知疗法包括埃利斯的理性情绪疗法、贝克的认知疗法和梅肯鲍姆的认知行为矫正法。在酒精依赖患者的治疗中，自我控制的训练需要酗酒者学会如何做到以下几件事：为行为改变设定明确的目标；为饮酒行为和饮酒冲动做好记录；改变饮酒的方式；通过签订行为契约的方式，达成阶段性目标；学会掌握在高危饮酒情境中的自我调控策略；布置家庭作业，让患者重复练习有效的应对技巧。

**4. 酗酒的技能训练**　由于大多数酗酒者的社会适应技能都存在一定受损或缺乏情况，常导致个体的工作效率下降、社会关系和亲密人际关系受损等诸多实际社会生活困难，因此需要通过技能训练改变患者的行为，提高患者的自信心和自我效能感，从而改善患者健康状况、提高生活质量，达到控制饮酒的目的。

# 第二节　毒品与吸毒成瘾

## 一、常见毒品与非法药物

我国现行所称的"毒品"，是根据 2008 年 6 月 1 日颁布施行的《中华人民共和国禁毒法》规定，指鸦片、海洛因、甲基苯丙胺（冰毒）、吗啡、大麻、可卡因等以及国家规定管制的其他能够使人形成瘾癖的麻醉药品和精神药品。简单地说，毒品是指能使人形成瘾癖的所有物质，不仅包括阿片、海洛因、冰毒，还包括具有依赖性的天然植物、烟、酒和溶剂等。国际上通常将毒品分为四大类：鸦片类、可卡因类、大麻类、苯丙胺类。阿片类毒品主要包括鸦片、吗啡、海洛因等；可卡因类毒品主要包括可卡因、盐酸可卡因等；大麻类毒品主要包括大麻烟、大麻脂、大麻油等；苯丙胺类毒品主要包括苯丙胺、甲基苯丙胺（冰毒）、摇头丸等。为帮助更好地了解毒品的区别和毒理作用，这里简要介绍几种常见毒品。

**1. 吗啡类毒品**　原生植物为罂粟，罂粟原产于小亚细亚，适应性很强，植株高 0.6~1.5m，花为蓝紫色或白色，叶子为银绿色，分裂或有锯齿。罂粟花落后在顶端结成罂粟果。鸦片便由罂粟果实中流出的乳液经干燥凝结而成，因产地不同而呈黑色或褐色，味苦，其主要成分有：吗啡、可待因和蒂巴因等。生鸦片经过提炼生成吗啡，吗啡再经化学药物提炼即生成海洛因。鸦片是取自罂粟的生鸦片，以圆块状、饼状或砖状出售，经过烧煮和发酵，可制成精制鸦片，吸食时有一种强烈的香甜气味。使用鸦片成瘾后，可引起体质衰弱及精神颓废，还会缩短寿命，多次吸食鸦片就会上瘾，甚至导致死亡。吗啡是种无色或白色结晶粉末，有苦味，遇光易变质，是从鸦片中分离出来的一种生物碱，具有镇痛、催眠、止咳、止泻、抑制呼吸及肠蠕动作用，主要用于缓解急性锐痛及心源性哮喘。吗啡通过注射及口服可产生欣快感。吗啡是一种全身抑制药，吸食后会产生欣快感，比鸦片更容易成瘾，长期使用会引起精神失常、谵妄和幻想，过量使用会导致呼吸衰竭而死亡。海洛因俗称"白粉"，曾经被称为"毒品之王"，其化学名称为"二乙酰吗啡"，由吗啡加工制作而成，镇痛作用是吗啡的 4～8 倍，医学上曾广泛用于麻醉镇痛，但成瘾快，极难戒断，是强烈的中枢神经系统抑制剂，会对人的生殖、神经和肠胃系统造成严重损害，过量服用会因呼吸抑制而死亡。

**2. 可卡因类毒品**　可卡因类毒品主要包括古柯叶、古柯糊、可卡因、可卡因游离碱、"快克"可卡因等。其原生植物为古柯树，从古柯叶中可提炼出多种生物碱，包括可卡因、肉桂酰可卡因、苯甲酰爱冈宁、甲基爱冈宁和爱冈宁等。古柯是生长在美洲大陆、亚洲东南部及非洲等地的热带灌木，尤为南美洲的传统种植物。古柯树高 1.5～3m，每年可采摘古柯叶 3～4 次。古柯叶是提取古柯类毒品的重要物质，南美洲土著居民通过咀嚼古柯叶以达到充饥、解除疲劳和忘记痛苦的作用，还可以治疗某些慢性病，但其毒害作用很快就得到科学证实。可卡因是从古柯叶中提取的一种白色晶状的生物碱，是强效的中枢神经兴奋剂和局部麻醉剂，作用于大脑皮层并产生欣快感，使消化系统受到抑制，减少胃液等消化液，促使饥饿感消失。过量服用可卡因会产生精神上幻觉、妄想、谵妄性的精神症状，还会造成体内器官实质性损坏，出现心脏停搏、呼吸抑制、惊厥或昏迷等。

**3. 大麻**　大麻是桑科一年生草本植物，雌雄异体，是一种生命力极强的植物，可生长在任何地方。大麻类毒品的主要活性成分是四氢大麻酚，它对中枢神经系统有抑制和麻醉作用。小剂量吸食大麻会使人产生洋洋得意的感觉、有松弛感，长期吸食会引起精神障碍、思维迟钝，还会对人的记忆力和行为能力造成损害。此外，大麻烟中烃类致癌物的含量比烟草高达 70%，因而比烟草更易致癌。

**4. 苯丙胺类兴奋剂**　苯丙胺类兴奋剂（amphetamine-type stimulants, ATS）是一类合成兴奋剂苯丙胺衍生物的统称，是人工合成的兴奋剂。主要包括苯丙胺、甲基苯丙胺、迷幻剂 MDMA 类和卡西酮类，具有药物依赖性（主要是精神依赖性）、中枢神经兴奋、致幻、食欲抑制和拟交感神经效应等药理学特性，是联合国精神药品公约管制的精神活性物质。相对于鸦片、海洛因、大麻等传统麻醉药品而言，苯丙胺类兴奋剂是在近十几年来流行滥用的、以化学合成为主的毒品。其中，冰毒（甲基苯丙胺，Methamphetamine）的形状为白色透明结晶体，与普通冰块相似，故而得名"冰毒"。甲基苯丙胺属中枢兴奋剂，对神经系统具有明显的刺激作用。服药后有欣快感，其成瘾性、耐受性及毒副作用甚至高于海洛因。滥用会导致人体精神活动异常，损害人体神经、生殖等系统，危害身心健康。摇头丸（亚甲二氧基甲基苯丙胺，MDMA）也是苯丙胺类策划药，其兴奋作用比可卡因及苯丙胺要低，但却有麦司卡林的致幻作用，滥用后能产生高热和一系列行为改变，可造成多种心理上的障碍，包括抑郁、失眠、焦虑及精神错乱。

**5. 致幻剂**　也称为致幻药、幻觉药、迷幻药等，它能够改变人的知觉过程，引起人的视听觉等脱离现实，进入梦幻般的状态。致幻剂最初在一些天然植物中被发现，曾经在一些土著人的宗教仪式时使用。致幻剂的种类很多，常见的药物包括麦角酰二乙胺（LSD）、苯环利定、麦司卡林、氯胺酮等。其中，氯胺酮（俗称 K 粉）是近年来呈严重泛滥局势的新型毒品，在临床上曾经被作为麻醉药使用，但由于其在麻醉过程中会使人产生严重的精神异常而被停止使用。氯胺酮常常被制成粉末，使用鼻吸或卷入香烟中吸用，可与海洛因、大麻等毒品合并使用。由于氯胺酮可与摇头丸等同时溶于可乐等饮料中，常被混合在一起滥用。

相关报告显示，截至 2017 年底，我国登记在册的吸毒人员有 255 万人（不含戒断 3 年未发现复吸人数、死亡人数和离境人数）。其中，滥用海洛因等阿片类毒品人员占 41.8%；滥用合成毒品人员占 57.1%，滥用其他毒品人员占 1.1%。在我国，"毒品"的定义属于法律上的概念，即经法律明文规定禁止非法使用的物质，属于"毒品"。早在 20 世纪 80 年代初期，美国加利福尼亚大学戴维斯分校的药理学教授海德森（Henderson G）就将那些合成的或在实验室内可制成的，被明令管制的药物及其类似物称为"设计药"或"策划药"。目前联合国毒品与犯罪问题办公室（the Unite

Nations Office on Drugs and Crime，UNODC）把此类物质称为新精神活性物质，指的是模仿受管制毒品效果的而不受监管的（新的）精神活性物质。20 世纪以来，根据联合国的有关规定，受管制的天然或人工合成的毒品和能够使人形成瘾癖的麻醉药品和精神药物就已达 600 多种。为了加强对滥用物质的国际管制，联合国于 1961 年 3 月签订了《1961 年麻醉品单一公约》，包括阿片类、可卡因类和大麻类三大类 128 种物质，又于 1971 年 2 月签订了《1971 年精神药物公约》以及《禁止非法贩运麻醉药品和精神药物公约》等，涵盖了苯丙胺类中枢兴奋剂、镇静催眠药及抗焦虑药和致幻剂三大类 99 种物质。1996 年 1 月 16 日我国卫生部发布的《麻醉药品品种目录》和《精神药品品种目录》，列出被管制的能使人形成瘾癖的麻醉药品和精神药品共计 237 种，其中麻醉药品 118 种，精神药品 119 种。在医学临床上，根据医疗需要而限量生产使用的药物，主要包括吗啡、哌替啶等镇静催眠药、抗抑郁药、抗焦虑药等精神药品。

## 二、吸毒成瘾的生物 - 心理 - 社会因素

毒品泛滥严重危害人类的健康。尽管禁毒和戒毒工作取得了一定成绩，但吸毒成瘾者的复吸率仍然非常高。毒品成瘾属于药物成瘾或药物依赖的范畴，包含精神依赖性（获得特定的心理效应）以及躯体依赖性（避免断药时的戒断症状）两方面，药物成瘾的因素主要从"生物 - 心理 - 社会"的综合视角进行探讨。

**1. 生物因素**　药物成瘾是一种慢性复发性脑病，其机理十分复杂，与脑内的多巴胺、阿片肽、γ- 氨基丁酸等系统有关的奖赏系统是其主要的神经生物学基础，中脑 - 边缘多巴胺神经回路是中枢奖赏系统的关键部分。精神活性物质（毒品）是一类能模拟正常奖赏作用的物质，它们具有的共同生物学特点是能通过不同机制激活奖赏环路，使机体产生欣快感而引起成瘾。同时，基因遗传因素、性别及年龄等因素对吸毒成瘾也有所影响。研究发现，毒品成瘾或与 DNA 有关，人体内有大约 400 种基因似乎更容易使人对毒品上瘾。在各种易致毒品成瘾的因素中，遗传因素占 40%～60%。比如父母都吸毒者，其子女酗酒或吸毒的可能性高于其他人，即使他们出生后被没吸毒的父母收养并抚养长大，他们出现吸毒行为的易感性也会增加。实验证实，某些成瘾性物质的依赖主要有两种方式：一种是直接方式，即直接遗传成瘾性物质依赖的易感性；另一种是间接方式，即个性遗传。亲代将其冲动、反社会常规的人格特征遗传给子代，造成子代对精神活性物质依赖的个体易感性。还有研究发现，毒品滥用者中的男性比例显著高于女性，年轻群体易发，20～30 岁个体所占比例较大，提示全民禁毒教育需要尽早介入。

**2. 心理因素**　20 世纪 90 年代以来，学术界着重从精神依赖性的角度来探讨了毒品成瘾性的发生机制。相关理论认为，由于调节、形成和控制个体认知、情绪以及社会行为的大脑机制遭到长期滥用毒品的严重损害，使得吸毒者对毒品产生无法控制的强烈需要并付诸行动，导致克制不住的反复觅药与滥用药物的行为。因此，毒品成瘾不仅有药物本身的原因，还有精神心理的原因。研究发现，毒品成瘾者具有某种"成瘾人格"，包括逃避现实、胆小、退缩和抑郁，常有自杀企图，敏感性较低、冒险性与冲动性较高等特征。与正常人相比，吸毒者认知风格消极、应对方式较差，具有情绪不稳定、紧张、焦虑、易激惹等神经质特点，他们更容易感受到物质的刺激且追求感官的刺激和愉悦。此外，成瘾者大多存在明显的脱离现实、思维障碍等精神病性行为和躯体不适、焦虑、抑郁等不良情绪。药物成瘾者具有明显的感觉寻求人格特质，他们借助毒品对神经系统的刺激以改变意识状态，不断地寻求新异的刺激，对吸毒行为的控制力较低。

**3. 社会因素**　首先，毒品的可获得性对人群的毒品成瘾具有明显的影响。20 世纪 50—70 年代，我国政府对种毒、吸毒、走私毒品和贩毒采取了一系列综合措施，使吸毒现象几近绝迹。但随着近几十年全球化经济发展和国际化交流的日益频繁，国内外人员及国际贸易往来大幅度提高，使得毒品从各种非法渠道流入我国，导致国内禁毒局势日益紧迫。其次，同伴群体的影响和环境压力。青少年是吸毒的重要易感群体，常常会由于同伴的引诱和影响、出于好奇、追求刺激

等动机而开始吸毒，甚至在某些亚文化圈内，同伴群体形成了吸毒的共同爱好，导致青少年陷入吸毒的危险境地。第三，成长环境及教育程度影响。研究发现，不良的家庭成长环境如单亲家庭、家庭成员中有吸毒者或酗酒者、家庭成员之间缺乏交流等因素，是个体吸毒的重要危险因素。另外，受教育程度较低、道德价值观及行为规范存在缺陷、自我约束能力较差的个体，也具有接触毒品的风险。研究还表明，吸毒成瘾者中无固定职业、流动职业或无业人员的比例要高于其他人群。最后，社会文化对毒品的容忍程度也是影响吸毒成瘾的重要因素。在国家制度层面上，世界上大部分国家都制定了控制毒品生产、销售和消费的法律法规，但依然有极少数国家和地区出于经济因素，放纵毒品和毒品犯罪，造成毒品泛滥。

### 三、吸毒成瘾的预防与干预

据联合国毒品与犯罪事务办公室估计，2015 年全世界约有 2.5 亿成年人至少吸食过一次毒品，全球约 2 950 万毒品成瘾者，其中 1 200 万人通过注射吸毒。在这 1 200 万人中，14% 的人感染了艾滋病毒，50% 的人患有丙型肝炎。吸食毒品不仅严重影响人类的身心健康，也给社会经济造成巨大破坏，同时毒品引发的犯罪问题严重影响社会的稳定，因而已成为世界共同关注的社会问题。

一般而言，吸毒成瘾的相关阶段可分为：从未吸毒、吸毒未成瘾（初次使用、偶尔使用、规律性使用）、吸毒成瘾（强迫性使用、戒断复吸）。因此，有研究者提出，吸毒成瘾的预防和干预也可对应地分为"未吸先防""已吸防瘾""已瘾早戒防复"等策略，为吸毒成瘾全程预防与康复提供了一定的理论基础。

首先，针对一般公众，应加强毒品相关知识的普及与健康教育，加大药物依赖疾病科普，提高社会公众识别毒品、预防吸毒、拒绝毒品的能力，采取健康的生活方式，改变不良的观念和行为。同时，要消除社会歧视和偏见，为吸毒者治疗、康复及回归社会创造良好的环境，增进公众对毒品治疗效果的信心。孟子曰："知明者，不立于岩墙之下"。其含义是，如果个体把危墙理解为即将坍塌的高危之地，那么就不会站在其下面，并将尽力规避来保证安全。反之，则会嬉戏于其中，并有可能丧生。类似地，若个体将毒品正确地理解为害人害己的危险品，那么他（她）就会自觉远离和拒绝毒品；反之，把毒品错误当成是时尚消费品，那么就去尝试毒品，从而陷入吸毒成瘾中。因此，做好毒品宣传教育是首位的。

其次，针对早期吸毒人员，要早发现、早干预，避免发展为成瘾状态。有研究总结出早期吸毒可能具有的几个特征，如日常行为及交友范围发生明显变化、不明用途的支出增多、发现毒品或毒品工具以及日常情绪和人际交往明显变化，这些情况都需要注意。同时，一旦发现身边的亲朋好友、同事、同学等有吸毒行为，要及时送往正规医疗机构或戒毒机构进行治疗，切勿自行戒毒，或者掉以轻心。

此外，采取多种方法治疗吸毒成瘾。在药物治疗方面，传统的药物治疗有美沙酮、丁丙诺啡等替代治疗，主要针对于阿片类成瘾行为，然而因其效果有限，无法应对新型毒品，目前各国都在着力开发新的药物治疗方法。比如，加拿大开展了临床试验，发现注射二乙酰吗啡比口服美沙酮更有效，但该治疗需要在医生指导下实施。美国研究者发现了一种可以与血液中海洛因及其代谢产物结合新的疫苗（Her-KLH），可防止海洛因进入血脑屏障，从而达到治疗和防复吸的效果。还有研究发现，特异性的可卡因抗体可以降低吸食可卡因后的主观体验、弱化成瘾效果，从而可能起到防复吸的作用；一种甘氨酸转运蛋白抑制剂（Org25935），可缓解氯胺酮导致的精神病性症状，有可能成为治疗物质滥用所致精神障碍的潜在新药。此外，我国传统中医药技术（如中药针刺疗法）在戒毒治疗中的尝试已有百年历史，因其较为安全有效，且价廉、副作用小的特点受到越来越多的关注。在心理行为治疗方面，目前以社区戒毒模式较为值得关注，它可以较好解决社会、家庭、病人等因素，能够帮助吸毒人员更好地回归社会，强调戒毒不仅仅是生理脱毒，更主要集中在吸毒者心理和行为矫正上面,注重社会功能的恢复、职业培训以及重返社会,使戒毒者掌握生存技巧、融入主流社会,能够在社会上立足。这种康复治疗模式能够取得较好的效果,但因疗程长、费用高而存在一定的不足。

## 第三节　赌博与网络成瘾

### 一、赌博与赌博成瘾

赌博的含义有广义和狭义之分。广义上的赌博是指"具有明确的欲望目的,但其全部结果或部分结果是以机会来决定的任何人类行为",如商业投资、赛马、福利彩票等。狭义上的赌博是指"以输赢钱财为目的,参与由机会决定其结局的游戏或类似游戏的活动"。根据赌博行为的严重程度,可以将赌博分为普通赌博(娱乐性赌博、社交赌博、正常赌博)和病理性赌博(强迫性赌博)。前者指以社交娱乐为目的的一般性赌博,而病理性赌博(gambling disorder,GD)是一种以持续的、无法控制的赌博冲动为特征的渐进性慢行精神障碍,表现为沉溺于赌博相关的事和想法,常会引起诸多不良后果,如经济问题、心理问题(焦虑、内疚、抑郁、自杀倾向等)、工作及家庭关系障碍等。目前,在全世界范围内病理性赌博的发生率约为0.2%~5.3%,亚洲地区的病理性赌博流行率大约为1.8%。

病理性赌博或赌博成瘾,一般是社交性赌博延续数年后突然起病,表现为嗜赌如命、需要不断地增加赌博的次数和赌注大小。赌博成瘾者平时充满对赌博的向往和冲动、放弃其他活动,对亲人漠不关心而导致家庭不和,有时也可出现与戒烟、戒酒类似的戒断反应,停止赌博后出现乏力、失眠、焦虑不安等躯体和精神上的不适。赌博易使人产生贪欲,形成侥幸投机的不良心理。赌博成瘾者坚信自己会赢钱,赢了时则挥霍无度,而后不断地想再获取,输了时拼命地想赢回,而导致债台高筑。赌博者经历着输赢交替的恶性循环,甚至为还赌债铤而走险。

在美国精神疾病诊断与统计手册(DSM-V)中,病理性赌博被归为成瘾障碍,在以下9条标准中符合任意4条及以上并满足12个月的病程标准即可被诊断为病理性赌博或赌博障碍:①需要投入更大的赌注去赌博,以实现与以前一样的兴奋程度;②当试图减少或停止赌博时,感到坐立不安或易激惹;③试图控制、减少或停止赌博但不成功;④沉湎于赌博行为,包括反复重温过去的赌博情景以及计划下一次赌博行为;⑤感到痛苦(如无助、内疚、焦虑、抑郁)时经常赌博;⑥赌博输钱后,经常想赢回来;⑦经常撒谎来掩饰自己参与赌博的情况或程度;⑧由于赌博,不仅仅遭受金钱损失,还损害或失去了重要的人际关系、工作、学习或事业发展机会;⑨依靠他人提供金钱来应付因赌博而造成的严重经济问题。除了DSM-V的诊断标准外,常用的评估和筛查赌博成瘾的工具有:南奥克斯赌博测试量表(south oaks gambling screen,SOGS)、问题性赌博严重指数(problem gambling severity index,PGSI)等。

一般认为,赌博成瘾与大脑奖赏决策障碍有关,决策障碍是大脑功能异常的重要表现。研究发现,赌博成瘾者的大脑腹内侧前额叶和纹状体的激活水平会有所下降,提示在奖赏或情绪加工系统上存在功能障碍。在基因水平上,多巴胺D1、D2、D4受体基因以及5-羟色胺的S等位基因与病理性赌博有密切相关。遗传学研究表明,赌博成瘾者存在多巴胺D2A1等位基因异常,可能引起D2受体浓度降低和奖赏回路激活不足,导致个体热衷于从事紧张而充满快感的赌博活动。个体的认知偏差在赌博成瘾的形成中也扮演着重要角色。研究发现,赌博成瘾者之所以持续赌博,是因为他们持有一系列错误信念,使得他们过高估计了获胜的概率,并且更多地将成功的结果归因于自己的知识经验,而出现盲目的过分自信。另外,行为经济学上的沉没成本效应也指出,当以往投入的金钱、时间或其他资源无法挽回时,人们具有继续投资同一项目的倾向,进而可能加重赌博的倾向。

## 二、赌博成瘾的预防与干预

与其他成瘾行为类似，赌博成瘾的治疗与康复需要同时采取心理治疗、药物治疗、认知教育以及自助措施等综合手段，才能取得较好的临床治疗干预效果。

**1. 心理治疗**　认知行为治疗目前被认为是较为有效的赌博成瘾心理治疗方法，它包括短程、长程、个体、团体等多种方式和技术，无固定程序。认知行为疗法聚焦于修正与病理性赌博相关的歪曲认知，比如，相信输过几次以后能赢、高估获胜的可能性等等。通过采取针对性强化治疗，改变赌博成瘾者的错误认知信念，进而可调整其行为模式。认知行为治疗还能够增强其他治疗方法（如药物治疗）的效果，提高治疗依从性，使治疗更好完成，减少赌博成瘾症状。

**2. 家庭治疗**　赌博成瘾者的婚姻状况通常都比较差，因此夫妻共同参与治疗具有一定效果。例如，萨提亚家庭治疗可以通过一系列方法实现个人内在、人际、代际、精神领域之间的和谐，同时也会使伴侣关系有所改善。家属以积极的态度对待患者，给予关心和支持，创造温馨的家庭环境，对赌博成瘾的治疗有积极意义。精神分析、厌恶疗法、匿名赌博治疗（gamblers anonymous，GA）等方法也应用在赌博成瘾的治疗中，常作为其他治疗方式的辅助手段。

**3. 药物治疗**　目前针对赌博成瘾已经有一系列相关的治疗药物，如阿片受体拮抗剂、选择性 5- 羟色胺再摄取抑制剂（如氟伏沙明、帕罗西汀、舍曲林）、心境稳定剂、安非他酮等。这些药物往往主要针对于赌博成瘾者的某些精神症状进行治疗，选择性 5- 羟色胺再摄取抑制剂类药物较为常用。临床上普遍认为，药物治疗需要密切结合心理治疗、家庭治疗，才能取得较好的临床治疗效果。

**4. 赌博者匿名协会与负责任赌博组织**　在国际上赌博者匿名协会是一个著名的自助性组织，会员都是一些赌博成瘾者，入会的匿名成瘾者可表述自己的问题、交流戒赌经验并分享成果，在没有压力与批判的环境下自由讨论，互相鼓励与支持，以达到戒除赌博的目的。负责任赌博组织具有类似的功能，国外有较多的负责任赌博组织，如美国、加拿大等国家设立的 National Center for Responsible Gaming、Responsible Gambling Council，这些组织可以为存在赌博问题的人提供病理性赌博相关的知识信息、救助机构、咨询支持等，鼓励个人根据自身情况及所处环境明智而理性的决定参与赌博的方式。此外，由于赌博成瘾者涉及的群体广泛，许多国家开始通过信息宣传来传授相关知识和提高防范意识，比如，通过观看具有教育性质的短片，倡导民众采取更健康的赌博方式。

## 三、网络与网络成瘾

网络（Internet）即互联网，被称为继报纸、广播、电视之后的"第四媒体"，它是集前三大媒体于一身的超级新媒体，拥有前三者都不具有的丰富信息资源和灵活快捷的传播方式。随着网络技术的进步，互联网已经成为当代最具发展活力的领域之一。网络给人类的生活、工作带来了前所未有的便捷，吸引了无数人在网络的世界里自由遨游，但与此同时，网络成瘾者的数量也与日俱增。网络成瘾（internet addition disorder，IAD）也称为病理性网络使用（pathological Internet use，PIU），是指由于沉迷互联网所引起的心理、精神、躯体等一系列综合征，如戒断症状、生物钟紊乱、神经衰弱、情绪异常、社会功能受损等。

网络成瘾一般可分为五种类型：网络游戏成瘾、网络关系成瘾、网络性成瘾、网络强迫行为（通过网络完成其他行为）、网络信息收集成瘾。2018 年，网络游戏成瘾（gaming disorder）作为一种临床精神障碍，已经被 WHO 正式纳入到最新版的《国际疾病分类手册》（*International Classification of Diseases*，ICD-11）当中。其原因主要在于：网络（游戏）成瘾具有特征性的临床表现，且伴有躯体和精神症状，以及明显的人际、社交、学习、生活等功能受损，成瘾者对网络（游戏）存在难以控制的渴求，这与其他成瘾行为极为类似。比如，网络（游戏）成瘾者在使用网络的过程中体验到强烈的愉悦感和满足感，为维持这种兴奋感会不断增加上网时间，逐渐失去自控能力。而当突然减少或者停止上网时，个体会出现烦躁、易激惹，严重者甚至出现冲动和攻击行为。为了避免戒断反应的出现，个体会进一步沉迷于网络，导致上网成为一种固定的行为模式，为能够上网和延长上网时间而想尽一切办法，包括隐瞒上网时间、说谎、偷拿家人钱财等。网络（游戏）成瘾还可引起一些躯体症状，如食欲减退、肠胃神经症、睡眠节律紊乱、紧张性头痛等，同时还会引起视力下降、眼痛、怕光、流泪、暗适应能力降低，以及腕关节综合征、颈肩疼痛、颈椎病等躯体性疾病。

国内外使用较多的网络成瘾评估筛选工具主要包括 Young 的网络成瘾测验（internet addiction test，IAT）、中文网络成瘾量表（chinese internet addiction scale，CIAS）、青少年病理性互联网使用量表（adolescent pathological internet use scale，APIUS）等规范化测验，常用于学术研究。

研究认为，网络（游戏）成瘾的发生与一些生物心理因素密切相关。比如，长时间上网会使大脑中的化学物质（如多巴胺）水平升高，让患者体验到短时间的高度兴奋，因而沉溺于网络的虚拟世界不能自拔。然而，停止使用网络后的颓废感和沮丧感随之而来，促使个体再次使用网络。这种反复的过程会带来一系列复杂的生理生化改变，尤其是自主神经功能紊乱，从而出现网络成瘾的相关症状。

## 四、网络成瘾的预防与干预

目前对于网络（游戏）成瘾的干预主要是采取心理治疗以及综合干预，单纯的药物治疗比较少见。在心理治疗方面，认知行为治疗、动机晤谈、内观认知治疗、团体治疗等技术较为常用。

**1. 认知行为治疗**   其目的主要在于促使网络成瘾者认识到其成瘾行为背后的心理基础，帮助其识别并修正非适应性认知、重建适应性认知，最后回归实现。动机晤谈通过挖掘和处理个体行为改变过程中的矛盾情感，进而达到增强个体行为改变的内在动机，激发成瘾者自我改变。

**2. 内观认知治疗**   起源于日本，吸纳了冥想对身体关注的成分，通过回忆重新整理自己的人生经历，以此获得康复和自我观念的转变，通常采用封闭住院 1 周的"向内观察"形式，不直接处理个体的症状或问题行为，而是处理个体的生活史或过去的人际关系。

**3. 团体治疗**   是在团体情景下提供心理帮助与指导的一种治疗形式，根据网络（游戏）成瘾问题组成团体小组，通过共同分享、商讨、训练，解决成员共同的发展或共有的心理障碍，帮助成员了解其网络行为、找出成瘾的具体原因，并通过丰富多彩的集体活动，让个体体会到现实中人际交往的乐趣与重要性，以改善人际关系、增加社会适应性、促进人格成长。

在药物治疗方面，目前主要采用两类临床药物，第一类针对网络成瘾者出现的症状（如戒断症状）进行对症治疗，第二类是针对网络成瘾共患精神障碍（如注意缺陷与多动障碍）的治疗。但从长期预后来看，药物治疗需要密切配合心理治疗，以达到治疗和干预网络成瘾的效果。

**（严万森）**

**思考题**

1. 举例探讨常见的毒品有哪些？并简要介绍其作用机制。

2. 在我们日常生活中，吸烟和饮酒比较普遍，甚至被认为一种文化现象。说说你对吸烟成瘾和酒精成瘾的看法。

3. 结合生活实际讨论赌博成瘾和网络成瘾有哪些负面影响，有哪些治疗手段？

4. 吸毒已经成为全球共同关注的社会问题，如何正确认识毒品、远离毒品。请结合所学内容，联系生活，简单设计一个有关吸毒的小科普提纲。

# 第十六章 | 常见的心身疾病

---

🍁 **本章要点**

　　1. **掌握**　癌症患者的心理适应过程、情绪特点；对癌症患者进行心理干预的方法；糖尿病患者的心理干预方法。

　　2. **熟悉**　冠心病的病因和病理；影响癌症患者的因素；糖尿病健康宣教的形式。

　　3. **了解**　血压的调控机制；六大高血压行为危险因素；冠心病可控制的危险因素；糖尿病行为的危险因素。

## 第一节 高 血 压

### 一、原发性高血压概述

#### （一）正常和异常高血压范围

　　高血压指收缩压（心房和心室收缩使血从心腔流出时所产生的压力）和舒张压（心房和心室放松充盈血液时产生的压力）高于医学标准意义上的正常血压值。

　　当收缩压≥140mmHg 和 / 或舒张≥90mmHg 时被称之为高血压，随着血压升高，严重程度不断加重，见表 16-1。

表 16-1　正常和异常高血压范围

| 类别 | 收缩 | 舒张 |
|---|---|---|
| 最佳 | <120 | <80 |
| 正常 | 120～129 | 80～84 |
| 高于正常 | 130～139 | 85～89 |
| 1 度高血压（轻度） | 140～159 | 90～99 |
| 2 度高血压（中度） | 160～179 | 100～109 |
| 3 度高血压（重度） | >180 | >110 |

#### （二）高血压分类

　　1. **原发性高血压（占 90%～95%）**　是以血压升高为主要临床表现的临床综合征，通常简称为高血压。高血压是多种心脑血管疾病的重要病因和危险因素，影响重要脏器如心、脑、肾的结构和功能，最终可导致这些器官的功能衰竭。

　　2. **继发性高血压（占 5%～10%）**　是指由某些明确而独立的疾病或病因引起的血压升高。醛固酮增多症、嗜铬细胞瘤、肾血管性高血压等。血压升高是这些疾病的一种临床表现，积极治疗原发病，高血压自会治愈或阻止病情发展。

（三）血压调控机制

多种因素都可以引起血压升高，如下：

1. 心脏泵血能力加强（如心脏收缩力增加等），使每秒钟泵出血液增加。

2. 大动脉失去了正常弹性，变得僵硬，当心脏泵出血液时，不能有效扩张，因此，每次心搏泵出的血流通过比正常狭小的空间，导致压力升高。

3. 循环中液体容量增加。这常见于肾脏疾病时，肾脏不能充分从体内排出钠盐和水分，体内血容量增加，导致血压增高。

相反，如果心脏泵血能力受限、血管扩张或过多的体液丢失，都可导致血压下降。

（四）高血压的靶器官

靶器官就是心脑肾等脏器。

1. **心脏**　高血压患者心脏损害方面最常见的是左心室肥厚。超声心动图检测左心室质量指数 $>125g/m^2$（男性），$>120g/m^2$（女性）。此外，心电图检查可以发现左心室肥厚、心肌缺血、心脏传导阻滞或心律失常。

2. **脑动脉**　颈动脉内膜中层厚度（IMT）和粥样斑块可独立于血压水平预测心血管事件。

3. **肾脏**　肾脏损害主要根据血清肌酐升高，估算的肾小球滤过率降低或尿白蛋白排出量（urinary albumin excretion，UAE）增加。

高血压可能造成冠心病，脑卒中，肾衰竭，眼底动脉硬化等损害。

（五）治疗现状

目前高血压患者经确诊为高血压，却还是不愿意坚持合理用药；头一晕就想起来吃两片，血压一平稳立刻就把药瓶子扔到一边；或者是才吃了一天药，感觉血压没有降下来或是降得"不到位"，立刻心急想换另外一种高血压的药物治疗。高血压的药物治疗，必须遵医嘱规律进行，不合理用药会导致猝死风险加剧。

## 二、原发性高血压的危险因素

（一）病因

1. 原发性高血压是在一定的遗传背景下由于多种后天环境因素作用，使正常血压调节机制失代偿所致。其中遗传因素约占40%，环境因素约占60%。

2. 父母双方中一人患此病，其子女可能有28%的几率患高血压病，若父母均有高血压病，其子女患此病的可能性会骤升至46%。

3. 遗传因素不能解释所有的高血压病，高血压的发病也与心理、社会等因素有关。

（二）高血压行为危险因素

1. **饮食**　食盐过量。流行病学和临床观察显示，高盐饮食与高血压发病密切相关。在阿拉斯加因纽特人和太平洋岛屿某些土著居民摄入食盐极少，未发现有血压升高者。我国北方高血压患病率高的一个原因是喜欢吃过咸的菜。

2. **肥胖**　肥胖者的高血压发病率是正常人的2～6倍。肥胖儿童高血压的患病率是正常体重儿童的2～3倍。高血压病人60%以上有肥胖或超重。血压与体重指数呈正相关。

3. **饮酒**　国际盐与高血压研究（international study of salt and blood pressure，INTERSALT）表明，男性每周饮酒300～499ml者，收缩压和舒张压水平比不饮酒者高2.7mmHg和1.6mmHg。如每周饮酒高于500ml者，收缩压和舒张压水平比不饮酒者高4.6mmHg和3.0mmHg。

4. **情绪因素**　强烈的恐惧、焦虑、愤怒以及情绪压抑时，在中枢神经系统调控下，会出现神经、内分泌等系统变化（如促进肾上腺释放肾上腺素），这些变化最终导致高血压病的发生。

5. **应激反应**　长期从事精神高度紧张的职业，如脑力劳动者、驾驶员、证券经纪人等，发生高血压的危险性较高。长期工作在噪声环境中的工人患高血压者也较多。

6. **人格特征** 研究表明,有 63.6% 的高血压病病人属于 A 型行为类型,进一步研究表明,敌意在高血压病的发生中起一定作用。卡地亚(Cottier)等人(1987)认为 A 型行为、神经质、焦虑及抑郁、缺乏应付能力可能与高血压的发病有关。

### 三、原发性高血压的健康教育与心理干预

1. **减少精神压力** 书画疗法、音乐疗法、园艺疗法。
2. **减少食物中钠盐摄入量** 每日食盐摄入量不超过 6g,增加钾盐的摄入。应尽可能减少烹调用盐,建议使用量具;减少含钠盐调味品的使用量;减少含钠较高的加工食品,如咸菜、火腿等。
3. **减少食物中饱和脂肪酸的含量和脂肪总量** 少吃或不吃肥肉和动物内脏,补充适量蛋白质,多吃蔬菜,增加粗纤维食物摄入。
4. **戒烟、限酒**。
5. **适当运动** 根据病人年龄和血压水平合理选择运动方式。具体项目可选择步行、慢跑、游泳、太极拳等。运动强度因人而异,常用的运动强度指标为运动时最大心率达到 170 减去年龄。

### 四、降压药物治疗

目前常用的降压药主要分为六类,分别为利尿剂(噻嗪类、醛固酮类、袢利尿药和保钾利尿药)、β 受体阻滞剂、钙通道阻滞剂(二氢吡啶类和非二氢吡啶类)、血管紧张素转化酶抑制剂、血管紧张素Ⅱ受体拮抗剂和 α 受体阻滞剂。

### 五、家庭血压监测

1. 家庭血压值一般低于诊室血压值,高血压的诊断标准为≥135/85mmHg,与诊室血压的 140/90mmHg 相对应。
2. **血压测量步骤** 测量血压时注意事项有以下四点:①被测者取坐位,至少安静 5min 后开始测量;②测量时裸露上臂,上臂与心脏(乳头)处于同一水平;③将袖带紧贴缚与上臂,袖带下缘在肘弯上 2.5cm;④测量时不讲话,不活动肢体,保持安静。

(张 娜)

# 第二节 冠 心 病

## 一、冠心病的概述

### (一)冠心病的概念

冠状动脉粥样硬化性心脏病(coronary atherosclerotic heart disease,CHD),简称冠心病,又称缺血性心脏病,是由于冠状动脉发生严重粥样硬化性狭窄或阻塞,或在此基础上合并痉挛,以及血栓形成,引起冠状动脉供血不足、心肌缺血或梗死的一种心脏病。2016 年,世界卫生组织公布的全球前五位疾病负担中,冠心病在男性为第二位,在女性为第三位。冠心病是全球的重大健康问题。

### (二)病因与病理生理

1. **冠心病的主要病因** 动脉粥样硬化,脂质代谢异常是动脉粥样硬化最重要的危险因素,其异常情况包括总胆固醇、甘油三酯、低密度脂蛋白或极低密度脂蛋白增高;高密度脂蛋白减低;载脂蛋白 A 降低,载脂蛋白 B 增高;脂蛋白(a)增高。
2. **粥样硬化形成过程** 粥样硬化形成经历脂质条纹病变、纤维斑块病变和复合病变三个过程。①脂质条纹病变:是早期损害变化,表现为脂质侵入动脉平滑肌细胞,血管中层平滑肌细胞、巨噬细胞和 T 细胞的聚集,形成黄色脂纹;②纤维斑块病变:这一阶段开始引起动脉的变化,由

内膜增生的结缔组织和含有平滑肌细胞形成纤维斑块；③复合病变：是动脉粥样硬化发展的后期，是危害最严重的阶段，斑块深部有脂肪，特别是胆固醇的结晶。

### 二、冠心病的危险因素

大量流行病学研究显示，许多因素成为动脉粥样硬化的危险因素，可分为：无法控制的危险因素和可控制的危险因素。

#### （一）无法控制的危险因素

1. **年龄**  冠心病发病风险随着年龄的增长而增加。本病多见于 40 岁以上人群，49 岁以后进展较快。男性与女性相比，女性发病率较低，但在更年期后发病率明显增加。近年来，发病年龄有年轻化趋势。

2. **家族和遗传**  父母中有心血管病史的更易患冠心病。虽然确切的病因并不明确，但基因是冠心病发病重要因素之一。

#### （二）可控制的危险因素

1. **饮食**  冠心病高发地区人们的饮食往往富含脂肪，尤其是肉类和乳制品，肥胖能使血压和血清胆固醇升高。国外有一项研究显示：体质指数每增加 10%，则血压平均增加 6.5mmHg，血清胆固醇平均增加 0.48mmol/L。

2. **吸烟**  烟中含有许多有害物质，可引起冠状动脉痉挛，诱发心绞痛和心肌梗死。一氧化碳造成的缺氧，可损伤动脉内膜，促进动脉粥样硬化的形成。吸烟者冠心病死亡的危险性随着吸烟量的增加而增加，存在剂量 - 反应关系。弗雷明汉（Framingham）的研究指出，每天吸烟大于、等于和小于 20 支者，发生冠心病的危险性分别是不吸烟者的 7.25、2.67 和 1.43 倍。冠心病患者中四分之一的死亡被认为是由吸烟引起的。

3. **缺乏锻炼**  缺乏体力活动的人患冠心病的危险是正常活动量者的 1.5～2.4 倍。生活质量的提高、交通的便利性、周围的环境、工作的压力、人际交往模式、兴趣爱好等内外因素在不知不觉减少运动量的同时也带来了疾病。

4. **情绪管理**  前瞻性调查显示，长期处于敌对、抑郁或焦虑情绪的人更容易发生心脏病或高血压（Weidner & Mueller, 1999）。负性情绪对心脏病的影响包括两条途径：①当人们处于负性情绪时更易采用、不健康的生活方式；②负性情绪会产生生理变化从而增加对心脏病的易感性。

2014 年公布于《欧洲预防心脏病学杂志》的数据显示，抑郁症状与心血管疾病之间存在剂量 - 效应关系，即出现抑郁症状越多的患者，发生冠脉事件的风险越高。但事实可能不止于此，一项新的研究发现，诊断冠心病后任何时间出现的抑郁都是最强的死亡预测因子。

1997 年默里（Murry）在对全球疾病负担的调查研究后认为，2020 年冠心病和抑郁症将分别列为致死致残原因的第 1 位和第 2 位；2002 年马瑟斯（Mathers）通过统计最新数据推测，2030 年冠心病和抑郁症依然会被列入全球疾病负担的 3 个主要病因之中。近年来二者越来越受到人们的关注，研究发现二者常常伴发，冠心病伴发抑郁症的概率国内外报道不一，多数集中在 5%～50% 之间。

5. **行为性格与 CHD**  D 型人格包含两个维度的特质：负性情感和社交抑制。这两个特征同时存在，会使得冠心病人的死亡率和发生再次心肌梗死的发病率增加。此外，弗瑞德曼和罗森曼为证实 A 型行为与冠心病之间的关系，进行了"西方协作研究计划"。最终结果为，A 型行为者患冠心病的危险性约为 B 型的两倍（1.9∶1）。

6. **应激反应**  日复一日无休止的琐碎事件，如家庭不和睦、经济处于窘迫状态、工作压力、家庭成员生病、移民、城市化、缺乏社会支持等因素使人的精神长期处在应激状态下，机体生理调节乏力或资源耗竭，都可能会导致冠心病的发生。有研究表明，应激管理可以减少冠心病患者的应激。

（张　娜）

# 第三节 癌 症

癌症是多种因素共同作用导致的一种心身疾病，是人类健康的主要杀手之一。我国最新癌症统计资料显示，每年新发癌症病例达 429 万，占全球新发病例的 20%，死亡 281 万例。在癌症的诊断及治疗过程中，癌症患者承受着心理、情感及社会压力，加之角色的改变、社交能力的下降，躯体功能的改变，生活质量明显下降。随着生物医学模式向现代的生物 - 心理 - 社会医学模式的转变，医学界对负性心理因素在癌症的发生及治疗中的作用越来越重视。

## 一、癌症患者的心理特点

### （一）癌症患者的心理适应过程

当患者得知自己患了癌症后，需要一个心理接受和适应的过程。其心理状态一般要经过否认期、恐惧焦虑期、悔恨妥协期、抑郁期和接受期 5 个阶段。

1. **否认期** 否认是癌症患者最常用的心理防御方式。当患者最初得知自己患癌症的信息时，认为这是不可能的事，否认自己得了癌症而怀疑医生的诊断有误。患者拒绝承认残酷的现实，以暂时维持心理平衡。

2. **恐惧焦虑期** 当患者意识到自己癌症的诊断确切无疑时，立即出现恐慌、惧怕心理，感到死神就要降临到自己头上，恐慌不安。

3. **悔恨妥协期** 患者在恐惧的同时，常抱怨为什么肿瘤长在自己身上，搜索以往的工作、学习、生活经历，责怪自己平时缺少体育锻炼，影响了身体素质。悔恨自己未能及早地戒烟酒，平时不该太辛苦，影响休息和睡眠，悔恨自己个性不太好，影响了身体健康等。但现实迫使患者必须向疾病妥协，承认自己的疾病。即使意识到自己的病已难以治愈，也仍然希望得到及时有效的治疗，并将生存的希望寄托于治疗。

4. **抑郁期** 经过一段时间的治疗后，病情毫无改善，患者会意识到疾病已不可救药，生命走到了尽头，极为沮丧和绝望，陷入极度抑郁情绪中。

5. **接受期** 经过以上一个或几个时期的经历后，有些患者逐渐接受了自己面临死亡的现实，此时会变得兴趣索然，情绪趋向稳定，以至平静地等待死神的降临，从容地离开人世。

### （二）癌症患者的常见情绪特点

随着癌症发病率逐渐增多，癌症在危害患者生命健康的同时，对其心理健康也造成严重威胁，从而降低患者生活质量。一旦得了癌症，疾病及其治疗会给癌症患者及其家庭带来极大的心理困扰和精神痛苦。有研究表明，20% 以上的癌症患者会出现焦虑、抑郁、悲伤、愤怒、沮丧、绝望等情绪。

1. **恐惧** 患者一旦确诊了癌症，意识到自己将不久于世，不可避免会产生一种可怕的恐惧和悲伤情绪，对亲人的眷恋、子女的牵挂、事业的留念等诸多问题困扰着他们的身心，表现出精神紧张。强烈的求生欲望使患者情绪及行为反应过激，愤怒、怨恨、嫉妒、无助、痛苦等复杂心理交织在一起，使患者常迁怒于医务人员及家属，发泄内心的不满，并到处寻医问药，缓解自己的恐惧。

癌症复发恐惧心理，指患者对疾病复发及其进展的恐惧、焦虑和担心，常被患者比喻为悬在头上的利剑。全世界有 33%~96% 的癌症患者报告自己害怕癌症复发或恶化，其中报告中重度恐惧心理的患者比例可达 87%。这种恐惧不安感可能持续几年甚至迁延数十年，严重影响了患者的生活质量及社会康复功能。过度的恐惧焦虑，不仅会降低患者的治疗依从性，还会促使患者增加不必要的查体行为和复诊次数，导致医疗资源的浪费。此外，患者还有可能出现一系列的社交退缩和回避行为，甚至会对未来失去希望，企图自杀。

癌症患者长期存在着对疾病复发和进展的恐惧心理。研究发现，消极人格、高生活压力、伴有焦虑或抑郁情绪及有童年重大疾病史的癌症人群更容易报告高恐惧水平。年龄越大的癌症患者的恐惧感明显低于年轻患者，且在生活应对方面更优于年轻患者。精力旺盛的年轻患者在生活经历、应对方式及所承担的社会角色相对年龄大的患者，发挥中流砥柱的作用更大，从而面对癌症时更容易出现心理问题。对于高度恐惧患者，临床医务人员应加强心理干预和支持治疗，改变患者负性认知，降低其恐惧水平。

2. **抑郁**　抑郁即情绪低落，癌症患者的抑郁情绪多发生在得知自己患癌，经过一段思想波动以后，仍然认为癌症是非常可怕的，最终可能夺取自己的生命，而自己又无能为力，对治疗缺乏信心，悲观失望，对生活失去兴趣。这种情绪一般持续时间较长，有时和焦虑交替出现。癌症患者的抑郁情绪严重时可因绝望而出现自杀行为。有研究对 212 名非小细胞肺癌术后一年的患者进行了调查，结果显示术后抑郁的发生率为 5%，表现为少言寡语、无精打采、少气无力、唉声叹气，对治疗显得非常被动，常伴失眠、食欲不振。诊断时或术后一个月左右曾有过抑郁以及受教育水平低，可以有效预测术后一年的心理健康状况。

抑郁情绪对患者的治疗和康复是极为不利的，医生和家属应时刻注意患者的情绪变化，并及时给予正确的引导，必要的时候可给以抗抑郁药物治疗。

3. **焦虑**　焦虑是癌症患者常见的情绪反应。研究表明，焦虑尤其是抑郁可能会造成癌症的进一步恶化。许多患者在化疗初期，常伴有焦虑情绪，这是由于机体对化疗药物的敏感性高，症状反应严重所造成。同时，癌症患者术后大多会担心手术质量、术后复发等问题，加重自身心理负担，导致其产生消极态度和不良心理，影响其积极性。

治疗未见转机，剧烈频繁的疼痛使患者忍受肉体和精神的折磨，患者预感到病情的严重性，认为生命即将终结，而陷入极度的悲痛与失望之中。整日忧心忡忡，精神恍惚，食不下咽，夜不能寐，对各种检查和治疗丧失信心，对生活丧失信念。

4. **愤怒**　愤怒往往发生在癌症刚刚确诊时，是患者面对癌症的一种无奈的表现。此时，患者会在一些小事和枝节问题上对自己的家属、亲朋好友，甚至医护人员大发雷霆。引起愤怒的原因主要是：经过多方检查和医生的告知，患者不得不接受自己确实患了"绝症"，患者回想起自己平时工作勤勤恳恳，为人正直善良，为什么灾难偏偏降临到自己身上，加上想到马上要忍受较长时间的疾病和各种治疗对自己的折磨，就感到非常的愤怒。癌症患者的愤怒情绪也是很自然的，一般持续时间较短。因此，家属、医护人员等应充分体谅，并耐心地加以疏导，使其尽快地平静下来，积极地配合各种治疗。

5. **病耻感**　病耻感（stigma）是指个体因患病而产生的一种被标签化、被贬低歧视、被疏离回避、不被接纳的负性内心羞耻感受，严重影响患者心理健康。虽然近年来，中国的经济经历了一个快速发展期，但是普通居民应对巨大疾病的经济承受能力仍然较为吃力，加之手术和放化疗带来副作用和个人形象受损，导致癌症患者羞耻感广泛存在。国外大量研究发现肺癌患者的羞耻感大于其他癌症，如乳腺癌、头颈癌、前列腺癌等，不利于患者的康复和预后。

## 二、影响癌症的心理社会因素

良好的情绪和健全的性格对预防癌症的发生和发展具有重要的意义，与癌症的康复密切相关。大约有 34%～44% 的恶性肿瘤患者有着明显的心理障碍或者心理应激反应，而心理障碍对恶性肿瘤患者的康复治疗有重要的影响。癌症患者的各种心理状况变化离不开其影响因素，找出癌症患者心理状况的内在联系，发现引起患者心理状态变化的内在因素，掌握其变化的规律，是制定科学的心理护理措施并正确实施的客观前提。

### （一）情绪

情绪是人们对客观事物是否满足自己需求的一种体验，如客观事物满足了人的需要，就会产生满意、高兴等正性情绪，反之就会产生气愤、抑郁和低落等负性情绪。负性情绪，对肿瘤的发生起着十分重要的作用。王青等对随机抽取的 1998—2001 年确诊的 1 862 名癌症患者进行病前负性生活事件发生率的调查，发现有 1 561 名（83.83%）患者在病前不同时期发生过负性生活事件，其中遭遇两次以上者 1 349 例（72.45%），经常有负性情绪者 1 269 例（68.15%），其中抑郁 943 例（74.31%），急躁 130 例（10.24%），焦虑 196 例（15.45%）。宋欢等对 404 名肺癌患者及 808 名健康人群进行调查显示，不良精神心理因素，如工作强度大、睡眠质量差、性格急躁、易怒、焦虑及缺乏自我解压途径等与肺癌发病密切相关。

不良情绪促进肿瘤发生、发展主要是通过神经 - 内分泌 - 免疫轴系统实现的。不良心理因素通过下丘脑 - 垂体 - 肾上腺轴（HPA）和交感神经系统（SNS）来抑制免疫功能，使机体免疫功能紊乱，机体免疫监视和免疫清除功能下降，从而机体易发感染、自身免疫病和肿瘤等疾病。在免疫系统中，T 细胞及自然杀伤细胞（NK 细胞）与肿瘤的发生、发展、转移及预后密切相关。王卉等检测了 60 例肺癌患者及 30 例健康人的免疫功能，其结果显示肺癌分期越晚，免疫功能越低，伴有焦虑、抑郁患者免疫力显著低于非焦虑、抑郁患者，而且焦虑、抑郁越严重，免疫功能越低。

相反，积极情绪可通过下丘脑 - 垂体 - 肾上腺轴与交感神经 - 肾上腺髓质轴影响癌症患者免疫功能，可促进 NK 细胞、T 淋巴细胞数量增加，增强其免疫力，对癌症患者免疫功能及其预后具有一定积极作用。此外，良好的情绪及心理弹性有利于癌症患者采取积极方式应对癌症症状困扰，提高其长期生存质量。

（二）人格特征

人格（personality）是指一个人的思维、情绪和行为的特征模式，及其背后隐藏或外显的心理机制。它反映了个体在社会与生活环境中一贯表现出的行为模式，也就是个体在一般情况下表现出来的稳定和可预测的心理特征。人格对癌症的发生有一定的影响。早在公元前 2 世纪盖伦（Galen）就观察到抑郁的妇女较性格开朗者易患乳腺癌。在我国古代医学中也有论述，如《外科正宗》认为，乳癌是由"忧愁郁结，精想在心，所愿不遂，肝脾进气，以致经络阻塞，积聚成结"。

研究发现，许多癌症患者具有 C 型人格特征（专栏 16-1、专栏 16-2）。C 型人格的人具有的一些不利于健康的特点，包括：①压抑情绪。压抑自己的情绪，尤其是不良情绪，是 C 型人格典型特点，如果过分压抑愤怒或者委屈，把应该表达的愤怒或者委屈咽在肚子里，就会威胁身心健康。②不表达自己的观点。C 型人格的人很喜欢言听计从，万事以别人的意见为主，哪怕自己是对的，别人是错的，也不愿意表达自己的意见。③经常无力应付生活的压力，而感到绝望和孤立无援：往往表现出过分的克制、谨小慎微、没有信心等。

具有以下人格特点的癌症患者，其平均生存期明显延长：始终抱有希望和信心；能及时表达或发泄自己的负性情绪；能积极开展有意义的和有快乐感的活动；能与周围人保持密切联系。性格外向、积极应对、主动配合治疗的患者比性格内向、深感绝望、被动接受治疗的患者存活时间长。乐观积极个性的患者对生活中的负性事件，常会努力寻找其积极的一面，用积极健康的心态去应对；而悲观消极个性的患者，常采用逃避的方式去应对，屈服应对与负性情绪正相关显著，与正性情绪负相关显著。容易得恶性肿瘤的人面对应激常常觉得无助、抑郁和绝望，总是采用克己忍让的应对策略。

◆ 专栏 16-1　C 型人格与癌症

以下是 C 型人格问卷。请对下面问题回答"是"或"否"。

（1）很难公开表达自己的情绪，内心总是承受着难以解脱的压力，常常心情紧张、焦虑；

（2）怕面对人群，怕被伤害，谨言慎行，"夹着尾巴做人"；

（3）没有成功的做一件事时，常常自咎，懊悔不已；

（4）对每一个创新的计划都持悲观态度，极怕失败；

（5）患病不肯求医，认为病是自生自灭；

（6）当发觉自己有可能患病时，拒绝告诉医生；

（7）当觉得自己不如别人时，极度不安，怀疑别人捉弄自己；

（8）不愉快的时候常强颜欢笑；

（9）没有密切的人际关系；

（10）认命，认为无力改变现状；

（11）认为生活无意义，无价值，无乐趣；

（12）由于害怕失败，不肯尝试；

（13）从小就认为和家人有很深的隔膜；

（14）失意时用镇静药来麻醉自己；

（15）认为不把心事向人倾诉是强人的表现；

（16）情绪不佳时，找不到人倾诉自己的心声。

如果你在以上描述的 16 种性格特征中占有 14 项，你就属于 C 型性格；如果 5~14 项，那么你有转向 C 型性格的较大可能性；如果你占有 7 项以下，你是相当安全的。

### （三）社会支持

随着临床治疗中越来越重视心理因素对癌症患者的影响，心理社会肿瘤学（psycho-oncology）于 20 世纪 70 年代中期产生。这是一门新兴的交叉学科，它研究恶性肿瘤患者及其家属在疾病发展的各阶段所承受的压力和他们所出现的心理反应，以及心理行为因素在恶性肿瘤的发生、发展及转归中的作用。人们开始不仅仅将癌症患者作为一种疾病或一种患者来看待，而是将其作为一个完整的人来看待。在研究其躯体的同时，开始关注心理社会因素对疾病的影响及在整个疾病转归中的作用。

癌症是一种慢性消耗性疾病，家庭与社会是患者的精神支柱，离开了家人和社会的支持，患者会感到空虚无助，失去与疾病抗争的力量。所以癌症患者应尽可能多与家人团聚，与社会接触，向能帮助自己重获健康的每一个人伸手求援，多与医务人员及亲人进行心理沟通。

癌症患者一旦得知自己患癌，此时最希望的是得到家属及身边朋友更多的关心、理解与支持。因此家属应避免传播一些消极影响和行为给患者，同时应随时发现患者的心理情绪变化，及时进行沟通交流和积极引导，缓解患者的不良情绪，使其以愉悦轻松的心理状态接受治疗。

癌症患者化疗期间得到的社会支持越多越有助于采取积极应对方式；社会支持可帮助癌症患者从身心两个方面应对治疗期间的各种压力，化疗期间属于压力较大的阶段，若缺乏社会支持会减少患者的积极情绪，导致失去康复希望，不利于治疗预后。因此，癌症患者化疗期间医务人员应配合家属，通过观察、访谈、健康教育等方式给予患者主观的身心支持。

### （四）生活事件

越来越多的临床研究表明，失恋、车祸、失去亲人等一系列的负性生活事件的发生次数、时间，在一定程度上会影响癌症的发生和发展。

紧张的生活事件对恶性肿瘤的发生起激发作用。重大紧张性生活事件作为心理应激源，易引起消极负性情绪体验和某些生理反应，使机体某些器官处于易感状态。国内王兴泰等人的研究表明，负性生活事件乳腺癌组高于对照组；性生活障碍、睡眠重大改变、离婚、家属亡故、重病外伤、夫妻严重争执等均与乳腺癌发病有关联。高北陵等人对 245 例癌症住院患者进行了心理调查，81.2% 的恶性肿瘤患者在病前遭遇过负性生活事件的打击。陈远玲等对 95 例恶性肿瘤患者采用生活事件量表（LES）测量，发现 82.1% 恶性肿瘤患者病前有负性生活事件，以家庭成员死亡或重病、家庭经济困难、夫妻两地分居、人际关系紧张、抑郁情绪、住房紧张、子女升学或就业困难、社会支持缺乏等为主要因素或事件。

　　大多数学者认为应激的负性生活事件通过 HPA 轴引起血液中糖皮质激素的升高、交感神经系统，以及各种肽类物质和细胞因子活性改变和降低动物的 NK 细胞等使抵制癌症的自身免疫系统功能低下，导致某些细胞发生癌变连续反应，最终有可能在某一局部器官发生癌肿。

### （五）生活习惯

　　目前，世界上公认吸烟（包括被动吸烟）能导致肺癌、膀胱癌及口腔癌的发生。有资料表明，吸食烟草妇女的癌症死亡率是不吸食烟草妇女的 6.3 倍。有人提出酒精对神经系统损害最为严重，每天摄入超过 250g 者，胃癌患病率比每天饮 50g 酒者高 6 倍。酒精饮料可引起肝炎、肝硬化及肝癌，酒精是口腔癌及食管癌的重要起因，并加重吸烟的毒害。有研究证明，既吸烟又饮酒比不饮酒的吸烟者癌症发病率高 15.5%。古（Koo LC）等对香港部分不吸烟女性肺癌高发的原因探讨中发现，喜欢饮酒是其主要原因之一，因为酒具有诱导癌症的作用。

　　不良的饮食习惯也会导致癌症的发生。有研究表明，我国南方少数省份居民有嚼槟榔的习惯，可能是导致上消化道癌症，特别是咽癌发生的原因。古通过对香港部分女性肺癌危险性的讨论中发现，认为吃入的东西及饮食习惯（如腊肠、咸鱼、腌肉和其他导致癌症的防腐食品食入过多，而富含维生素 C、胡萝卜素等具抗氧化作用的蔬菜水果，以及含有维生素 A、钙的食物摄入少），对香港不吸烟女性肺癌危险性起重要作用。

### （六）其他因素

　　经济水平、文化种族、职业、运动等对癌症的发生都有影响。物质的匮乏能给人带来生理和心理的双重影响。李林等人对在江苏省海安县居住 15 年以上的原发性食管癌和胃癌患者调查研究认为，该县农民的生活还不富裕，农村家庭矛盾时有发生，尤其老年人承受各种生活压力，他们逐渐丧失了劳动力、无可靠经济来源、疾病困扰、社会地位低下，更易形成心理障碍，表明该人群是上消化道恶性肿瘤的高危人群。文化冲突也对癌症的发生有一定的影响。有研究表明，美国加州第一代华裔移民肺癌的发病率高于当地居民，而出生在当地的第二代华裔发病率与当地原始居民无明显差异。国外还有学者研究报道，美国非裔妇女与白人妇女相比，其乳腺癌发病率低，但死亡率高，原因是非裔美国妇女就诊时疾病已处于晚期，而造成这种病期上种族差异的原因，是社会经济因素和随种族而变化的文化因素（如信仰、态度和关于恶性肿瘤的知识）的协同作用。

　　职业因素对癌症的发生也有一定的影响，全世界公认长期接触有毒有害物质会导致癌症的发生。李晓凤等对包头等地 891 例恶性肿瘤患者调查也表明职业因素与癌症的发生有关，从事矿山职业的工人和放射线工作的人员患有肺癌的危险度较高。

　　生命在于运动，缺乏运动与癌症的发生也有一定关系。在荷兰 20～40 岁绝经前妇女中进行的研究证实，从事体力劳动的妇女患乳腺癌的风险低于不活动者。在对大于 5 万例癌症患者的研究中发现，乳腺癌中经常运动者比不经常运动者死亡率低，同时结直肠癌患者进行体育锻炼也可以降低死亡率。研究显示，每周增加相当于 5h 的正常速度步行的体育锻炼可以使结直肠癌患者的死亡率降低 38%。进行体育锻炼对转移性结直肠癌患者，在其接受治疗的过程中及治疗以后，都可以提高心肺功能及体能状态，并有助于降低心血管疾病及糖尿病等。此外，体育运动还可对癌症患者其他的生活方式产生积极影响，如加强体育锻炼可能增加癌症患者对蔬菜和水果或者别的健康饮食的需求，从而有益于提高其生命质量。

## 三、癌症患者的心理干预

　　临床实践表明，将心理疗法应用于癌症患者的临床治疗中，不但可以增强肿瘤患者的传统治疗疗效，在延长患者寿命、提高患者生活质量等方面均有显著效果。目前，针对癌症患者常用的心理治疗方法有：认知行为疗法、支持性心理治疗、集体心理治疗、生物反馈治疗等。

### （一）认知行为疗法

认知行为疗法的主要目的是为了消除患者的不良情绪和行为，是一种短程有效的心理治疗方法。在癌症的诊断和治疗过程中，患者会出现各种负性认知，如认为癌症的治愈可能性很小且会在痛苦中死亡。这种不良认知不仅降低了患者的依从性，而且促进了恐惧、抑郁等不良情绪的产生，加速疾病的进展和恶化。

认知行为疗法认为心理问题的产生并不是由激发事件或不良刺激直接导致，而是经过患者的认知加工，在歪曲或错误的思维影响下产生的，因此通过修正不正确思维可以达到改变患者情绪和行为失调的作用。比如，向患者详细解释疾病的发展和转归情况，使患者对癌症有比较正确的认识，祛除"癌症不可治"观点，帮助患者树立正确的观念，降低恐惧、抑郁等不良情绪。纠正癌症患者"癌症等于死亡""癌症患者是废人、累赘""脱发、截肢、满月脸等形体改变会毁了自己的人生"等认知偏差，使其树立"可以长期带瘤生存""抗癌治疗造成的损害可以换来长期的生存""家庭、社会需要我们"的积极认知，增强其对癌症治疗及预后的理性认识，采取积极、主动配合治疗的应对方式，接受抗癌治疗带来的生理变化，使其成功应对癌症带来的认知偏差。

认知行为疗法还鼓励患者通过阅读、放松等手段缓解精神压力，增加治疗过程中的愉悦感，改善患者对身心状态的适应度，从而最大限度改善患者的治疗效果和生存状态。

越来越多研究显示，认知行为疗法能够有效改善癌症患者的不良心理状况，缓解癌症患者的负性情绪。林细吟等对 97 例癌症患者随机分组研究发现，对给予了认知行为疗法的一组患者，其不良心理状态得到明显的缓解。周平等对 86 例癌症患者的研究发现，认知行为疗法改善了癌症患者的焦虑、抑郁症状，提高了患者的生活质量。认知行为疗法通过积极主动地与癌症患者进行有效沟通，第一时间纠正了患者对自身疾病的不正确认识，帮助患者重新对自己的疾病有了新的正确了解，意识到通过积极的治疗可以实现痊愈。认知行为疗法使医护人员和患者及家属建立了良好的护患关系，患者及家人对医务人员给予充分地理解和信任，更加积极主动地配合治疗，取得良好的效果。认知疗法不适合言语沟通和领悟能力低的智能障碍者、年幼或年长者，以及精神病患者。

◆▶ 专栏16-2　　心理暗示

心理学中有一个实验。以一死囚犯为样本，对他说："我们执行死刑的方式是使你放血而死，这是你死前对人类做的一点有益的事情。"这位犯人表示愿意这样做。实验在手术室里进行，犯人在一个小间里躺在床上，一只手伸到隔壁的一个大间。他听到隔壁的护士与医生在忙碌着，准备对他放血。护士问医生："放血瓶准备 5 个够吗？"医生回答："不够，这个人块头大，要准备 7 个。"护士在他的手臂上用刀尖点一下，算是开始放血，并在他手臂上方用一根细管子放热水，水顺着手臂一滴一滴地滴进瓶子里。犯人只觉得自己的血在一滴一滴地流出。滴了 3 瓶，他已经休克，滴了 5 瓶他已经死亡，死亡的症状与因放血而死一样。但实际上他一滴血也没有流。

### （二）支持性心理治疗

注重与患者的沟通交流，及时发现患者情绪变化，鼓励患者将内心的痛苦和真实想法说出来，并提供场所让患者宣泄内心的悲伤，理解和尊重患者的失落反应和消极情绪，为患者提供最大程度的情绪支持。帕梅拉（Pamela）运用支持 - 表达式治疗癌症患者，结果证实该干预措施能够改善患者的不良情绪，减轻疼痛，促进应对。

林（Linn）等将 120 位晚期癌症患者随机安排在实验组或对照组，研究发现支持性心理干预不能改善晚期癌症患者的生理状况和生存期，但却能提高他们的生活质量。治疗者鼓励患者表达出自己的消极情绪，以治疗性语言针对患者的困惑给予解释、鼓励、安慰和保证。

情感表达是癌症患者的重要需求之一。研究发现，患者向他人表达癌症相关的情绪和想法可以缓解负性情绪，促进对压力源的调整和适应。

### （三）团体心理治疗

团体心理治疗，又称集体心理治疗，是一种为了某些共同目的将患者集中起来进行心理治疗的方法。团体心理治疗根据形式不同，分为结构式与非结构式团体治疗。

**1. 结构式团体心理治疗** 是指事先做了充分的计划和准备，安排有固定程序活动，让组员来实施治疗的团体。唐丽丽等对癌症患者进行了五次集体干预，主要内容包括：①认识癌症，由肿瘤专家讲解癌症的有关知识，使患者改变观念，改变对疾病的错误认识；②明星座谈，与抗癌明星座谈，由抗癌明星讲述自己治病、抗病的经历和经验，疾病康复的经过，这种现身说法使患者得到很好的心理支持治疗，增强战胜疾病的信心；③冥想放松训练，是通过沉思冥想，放松心身，改善焦虑、抑郁等不良情绪的一种行为训练方法；④气功与康复知识讨论，讨论如何通过气功和其他康复方法进行功能锻炼，恢复体能和获得良好的心境；⑤面对自我，患者积极参与讨论自己面对的问题，如生活方式与肿瘤的关系、如何提高生活质量的问题等等。集体心理治疗每组10～12名患者，每周1～2次，每次1～1.5h。

**2. 非结构式团体心理治疗** 是不安排有程序的固定活动，对组员实施治疗。一般是由1～2名治疗师主持，治疗对象可由8～15名具有相同或不同问题的成员组成。治疗以聚会的方式出现，可每周1次，每次时间1.5～2h，治疗次数可视患者的具体问题和具体情况而定。在治疗期间，团体成员就大家所共同关心的问题进行讨论，观察和分析有关自己和他人的心理与行为反应、情感体验和人际关系，从而使自己的行为得以改善。在集体讨论过程中，患者交流自我护理经验和治疗体会，互相照顾、互相倾诉，以减轻患者的无助、孤独情绪，也可以从中得到安慰。

团体心理治疗的主要特色在于随着时间的进展，团体成员自然形成一种亲近、合作、相互帮助、相互支持的团体关系和气氛。这种关系为每一位患者都提供了一种与团体其他成员相互作用的机会，使他们尝试以另一种角度来面对生活，通过观察分析别人的问题而对自己的问题有更深刻的认识，并在别人的帮助下解决自己的问题。

**3. 团体心理治疗的主要疗效因子**

（1）团体的情感支持：癌症患者的孤独和绝望是他人无法体验的，患者经常因担心影响他人而回避表达痛苦，亲人也因不知如何安慰患者而逃避与之沟通，二者都使癌症患者陷入孤立无援的境地。团体心理治疗的优势在于团体的形式可以明显降低患者的孤独感，团体成员间的相互帮助既有益于被帮助者（感受到他人的支持），更有益于提供帮助者（增强了自我价值感），并目睹其他成员成功地应对困难可以重塑团体成员对生活的希望。

团体的归属感和凝聚力更是患者强有力的支持，并为治疗性改变提供了可能。团体凝聚力是一种有效的治疗力量，安全、接纳的团体氛围可以使患者毫无顾忌地谈论平时不能与家人和医护人员提及的话题，相互分享恐惧和克服恐惧的体验，共同面对疾病对生命的威胁。患者由于"同病相怜"可获得同情与授受。

（2）群体的相互学习：交流信息与经验 - 团体是传达信息的媒介物。通过成员间的交往，可增进患者的内省力、自我理解水平和交往能力。通过角色转变，可看到别人眼中的我，并可提高自我表达能力，增加对他人和知觉敏感性，学习如何应对病情。

（3）群体的正性体验：享受群体团聚性 - 有些人自小没有经历过温暖的家庭生活或体会亲近的朋友关系，对于人际关系持有负性的看法和态度。对于这样的人，很需要去尝试正性的群体经验。参加团体治疗的成员能经由治疗者的督促，逐渐建立有群体团聚性，能体会到成员相互关心，能团结一致，有共同的利害感，相互帮助，能对人与人的关系持有健康的态度。

大量患者在经历临床治疗后回归家庭、回归社区继续康复，同时密切监控病情进展，其既不需要像患病初期全天候接受治疗，但也不能完全像未患病时生活，而是需要较长时间处于调养和康复阶段。有研究表明，癌症转移和复发在临床治疗后 3 年内发生率约占 80%，5 年内发生率约占 90%。在这种特殊阶段，以同类型患者聚类交流活动的集体抗癌形式体现出了积极有益的一面。集体抗癌形式使参与其中的患者通过同伴教育、榜样教育等方式得到更多正确的康复知识、调适最佳的心理状态，更加有利于个体从疾病阴影中走出来，同时还节约大量社会医疗资源等，多方面达到个人无法达到的抗癌效果。

### （四）正念减压疗法

正念减压疗法是一种以正念为核心，对压力进行系统管理的心理治疗方法。在冥想训练方法的基础上，通过练习加强情绪管理，能够有效减轻个体的压力，促进身心发展。正念减压疗法可以帮助患者调节情绪、睡眠以及心理状态，以利于患者更好地应对疾病。

正念减压疗法训练由具备心理咨询师资格的专业人员进行指导，规范训练后患者可按要求自行练习。正念减压疗法包含了心理治疗、运动要素，是一种系统的非药物治疗方式。与其他疾病相比较，癌症更易使患者产生悲观、抑郁等情绪，而正念减压疗法能增强患者对疾病的心理适应能力，减少疾病引发的压力、焦虑及睡眠失调等问题，降低治疗过程中的副作用并提升免疫力。

通过对正念减压疗法的学习及练习可使患者能够有较多时间处于内心平静祥和状态，并且学会及时发现并处理焦虑、抑郁等各种情绪反应，使患者避免陷入因负面情绪加重身体负担及身体症状、而身体症状又进一步加重负面情绪这一恶性循环中。张立萍等对 122 患者实施了正念减压疗法后，患者焦虑情绪得到了一定程度缓解，尤其是对于不善表达的患者，使其充分体会到正念的力量。维克多森（Victorson）等对患有前列腺癌的男患者也进行了类似的研究，结果与张立萍一致。同时，由轻度到重度的抑郁情绪是癌症患者最常见的心理状态，抑郁会使得癌症患者的存活率较低。研究发现，正念减压疗法作为心理干预能够有效的减少患者的抑郁症状，进而影响疾病的进展及存活率。张佳媛等通过正念减压疗法对乳腺癌患者进行研究，发现干预后抑郁自评量表评分下降，说明正念减压疗法预防抑郁有一定作用。另外，也有研究表明正念减压疗法对预防癌症的复发也能起到一定的辅助作用。萨伦马尔姆（Sarenmalm）等在乳腺癌的研究中，同样应用了正念减压疗法，不但缓解了患者的抑郁情绪，还提高了乳腺癌患者的存活率。

### （五）放松训练

包括渐进性肌肉松弛训练、冥想、腹式呼吸和有指导的想象。渐进式放松训练（progressive relaxation training）是指一种逐渐的、有序的、使肌肉先紧张后放松的训练方法。渐进式放松训练强调，放松要循序渐进地进行，要求被试在放松之前先使肌肉收缩，继而进行放松。这样做的目的，是为了进一步要求被试在肌肉收缩和放松后，通过比较从而体验所产生的放松感。同时它还要求被试在放松训练时，自上而下有顺序地进行，放松一部分肌肉之后再放松另外一部分，"渐进"而行。

具体方法如下：找一个安静的场所，先使肌肉紧张，保持 5～7s，注意肌肉紧张时所产生的感觉。紧接着很快地使紧张的肌肉彻底放松，并细心体察放松时肌肉有什么感觉。每部分肌肉一张一弛做两遍，然后对那些感到未彻底放松的肌肉，依照上述方法再行训练。当使一部分肌肉进行一张一弛的训练时，尽量使其他肌肉保持放松。按照下列部位的顺序进行放松：优势的手、前臂和肱二头肌，非优势的手、前臂和肱二头肌，前额，眼，颈和咽喉部（双臂向前，双臂向后，耸肩），肩背部，胸，腹，臀部，大腿，小腿（脚尖向上，脚尖向下），脚（内收外展）。渐进式放松训练，因为肌肉一张一弛，有对比感，学习和掌握比较容易，但因耗时较长，因此后来的"放松训练"在做法上有所变通，往往与自身训练结合进行。渐进式放松训练可以消除人的身体和心理方面的紧张状态，可使正常人提高健康水平，还可作为治疗心理疾患的辅助手段。

有研究发现，放松训练降低了早期阶段乳腺癌患者的血浆皮质酮浓度，促进其积极成长。获得积极的自我成长，这种自我成长不仅可以让他们发现生活中很多美好的事物，以及生命的意义，产生更多的积极情绪，有利于免疫系统发挥正常的功能。放松训练不但可以缓解精神紧张，还可以增加患者对疾病的自我控制感。西蒙顿（Simonton）发明的放松意向法是在全身放松后，令患者想象愉快的情绪、美丽的景色，此方法不断被证实能起到减轻化疗副反应，增强免疫力，抑制肿瘤细胞生长的作用。

（六）生物反馈治疗

生物反馈是运用仪器（通常是用电子仪器）通过视觉或听觉信号，揭示人体内部正常或异常活动的一种方法。电子仪器能把体内的活动状态加以放大，变成人所能感知到的信号，通过视觉或听觉呈现给人们，人们就可以通过操纵、改变这种信号，从而达到操纵、改变体内原来觉察不到的不受人们意识支配的生理活动，从而改善机体内部各个器官系统的功能状态，矫正对应激的不适宜反应。

临床实践证明，生物反馈是一种行之有效的行为治疗技术。生物反馈和松弛反应训练相结合，可以使人更快、更有效地通过训练学会使用松弛反应来对抗并消除一般的心理、情绪应激症状；同时在临床上，已被广泛地应用于治疗各科心身疾病。托马斯（Thomas）等的研究表明，生物反馈和放松的联合能够有效缓解癌症患者化疗的副反应，而生物反馈单独使用则无法起效。

总之，只要让癌症患者做好自我心理康复疗法，保持良好的心理状态，学会用理智去控制和调节自己的情绪，以乐观的情绪、健康的心理投入到生活中去，便会激发机体潜能，增强免疫系统的功能，缓解症状，提高疗效，明显改善癌症患者的生活质量。

（阴山燕）

# 第四节　糖　尿　病

## 一、概述

糖尿病（Diabetes mellitus，DM）是由多种病因引起的糖代谢紊乱为主要表现的临床综合征，其特点是慢性高血糖，伴有胰岛素分泌不足和 / 或作用障碍，导致碳水化合物、脂肪、蛋白质代谢紊乱。

根据国际糖尿病联盟（International Diabetes Federation，IDF）统计，目前全球有糖尿病患者2.85 亿，按目前的增长速度估计到 2020 年全球将有近 5 亿人患糖尿病。而在我国，现有糖尿病患者约 9 240 万，居世界第一位。

糖尿病已成为威胁人类健康的世界性公共卫生问题。

（一）临床分型

**1. 1 型糖尿病**　多发生于 30 岁以前的青少年，起病急，症状明显。属于一种自身免疫性疾病，遗传和环境因素共同参与其发病过程。

**2. 2 型糖尿病**　多发生于 40 岁以上的成年人和老年人。病人多肥胖，体重指数高于正常。

**3. 妊娠性糖尿病**　妊娠期间首次发生或发现的糖耐量减低或糖尿病，不包括在糖尿病诊断之后的妊娠者。

**4. 其他特殊类型糖尿病**　是指病因相对明确，如胰腺炎、库欣综合征等引起的一些高血糖状态。

（二）病因

至今糖尿病的确切病因尚未完全明确。单纯采用遗传因素是不能解释所有糖尿病患者的发病原因的，伴随着心理的紧张、情绪的激动及各种应激状态，会引起升高血糖激素的大量分泌。多数观点认为糖尿病是遗传和环境两类因素共同作用的结果。

### （三）症状

1. **典型症状**　多饮、多尿、多食和消瘦，疲乏无力等。
2. **其他症状**　可出现视网膜病变，下肢溃疡，蛋白尿，心悸，高血压及冠心病等症状。

## 二、行为危险因素

1. **肥胖或超重**　体重指数与发生 2 型糖尿病的危险性呈正相关关系。约有 60%～80% 的成年糖尿病患者在发病前均为肥胖者，肥胖的程度与糖尿病的发病率成正比。
2. **体力活动不足**　人们的生活水平逐步提高，体力工作常常被机器所代替，体力活动日渐减少。活动最少的人与最爱活动的人相比，2 型糖尿病的患病率相差 2～6 倍。
3. **饮食因素**　摄取高脂肪、高蛋白、高碳水化合物和缺乏纤维素的膳食可能与发生 2 型糖尿病有关。
4. **人格因素**　多项研究结果显示，自我发展的成熟度（冲动控制、道德发展、人际关系）与儿童、青少年糖尿病代谢控制密切相关。
5. **应激反应**　首先，应激反应促进或诱导糖尿病的发生。20 世纪 70 至 80 年代许多研究者发现，经历地震、火灾等事件后糖尿病的发病率比发生前的同一时期显著增多；后来许多研究者进行了大量的动物实验研究和大样本流行病学研究，也取得了肯定的结论。其次，应激反应影响糖尿病的发展和转归。戈奇（Goetsch, 1990）研究了在自然生活环境中用心算模拟应激事件，心算期间患者血糖水平显著增高，而且随着应激强度的增加，血糖升高明显，应激事件能引起糖尿病患者的血糖变化。

## 三、健康宣教

### （一）健康教育

1. **疾病知识**　让患者和家属了解糖尿病的病因、临床表现、治疗方法，提高患者对治疗的依从性。
2. **用药指导**　指导患者掌握口服降糖药及胰岛素的名称、剂量、给药时间及方法等。
3. **血糖检测**　告知血糖监测的方法及重要性。
4. **饮食、运动指导**　指导饮食及运动的具体实施及调整原则方法。

### （二）自我管理

日常生活中的自我管理在糖尿病的预防与治疗过程中尤显重要。通过积极的日常自我管理不但可以预防糖尿病（特别是 2 型糖尿病），还可以使糖尿病患者的病情得到较大改善。日常自我管理包括体重控制、锻炼、控制饮食、自测血糖、压力管理等方面。以糖尿病足病为例，其自我管理主要包括：每天检查双脚，尽早发现异常；穿柔软、适宜尺码的鞋；每天洗脚，避免水温过冷或过热，更换袜子，保持清洁；使用锉刀，不适用指甲刀剪指甲；每年请医生至少检查足一次；控制血糖在理想范围，戒烟等方面。

由于自我管理内容常被视为建议性的，糖尿病所引发的问题出现较晚，以及外界诱惑等多方面原因，健康行为常难以长期坚持，影响糖尿病的控制效果。

◆ **专栏16-3　糖尿病饮食的饮食建议**

糖尿病饮食的四个"一"，伸手一量就能搞定！

2017 年，全民健康生活方式行动（china healthy lifestyle for all）由国家卫生计生委疾控局、全国爱国卫生运动委员会办公室和中国疾病预防控制中心，联合提倡科学"三减"（减盐、减油、减糖），号召实现"三健"（健康口腔、健康体重、健康骨骼）；旨在通过传播合理膳食和适量运动的理念,奠定全民健康基石。

如何做到"三减三健"?

1. 主食和水果(一顿一拳头) 糖尿病患者,每天至少得吃250~300g主食,均匀地分给三餐的话,每一顿大概要吃75~100g。简单的判断方法就是一顿吃一个拳头大小的主食。

如果血糖控制得比较好,也可以吃些水果,但每天不能超过250g(三拳头),不过要注意:每吃够200g水果,就得相应地少吃50g主食。换算过来,大概是每吃三拳头水果,少吃一拳头主食。

2. 蛋白质(一顿一掌心) 糖尿病患者每天要吃150~200g的蛋白质,每顿吃掌心大小,小拇指厚度(50g)的蛋白质即可。

3. 油脂(一道菜一指尖) 每天摄入油脂不超过25~30g,大约是3瓷勺的量。每炒一个菜,放一拇指指尖大小的油,摄入量基本上不会超标。

4. 蔬菜(最少每天一捧) 两只手能抓住的"一捧"(盛到盛不下那种),大概相当于500g的量,每天必须至少吃这么一捧蔬菜,才能满足糖尿病患者身体的需求,最好能吃到两捧(1000g)。

## (三)增强遵医行为

采取合理的治疗手段,进行血糖的自我监测,通过规范的药物治疗,控制血糖稳定,预防并发症的发生。对已发生并发症的患者主要采取对症治疗、预防病情恶化、防止伤残和加强康复等措施,以降低糖尿病的死亡率、病死率,提高患者的生活质量。

## 四、心理干预

### (一)支持性心理治疗

帮助患者分析发病及症状迁延的主客观因素,让患者了解要进行的治疗的概况,并进行解释、安慰,去除患者的顾虑与焦急情绪,提高依从性。

### (二)改善自我效能

日常生活中去尝试设计合理的控制饮食和锻炼计划,虚心向成功控制糖尿病的患者请教,接受别人的建议、支持,不断鼓励自己的健康行为。

### (三)认知疗法

帮助患者挖掘自己的歪曲认知,加以分析,代之以合理的、现实的认知。同时对疾病本身,既反对灾难化,又反对非现实乐观,要让他们接受疾病存在的事实,用"既来之则安之"的态度去对待。

### (四)自我调整疗法

根据一套特定的顺序,以机体的一种反应去改善机体本身的另一种反应,以改变躯体的生理状态和心理状态。其中包括松弛疗法、生物反馈疗法等,此法对具有紧张、焦虑症状的糖尿病效果较好。

(张　娜)

 思考题

1. 高血压常见的社会因素有哪些?
2. 高血压病人应建立哪些健康的生活方式?
3. 心血管病常见的心理社会因素主要有哪些方面?
4. 慢性疾病患者常见的心理反应有哪些?

5. 癌症患者的心理适应过程是什么？

6. 影响癌症患者的心理社会因素有哪些？

7. 糖尿病的社会心理因素有哪些？

8. 如何降低糖尿病患者并发症发生率？

# | 第十七章 | 临 终 关 怀

 **本章要点**

1. **掌握** 临终患者心理活动的发展阶段、临终关怀的概念及主要内容。
2. **熟悉** 临终患者常见症状（疼痛、体温升高、呼吸困难、恶心呕吐、压疮、焦虑抑郁和睡眠障碍等）的评估与管理、心理社会支持的内容与方法。
3. **了解** 临终关怀中的伦理问题、从事临终关怀职业的压力及其管理。

临终关怀是一门新兴的边缘学科，涉及医学、心理学、社会学、护理学和伦理学等众多学科。这一概念从无到有，从陌生到逐渐为社会所理解，代表着社会的进步和对生命质量的关切，即以人性的、人道的方式来维护一个人生命全程的神圣，给临终患者以人格的尊严和人道的关怀。

国外临终关怀教育起步较早，发展较快，其中美国和英国更为典型。美国作为世界上的发达国家，对临终关怀教育十分重视，在医学院中进行有关死亡和临终关怀的课程教学是课程设置的必要内容，极大地提升了学生对于临终关怀的理解和临终关怀技能水平。我国临终关怀起步较晚，虽然近年来临终关怀事业取得了较大发展，目前已出现很多临终关怀教育机构，但是与先进国家相比，仍存在较大的差距，无法满足日益增长的临终关怀教育服务的需要，需要吸取先进国家的发展经验，深入分析国内具体情况，进一步推进临终关怀教育。

## 第一节 临终关怀概述

### 一、临终关怀的相关概念

#### （一）死亡与临终

死亡是生命活动和新陈代谢的终止。死亡是一个过程，一般分为濒死期、临床死亡期和生物学死亡期。

濒死期即临终状态。各国学者对临终的时限有不同的见解。在美国，无治疗意义、预计只能存活 6 个月以内者，被认为是"临终"。我国对"临终"未有具体时限规定。一般认为，患者在经过积极治疗后仍无生存希望，直至生命结束之前这段时间称"临终"阶段。

在临终阶段，要在控制和减轻患者机体痛苦的同时，做好临终患者的心理关怀。当死亡不可避免时，患者最大的需求是安宁、避免骚扰，亲属随和地陪伴，给予精神安慰和寄托，或者有某些特殊的需要，如写遗嘱，见最想见的人等。患者亲属要尽量给予患者这些精神上的安慰和照料，使他们无痛苦地度过人生最后时刻。

（二）临终关怀的概念

临终关怀（hospice care）是社会文明发展到一定阶段的必然产物，通常指由医生、护士、心理师、社工和义工等多方人员组成的团队对无救治希望、存活期限不超过 3 到 6 个月的临终患者提供特殊的缓和医疗服务，是以提高患者临终生命质量为宗旨。对临终患者采取生活照顾、心理疏导、姑息治疗，缓解患者痛苦，消除患者及家属对死亡的焦虑和恐惧，维持临终患者的尊严，死时安逸。还有对临终者家属提供包括居丧期在内的自理、生理关怀、咨询及其他项目服务。

## 二、临终关怀服务内容与服务模式

现代临终关怀自 20 世纪 60 年代英国建立以后，美国、加拿大、澳大利亚、日本、法国、新西兰等西方主要国家都相继开展了临终关怀服务。临终关怀在这些国家获得了较大发展，不论是政策还是资金方面，西方国家都为临终关怀提供了支持。许多国家发布了临终关怀实践指南及标准，并建立了许多临终关怀的国际性组织，如世界缓和疗护联盟、国际临终关怀和缓和疗护协会等，以促进国际间的合作交流。

（一）临终关怀的服务宗旨、对象及服务内容

**1. 临终关怀的服务宗旨**　临终关怀并非是一种治愈疗法，而是一种专注于患者在将要逝世前的几个星期甚至几个月的时间内，减轻其疾病的症状、延缓疾病发展的医疗护理措施。临终关怀是现代医学发展的一个新领域，是社会的需求和人类文明发展的标志。临终关怀的宗旨就是为垂死的患者及家属提供缓和性、支持性的照护，给死者以安宁，让其在生命最后阶段安详地、满意地到达生命的终点，这不仅是对临终患者尊严的维护，也是对亲人的安慰。

**2. 临终关怀的服务对象**　临终关怀的服务对象包括临终患者及其家属。临终患者是指医学上已经判定在当前医学技术水平条件下治愈无望、预计在 6 个月内将要死亡的人。患者家属是临终关怀团队的成员，参与对临终患者的照护，同时也是临终关怀团队照护的对象。

**3. 临终关怀的服务内容**　现代临终关怀的主要内容可以归纳为以下几个方面：死亡教育、症状管理、临终心理关怀和居丧照护等。

（1）死亡教育：主要帮助人们正确面对自我和他人的死亡，理解生与死是人类自然生命历程的必然组成部分，从而树立科学、合理、健康的死亡观；消除人们对死亡的恐惧、焦虑等心理现象，教育人们坦然面对死亡。

（2）临终者症状的管理：临终者常见症状包括疼痛、呼吸困难、厌食、吞咽困难、恶心呕吐、便秘、无力、昏迷和褥疮等。临终关怀的关键在缓解症状给患者肉体带来的痛苦，另一方面减轻患者的精神压力，从而最大限度地提高病人的生活质量。

（3）临终心理关怀：一个人在知道自己不久于人世时，恐惧、惊慌、悲伤等情都有可能产生。工作人员应正确区分患者的心理状态，提供针对性的护理。照护者要学会用简单自然的方式，在温暖轻松的氛围里，倾听和接受临终者，让个人的尊严等得到维护，心理得到安慰。

（4）居丧照护：除去临终者本人所要承受的各种心理痛苦外，临终者的家属在亲人的濒死到离世阶段亦承受着前所未有的伤痛与巨大的"丧失"。临终心理关怀不仅仅需要针对临终者直面死亡的威胁、寻求心理的安慰与平静，还应当陪伴家属走过整个居丧期，协助处理实际问题和促进适应新生活，帮助家属度过心理上的危机期，帮助他们走出失去亲人的阴影。

（二）临终关怀服务模式

临终关怀服务模式，主要分为两种：一是临终关怀机构照护模式；二是以家庭照护为核心的模式（家庭病床模式）。英国、加拿大和其他欧洲国家以机构照护模式为主，临终关怀机构主要指那些为临终患者及其照护者提供关怀和支持的机构，包括独立的临终关怀服务机构、隶属于普通医院或其他医疗保健机构的临终关怀病房及家庭临终关怀病房等。除了一般的综合性临终服务机构之外，还有专门针对癌症或肾病患者的专科临终关怀机构。美国的临终关怀以家庭照顾为

核心的模式为主。受助者在家接受临终关怀，当家庭治疗无法满足患者需求时，可以转到临终关怀机构或专业医院进行。

目前我国尚未形成成熟的临终关怀服务模式，学者们探索性地提出了"PDS模式"(One Point, Nine Direction, Three Subject)、"施氏模式"（家庭和社区临终关怀照护的二元模式）和"家庭-社区-专业医护人员三结合的模式"等。这些模式在不同时期、不同地域进行了尝试，发挥了一定的指导作用，但还有待完善和推进。

### 三、临终关怀管理

#### （一）临终关怀管理的概念和宗旨

临终关怀管理是应用科学的手段，以临终患者为中心，通过组织、协调、控制等手段，对机构所拥有的人力、物力、财力、信息等资源进行有效的决策、计划、组织和整合，使临终关怀机构正常运作，临终关怀服务质量不断提高的过程。

临终关怀的核心宗旨是提高临终患者的生存质量并有尊严地逝去，临终关怀涉及医学、心理、护理、社会、宗教等多方面的问题，必须是多学科成员共同努力为患者提供多方面的帮助和支持。因此，临终关怀必须是个体化和综合的多学科整合管理。

#### （二）临终关怀机构组织管理

临终关怀机构是指依据国家效应的法律法规，经过卫生行政主管部门认证，依法取得医疗机构（临终关怀）执业许可证，并依登记注册，从事临终关怀活动的医疗机构。目前我国临终关怀机构准入登记报批手续按照卫生部门相关规定执行。从事临终关怀医疗服务活动的人员，必须具备相应的资格和标准才能允许在正规化机构执业。

临终关怀机构内部也实行制度化管理。主要包括临终关怀工作规章制度、医护人员岗位职责、诊疗规范与操作规程等，以规范服务，确保临终关怀服务质量。

2017年1月国家卫生计生委印发了《安宁疗护中心基本标准及管理规范（试行）》和《安宁疗护实践指南》(试行)（国卫医发〔2017〕7号），从床位、科室、人员配置方面提出相关要求，推动为疾病终末期患者提供身体、心理、精神等方面的照护和人文关怀。《标准》明确安宁疗护中心临床科室至少设内科、疼痛科、临终关怀科，医技和相关职能科室至少设药剂科、医疗质量管理、护理管理、医院感染管理等部门。《安宁疗护实践指南》（试行）明确了安宁疗护实践是以临终患者和家属为中心，以多学科协作模式进行，主要内容包括疼痛及其他症状控制，舒适照护，心理、精神及社会支持等。规定了疼痛等症状控制的诊疗护理要点，舒适照护要点，以及对患者及家属的心理支持和人文关怀等服务要求。

#### （三）临终关怀质量管理

临终关怀机构应当设置独立医疗质量安全管理部门或配备专职人员，负责质量管理与控制工作。应当按照以下要求开展医疗质量管理工作[参见《国家卫生计生委关于印发安宁疗护中心基本标准和管理规范（试行）的通知》]：

1. 建立质量管理体系，保证质量管理体系运行有效，健全并执行各项规章制度，遵守相关技术规范和标准，落实质量控制措施、诊疗护理相关指南和技术操作规程，体现人文关怀。

2. 严格按照诊疗护理操作规范开展相关工作，建立合理、规范的诊疗护理服务流程，实行患者实名制管理。

3. 建立日常工作中发现质量问题逐级报告的机制，出现较多或明显的质量问题时，应当及时组织集体分析研究、协调解决。

4. 科室负责人直接负责质量管理和控制，定期组织质量评价，及时发现问题，提出改进意见，对评价结果进行分析并提出持续改进措施。

5. 按照规定使用和管理医疗设备、医疗耗材、消毒药械和医疗用品等。对医疗设备进行日常维护,保证设备正常运行。

6. 建立患者登记及医疗文书管理制度,医疗文书书写及管理应当符合国家有关规定。

7. 建立良好的与患者沟通机制,按照规定对患者及家属进行告知,加强沟通,维护患者合法权益,保护患者隐私。

# 第二节　临终关怀的主要内容

临终关怀的内容主要为提供医疗关怀,对症缓解痛苦,如使用止痛药、镇静剂或具有心理调适功能的药物;提供心理社会支持,包括帮助患者及家属为死亡作好准备,包括立遗嘱、处理家庭或社区的关系以及安排责任的移交等。

## 一、临终患者常见症状的管理

进入临终期,个体的各种生理功能已经严重衰退,常常出现疼痛、体温升高、呼吸困难、恶心呕吐、压疮、焦虑抑郁和睡眠障碍等症状。而对临终患者出现的各种症状,有效地进行管理,可提高患者临终前的生命质量。

### (一)疼痛

疼痛是临终患者的主要症状之一,尤其是晚期肿瘤患者,60%~90% 有不同程度的疼痛。证据显示,在缓和治疗中心,疼痛并没有得到有效的诊治,这极大地造成了患者临终期的不适和痛苦。疼痛评估和管理的普遍缺乏,促使包括护理、医学、药学在内的健康保健学科及疼痛管理组织,提出了诸多改进措施,许多机构组织开发了临床实践指南和质量保证标准及建议。如美国疼痛学会(The American Pain Society, APS)发布了成人癌痛管理指南及对于临终期疼痛治疗的立场声明,安宁疗护和姑息护士学会发布了关于疼痛管理的立场声明等。

疼痛的体验也包括了患者对疼痛的情绪反应。准确持续的疼痛评估和再评估对于成功缓解疼痛和痛苦至关重要。对疼痛患者的管理对策包括:应耐心倾听患者主诉,根据量化的或直观的疼痛评分来进行疼痛分级;准确记录疼痛的部位、性质、程度、持续时间,有无伴随症状等。对疼痛难忍却无法表达或不能确切表达的危重患者,可通过观察患者的面部表情、情绪状态,对照贝克(Baker W)的疼痛分级脸谱,进行全面分析,评估疼痛程度,评价止痛的效果;并掌握各种止痛药物的属性、剂量、给药时间以及药物的副作用,同时注意观察用药后的不良反应。此外要与患者建立良好的关系,进行各种操作前要耐心向患者做好解释工作,以取得患者的配合,使其有足够的心理准备;对有语言沟通障碍的患者,要学会用非语言的方式与其沟通。持续、严重的疼痛常常在生命末期出现,应当 24 小时治疗。

### (二)体温升高

产热增多或散热减少导致的体温升高,称为发热。90% 的发热都是细菌感染引起的。发热是机体对下丘脑调节的体温调定点升高做出的反应。发热的表现可分为三个阶段:寒战、发热和潮红。在体温上升期,由于皮肤血管收缩、皮温下降,表现为皮肤苍白,无汗、畏寒,体温升高后,皮肤潮红而灼热,呼吸及心率加快,退热是因大量出汗,皮肤温度降低。高热可出现谵妄、惊厥、水电解质紊乱等合并症。对于临终患者,治疗的主要目的是减轻痛苦和不适。寒战和产热会加重患者的不适。对高热(体温 39℃ 以上),要注意监测体温,密切观察病情变化,必要时给予化学或物理降温。可以用温水洗澡,轻柔地擦干,使用较轻柔的床上用品,这些都会增加舒适感,但应避免冷包和冰。可以鼓励患者饮用凉爽的液体,口腔和皮肤护理也必不可少。电风扇可以用来降低环境温度,但注意不能对着患者吹。

### (三)恶心呕吐

恶心和呕吐是慢性和晚期疾病患者普遍经历的症状。这些非常令人痛苦的症状可能直接或间接与疾病有关,并能对患者的生理和心理健康产生重要影响。导致恶心和呕吐的原因通常是多种的,通过详细询问病史和体格检查可确定恶性呕吐的可能原因,包括代谢紊乱、营养不良、电解质失衡和功能受损,以及不必要的住院治疗、急诊室探访和与疾病有关的疗法的中断。恶心和呕吐一起或单独出现可能会导致痛苦、焦虑和恐惧,并且可能使照顾者出现额外的压力。

恶心和呕吐症状的管理需要结合药物和非药物方法。了解恶心和呕吐症状的原因是至关重要的,因为它可以帮助选择合适的治疗方案。虽然晚期癌症患者恶心和呕吐症状存在多种病因,化疗引起的恶心和呕吐症状是最常见的原因之一。目前止吐治疗已取得较大进展,但恶心症状仍被列为化疗最严重和令人痛苦的副作用之一。与疼痛类似,控制恶心同样最好 24h 维持一定的药物剂量。医护人员应密切注意观察症状,遵医嘱按时给药。

### (四)呼吸困难

呼吸困难(dyspnea)是疾病晚期患者一个非常普遍的症状,患者主观感到空气不足、呼吸费力,客观上表现为呼吸频率、深度和节律的改变,严重损害他们的生活质量。

呼吸困难的临床评估应包括完整的健康史,包括起病时间(急性或慢性)、是否受位置影响及其特点,伴随症状,缓解事件或活动以及对药物的反应等。吸烟史、潜在的肺或心脏病、并发的疾病、过敏史以及以往药物或治疗的细节都应引起注意。还应评估呼吸困难对生活质量,体力活动,自理,社会生活和心理状态的影响。通过细致的体格检查可查明引起呼吸困难的可能潜在原因。应特别注意与某些临床症状相关的体征,如叩诊浊音、触觉震颤减弱,胸腔积液的患者呼吸音消失,颈静脉压升高,可闻及第三心音(S3),心包积液患者的奇脉等。

呼吸困难的治疗首先要确认和消除致病因素,选择恰当的药物及非药物方法。阿片类药物常用于临终患者舒缓疗护,可以减轻呼吸困难;抗焦虑剂对于焦虑伴发的呼吸困难可能有效,但不能直接缓解呼吸困难。非药物治疗包括体位指导、呼吸训练、放松疗法、锻炼等。许多患者端坐位时,呼吸困难可以得到一定的缓解;缩唇呼吸可减慢呼吸率和增加气道内压力,从而在呼吸困难加重时减少小气道塌陷。此外,可以采用结构化的放松技巧,有意识地尝试平静下来,祈祷和冥想。

患者和家属应该了解即将发生的病情恶化的征兆和症状,以及如何控制这种情况,比如保存体力的方法,安排活动的优先次序,并最大限度地发挥他们的药物的有效性,如在运动前间隔使用吸入药或服用额外剂量的 β 受体激动剂。患者应避免做手臂不能提供支撑的活动,因为这些活动往往会增加呼吸困难。吸入氧气对缺氧性呼吸困难的患者可能有效,对其他出现呼吸困难的患者也能够缓解主观症状。然而,患者有时候不能很好地耐受鼻腔插管和面罩,开窗通风或者风扇可能起到一定的缓解作用。

### (五)压疮

压疮常指局部组织长时间受压,造成皮肤和组织机械性损伤进而缺氧、缺血,导致组织坏死,易发生在骨骼突起部位。研究表明在缓和疗护或临终关怀情景下压疮的患病率为 17.5%～23%。有证据表明,癌症患者较非癌症患者压疮风险评估分数更高和更多与压疮发生相关的并发症。因此,应更关注癌症患者的压疮预防。压疮常常发生在死亡前的 2～3 周,有学者建议将皮肤作为器官衰竭的一个指标。这表明在接受缓和照护的病人中,有些压疮是无法避免的。尽管如此,压疮是有可能愈合的,癌症缓和照护患者的伤口愈合率为 44%,而非癌症缓和照护病人为 78%。

压疮的综合性评估包括伤口严重度、伤口状态和患者整体的评估。评估是维持和评价治疗性护理方案的第一步。压疮是多重原因影响的身体结果。外在因素包括剪切力、摩擦力、水分,内在因素包括营养、年龄、动脉压及与组织耐受性有关的因素。其他因素,如情绪压力、温度、吸烟和间质液体流动也能影响压疮发生。临床工作者可使用一些风险评估工具,如 Braden 压疮风险预测量表和 Norton 量表(这两种工具常常用于长期护理机构)等进行压疮风险评估。

在评估的基础上针对特定的风险因素进行预防性干预。预防性干预应适合于患者的风险等级并具体到特定的个体风险因素。一些国家出台了压疮管理的临床实践指南。如美国国家压疮咨询委员会（National Pressure Ulcer Advisory Panel，NPUAP）修订的压疮临床实践指南包括具体的缓和护理和疼痛管理指南，其中缓和护理指南包括以下几个方面：①按照个人意愿定期更换体位；②努力维持符合个人的条件和意愿的足够营养和水分，但如果个人不能或拒绝吃饭，往往不能获得足够的营养；③定期管理压疮和肛周皮肤；④控制伤口气味；⑤减少伤口疼痛。

（六）焦虑和抑郁

焦虑是一种模糊的、主观的恐惧感，紧张感，不安全感和不安感，通常没有一个可以被个人识别的已知的具体原因。当一个人患有严重的慢性病时，焦虑的经历是普遍的。临终患者焦虑症状的发生与躯体疼痛或不适存在显著的相关，因此，解除临终患者的各种不适症状对于缓解焦虑通常有积极效果。说话、哭泣、睡觉、运动、深呼吸、想象和放松技巧都是适应性的缓解焦虑的策略。另外，焦虑具有人际传染性。当照顾者无法识别和管理自己的焦虑时，治疗效果可能会受到严重影响。因此，应适时向临终患者及家属提供精神与情感方面的支持，这对缓解临终患者的焦虑具有非常积极的意义。

在慢性疾病的进展期或积极治疗期间，可能由于特定致病因子与疾病相关的压力或者其他因素交织在一起，导致焦虑或抑郁症状间断性反复发生。疾病过程中每次复发都会引起焦虑和恐惧及绝望的感觉。社会退缩、沉思、自怜、悲观、罪恶感和不能改变的情绪（例如，无法高兴起来、不笑、对好消息无反应）被认为是抑郁症的典型表现。经历抑郁症的个体可能会出现躯体方面的主诉，如头晕、头痛、过度疲劳、睡眠障碍或烦躁不安，食欲不振、睡眠差、精力下降等。当症状持续不缓解或加剧，而常规的专业和家庭支持无效时，有必要进行精神病理学及精神病学评估并实施心理治疗干预措施。

在慢性病的背景下，焦虑和抑郁症通常同时发生。一般情况下，焦虑先于抑郁症，抑郁症在患有焦虑障碍的个体中更有可能持续。当焦虑和抑郁共存时，评估和治疗可能更具挑战性，需要积极的持续的评估和治疗。

（七）睡眠障碍

在终末期患者，特别是癌症患者中，失眠是一个常见的问题。癌症患者中失眠及其相关症状的流行率为23%～61%。在治疗后的2～5年后，23%～44%的患者仍然存在失眠。发生失眠的原因可能与心理因素（焦虑或抑郁）、疼痛、治疗的副作用或其他合并症有关。另外，失眠与抑郁发生的增加、生活质量的降低和疲乏感增强有关。

有效的失眠管理开始于全面彻底的评估，包括发现易感因素，例如诊断前的失眠情况、日常的睡眠模式、情绪状态、锻炼和活动水平，以及其他与疾病相关的症状和用药。可以使用一些工具来筛查失眠，例如成人和儿童的临床睡眠评估。在因失眠寻求医疗支持的癌症患者中，药物干预是最常用的，但是长期的药物治疗是不可取的。因此，癌症患者的失眠治疗必须多种方式联合，包括药物和非药物干预措施的使用。药物治疗选择吸收快、作用时间短、体内消除快、无毒副作用的药物，如苯二氮䓬类药物，相对成瘾性小，即便长期使用其阶段症状也比较轻。水合氯醛也是一种安全、有效的治疗睡眠障碍的药物，其特点是起效快、无蓄积作用，清醒后无明显的宿醉感，然而，更多最新的研究结果支持使用认知行为疗法、辅助治疗、心理教育和信息提供以及运动锻炼来治疗失眠。

◆ **专栏17-1**　**死亡临近时常见体征和症状**

在终末期会有多种症状同时出现，并且症状有可能在临近死亡的2-3天内迅速出现。随着死亡临近，症状可能会逐渐加重并出现新的症状。虽然现在有很多评估和管理临终病人症状的方法，但研究表明，许多人在临近死亡时候的症状是不可控的。估计高达52%的终末期患者有难以控制的症状以至于需要镇静治疗。一篇旨在研究在生命最后2周内症状的综述讨论了 43 种终末期症状,其中呼吸困难(56.7%)、疼痛(52.4%)、鼾式呼吸 / 呼吸梗阻(51.4%),精神错乱(50.1%)是最常见的几种。在临近死亡的最后几天,许多患者还经历频繁的潮式呼吸,尿潴留,睡眠差,烦躁易怒,精神错乱,纳差伴呕吐。在疾病的终末期阶段发生的过程通常都是可预测的。当下列症状出现的时候,表明离死亡只有几天的时间了。

　　1. 极度虚弱(病人通常是必须躺在床上需要协助甚至全部护理)。

　　2. 面色苍白(通常是没有用皮质类固醇治疗的癌症患者)。

　　3. 意识水平及感知觉水平下降(通常是经历一个较长的时间,难以集中注意力,认真关注一件事情的时间非常短,不能够与照看者相互协作,失去时间空间感,或者是半昏迷状态)。

　　4. 对食物和水失去兴趣,只是少量蘸几滴水。

　　5. 吞服药物逐渐变得困难。

　　随着死亡的临近,须对患者解释生理方面的改变,如果可以的话,也需要对患者家属、亲近的人或者照料者进行解释,给濒死患者家属提供精神支持,为真正的死亡来临做好准备。

## 二、心理社会支持

　　患者尽管处于临终阶段,但个人尊严不应该因生命活力降低而递减,个人权利也不可因身体衰竭而被剥夺,当死亡已经明显不可抵御时,就应该停止这个搏斗,共同来面对死亡。在这种情形下,患者自己的任务是以有尊严的方式度过生命的最后时光,医生的任务是为此创造条件,帮助患者在病痛中寻求生命的意义,获得平静与舒适,获得家人情感的支持,缓解对死亡的恐惧,给患者提供身、心、社、灵的整体照顾;帮助患者及家属为死亡作好准备,包括立遗嘱、处理家庭或社区的关系以及安排责任的移交等。

　　(一)维护患者尊严

　　在临终关怀中维护患者的尊严就是要尊重患者的自主权。主要表现在以下几个方面:

　　**1. 疾病的知情权**　　患者有权知道与自己的生命有关的重要信息,有权决定怎样度过生命最后的时光。在被告知了真相以后,患者诚然会感到绝望,但这种绝望要比那种因为被欺骗然后又识破欺骗所感到的绝望好得多,他至少可以由于受到信任而产生出自己面对死亡的尊严感和勇气,并且有可能在坦诚的气氛中与医生和家人进行正面的交流。

　　**2. 接受治疗方案或参与医学实验的选择权**　　患者对治疗方案具有选择权和决定权,医生不能以任何方式强迫患者接受任何治疗方案或参与任何形式的医学实验,医务人员应该(也能够)替终末期患者做的最好的事情是尽量解除他们的痛苦,而不是让他们在痛苦的折磨中尽量延长生命。医务人员应该为患者提供有关治疗的所有相关信息,是否接受某种治疗方案或参与某项医学实验,完全由患者决定。

　　**3. 签署生前预嘱(或医疗预嘱)的选择权**　　生前预嘱(living will)是指人们事先,也就是在健康或意识清楚时签署的,说明在不可治愈的伤病末期或临终时要或不要哪种医疗护理的指示文件。在疾病不可治且死亡不可避免的情况下,选择自然而有尊严地离世,是一种理性的选择。在临终关怀服务中,要尊重临终患者选择和修改生前预嘱或医疗遗嘱的权利。

　　(二)临终心理关怀

　　临终心理关怀是指在照护临终患者的过程中,团队成员运用心理学理论知识,通过自己的态度、表情、姿势、语言和行为等影响和改变临终患者的心理状态和行为,使患者正视死亡,从恐惧、焦虑、抑郁等困境中解脱出来,平静安宁地度过临终阶段。

　　**1. 正确运用交流与沟通技巧**　　由于临终患者的心理反应错综复杂,在对他们进行心理关怀时要特别注意正确运用交流与沟通技巧,要多鼓励、多倾听、多理解、多同理心;给患者充分表达和倾诉内心感受的机会,即使患者诉说的内容无意义,也不可表现出不耐烦。事实证明,倾听临终患者的诉说本身就是消除抑郁和焦虑心理的一种好办法。也可以运用一些非语言沟通技巧,如抚摸是和临终患者进行心理交流的好方式,适当地轻轻抚摸患者,常常会使他们感到温暖、舒适和安全感。对有些涉及疾病与死亡的问题不要做出承诺或急于解决。

**2. 临终心理关怀的主要方法**　临终心理关怀的主要方法包括:①关爱、陪伴与倾听,进行同理心的回应,帮助患者表达自己的真实想法;②生命回顾,协助宽恕与和好,帮助患者肯定生命的意义;③处理事物,完成最后心愿;④重新构建人际关系,活在当下;⑤识别并满足宗教需要,使患者得到心理慰藉。

（三）丧亲支持

丧亲者即死者家属,主要指父母、配偶、子女(直系亲属)。失去亲友的人会经历丧失之痛,而悲伤是人们对于丧失的一种情感反应。

**1. 悲伤的四个阶段**　①休克期(麻木期):对亲人的死亡感到震惊,表现为号啕大哭或漠不关心。有时因忙于筹备丧礼而出现短暂的感情麻木期。通常为亲人逝世后的第一周。②否认期(回忆期):否认亲人的死亡,沉浸在往日回忆中,日常生活或事物如:吃饭、街道、公园等,常会引起难以抑制的悲伤。更有甚者重游旧地及随身携带遗物。③混乱期(绝望期):多在亲人逝世2周后,表现为精神恍惚,食欲下降,头痛,失眠,健忘,工作能力减退,甚至不能应付日常的工作和生活。④接纳期(重整期):随着时间的推移和心理调适,逐渐接受亲人死亡的事实,重新开始新的生活。

悲伤者经历上述4个阶段大体需要1年时间。对一些人来说可能是一个长期的过程,甚至悲伤永远也不会终结。对许多人而言,在亲友去世后很长一段时间仍会偶然触景生情,并出现悲伤感,但这时的悲伤已经融进了许多令人快乐的思念与回忆,这种思念与感觉会成为丧亲者新生活的一个组成部分。

**2. 悲伤的分类**　悲伤可分为简单的悲伤与复杂的悲伤。简单的悲伤又称为自然悲伤或非复杂的悲伤。某个有着正常情感状态的个体突然遭遇失去亲人,会导致一种情感反应和情感状态的低迷;然后,个体经历短期的情感回升,但这种回升并没有达到之前正常状态。最终,个体调整自己,恢复到他之前正常的情感状态。在这个过程中人们可能有一些生理的,心理的,认知与行为的表现。情感方面的表现,包括悲哀、愤怒、愧疚感、自责、焦虑、孤独感、疲倦、无助感、惊吓、苦苦思念、解脱感、轻松、麻木。生理感官方面的表现,包括胃部不适、胸部紧迫、喉咙发紧、对声音敏感、呼吸急促有窒息感、肌肉软弱无力、缺乏精力、口干等。认知方面的表现,包括无法接受死亡事实、不相信、困惑、沉迷于对死者的思念、感到逝者仍然存在、幻觉等。行为方面的表现,包括失眠、食欲障碍、心不在焉、社会退缩、梦到失去的亲人、避免提起失去的人、寻求与呼唤、叹气、坐立不安、哭泣、旧地重游、随身携带遗物、珍藏遗物等。

复杂的悲伤,又称复杂的悲伤反应、困难的悲伤反应或病态的悲伤反应。复杂的悲伤受多方面因素的影响,并无一定的标准可言,仅是程度上的差异,表现为心理调节紊乱,情感行为失调,分离焦虑,易激惹,睡眠紊乱,持久性抑郁,嗑药,酗酒或创伤后压力疾患。部分患者表现为悲伤缺乏(面对死亡不会哭泣,整个过程没有丝毫悲伤)、悲伤抑制(持久性压抑悲伤,封锁内心,避免提及死去的家属或不能正视逝者遗像)、木乃伊化(将死者保留在木乃伊状态中或希望与死者有关的一切都维持不变以备死者回来之用)、强迫性追念、选择性遗忘等。

专业人员要了解哪些情形是正常的悲伤。复杂的悲伤,可能需要专业的干预。治疗的方法包括认知行为治疗、面对面交谈、以及网络支持与支持性咨询等。

**3. 居丧支持**　患者临终前后,家属承受着巨大的痛苦和折磨。因此,全方位临终关怀应该包括安抚照顾其家属。居丧支持是临终关怀实践中在临终患者去世前后,为临终患者亲属提供的一种社会支持服务。通常从临终患者进入濒死期开始,即开始协助临终患者亲属做好后事准备；在患者去世后，则协助办理丧葬事宜，并重点做好亲属的居丧辅导工作，早期帮助他们接受亲人的离开，鼓励他们释放悲伤情绪；后期帮助他们适应没有逝者的生活，重建新的生活模式。

对亲属的居丧辅导工作一般需要持续一年。居丧支持主要包括五个方面：①陪伴和聆听；②协助办理丧事；③协助悲伤者把心中悲伤用多种形式表达出来；④协助悲伤者处理实际问题及早恢复日常作息；⑤帮助悲伤者适应新生活。

## 第三节　临终关怀服务中的特定问题

自 20 世纪 60 年代中期临终关怀在英国诞生以来，西方发达国家的临终关怀医院和机构发展迅速，需求量也逐步增加，并扩展为世界范围内的临终关怀运动。由于临终关怀是一门相对比较新的专业领域，加上其服务对象及工作内容方法的特殊性，临终关怀工作中仍然存在一些问题与挑战，需要给予特殊的关注。

### 一、临终关怀中的伦理问题

在专业的医务社会工作者进入临终关怀团队，对有需要的患者进行服务的时候，常常会遭遇一些伦理困境和难题，这些问题在一定程度上阻碍了临终关怀团队向患者进行服务。因此，专业的团队想要良好的解决这种问题，必然要结合患者自身情况分析利弊，为患者提供最好的方案。

#### （一）临终关怀在中国本土文化中的伦理困境

临终关怀这一术语来自于欧美等发达国家，与我国固有的传统文化道德观念之间存在一定的差距，造成了文化信仰之间的冲突。中外对"生死的不同看法"可导致临终关怀的伦理困境。首先，中国传统文化对死亡往往采取避讳的态度，甚至在人际交往中很少对"死亡"有所提及，常用"去世""归天"等词来替代"死亡"一词，它往往体现着人们对于死亡的恐惧心理。而临终关怀无疑是一个帮助患者走向死亡的过程，使死亡在患者、家属、医务人员之间进行公开化探讨，必然引起强烈的情感冲击。特别是对于一些教育水平相对比较低、受传统文化影响较深的患者和家庭可能很难接受临终关怀这个帮助患者正视死亡过程的服务，内心会产生巨大的煎熬以至于专业人员无法实施计划。其次，我国人际关系中人们最亲近的社会资源莫过于家庭成员提供的帮助。中国信奉"百事孝为先"，很多患者的儿女认为如不尽其所能将患者的治疗和服侍进行到最后一息，便会引来来自于邻居、朋友、亲戚等社会关系中的不良社会舆论，造成自我社会功能的损害，同时自己将来也会感到内疚。而把患者送进临终关怀医院，无异于在无形中宣判患者死刑，这在病人家属内心中无疑是难以接受的。为了使患者能够安心的走完最后的时间，儿女往往不愿将真实的情况告知患者本人，患者可能在临终关怀过程中产生抗阻心理，无法了解自己真正的病情，从而使家属更加加深内心的冲突，从而陷入两难。再者，亲属将提供帮助的方式改为进行临终关怀服务，在一定程度上等同于"主动"帮助患者死亡，这在中国人的心目中也是很难接受的，会遭受到巨大的社会舆论压力。

#### （二）临终关怀专业实践中的伦理困境

**1. 案主（client）自决的困境**　患者被送入临终医院之前已经长期忍受病痛的折磨和内心的恐惧，或多或少的都有一些心理问题。加之生理上的失能，可能会导致他们丧失意志，难以自己做出正确的决定。在临终关怀服务的程序中，患者有权知道自己的病情程度、治疗方案、愈后，也有权要求提供治疗，也有权拒绝某种治疗方案，这对于已经丧失自决能力的患者来说是不切实际的。家属又不能完全替代本人做出决定，加之对于临终关怀没有成文的法律规定，双方的权利都无法保证。因此，在提供服务的过程中一旦发生突发事件，就容易爆发医患矛盾。

**2. 保密原则与知情同意之间的矛盾**　患者入住临终关怀病房前，医疗团队需要告知患者及家属的病情和治疗方针，患者后续的各种治疗，如止痛、对症、不予急救等治疗程序，都需要取得患者及家属的同意。但在中国文化背景下，大多数情况下患者的家属往往要求团队不要告诉患者本人具体的病情，对其进行保密，以免使患者每日郁郁寡欢，担惊受怕。这种要求就常常会使团队陷入保密和知情同意无法兼得的两难局面。临终关怀本身涉及医疗资源、社区资源、社会资源的利用，要最大限度的提高资源的整合和利用率，尽最大努力满足患者及其家属的要求。但受传统观念的影响，患者本人和其家属不愿意把患者所有的情况都暴露在整个团队中，无法进行资料的完全分享，团队就无法帮助其制订出更适合的照护方案。

临终关怀团队常常面对与照顾决策相关的伦理和法律问题。这些困境有可能引起专业人士之间或患者、家属和专业人员之间的冲突。工作人员需要遵守伦理守则，团队成员可以通过谈论和分享有关经验来找到解决办法并相互支持。

## 二、从事临终关怀职业的压力及其管理

从事临终关怀团队人员面对的患者病情特殊，其情绪变化无常，往往要承受巨大的心理压力。临终关怀工作人员除了面对所有从业人员共同的压力源（如工作 - 家庭冲突、人际压力等）外，还需要面对临终患者这一特殊的群体带来的压力。

由于临终关怀工作过程中可能经历的各种伦理困境，加上医疗保健系统和个体患者处境的复杂性，工作人员经常会对什么是正确或最合乎伦理的行为感到不确定。与不确定性相比，道德困境更令人困扰。当一个人必须采取行动的方式与个人价值观和信仰相矛盾时，会产生道德困境；参与被认为是无效的活动也会造成道德困境。由于持续接触到医疗需求较大的患者，加上员工短缺、沉重和高强度的工作负荷、劳动力老化、缺乏有效工作的资源，很容易进一步发展为同情心疲乏或职业倦怠。

有研究发现临终关怀情景下工作人员情绪压力源的五种类别：①接触死亡；②治疗的不确定性；③与医师的冲突；④患者及其家属的情绪困扰；⑤缺乏发泄情绪的机会。也有研究表明，与晚期患者一起工作所会带来一些好处，包括同情心的满足、工作的投入和满意、同理心、复原力和希望等。

许多策略和方法可以减轻工作人员的职业压力，如改善工作环境，提供专业与社会支持，培养个人价值观、信念和态度的自我意识，提高工作人员的工作满意度、效能感、胜任力和成就感，提高压力自我管理能力，加强伦理决策推理方面的知识与技能训练以及对工作人员的支助等。

**（蔡春凤）**

**思考题**

1. 什么是"临终"阶段？临终病人的心理活动有哪五个发展阶段？

2. 什么是临终关怀？现代临终关怀的主要内容有哪些？

3. 试述临终患者疼痛、体温升高、呼吸困难、恶心呕吐、压疮、焦虑抑郁和睡眠障碍的评估与管理要点。

4. 居丧支持的内容和方法包括哪五个方面？

# 第十八章 │ 健康服务相关问题

健康服务包括医疗服务、健康管理与促进、健康保险以及相关服务，涉及药品、医疗器械、保健用品、保健食品、健身产品等支撑产业。其中医疗服务与健康管理是重点。本章节主要介绍常见症状的识别、医疗服务中的求医行为以及医患关系等相关内容。

## 第一节 症状的识别与解释

疾病过程中机体内的一系列机能、代谢和形态结构异常变化所引起的患者主观上的异常感觉或某些客观病态改变称为症状（symptoms）。

症状表现有多种形式，有的只有主观才能感觉到，如疼痛、眩晕等；有些不仅主观感觉到，而且客观检查也能发现，如发热、黄疸、呼吸困难等；也有主观无异常感觉，是通过客观检查才发现的，如黏膜出血、腹部包块等；还有些生命现象发生了质量变化（不足或超过），如肥胖、消瘦、多尿、少尿等，需通过客观评定才能确定。广义上均可视为症状（即广义的症状）。

症状是疾病诊断、鉴别诊断的重要线索和主要依据，也是反映病情的重要指标之一。疾病的症状很多，同一疾病可有不同的症状，不同的疾病又可以有某些相同的症状。因此，对一些常见的症状有所认识，可以帮助我们更好地预防疾病、管理疾病、有病早治疗、追求最佳的健康状态。

需要注意的是，要对自身的不适引起重视，区分是正常的生理现象还是症状，如劳动或体育锻炼后会出现疲劳感，这是正常的生理现象，通过休息就会消除疲劳；但如果没有劳动或锻炼就出现疲劳感，通过休息也不能消除，则应该迅速就医，不可忽视。其次，对已经确认的症状要高度重视，及早就医，不可拖延，以免贻误最佳的治疗时机，即所谓的早发现、早诊断、早治疗。另外，对有些自身的不适反应，自己不能确定是否是正常状态，建议马上就医为妥，以免贻误诊治。再者，症状是复杂多样的，限于篇幅，下面所列举的症状是最常见的几种，建议平时注意观察自身的健康状况，定期体检。

### 一、发热

机体在致热源的直接作用下，或各种原因引起体温调节中枢功能紊乱，致产热过多，散热减少，体温升高超过正常范围，称为发热。

正常人的体温在大脑皮质和丘脑下部体温调节中枢的有效控制下，通过神经、体液的调节，使产热和散热过程保持动态平衡而实现的。正常人体温相对恒定在36～37℃，正常体温在不同的个体间稍有差异,并且受昼夜、年龄、性别、活动程度、药物、情绪、环境等内外因素的影响。

（一）常见原因

**1. 感染性发热**　各种病原体如病毒、细菌、立克次体、螺旋体、真菌、寄生虫等引起的急性、慢性、局限性、全身性感染,均可引起发热。

**2. 非感染性发热**　包括无菌性坏死物质的吸收（吸收热）；抗原抗体反应；内分泌代谢障碍；皮肤散热少；体温调节中枢功能障碍（中枢性发热）；自主神经功能紊乱等。

（二）症状表现与解释

1. 发热分低热（37.3～38℃）、中等热度（38.1～39℃）、高热（39.1～41℃）、超高热（41℃以上）。

2. 发热的临床过程及特点　①体温上升期,常有疲乏无力、肌肉酸痛、皮肤苍白、畏寒或寒战等现象；②高热期,寒战消失,皮肤发红并有灼热感,呼吸加快变深,开始出汗并逐渐增多；③体温下降期,表现为出汗多,皮肤潮湿。

## 二、咳嗽与咳痰

咳嗽是一种反射性防御动作,通过咳嗽可以清除呼吸道分泌物及气道内异物。咳痰是通过咳嗽动作将呼吸道或肺部的分泌物排出口腔外的动作。咳嗽与咳痰都是呼吸系统疾病最常见的症状之一。

（一）常见原因

**1. 呼吸道疾病**　呼吸道感染是引起咳嗽、咳痰最常见的原因,各种物理（包括异物）、化学、过敏等也是常见因素。

**2. 胸膜疾病**　各种原因所致的胸膜炎、胸膜间皮瘤、自发性气胸或胸腔穿刺等。

**3. 心血管疾病**　二尖瓣狭窄或其他原因所致左心衰竭引起肺淤血或肺水肿、右心或体循环静脉栓子脱落造成肺栓塞。

**4. 中枢神经因素**　皮肤冷刺激或三叉神经分布的鼻黏膜及舌咽神经支配的咽峡部黏膜受刺激,脑炎、脑膜炎等。

**5. 其他因素所致慢性咳嗽**　服用血管紧张素转化酶抑制剂后咳嗽、胃食管反流病所致咳嗽和习惯性及心理性咳嗽等。

（二）症状表现与解释

**1. 咳嗽的性质**　干性咳嗽（咳嗽无痰或痰量极少）常见于急性或慢性咽喉炎、喉癌、急性支气管炎初期、气管受压、支气管异物、支气管肿瘤、胸膜疾病、原发性肺动脉高压以及二尖瓣狭窄等；湿性咳嗽（咳嗽伴有咳痰）常见于慢性支气管炎、支气管扩张、肺炎、肺脓肿和空洞型肺结核等。

**2. 咳嗽时间与规律**　①突发性咳嗽,常由于吸入刺激性气体或异物、淋巴结或肿瘤压迫气管或支气管分叉处所引起；②发作性咳嗽,可见于百日咳、支气管内膜结核以及以咳嗽为主要症状的支气管哮喘（变异性哮喘）等；③长期慢性咳嗽,多见于慢性支气管炎、支气管扩张、肺脓肿及肺结核；④夜间咳嗽,常见于左心衰竭和肺结核患者。

**3. 咳嗽的音色**　咳嗽声音嘶哑,多为声带的炎症或肿瘤压迫喉返神经所致；鸡鸣样咳嗽,表现为连续阵发性剧咳伴有高调吸气回声,多见于百日咳、会厌、喉部疾患或气管受压；金属音咳嗽,常见于因纵隔肿瘤、主动脉瘤或支气管癌直接压迫气管所致的咳嗽；咳嗽声音低微或无力,见于严重肺气肿、声带麻痹及极度衰弱者。

**4. 痰的性质和痰量**　黏液性痰多见于急性支气管炎、支气管哮喘及大叶性肺炎的初期,也可见于慢性支气管炎、肺结核等；浆液性痰见于肺水肿；脓性痰见于化脓性细菌性下呼吸道感染；血性痰是由于呼吸道黏膜受侵害；恶臭痰提示有厌氧菌感染；铁锈色痰为典型肺炎球菌肺炎的特征；粉红色泡沫痰是肺水肿的特征等。

### 三、呼吸困难

呼吸困难是指患者主观感到空气不足，呼吸费力，客观表现呼吸运动用力，重者鼻翼扇动、张口耸肩，甚至出现发绀、呼吸辅助肌也参与活动，并有呼吸频率、深度与节律的异常。

（一）常见原因

**1. 呼吸系统疾病**　包括气道阻塞、肺部疾病、胸廓疾病、神经肌肉疾病、膈肌运动障碍。

**2. 循环系统疾病**　各种原因所致的左心和右心衰竭、心包压塞、肺栓塞和原发性肺动脉高压等。

**3. 中毒**　糖尿病酮症酸中毒、吗啡类药物中毒、有机磷杀虫药中毒、氢化物中毒、亚硝酸盐中毒和急性一氧化碳中毒等。

**4. 血液病**　重度贫血、高铁血红蛋白血症、硫化血红蛋白血症等。

**5. 神经精神性疾病**　如脑出血、脑外伤、脑肿瘤、脑炎、脑膜炎、脑脓肿等颅脑疾病引起呼吸中枢功能障碍和精神因素所致的呼吸困难，如癔症等。

（二）症状表现与解释

**1. 肺源性呼吸困难**　①吸气性呼吸困难：三凹征表现为胸骨上窝、锁骨上窝和肋间隙明显凹陷；②呼气性呼吸困难：表现为呼气费力、呼气缓慢、呼吸时间明显延长，常伴有呼气期哮鸣音；③混合性呼吸困难：表现为吸气期及呼气期均感呼吸费力，呼吸频率增快、深度变浅，可伴有呼吸音异常或病理性呼吸音。

**2. 心源性呼吸困难**　心源性哮喘（cardiac asthma）：急性左心衰竭时，常可出现夜间阵发性呼吸困难，表现为夜间睡眠中突感胸闷气急，被迫坐起，惊恐不安。轻者数分钟至数十分钟后症状逐渐减轻、消失；重者可见端坐呼吸、面色发绀、大汗、有哮鸣音，咳浆液性粉红色泡沫痰，两肺底有较多湿性啰音，心率加快，可有奔马律。

**3. 中毒性呼吸困难**　酸中毒大呼吸可表现为深长而规则的呼吸，可伴有鼾音；化学毒物中毒的症状随中毒物不同而不同；药物所致呼吸困难表现为呼吸浅慢伴有呼吸节律异常的改变，即潮式呼吸或间停呼吸。

**4. 神经精神性呼吸困难**　神经性呼吸困难：主要是由于呼吸中枢受增高的颅内压和供血减少的刺激，使呼吸变为慢而深，并常伴有呼吸节律的改变，如双吸气（抽泣样呼吸）、呼吸遏制（吸气突然停止）等；精神性呼吸困难：表现为呼吸频率快而浅，伴有叹息样呼吸或出现手足搐搦。

**5. 血源性呼吸困难**　多由红细胞携氧量减少，血氧含量降低所致。表现为呼吸浅，心率快。

### 四、胸痛

胸痛是一种常见而又能危及生命的病症，造成胸痛的原因复杂多样，有些甚至致命，如何快速、准确诊断和鉴别胸痛的病因是至关重要的。

（一）常见原因

**1. 胸壁疾病**　急性皮炎、皮下蜂窝织炎、带状疱疹、肋间神经炎、肋软骨炎、流行性肌炎、肋骨骨折、多发性骨髓瘤、急性白血病等。

**2. 心血管疾病**　冠状动脉硬化性心脏病（心绞痛、心肌梗死）、心肌病、二尖瓣或主动脉瓣病变、急性心包炎、胸主动脉瘤（夹层动脉瘤）、肺栓塞（梗死）、肺动脉高压以及神经症等。

**3. 呼吸系统疾病**　胸膜炎、胸膜肿瘤、自发性气胸、血胸、支气管炎、支气管肺癌等。

**4. 纵隔疾病**　纵隔炎、纵隔气肿、纵隔肿瘤等。

**5. 其他**　过度通气综合征、痛风、食管炎、食管癌、食管裂孔疝、膈下脓肿、肝脓肿、脾梗死等。

（二）症状表现与解释

**1. 胸痛部位**　胸壁疾病所致的胸痛常固定在病变部位，且局部有压痛，若为胸壁皮肤的炎症性病变,局部可有红、肿、热、痛表现;带状疱疹所致胸痛,可见成簇的水泡沿一侧肋间神经分布伴剧痛;心绞痛及心肌梗死的疼痛多在胸骨后方和心前区或剑突下,可向左肩和左臂内侧放射;夹层动脉瘤引起疼痛多位于胸背部,向下放射至下腹、腰部与两侧腹股沟和下肢;胸膜炎引起的疼痛多在胸侧部;食管及纵隔病变引起的胸痛多在胸骨后;肝胆疾病及膈下脓肿引起的胸痛多在右下胸;肺尖部肺癌(肺上沟癌、肺尖癌)引起疼痛多以肩部、腋下为主,向上肢内侧放射。

**2. 胸痛性质**  带状疱疹呈刀割样或灼热样剧痛;食管炎多呈烧灼痛;肋间神经痛为阵发性灼痛或刺痛;心绞痛呈绞榨样痛并有重压窒息感;心肌梗死则疼痛更为剧烈并有恐惧、濒死感;气胸在发病初期有撕裂样疼痛;胸膜炎常呈隐痛、钝痛和刺痛;夹层动脉瘤常呈突然发生胸背部撕裂样剧痛或锥痛;肺梗死亦可突然发生胸部剧痛或绞痛,常伴呼吸困难与发绀。

**3. 疼痛持续时间**  平滑肌痉挛或血管狭窄缺血所致的疼痛为阵发性,炎症、肿瘤、栓塞或梗死所致疼痛呈持续性。

## 五、水肿

组织间隙过量的体液潴留称为水肿,通常指皮肤及皮下组织液体潴留,体腔内体液增多则称积液。根据分布范围,水肿可表现为局部性或全身性。

（一）常见原因

**1. 全身性水肿**  心源性水肿、肾源性水肿、肝源性水肿、营养不良性水肿、其他原因如黏液性水肿、药物性水肿、经前期紧张综合征等。

**2. 局部性水肿**  常由于局部静脉、淋巴回流受阻或毛细血管通透性增加所致。如丝虫病、血栓性静脉炎。

（二）症状表现与解释

1. 水肿首先出现于身体下垂部位,颜面部一般不肿。水肿为对称性、凹陷性。还可有颈静脉怒张、肝大、静脉压升高,严重时出现胸腹水,常为右心衰引起。

2. 早期晨起眼睑颜面水肿,以后全肿,常有尿常规改变,高血压及肾功能损害的表现,应考虑肾源性水肿。

3. 腹水也可首先出现踝部水肿,逐渐向上蔓延,头面部及上肢常无水肿,常为肝源性水肿。

4. 水肿从足部开始逐步蔓延全身,应考虑营养不良性水肿。

5. 水肿局限于躯体某个部位,不向其他部位蔓延的,考虑为局部性水肿。

## 六、腹痛

腹痛是临床常见的症状,也是促使患者就诊的原因。腹痛多由腹内组织或器官受到某种强烈刺激或损伤所致,也可由胸部疾病及全身性疾病所致。此外,腹痛又是一种主观感觉,腹痛的性质和强度,不仅受病变情况和刺激程度影响,而且受神经和心理等因素的影响。即患者对疼痛刺激的敏感性存在差异,相同病变的刺激在不同的患者或同一患者的不同时期引起的腹痛在性质、强度及持续时间上有所不同。

（一）常见原因

**1. 急性腹痛**  腹腔器官急性炎症、空腔脏器阻塞或扩张、脏器扭转或破裂、腹膜炎症、腹腔内血管阻塞、腹壁疾病、胸腔疾病所致的腹部牵涉性痛、全身性疾病所致的腹痛等。

**2. 慢性腹痛**  腹腔脏器慢性炎症、消化道运动障碍、胃溃疡、十二指肠溃疡、腹腔脏器扭转或梗阻、脏器包膜的牵张、中毒与代谢障碍、肿瘤压迫及浸润等。

（二）症状表现与解释

**1. 腹痛部位**  一般腹痛部位多为病变所在部位,如胃、十二指肠和胰腺疾病,疼痛多在中上腹部;胆囊炎、胆石症、肝脓肿等疼痛多在右上腹部;急性阑尾炎疼痛在右下腹麦氏(McBurney)

点；小肠疾病疼痛多在脐部或脐周；结肠疾病疼痛多在下腹或左下腹部；膀胱炎、盆腔炎及异位妊娠破裂，疼痛亦在下腹部。弥漫性或部位不定的疼痛见于急性弥漫性腹膜炎、机械性肠梗阻、急性出血坏死性肠炎、血卟啉病、铅中毒、腹型过敏性紫癜等。

**2. 腹痛性质和程度**　突发的中上腹剧烈刀割样痛、烧灼样痛，多为胃、十二指肠溃疡穿孔；中上腹持续性隐痛多考虑慢性胃炎及胃、十二指肠溃疡；上腹部持续性钝痛或刀割样疼痛呈阵发性加剧多为急性胰腺炎；胆石症或泌尿系统结石常为阵发性绞痛，相当剧烈，致使患者辗转不安；阵发性剑突下钻顶样疼痛是胆道蛔虫症的典型表现；持续性、广泛性剧烈腹痛伴腹壁肌紧张或板样强直，提示为急性弥漫性腹膜炎。其中隐痛或钝痛多为内脏性疼痛，多由胃肠张力变化或轻度炎症引起，胀痛可能为实质脏器包膜牵张所致。

**3. 诱发因素**　胆囊炎或胆石症发作前常有进油腻食物史；急性胰腺炎发作前则常有酗酒、暴饮暴食史；部分机械性肠梗阻多与腹部手术有关；腹部受暴力作用引起的剧痛并有休克者，可能是肝、脾破裂所致。

**4. 发作时间**　餐后痛可能由于胆胰疾病、胃部肿瘤或消化不良所致；周期性、节律性上腹痛见于胃、十二指肠溃疡；子宫内膜异位者腹痛与月经来潮相关；卵泡破裂者发作在月经间期。

**5. 与体位的关系**　胃黏膜脱垂患者左侧卧位可使疼痛减轻；十二指肠壅滞症患者膝胸或俯卧位可使腹痛及呕吐等症状缓解；胰体癌患者仰卧位时疼痛明显，而前倾位或俯卧位时减轻；反流性食管炎患者烧灼痛在躯体前屈时明显，直立位时减轻。

### 七、腹泻

腹泻是一种常见症状，俗称"拉肚子"，是指排便次数明显超过平日习惯的频率，粪质稀薄，水分增加，每日排便量超过200g，或含未消化食物或脓血、黏液。腹泻常伴有排便急迫感、肛门不适、失禁等症状。

（一）常见原因

**1. 急性腹泻**　包括肠道疾病、急性中毒、全身性感染及其他原因。

**2. 慢性腹泻**　包括消化系统疾病；全身性疾病如内分泌及代谢障碍疾病、药物副作用、神经功能紊乱等。

（二）症状表现与解释

**1. 起病及病程**　急性腹泻起病骤然，病程较短，多为感染或食物中毒所致。慢性腹泻起病缓慢，病程较长，多见于慢性感染、非特异性炎症、吸收不良、消化功能障碍、肠道肿瘤或神经功能紊乱等。

**2. 腹泻次数及粪便性质**　急性感染性腹泻常有不洁饮食史，于进食后24h内发病，每天排便数次甚至数十次，多呈糊状或水样便，少数为脓血便。慢性腹泻表现为每天排便次数增多，可为稀便，亦可带黏液、脓血，见于慢性痢疾、炎症性肠病及结肠、直肠癌等。阿米巴痢疾的粪便呈暗红色或果酱样。粪便中带黏液而无病理成分者常见于肠易激综合征。

**3. 腹泻与腹痛的关系**　急性腹泻常有腹痛，尤以感染性腹泻较为明显。小肠疾病的腹泻疼痛常在脐周，便后腹痛缓解不明显；结肠病变疼痛多在下腹，便后疼痛常可缓解；分泌性腹泻往往无明显腹痛。

### 八、便血

便血是指消化道出血，血液由肛门排出。便血颜色可呈鲜红、暗红或黑色。少量出血不造成粪便颜色改变，须经隐血试验才能确定者，称为隐血。

（一）常见原因

**1. 下消化道疾病**　包括小肠疾病、结肠疾病、直肠肛管疾病、血管病变等。

**2. 上消化道疾病**　胃、十二指肠疾病。

**3. 全身性疾病**　白血病、血小板减少性紫癜、血友病、遗传性毛细血管扩张症、维生素 C 及钾缺乏症、肝脏疾病、尿毒症、流行性出血热、败血症等。

（二）症状表现与解释

便血多为下消化道出血，可表现为急性大出血、慢性少量出血及间歇性出血。如出血量多、速度快则呈鲜红色；若出血量小、速度慢，血液在肠道内停留时间较长，则可为暗红色。粪便可全为血液或混合有粪便，也可仅黏附于粪便表面或于排便后肛门滴血。消化道出血每日在 5ml 以下者，无肉眼可见的粪便颜色改变，称为隐血便，隐血便须用隐血试验才能确定。

### 九、便秘

便秘是指大便次数减少，一般每周少于 3 次，伴排便困难、粪便干结。

（一）常见原因

**1. 功能性便秘**　进食量少或食物缺乏纤维素或水分不足；因工作紧张、生活节奏过快、工作性质和时间变化、精神因素等打乱了正常的排便习惯；结肠运动功能紊乱；腹肌及盆腔肌张力不足；滥用泻药，形成药物依赖；老年体弱，活动过少，肠痉挛致排便困难。

**2. 器质性便秘**　直肠与肛门病变引起肛门括约肌痉挛、排便疼痛造成惧怕排便；局部病变导致排便无力；结肠完全或不完全性梗阻；腹腔或盆腔内肿瘤的压迫（如子宫肌瘤）；全身性疾病使肠肌松弛、排便无力；应用吗啡类药、抗胆碱能药、钙通道阻滞剂、神经阻滞药、镇静剂、抗抑郁药以及含钙、铝的制酸剂等使肠肌松弛引起便秘。

（二）症状表现与解释

急性便秘患者多有腹痛、腹胀，甚至恶心、呕吐，多见于各种原因的肠梗阻；慢性便秘多无特殊表现，部分患者诉口苦、食欲减退、腹胀、下腹不适或有头晕、头痛、疲乏等神经功能症状，但一般不重。排出粪便坚硬如羊粪，排便时可有左腹部或下腹痉挛性疼痛与下坠感，常可在左下腹触及痉挛之乙状结肠。排便困难，严重者可因痔加重，肛裂有大便带血或便血，患者亦可因此而紧张、焦虑。

### 十、血尿

血尿包括镜下血尿和肉眼血尿，前者是指尿色正常，须经显微镜检查方能确定，通常离心沉淀后的尿液镜检每高倍视野有红细胞 3 个以上。后者是指尿呈洗肉水色或血色，肉眼即可见的血尿。

（一）常见原因

98% 的血尿是由泌尿系统疾病引起，2% 的血尿由全身性疾病或泌尿系统邻近器官病变所致。

（二）症状表现与解释

**1. 尿颜色的改变**　尿呈淡红色像洗肉水样，提示每升尿含血量超过 1ml。出血严重时尿可呈血液状。肾脏出血时，尿与血混合均匀，尿呈暗红色；膀胱或前列腺出血尿色鲜红，有时有血凝块。但红色尿不一定是血尿，需仔细辨别。如尿呈暗红色或酱油色，不混浊无沉淀，镜检无或仅有少量红细胞，见于血红蛋白尿；棕红色或葡萄酒色，不混浊，镜检无红细胞见于卟啉尿；服用某些药物如大黄、利福平，或进食某些红色蔬菜也可排红色尿，但镜检无红细胞。

**2. 分段尿异常**　将全程尿分段观察颜色如尿三杯试验，用三个清洁玻璃杯分别留起始段、中段和终末段尿观察，如起始段血尿提示病变在尿道；终末段血尿提示出血部位在膀胱颈部，三角区或后尿道的前列腺和精囊腺；三段尿均呈红色即全程血尿，提示血尿来自肾脏或输尿管。

**3. 镜下血尿**　尿颜色正常，但显微镜检查可确定血尿，并可判断是肾性或肾后性血尿。镜下红细胞大小不一形态多样为肾小球性血尿，见于肾小球肾炎。如镜下红细胞形态单一，与外周血近似,为均一型血尿,提示血尿来源于肾后,见于肾盂肾盏,输尿管,膀胱和前列腺病变。

**4. 症状性血尿**　血尿的同时患者伴有全身或局部症状。如伴有肾区钝痛或绞痛提示病变在肾脏。膀胱和尿道病变则常有尿频尿急和排尿困难。

**5. 无症状性血尿**　部分患者血尿既无泌尿道症状也无全身症状,见于某些疾病的早期,如肾结核,肾癌或膀胱癌早期。

## 十一、失眠

失眠是指对睡眠的质和量的一种主观不满意状态,即自己认为睡眠的质量不高,和 / 或睡眠的时间不足,影响了第 2 天的精神状态和感觉不适。失眠本身未必就是病态的,如有令其非常高兴的事情,则可能会出现短暂不眠,显然这不是病态的。病态的不眠即失眠症,是指持续 1 个月以上,且每周至少 3 天的睡眠不满意状态,影响第 2 天的感受。

（一）常见的原因

**1. 心理因素**　能明显影响人的精神状态的各种刺激。

**2. 疾病因素**　各种其他疾病和精神疾病。

**3. 环境因素**　持续存在的影响睡眠的不良环境。

**4. 社会因素**　倒班,倒时差,频繁更换住宿地等。

**5. 其他因素**　各种理化因素,物质滥用,药物因素等。

（二）症状的表现与解释

**1. 入睡困难**　超过 30min 不能入睡,常见于各种神经症、心理问题者、抑郁症、各种精神病、睡眠环境不佳、无法按时睡眠者及各种疼痛。

**2. 易醒**　睡眠不深,一些轻微的刺激即会醒来,每晚超过 2 次,常见于神经衰弱、抑郁症、精神分裂症、双相障碍、泌尿系统疾病、各种疼痛等。

**3. 多梦**　对梦的记忆清晰,常为噩梦,可见于各种失眠者。

**4. 早醒**　比正常晨起时间提早 2h 左右,感到睡眠时间不足,以抑郁症最为典型,其他原因引起失眠者也可出现早醒。

## 十二、焦虑、抑郁

焦虑、抑郁是最常见的情绪症状。焦虑症状指的是无明确客观对象的坐立不宁、紧张不安,或对自己的健康和今后的生活感到担心;同时伴有植物神经功能失调症状,如心慌、手抖、出汗、尿频等。抑郁症状指的是无原因的闷闷不乐,对什么事都不感兴趣,情绪低落,悲观失望,甚至绝望自杀。正常的焦虑或抑郁情绪,都是有原因的,当这些原因消除后,相应的焦虑抑郁情绪也就随之消除。

（一）常见病因

**1. 焦虑症**　广泛性焦虑,惊恐障碍,其他原因导致的长期严重焦虑。

**2. 抑郁症**　无既往病史的原发性抑郁症状和身体疾病及其他原因导致的继发性抑郁症状。

（二）症状表现与解释

1. 症状表现为紧张,心悸,手抖,出汗,坐立不安,有没有明确的对象,又说不出合理的原因,与目前所处的环境和背景不相符,应考虑焦虑症。由于长期的负性生活事件或疾病导致的严重焦虑情绪,也是焦虑症的表现。

2. 在没有可以解释的原因情况下出现的情绪低落,兴趣下降,快感缺失,悲观失望,对生活失去希望,甚至产生消极观念,时间持续 2 周以上,则应考虑为抑郁症。有些抑郁症是继发的,如患了严重的躯体疾病后出现的抑郁情绪,达到了抑郁症的严重程度和时间,则为躯体疾病所致抑郁障碍。

### 十三、幻觉

幻觉是指在没有现实刺激的情况下，感知到客观事物的存在。各种感官都可以产生幻觉，如视幻觉、听幻觉、嗅幻觉、味幻觉、触幻觉等，其中听幻觉最常见。

（一）常见病因

**1. 意识障碍**　在谵妄状态下，幻觉是经常出现的症状。

**2. 各种精神疾病**　精神分裂症、短暂性精神障碍、偏执型精神障碍、分裂情感精神障碍、双相障碍、抑郁症、严重的应激反应等。

（二）症状表现与解释

1. 谵妄状态下的幻觉多为视幻觉，内容以恐怖性的为多，患者常表现出恐惧、惊慌、愤怒的表情。有时在幻觉的影响下会产生攻击行为。

2. 在意识清晰状态下产生的幻觉多见于各种精神疾病，精神分裂症等严重精神病以听幻觉为多见，常表现为较为清晰的评论、议论、争论、命令等性质的言语性幻听；应激反应的幻觉与应激因素相关；抑郁症的幻觉常与抑郁心境相关。

## 第二节　求 医 行 为

求医行为（seeking medical help behavior）是指个体因病或感到不适而寻求医疗帮助的行为。在求医的过程中，正确认识每个患病角色的内涵、权利和义务，掌握患者的心理特点和变化，对建立良好的医患关系非常重要。

### 一、患者角色、权利与义务

（一）患者的概念

患者是指患有疾病、忍受疾病痛苦的人，是社会人群中与医疗系统发生关系的、正在寻求医疗帮助的人群。它是一个发展中的概念，与疾病、健康概念密切相关，不同历史时期、不同医学模式背景下可有不同的理解。在传统生物医学模式下患者即指患有躯体疾病的人，表现为发热、疼痛、功能障碍等明显症状体征。而现代生物 - 心理 - 社会医学模式认为人体是内环境相对稳定、与内外环境相协调并且心身统一的整体。患者不仅指躯体患有疾病的人，也包括心理障碍者，以及个人在工作、生活、社会活动适应能力受损者。无论他们是否有求医行为，均被称为患者。

（二）患者角色

角色，最初是由拉丁语 rotula 派生出来的，这一概念最初在学术著作中出现是在 20 世纪 20 年代社会学家格奥尔·齐美尔的《论表演哲学》一文中，当时他就提到了"角色扮演"的问题。但直到 20 世纪 30 年代，"角色"一词才被专门用来谈论角色问题。在此之前，角色一直是戏剧舞台中的用语，是指演员在舞台上按照剧本的规定所扮演的某一特定人物，但人们发现现实社会和戏剧舞台之间是有内在联系的，即舞台上上演的戏剧是人类现实社会的缩影。美国社会学家米德和人类学家林顿则较早的把"角色"这个概念正式引入了社会心理学的研究，角色理论也就成为社会心理学理论中的一个组成部分。

莱威（Levy MJ）将角色等同为社会地位，他在《社会结构》一书中将角色定义为"由特定社会结构来分化的社会地位"。纽科姆在其《社会心理学》中将角色解释为行为本身，他认为"角色是个人作为一定地位占有者所做的行为"。我国学者指出，社会角色包含了角色扮演者、社会关系体系、社会地位、社会期望和行为模式五种要素，于是，他们把社会角色定义为"个人在社会关系体系中处于特定社会地位，并符合社会期望的一套个人行为模式"。

患者角色是一种特殊的社会角色,是指从常态社会人群中分离出来、处于病患状态中并有求医要求和医疗行为的社会角色。

（三）患者的权利

1. **生命健康权**　生命权是以自然人的性命维持和安全利益为内容的人格权。我国《民法通则》第 98 条规定:"公民享有生命健康权",这里的生命健康权,实际上是生命权、健康权的总称。作为以"救死扶伤"为根本宗旨的医疗机构及医务人员来讲,应该将患者的生命健康权置于最至高无上的地位。

2. **人格尊重权**　在接受医疗服务时,患者享有平等的人格尊严,即平等的受到尊重的权利,不因年龄、病种、社会地位、经济状况等因素受到歧视或不公正待遇。同时医患双方的法律地位也是绝对平等的,无论患者的身体状况和社会地位如何,患者都有权利获得医疗机构和医务人员在人格上的尊重。

3. **疾病认知权**　患者对自己所患疾病有知悉的权利。这项权利为现代医学模式和医患关系模型所特别要求,是患者权利的实质内容之一。同时患者有权查阅、复制其门诊病历、住院志、体温单、医嘱单、化验单（检验报告）、医学影像检查资料、特殊检查同意书、手术同意书、手术及麻醉记录、病理资料、护理记录、医疗费用以及国务院卫生主管部门规定的其他属于病历的全部资料。患者要求复制病历资料的,医疗机构应当提供复制服务,并在复制的病历资料上加盖证明印记。复制病历资料时,应当有患者或者其近亲属在场。

4. **知情同意权**　根据《执业医师法》、《医疗机构管理条例实施细则》、《医疗事故处理条例》等法律法规的规定,患者对自己的病情、疾病诊断、即将接受的治疗及其效果以及医疗费用等有权知道全部真实情况,并有权决定是否同意医师提出的检查治疗方案的建议,如手术及术式、特殊检查、使用贵重药品、特殊耗材或其他特殊治疗的建议。

5. **隐私权**　患者的病情和健康状况是私人信息。医疗机构和从业人员有为其保密的义务。不过病患隐私权并非无限上纲,基于公共卫生及大众利益考量,病患隐私必须有一定的规范。当患者隐私权和其他利益冲突时,原则上视其利益何者较为重大而定,必须个别认定。即应视实际情况立即采取必要的感染控制措施,并报告相关主管机关。但无论如何,作为医疗机构或其所属专业工作人员,对于患者隐私及病历的内容均不得任意泄露。

6. **医疗赔偿权**　在医疗过程中,因医疗机构或医务人员的过失,造成患者利益遭受侵犯或人身受到损害,患者有权要求按照国家有关法律法规之规定得到相应赔偿。

7. **免除一定社会责任和义务权**　患者患病以后,最大限度承担社会责任和义务的能力减低。视病情的轻重,有权暂时或永久免除某些社会责任和义务。

（四）患者的义务

1. **配合医疗人员治疗**　患者有义务尽自己所知提供现病史、既往史、住院史、用药史、过敏史及其他病情相关情况的准确完整的资料,并且有义务遵照医师为患者所采取的治疗措施和检查安排。

2. **支付医疗费用**　患者有责任按时、按数交付医疗费用,或督促他方或单位前往医院交付医疗费的义务。

3. **遵守医疗秩序**　为了将医疗纠纷预防和处理工作全面纳入法治化轨道,保护医患双方合法权益,维护医疗秩序,保障医疗安全,国务院制定了《医疗纠纷预防和处理条例》,于 2018 年 6 月 20 日国务院第 13 次常务会议通过。条例指出任何单位和个人不得实施危害患者和医务人员人身安全、扰乱医疗秩序的行为。医疗纠纷中发生涉嫌违反治安管理行为或者犯罪行为的,医疗机构应当立即向所在地公安机关报案。公安机关应当及时采取措施,依法处置,维护医疗秩序。

4. **尊重医务人员**　患者作为医患关系的当事人,也是医务人员直接的工作对象。无论医疗活动进展如何，与无论是否发生医患纠纷，患者及其家属都应该尊重医务人员的人格。

5. **接受强制治疗**　强制性治疗的根本目的在于维护社会公众利益，接受强制性治疗不仅是患者的自觉义务，也是国家法律规定应该履行的义务，即法定义务。我国法律规定患有恶性传染病和严重精神障碍的患者必须接受特定的隔离和治疗措施。

## 二、患者的心理需要与满足

每个人都希望自己有一个健康的身体，但生病不是自愿的，一个人一旦生病住院，其精神和肉体上都很痛苦。患者的生理需要能为医护人员所熟悉并容易得到满足，如吃、住、治疗等，然而患者的心理需要却易被忽视。主要体现在以下方面。

### （一）角色适应的需要

从健康人突然变成患者，往往希望一看就好。因此，医护人员和家属要理解他们的心理活动，帮助患者从家庭及社会角色中解脱出来，解除后顾之忧，安排好家庭及工作岗位上的事情，及时到医院诊治。医护人员在接触患者时，要给予热情、周到的服务，除关心、体贴、同情、安慰外，要采取及时、准确、有效的诊断及治疗措施，让患者尽快适应角色的需要，以配合治疗和护理。

### （二）被接纳的需要

患者希望被医护人员重视接纳，希望被及时诊治，长时间门诊候诊容易引起患者的不满；确诊后希望能被医院收治入院，长时间预约等床位容易产生挫败感；入院后希望能与医生、病友沟通，融洽相处。

### （三）被尊重的需要

所有患者都希望医护人员能重视他，关心他的病情，得到更好的治疗。所有患者都希望医护人员能叫出自己的名字，厌烦用床号代替称呼。另外，患者家属、同事、朋友应及时到医院探视病情，消除患者的孤独感。当这些需要得到满足时，患者会产生安全感和信赖感，有助于病情稳定，也能配合医生工作。

### （四）发泄的需要

由于疾病的折磨，常常引起患者情绪波动很大，易于激动，有时拒绝治疗。家属及医护人员要充分同情患者的不幸遭遇，允许他们发泄内心的痛苦，让患者尽情倾诉苦恼，这有助于消除紧张和忧虑，增强战胜疾病的信心。

## 三、患者心理变化及干预

莱得勒（Lederer，1965）认为生病过程是一个复杂的心理形成过程。她提出三个互相独立但又彼此重叠的接受疾病的时期：

### （一）从健康到生病期

当个体意识到他生病时，有几件事情需要完成：①放弃原来的社会责任；②接受别人的帮助、诊断和治疗；③与人合作以恢复健康；④寻求适当的帮助。此阶段适应良好的患者，能接受诊断和忍受治疗所带来的不适与限制，并定期就诊。相反，适应不良的患者，可能会否认生病、否认出现的症状，利用不明显的症状逃避责任。这时往往会出现以下的心理变化：

1. **行为退化**　患者的行为表现与年龄、社会角色不相称，显得幼稚。如躯体不适时发出呻吟、哭泣，甚至喊叫，以引起周围人的注意，获得关心与同情。自己能料理的日常生活也要依赖他人去做，希望得到家人、朋友、护理人员无微不至的照顾与关怀。

2. **情感脆弱**　易激动、发怒、心烦意乱，常为小事而发火，情绪易波动、易哭泣，莫名的愤怒，怨恨命运，自责、作践自己。

3. **敏感性增强**　主观异常感觉增多，患者对自然环境的变化，如声、光、温度等特别敏感，稍有声响就紧张不安。躯体不适的耐受力下降、主观体验增强，如感到腹主动脉猛跳，某处神经颤抖等，害怕这些变化会加重病情。对别人的说话声调、动作等也会挑剔，易激惹。

4. **自尊心增强** 患者希望得到他人尊重、关心、重视其病情。愿听安慰与疏导的话语，自认为应受到特殊照顾、特别尊重，特别注意医护人员的态度，稍有不妥即视为对其不尊重而生气，对治疗不合作。

5. **焦虑、恐惧** 患者对自身健康或客观事物做出过于严重的估计，常为疾病不见好转或病情恶化、康复无望时的一种复杂情绪反应，其主要特征是恐惧和担心。也可因担心家庭、工作、经济、学习、婚姻问题等社会因素而焦虑烦恼、坐立不安。患者焦虑的表现为肌肉紧张、出汗、搓手顿足、紧握拳头、面色苍白、脉搏加快、血压上升等，也可出现失眠、头痛。

6. **孤独感** 患者来到医院新环境，与陌生人相处感到孤独。且住院生活单调，从早到晚，进餐、查房、服药、治疗、睡眠，日复一日；尤其长期住院的患者，更是度日如年。孤独可使人烦恼、焦虑、恐慌，使人感到凄凉、被遗弃而消极悲观。

这个期的干预措施主要是能敏锐地识别他们的各种心理反应，帮助他们面对现实、承认疾病的存在，鼓励他们表达自己的情感。在倾听的过程中多表示对他们的理解，及时赞扬他们对疾病态度上的积极方面。患者也可能会发泄情绪，迁怒于医务人员，医务人员要知道这是患者自己失助感的投射，千万不能针锋相对。

（二）接受生病期

此期始于患者接受生病的事实，开始扮演患者角色的时候。患者的行为变得以自我为中心，对周围其他事情的兴趣降低，因为需要依赖他人同时又怨恨此种依赖行为，情感显得矛盾，会特别注意身体上的一些变化。不适应性的行为包括放弃复原的希望、拒绝接受协助、对治疗怀疑、避免谈及自己的问题与感受及不能合作等。这一阶段可能出现以下心理变化：

1. **猜疑** 患者易盲目猜疑，对他人的表情、神态、行为等特别敏感、多疑。甚至对诊断、治疗、护理也会产生怀疑、不信任，对检查、治疗均要追根寻底详细问询；若亲人探视不及时或次数减少亦会怀疑对他冷淡或另有新欢等。

2. **悲观、抑郁** 因患病丧失了劳动能力，或疾病导致了形象变化，患者情绪变得异常悲观，少言寡语，对外界事物不感兴趣；哭泣不语或叫苦连天；有的患者自暴自弃、放弃治疗，甚至出现轻生的念头。

3. **失助感** 当一个人认为自己对所处环境没有控制力并无力改变时，就会产生失助感。这是一种无能为力、无所适从、听之任之、被动挨打的情绪反应。这种失助感还可以泛化而导致失望和抑郁等临床表现。患者呈现出淡漠、缄默不语，或自卑自怜，或回首往事留恋人生，或默默告别人世。

这一时期的干预措施主要在于协助患者获取关于疾病的知识和治疗的信息，利用这个机会进行健康教育。开始时只要耐心回答患者的问题即可，以后患者可能会提出更为具体的问题，医务人员应该更加细致地讲解。

（三）恢复期

此期是个体放弃患者角色，扮演健康人的角色。患者随着体力的恢复而逐渐能独立，愿意协助自己，积极参加复健活动，可以多做一些决定，并逐渐增加对周围事物的兴趣，表示自己已在康复之中。不适应的患者行为会停留在第二阶段。这一期可能出现的心理变化包括：

1. **期待** 是指患者对未来美好想象的追求。一个人生病后，不但躯体发生变化，心理上也备受折磨。因此，不论急性或慢性疾病，患者都希望获得同情和支持，得到认真的诊治和护理，急盼早日康复。那些期望水准较高的患者，往往把家属的安慰、医护人员的鼓励视为病情好转，甚至即将痊愈的征兆。期待心理是一个人渴望生存的精神支柱，是一种积极的心理状态，客观上对治疗是有益的。但要预防一旦期待的目标落空，患者会陷入迷惘之中，情绪消沉，甚至精神崩溃。

**2. 习惯性**　习惯性是一种心理定势,患者患病之初,总幻想自己并没有患病,可能是医生搞错了,这是习惯性思维造成的。而当疾病好转后,又认为自己没有完全恢复,要求继续住院观察和治疗,不愿出院,这是习惯了患者角色的惰性表现。

这一期的主要干预手段在于了解患者出院后所关注的问题,在系统评估的基础上制订出院指导计划,做好各方面的准备,以确保患者出院后治疗和护理的连续性。

### 四、患者角色障碍和干预

因为病痛的折磨,一个人从社会其他角色转换到患者角色,在角色转换过程中,就会出现患者角色的转换问题。角色适应是指患者的心理与行为和患者角色的要求基本符合,例如,客观面对现实,承认自己患病,积极寻求医护帮助,遵守医嘱,采取积极的措施恢复健康等。这对患者个人或者医护人员而言都是有利的,这有助于个体心理状态和行为方式向积极的方向发展,更好地配合医务人员检查、诊断、治疗和护理,这对患者的治疗和康复是有益的。但如果患者不能顺利的完成患者角色转换则为角色适应不良。常见的角色适应不良有以下几种:

#### (一)患者角色冲突

患者角色的要求与其日常行为发生冲突,患者常有挫折感,会感到愤怒、焦虑、烦躁、茫然。角色行为冲突指的是患者角色与其他社会角色发生心理冲突,常态角色的重要性、紧迫性以及个性特征等因素都会影响心理冲突的激烈程度,使患者进入患者角色发生困难。例如,患病的母亲因要照顾幼子而不愿住院接受治疗,造成母亲角色与患者角色的冲突。实际上当一个人从其他觉得进入患者角色后,其他角色都应该处于从属地位。如果一个人不能很好地进入患者角色,而是继续原来的角色,则对治疗、康复非常不利。

对于这类患者要给予同情与关怀,充分调动社会家庭支持系统,减少患者的挫折感、病耻感,帮助患者用科学的态度面对疾病,处理好工作与健康之间的关系,渐渐适应患者角色。

#### (二)患者角色缺如

否认自己有病,未能进入角色。虽然医生诊断为有病,但患者本人否认自己有病,根本没有或不愿意承认自己是患者。一部分患者是因为缺乏疾病的相关知识,没有认识到自己患病;一部分患者因为对突然患病没有做好心理准备,使用心理防御机制,不相信自己会得病,从而减轻心理压力;一部分患者因为经济困难而不愿进入患者角色;另外有也有一部分患者因传染性疾病而感到羞耻,从而不愿意承认自己得病;严重的精神障碍由于丧失了对自己精神和躯体状态的判断能力,而不承认患病。例如,某些癌症患者或精神障碍患者否认疾病的存在而拒绝接受治疗或采取等待、观望的态度等。患者角色缺如的后果就是耽误治疗,使病情恶化。

对于这类患者我们需要对其进行详细、通俗易懂的病情解释,使其正确认识自己的疾病,配合治疗。对于患者的家属,不仅要向他们解释病情还应该要求其对患者给予家庭支持。对于患者的工作单位,我们要提出建议,尽可能地寻求帮助解决患者的后顾之忧。

#### (三)患者角色减退

患者进入患者角色后,由于正常社会角色所担负的责任、义务的吸引,不顾病情从事一些活动,表现出对疾病的不重视,可导致患者角色行为减退。例如,某些需要治疗的慢性病患者因为家庭经济拮据,中断治疗去工作,赚钱补贴家用。

对于这类患者首先应肯定其工作责任感、家庭责任感,然后指出这种行为会严重影响自身健康。如果患者过早地退出患者角色,使得康复受阻,无形中也会加重家庭、工作单位和社会的负担。

#### (四)患者角色强化

通常情况下,随着病情的好转,患者角色行为也应向正常角色行为转化。同时,伴随着疾病康复,其正常社会角色行为也得到恢复。但有的患者安于患者角色,期望继续享受患者角色的待遇,使患者角色行为与其躯体状态不相吻合,出现对自我能力的过分怀疑和忧虑,行为上表现出较强的退缩和依赖性,这就是患者角色行为强化。

对于这类患者首先应该帮助角色强化者树立自信心,其次可将患者已经痊愈或者病情不如患者想象的那么严重的实际情况告知患者和家属,同时要正确对待患者的要求,以免患者继续从"病"中获得精神和/或经济上的利益。

（五）角色行为异常

患者无法承受患病特别是患重症或不治之症的挫折和压力,在心理上表现出冷漠、悲观、绝望,对周围环境和别人的关注无动于衷,并导致出现异常行为,如自杀、杀人等。

对于这类患者应该加以心理健康疏导,动之以情,晓之以理,为他们分析上述不理智行为对自己、家人以及对社会产生的不良后果。此外还可以动员患者家人、朋友对其进行劝导、看护,必要时也可请临床心理科或者精神卫生科介入。

## 五、求医行为的类型

求医行为也称为患病行为,是指个体本着预防疾病或疾病早期及早发现并以治疗为目的而采取的寻求医疗帮助的行为,如主动求医、提供真实和详细的病史及症状、积极配合医疗护理、保持乐观向上的情绪等。正确的求医行为是减少患病,及早治疗的重要措施之一,也是关系到疾病传播和疾病控制的一个主要问题。

求医行为的类型大致有以下几种:

1. **主动求医型**　当个体产生不适感觉时,自觉地做出求医决定,见于大多数患者,也可见于疑病观念、假冒患者角色的人。

2. **被动求医型**　受智力低下、意识障碍等因素影响,或其他限制行为能力人,无法自主判断病情,由患者的家长、亲属或其他人做出求医的决定,如儿童或昏迷患者等。

3. **强制求医型**　自己不承认有病,但由于对本身或社会可以构成危害而由他人强行求医,这往往见于无自知力的精神疾病患者。

4. **延迟求医型**　延缓求治、讳疾忌医是面对疾病不可取的行为,一般有两个可能的情况:一是患者知道得病但碍于各种经济、地域、家庭等原因而导致无奈的被动延迟求医;二是患者明知患病,却因为心理原因而主动讳疾忌医而出现主动延迟求医。

5. **过度求医行为**　这是一种特殊类型的主动求医行为。一般也有两个可能的情况:一是受到"继发性获益"心理支配,生病会使患者摆脱责任、减轻义务、获得同情、得到公费医疗等,多见于工伤、交通事故以及打架斗殴者,被称为"赔偿性神经症";二是受到疑病心理支配,格外珍惜生命,害怕得了绝症,草木皆兵,小病大医,浪费医疗费用和医疗资源。

## 六、遵医行为影响因素

遵医行为是指人们为了健康,按照医护人员对其在医疗或健康方面的指导（医嘱）而发生的活动。作为一个医学专用术语,更主要的是指其行为符合医嘱的程度,人们的遵从行为由其健康观念及种种主观条件决定的,患病的人群遵医是必要的,健康、亚健康人群为保护或恢复健康,遵医行为也是十分重要的。遵医行为是在特定的社会背景下,受到多种因素综合影响的特定结果。

（一）患者对症状的认识

在任何文化背景下,求医行为最显著的特征是患者对症状及疾病的严重性的认识程度,如自己感觉很不舒服或疼痛难忍可能前去就医,然而,对症状的认识受个体在特定社会和文化环境下形成的认识、社会化程度和以往经验的影响。许多疾病,尤其在疾病的早期阶段,患者没有明显症状,例如女性性病患者。因此,对症状的认识和行动的结果仅仅是看病的一个方面;同时对症状的赋义还受患者原有的疾病观念及信仰的影响,以及不同医疗方法的效果（传统医疗、灵魂治疗、西医、中医）、不同卫生医疗机构的质量和可及性等都可能对症状的认识及治疗有帮助，事实上，许多因素都交互影响患者对症状的认识及危险程度。值得注意的是某些疾病由于疾病的特殊性，常导致患者对症状的否认，如重精神疾病患者的自知力缺乏。

（二）医患关系和服务满意度

求医离不开医患之间的互动，患者对医患关系和服务满意度的认知往往影响其求医决策和求医全过程。博加特（Bogart）等分别对低收入者、低收入 HIV 感染者和无家可归者这 3 个人群进行了研究，考察了患者对卫生服务提供者的印象与求医行为的关系。结果显示患者对医生的负面刻板印象越多，则生病时越少求医，对所获得的卫生服务的满意度越低，也越不容易谨遵医嘱。近年来，由于糟糕的医患关系而导致的医疗纠纷乃至严重事件已经屡见不鲜，除了客观上的医疗技术和质量之外，医务人员的态度、与患者的沟通也是患者求医时考虑的重要因素，增进沟通减少彼此的信息不对称，建立良好的医患关系，不仅有助于患者做出求医决策，也有助于提升医疗服务效果。

（三）个体的自我保健

自我保健是对自己健康问题的预防、发现和治疗。世界卫生组织指出："自我保健是个人、家庭、邻里、亲友和同事自己进行的卫生活动"。世界各地的人们最常见的对于疾病症状的反应通常采取自我保健措施。自我保健包括采取预防方式对症状进行自我治疗、慢性病的自我管理、个体锻炼等。

（四）年龄和性别

所有对年龄和性别的研究结果都是一致的：女性利用卫生服务比男性多，老年人利用卫生服务最多。在对疾病症状的知识方面，妇女一般也比男性更多地掌握与健康相关的知识，而且更好地照顾自己的身体。对老年人医疗服务利用的研究结果表明：65 岁以上的老年人比其他年龄组人群的健康状况差，且住院率高，老人多由于实际的需要而非其他单一因素去寻求医疗帮助。

（五）社会网络

社会网络是人们日常生活互动中存在的社会关系，通过互动人们可以交换观点、信息和情感。典型的社会网络是由人们密切接触的家庭、亲属和朋友组成。许多研究表明，决定求医行为的主要因素之一是家庭，尤其是家庭中的主要成员的建议。家庭是一个人第一个重要的社会群体，是社会价值观的发源地。因此，有关疾病的知识和家庭权威是一个人就医的关键。有关疾病的知识帮助人们认识疾病症状，而家庭权威则迫使患者去寻求专业卫生保健服务。因此，缺乏疾病知识和 / 或缺乏家庭权威则成为人们获得专业医疗服务的阻碍因素。社会网络的角色和它所具有的特定的价值、观点、态度和文化背景，对个体采取或不采取某一行为起到建议、指导和强制作用。

（六）医疗保险

医疗保险的有无也是一个影响患者求医行为的重要因素，尤其是在选择正规医疗卫生机构和非正规医疗卫生机构方面。未参加保险的人主要来自低收入家庭，由于经济的原因，没有足够的钱买医疗保险，一旦身患疾病，常常选择非正规的医疗卫生机构，除非疾病严重时才可能去正规医疗卫生机构。

（七）经济收入

另一个主要的求医行为影响因素是经济收入。穷人之所以卫生服务利用不足，其主要原因是医疗服务成本过高，而无力支付医疗费用。通常情况下，他们根据自己的生活经验，对一些所谓的"小病"（如感冒）进行自我治疗或不愿意承认疾病存在，即便确实患有严重疾病也不想把疾病看得多么严重。另外，现代医院里的大型医疗设备和复杂的诊疗程序，也使穷人在代表权威的医生面前显得特别无助。

### 七、提高患者的遵医行为

良好的遵医行为是患者疾病康复的重要保证。任何疾病的治愈不单纯依靠医务人员选择有效的治疗手段，同时还需要患者积极参与，并主动配合治疗方案的实施。

#### （一）健康教育

健康宣教可以排除和纠正患者错误的保健观念和治疗态度，指导和帮助患者树立正确的健康观念。郑燕等人对253例糖尿病患者进行针对性的健康教育后发现教育前后患者对糖尿病特定知识的知晓率差异有显著性，实施健康教育可提高患者的遵医行为，提高自我保健能力。同时，社区护理干预在帮助患者提高遵医率方面有重要作用，定期进行家庭随访，可以随时提醒和帮助患者遵从医嘱，达到控制疾病的目的。

#### （二）建立医患间良好的合作关系

在临床诊疗中若医护人员被患者认为缺乏同情心，则将影响对患者的咨询行为，从而影响医嘱依从性。因此加强与患者的沟通与交流，建立伙伴式的关系，改善医疗的各个环节，患者只有在治疗过程中形成医疗意向才能具有良好的遵医行为，应从生物 - 心理 - 社会医学模式出发，认识治疗并非为单纯控制疾病的症状。尼格曼（Niggemann）等人指出，要改善不遵医行为而不是强制实行遵医行为。应重视患者在治疗计划制订时的参与，强调护患间的互动。建立"引导 - 合作型"和"相互参与型"的护患关系，让患者及其家属参与治疗方案的制订，使其真正理解和执行医嘱，改变不良的生活方式。

#### （三）社会和家庭支持

社会和家庭成员的支持对帮助患者遵医用药有着积极作用。有研究发现居家情况对慢性肾病患者用药依从性影响差异显著。夫妻合居的患者用药依从性较好。因此，融洽夫妻关系、相互关照，可使患者保持良好的精神状态，减轻疾病带来的痛苦，增强治疗信心，能提高用药依从性。梅勒（Meuhrer）等人研究发现，通过家人的监督与帮助可以端正患者的就医心理，改变其错误观念，进而影响他们的行为。

#### （四）其他

加强社会保障系统的建立与完善，提高医务人员的业务素质和医德修养，尽量给患者使用价格低廉疗效显著的药物，有助于提高患者的治疗依从性。

## 第三节　医患关系

医患关系是医务人员与患者在医疗过程中产生的特定医治关系，是医疗人际关系中的关键。著名医史学家西格里斯曾经说过："每一个医学行动始终涉及两类人群：医师和患者，或者更广泛地说，医学团体和社会，医学无非是这两群人之间多方面的关系。"所以医患关系是指以医务人员为一方，以患者及其社会关系为另一方在医疗诊治过程中产生的特定人际关系。现代医患关系是指"医"与"患"之间的关系。"医"包括医疗机构、医务人员："患"包括患者、患者的家属以及除家属以外的患者的监护人（有时称作"患者方面"）。下面将对医患关系中的重要内容进行讨论。

### 一、医生角色

每个人在社会生活中都要扮演不同的角色，而且每个人都要扮演多个角色，医生是一种职业，医生角色具有鲜明的独特性，因为扮演着"治病救人"的角色，所以被称为"白衣天使"，表达了对这一角色的极大尊重。因此，了解医生角色的内涵及影响医生角色的因素，对于改善医患关系具有重要意义。

（一）医生与医生角色

"医生"一词最早见于《唐六典》中的"医生四十人"，唐时设置学校令人习医，因而凡学医者称为"医生"。医生是就一个人所从事的职业而言的，是一种职业称谓。

医生角色不仅是一种职业也是一种社会角色，是一个有着深厚道德意义的特殊的角色化存在。这种角色化存在是医生切实履行医生角色规范的过程，也是社会对医生形象的一种结构性定位和医生对这种结构性定位的回应。掌握医学知识和医疗技能是医生角色的必要条件，防治疾病、维护健康是社会赋予医生角色的职责和任务。

（二）医生角色的职业特征

**1. 技术上的专业性**　一个人之所以能够扮演医生角色首先是因为他经过了专门的职业学习和技术训练，并获得了同行的认可。技术上的专门性大大提高了医生的技术威信和地位，并确立了医生在医疗过程中的主导地位。这是对医生角色的基本要求。

**2. 职能的专一性**　医生的工作就是治病救人，医生的职责应该是围绕患者和疾病展开，从生物、心理、社会几个方面帮助患者解除痛苦，而不应该和患者及其家属产生其他方面的纠葛。随着医学模式的转变，医学的研究领域和服务范围在不断扩大，医生的职责范围不仅限于疾病的诊疗，也日益进入社会和心理领域，越来越多的社会行为、心理问题被看作医学问题或遗传问题。

**3. 情感的中立性**　中立意味着医生角色在感情上与社会保持适当的距离，这可使医生在客观治疗过程中防止主观性。医生对患者能表现出同情心，但不能将自己的是非恶好标准掺杂到治疗关系中。

**4. 对象的平等性**　尽管医生的服务对象在地位、种族、婚姻、职业、病情等方面不同，但医生应一视同仁，普同一等。

（三）不同医学模式下的医生角色

随着医学技术的发展以及社会文化和价值观念的转变，医学模式也在发生着变化。总体来看，医学模式的转变主要经历了生物医学模式、生物 - 心理 - 社会医学模式和消费者权利保护主义模式三个阶段，医生角色也相应有了专家、伙伴及服务者三种内涵。

**1. 生物医学模式**　这一时期，认为医学所研究的，主要是人体内一系列生物学的机理变化，而自然界、社会环境等因素都是外因，最终都要通过生物特性这一内因起作用。这样，生物医学模式就把人与自然环境、社会和心理因素分离开来。在这样的医学模式下，医生所扮演的是一种专家角色。普通人无法了解这些知识，因而不能对医生提出质疑，这就明确了二者所扮演的不同角色：医生必须去了解必要的信息，决定适宜的治疗方案，并确切地告诉患者怎么做；患者则被动地依靠并遵从医生的判断与决策。此外，医生所关注的只是疾病的处理和技术的应用，他们很少考虑患者的期望值和满意度，在医生看来，心理、社会问题的处理对于治疗是于事无补的。概括说来，在生物医学这一传统医学模式下，医生角色是：做出客观的专家决策，并使患者遵从这些决策。这一模式很少为医患之间的心理沟通留下余地。

**2. 生物 - 心理 - 社会医学模式**　现代医学逐渐把分析和综合、局部和整体、静态和动态结合起来，日益向辩证综合的医学发展，"系统论""控制论""信息论"等新的横断学科的介入，进一步开辟了整体论研究方法的道路。由此，新的医学模式——生物 - 心理 - 社会理论逐渐形成。心理、社会因素可能引发疾病或对躯体疾病产生重要影响，疾病也可能导致心理、社会上的后果。在此理论看来，"人不仅仅是其肉体""患者不仅仅是其疾病""卫生专业人员不仅仅是利用技术技能的受过科学训练的头脑"，只有当"医""患"两个完整的人相互作用时，才能获得最好的医疗效果。

在这种医学模式下，医生走下"神坛"，成为与患者平等的"伙伴"。患者不再被看作是有病的"事物"和被动的求助者，而是关于自己疾病的"专家"，二者通过平等合作共同为患者的健康努力。作为伙伴，医生除了起到诊断者和治疗者的通常作用外，还同时充当患者的合作者以及情绪与社会支持的源泉。患者的心理和社会因素得到了应有的重视。这样，在伙伴式医患关系中，医患间有相当多的机会和条件进行信息交流，从而为建立融洽而适当的医患关系创造了条件。

**3. 消费者权利保护主义模式**　观念、文化和政治上的种种变化，使得今天的许多患者已不再是逆来顺受的被动方，他们能够在医疗过程中提出更多自己的见解并做出自己的理性决定；他们可以拒绝医生的建议，可以自己选择医生。维系医疗服务和医患关系的，已不仅仅是医生的知识技和经济利益，更重要的是超越技术、经济的尊重的服务。因此，把患者作为医疗服务、医患关系的中心成为健康领域发展的必然要求。消费者权利保护主义的医学模式由此应运而生。

医患关系伴随着患者角色的转变而更加民主化，医生的社会角色逐渐演变为服务者，医生给了患者更多的选择和控制权，将患者的"满意"而非仅仅"治愈"作为治疗的最终目标。医生把患者视为有能力做出合理决定的人，尊重患者的意志，主动帮助和鼓励患者参与医疗过程，使患者在医疗处置决定中有发言权并共同承担责任，从而确立患者的地位和自主权。

## 二、医患关系的模式

医患关系的基本模式可以定义为：在医疗卫生活动中形成的描述和概括医患关系的标准样式。根据医患交往内容不同，可以将医患关系分为技术关系和非技术关系两种模式。以技术性交往为主要特点的医患技术关系是医患关系的首要模式。

### （一）医患技术关系模式

医患技术关系模式主要是指医患之间针对诊断、治疗、护理以及预防保健的具体方法而进行沟通与交往时所结成的关系。目前比较公认的关于医患关系模式的理论主要有三种：萨斯 - 荷伦德模式、维奇模式和布朗斯坦模式。

**1. 萨斯 - 荷伦德医患关系模式**　1956 年美国学者萨斯（Seaz）、荷伦德（Hollender）指出患者症状的严重程度是影响医生与患者各自主动性大小的重要因素。据此，萨斯、荷伦德将医患关系归纳为三种类型：主动 - 被动型、指导 - 合作型、共同参与型。这种医患关系类型划分模式是被医学伦理学与医学社会学界广泛引用的医患关系模式，同时也是一种典型的医患技术关系模式。

（1）主动 - 被动型模式（Active-Passive Mode）：是把患者置于被动地位，而医生处于主动的主导地位的一种模式，虽然医生也确实在为患者尽力，但患者则是消极被动的，处于被支配的地位，在诊疗中不利于发挥患者的主观能动作用，患者仅仅是医务人员医疗活动的被动接受者。

（2）指导 - 合作型模式（guidance-cooperation mode）：是一种一方指导，另一方配合的有限度地合作的过渡模式。按照这个模式，在临床实践活动中，医生的作用占优势，同时又有限度地调动患者的主动性，密切配合。在这个模式中，医生是主角，患者是配角。

（3）共同参与型模式（mutual participation mode）：是一种以平等关系为基础的医患关系模式，双方有近似的同等权利，从事于双方都满意的活动。在临床实践中强调医生和患者都处于平等的地位，是一种同志或朋友般相互依存、相互需要和相互作用的民主的关系，都具有治好疾病的共同愿望和要求，在这个模式中，医生和患者均为主动，彼此相互依存，作为伙伴在一起工作，埋头于双方都感到满意的活动。

**2. 维奇医患关系模式**　美国学者罗伯特·维奇（Robert Veatch）依据医生在医患关系中所充当的不同角色，提出三种医患关系模式：纯技术模式、权威模式、契约模式。

（1）纯技术模式：又称工程模式。在这种模式中，医生充当一名纯科学家的角色从事医疗工作，只管技术，不问其他。医生只将所有与疾病、健康有关的事实提供给患者，让患者接受这些事实，然后医生根据这些事实，解决相应的问题。这是一种把患者当成生物变量的生物医学阶段的医患关系模式，在新的医学模式问世后它已淡出。

（2）权威模式：又称教士模式。在这种模式中医生充当家长的角色，具有巨大的权威性，医生不仅有为患者做出医学决定的权利，而且具有做出道德决定的权利。一切均由医生决定，患者丧失了自主权，不利于调动患者的主观能动性。

（3）契约模式：是指医患之间关系是一种非法律性的关于医患双方责任与利益的约定。在这种模式中，尽管医患双方都不感到彼此之间是完全平等的，但都感到相互之间有一些共同利益，对做出的各种决定负责，并承担相应的责任。按照这种模式，医疗过程中的一些具体技术措施实施的决定，由医生负责。

**3. 布朗斯坦医患关系模式**　布朗斯坦（Braunstein）提出了医患关系的传统模式和人道模式。

（1）传统模式：是指医生拥有绝对权威，为患者做出决定，患者则听命服从，执行决定。传统模式是长期以来医疗领域普遍存在的医患关系模式，由于医患之间存在着绝对负责 - 信任的关系纽带，且在医疗技术的掌握方面医患之间的信息具有非对称性，传统模式有着其合理性。

（2）人道模式：是将患者看成是完整的个人，诊断中重视患者的心理、社会方面，对患者不仅予以技术方面的帮助，而且医生要有同情、关切和负责的态度，体现对患者意志和权利的尊重。在医患关系的人道模式下，患者主动参与医疗过程，在作医疗处置决定时有发言权并承担责任；医生在很大程度上是教育者、引导者和顾问。

（二）医患非技术关系模式

医患之间的非技术关系模式是指在医疗活动过程中医生和患者由于社会的、心理的、情感的、经济的、文化的等诸方面的影响，所形成的道德关系、利益关系、法律关系、文化关系和社会关系等非技术关系。

医患之间的非技术关系是医患关系中重要的方面。传统生物医学模式之所以见病不见人，其根本疏漏就在于，医生只关心患者的病，而忽略了人。新的医学模式即生物 - 心理 - 社会医学模式的主要特点就在于以患者为中心，首先把患者当成一个人，然后才看病，即重视医患之间的非技术关系。医患之间的非技术关系主要包括：伦理关系、利益关系、法律关系、文化关系。

## 三、医患关系的特征

医患关系的实质是医护人员以自己的专业知识和技能帮助患者摆脱病痛，预防疾病，保持健康的过程。与其他人际关系相比，医患关系有以下特征。

（一）医患关系以医疗活动为中心，以维护患者健康为目的

医患关系是一种工作关系，以治疗疾病、维护健康为目的的医疗活动，是医患沟通的核心内容。医生在医患交往中为患者提供特定的医疗服务，医生和患者所有的交往活动都会以患者的疾病治疗、健康维护为目的，以满足患者的生理和心理需要为中心，因此医患关系有明确的目的性。

（二）医患关系是一种帮助性的人际关系

在医患关系中虽然双方地位是平等的，但医护人员具备专业知识和技能，处于帮助者的地位，患者处于被帮助者的地位。从这个角度来看，医患关系的和谐与否取决于医生一方。医生在与患者接触中，能够理解患者的感受，尊重并关心患者的体验，满足患者的心理需要，双方就会建立起良好的人际关系；相反，如果医生对患者表现不友好，不真诚，不尊重，不考虑患者的心理需求，就会引起患者的不安或反感，双方关系就会受到影响。

（三）医患关系是以患者为中心的人际关系

一切医疗过程和医患沟通过程都要作用于患者，并以解决患者健康问题为目的，因此对医患关系的评价应主要以其对患者的作用和影响为标准。"以患者为中心"说到底就是满足患者的需求和期望，提高医疗服务质量，增加患者的医疗满意率。

## 四、医患关系的影响因素

关于医患关系的影响因素，已有的研究说法各异，但是，可总结以下几个方面。

（一）医方对医患关系的影响

**1. 医生业务能力**　求医过程实际上就是患者把自己的健康和生命交付给医生的过程，他们

渴望业务能力强的医护人员为其提供服务。因此，如果医护人员理论功底深厚、技能娴熟，就容易形成良好的医患关系。

**2. 医生职业倦怠** 有研究指出医生的职业倦怠是一个亟待解决的问题，因为医生的职业倦怠直接影响医患关系的走向，医生一旦产生了职业倦怠就会变得淡漠，使医患间关系进一步恶化，会十分消极、否定而冷漠的对待患者，将患者当作无生命体对待。进一步研究发现医生的情绪衰竭、去人格化对医患关系有着直接的负面影响。

**3. 医疗行风问题** 由于医疗服务出现了市场化的倾向，部分医院出现了一味追求经济效益和经济指标而忽视对医务人员的职业道德教育的现象，这导致了一些医务人员的价值观发生偏差，在给患者带来不必要的经济负担的同时，也损害了医务人员在患者心目中的形象，导致医患关系紧张。

**4. 沟通技能** 如果医护人员经常及时与患者沟通，给患者提供医疗信息和及时指导，就容易取得患者的好感。医护人员的沟通能力是有差别的，善用沟通技巧的医护人员就更加容易与患者建立良好的医患关系。

**5. 医疗形式的转变** 随着科技的发展，医疗设备的现代化使大量的物质性诊疗媒介介入医疗过程。伴随而来的，一方面是诊疗质量的提高，另一方面是医生对高档仪器检查结果的依赖正日趋多于对患者物理诊断的关注。以医患直接交流为前提的传统诊疗模式正在悄然发生变化，这导致了医生对患者的人文关怀日趋减少，医患关系日渐冷漠。再者，大型三甲医院每日繁重的门诊量使得医生很难有时间与患者充分交流。许多患者是带着让医生解决问题的希望而来，在漫长等待后，得到的可能只是几分钟的服务，造成患者不满意，从而导致医患关系的紧张。

（二）患方对医患关系的影响

**1. 患者的维权意识** 随着文化、经济及社会水平的提高，患者要求更多地了解自己的病情、诊断、治疗方案、预后、费用等。这就要求医生要充分履行告知义务，对医疗活动中可能引发的风险，必须告知并取得患者或家属的同意方能开展相应的医疗活动。新的《医疗事故处理条例》的出台，强化了医患双方的防范意识，而患者的自我保护意识更强，甚至出现个别患者家属在与医生谈话时秘密录音，将医生的手术过程进行录像的现象；有的医院做手术还要进行公证。这些行为无形中加剧了医患关系的紧张。

**2. 患者对治疗效果过高的期望值** 由于医患信息的不对称等因素，患者不可能从医方的角度来审视病情，对医生期望过高。有些患者存在"我花了钱就要治好病"的心理，缺乏对医疗行为风险性、不可预测性以及个体差异的认识和理解，一旦未达到患者的预期效果，便引发医患矛盾，影响医患关系。

**3. 媒体因素** 媒体直接反映社会舆情，进而影响社会心态，媒体有失事实的对医患关系的报道，诸如大众媒体关于医疗服务过程更多的报道问题、纠纷，医疗事故及医闹行为，较少报道取得的医学成绩，使得媒体受众者强化并内化了医患之间的不信任，加剧恶化医患关系。

### 五、医患关系与健康

良好医患关系对增强患者的依从性，顺利完成医疗活动，提高疾病治疗效果，促进患者早日康复具有重要作用。同时，有利于避免医疗纠纷，促进医务人员的自我完善。

（一）增加患者对医务人员的信任

医患关系本质上是一种"信托关系"-信任并且托付。在中国社会转型时期特有的人际信任危机背景下，医患之间的信任也受到了严重挑战。患者必须信任和支持医生的诊疗与判断能力，医生则要能够倾听患者的疾病体验和关注患者的心理感受，双方对于疾病的认知模式趋于一致，才能达到最大效益的治疗效果。国内外研究证实，健康的医患关系对医患双方的信任可以起到以下的作用：①患者在治疗过程中病情是变化的，因为诊断也是动态的，好的医患关系能够促使医护人员随时与患者及家属交流,沟通最新的病情信息,从而修正诊断,调整治疗方案,以获得良好的疗效;②良好的医患关系可以帮助医护人员与患者及家属更好地沟通治疗方案(包括医疗费用)的选择,增强医患之间的合作性与患者的依从性;③可以给予患者和家属优良的服务,促进医患互动,增强患者与病魔对抗的信心,减少并发症。

### (二)提高疾病诊断与治疗的效果

全面、准确地收集病例信息是做出正确诊断的基础,而全面、准确地收集病例信息的基础就是医患之间和谐而有效的沟通。

医学诊疗过程是一个包括医患双方在内的多方协作的过程,其中最重要的是医生与患者之间的密切配合。在互信、互动中,患者才能把自己的病患信息全面、准确地告诉医生,从而才能从准确的病例信息中做出正确的诊断与治疗方案。而有效的治疗方案也需要取得患者及家属的理解、支持与合作才能取得最优的治疗效果并且避免医患纠纷的发生。

### (三)促进健康事业的发展

近年来,对医患关系的重视与运用,促使医生在接诊过程中更多地了解患者的婚姻、家庭、教育程度、文化背景等基本情况以及心理状况、生活习惯与行为方式等,更多地与患者交流,疏导患者心理,说明对疾病产生影响的不良因素,指导健康的生活与行为方式,告知自我察觉身体不适信号和保健"治未病"的方法等。这种建立在医患良好沟通基础上的治疗方式,在治疗疾病的同时,也促进了患者的健康。

## 六、医患沟通的改善

医患沟通是改善医患关系的重要途径,必备的沟通能力是建立良好医患关系的基本条件,改善医患沟通要从如下几个方面着手:

### (一)提高沟通技能

根据沟通过程中所运用的符号系统不同,沟通方式可分为语言沟通、非语言沟通等。掌握提高医患沟通的原则和技巧,对更好地开展医疗、护理工作,使患者满意,具有重要的意义。

**1. 医患沟通的基本原则**

(1)主动原则:主动是沟通的首位原则,医生是医疗行为的实施者,因此要主动与患者沟通,面对紧急情况时尤其如此。主动与患者打招呼,主动与患者交流病情信息,尤其需要提前将医疗过程中的各种情况,包括已经发生的情况和可能发生的情况及时告知患方。

(2)平等原则:平等意识是医务人员必须具备的基本素质之一。我们必须意识到,医患双方是一个不可分割的整体,没有高下。医生不是患者的施舍者,我们必须抛弃高高在上的优越感,全心全意为患者服务。同理,医生也不是患者的奴隶,医生向患者提供了帮助,拯救患者于病痛之中,因此也不需要低三下四,丧失原则。

(3)尊重原则:尊重是建立在平等的基础之上的尊敬和敬重,尊重患者是医患沟通的前提,是医务人员起码的工作态度和行动准则之一。切不可以貌取人、以职业取人,尊重每一位前来就诊的患者。

(4)坦诚原则:接诊过程中我们的态度要坦诚,以一颗真诚的心对待每一位患者。其次医务人员面对的大多是患者的悲剧,是悲剧有时就意味着往往有难言之隐。尽管如此,医生必须在合适的时间和地点坦诚地将所有的情况实事求是地与患方交流,这是诊疗的需要,如果遮遮掩掩,报喜不报忧,违背事实,就有可能丧失患方的信任,出现难以预料的结果,很有可能导致纠纷。

**2. 语言沟通技巧**　在执行医疗活动时"说什么话、怎样说"是一门大学问。俗话说"良言一句三冬暖,恶语伤人六月寒"。那么我们在工作中与患方说话时应该注意哪些呢?

(1)明确说话的内容:医务人员首先要明确自己要说什么,你的目的是什么,想要患方了解什么等。总之,要有一个或数个明确的谈话主题,这样才能层次分明地准确表达自己的观点,避免词不达意、模棱两可、含含糊糊的话语。

（2）选择说话的场合：在不同的场合说不同的内容，如在公共场所或有其他朋友、同事在场时，应避免谈论涉及患者隐私或一些敏感的话题。

（3）区别说话的对象：根据临床需要区别说话对象是很重要的，不同的对象有不同的内容和语气。比如在陈述病情的时候，当着患者的面应该以鼓励和安慰的意思为主，如果实事求是地直白真实情况（要区分患者对疾病的态度、意志力、人格特征及疾病的严重程度），就可能为患者带来负担。而避开患者本人，对患者家属说话时则要坦白得多，此时应一五一十地交代患者的真实情况，让患方真正了解病情。此外，对方的不同的年龄、性别、阅历、文化程度、精神状态等都是谈话时需要考虑和区别对待的，绝不能一概而论。

（4）把握说话的时机：不要急着说、不要抢着说，而是要想着说，想好了再说。要给自己留有讲话的空间和时间，要给别人留有听话的空间和时间。因此当你要表达观点之前，应该先确定对方已经准备好，愿意听你说话了。

（5）使用适当的称呼：使用称呼能增加亲切感，使用称呼适当，能够拉近医患双方的距离。有的医生常常不使用称呼，上来就问"你怎么啦"或将患者称为"某某号、某某床"，都显得生硬和唐突，也很不礼貌，如果在这之前加上称呼则好得多。通常对年长者可称其为"老人家、老先生及老师傅"等，此外工作中千万不要张冠李戴，叫错患者的名字，是十分不恭敬的。

（6）控制说话的音量：在对方能够听清的前提下，谈话时应该尽可能降低音量，低音量不仅能传达一种镇静的态度，也能显示一个人的教养。对患者大吼大叫并不能解决问题，且会导致不耐烦的印象。时刻尊重别人的感受是一种高雅的、良好的教养，动不动就提高音调是很不得体的。

（7）控制说话的语速：谈话时的语速应该不疾不徐，而且要有适当的停顿。使用停顿能给人以片刻的时间进行思考，并在聆听下一则信息之前部分消化前一则信息，是让对方充分理解你的话语的好方法。急缓适度的语速能吸引住听者的注意力，使人易于吸收信息。如果语速过快，他们就会无暇吸收说话的内容；如果过慢，声音听起来就非常阴郁悲哀，令人生厌，听者就可能会不耐烦；如果说话吞吞吐吐，犹豫不决，听者就会不由自主地变得十分担忧了。

（8）讲究说话的角度：同样一个内容，从不同的角度说出，其效果可能大相径庭。例如在向一位癌症患者说明病情时，医生告诉他"像你这种病的死亡率是70%"，听了这句话，他还能有多少勇气和信心去与病魔做抗争，还有多少心情去进行下一步的治疗？但如果我们说"你的情况虽然有点严重，但能够战胜病魔的机会至少还有30%，所以咱们一定不要放弃。"听了这话后患者可能更多地联想到对生存的希望而不是对死亡的恐惧。由此可见，谈话的角度不同，表达的效果也截然不同。

（9）斟酌说话的措辞：在医患双方话语沟通时的遣词用句也很重要，表达时用词要准确，并尽量使用中性词语，尤其避免使用贬义词。用词不当也可以导致患者的反感，甚至造成误解。

（10）避免说话的禁忌：有些话语和词句是行医过程中谈话时的禁忌，我们应尽可能避开这些内容，这是医务人员应有的职业道德。医疗行业最突出的忌讳词语是"死"以及围绕这个字引申的含义。患者之所以求医，就是多少受到了病患和死亡威胁，虽然死亡是一个无法避免的客观现象，但是中国的文化传统还是讲究将其忌讳。

（11）避免使用过多专业词汇：使用行话或者频繁使用专业术语是妨碍医患沟通的重要因素，这样讲话不仅使对方无法理解，而且还容易造成对方的困惑，引起对方的反感。在交流中如果非要说某个专业词汇也未尝不可，但应该立即加以通俗地解释。

**3. 非语言沟通技巧**　一个人在沟通时的举止动作、呼吸和表情等所代表和传达的讯息，其可信度和影响力往往超出口中所说的话。很多医生在沟通的过程中，常会忽略掉这个在沟通中占最大影响力的要点，从而使沟通的效果差强人意。哪些身体语言需要我们在沟通中不要忘记而要充分运用呢？

（1）微笑：微笑是指自然、真诚的微笑。真诚的微笑有很大的亲和力，它能给患者带去关爱、带去信任，使他们的心理戒备放松，从而拉近了医患双方的距离。它能使我们畅通无阻。而冷冰冰的面孔则可能给患者带来反感和敌视，使他们恐惧和紧张，从而拉大了医患双方的距离，那样是无法成功沟通的。

（2）显示关注和尊重：人性之一就是以自我为中心，因此医务工作者在诊疗工作中要处处以患者为中心，眼神、话语和动作都应充分显示出对患者的关注和尊重，应从如下方面做起：①眼神接触；②认真聆听；③点头示意；④不要轻易打断患者的诉说。世界卫生组织一位顾问曾做过一项调查，当患者诉说症状时，平均19s就被医生打断了；⑤不要做其他的事情。

（3）触摸：医患沟通中有一个重要部分就是情感沟通，很多动作都能增加医患之间的亲近感，如坐在患者身边，握住患者的手，轻拍其肩膀，帮助患者盖好被子、掖好被角，帮着患者擦去脸上的眼泪、汗迹或血迹，患者走路时前去搀扶，帮助患者拿东西，上救护车时帮着拉开车门，用手护住上车患者的头部并提醒他小心等，这样一些小小的动作都可以使患者暖在心里，患者家属会降低对你的戒备，对你敞开心扉。

### （二）改善患者心理状态

**1. 建立良好的医患关系**　这是一切心理治疗的前提，对患者心理问题的干预也不例外，它是有效实施心理问题干预的纽带和桥梁。因此医护人员从与患者第一次结接触开始，就应该注意良好医患关系的建立。科学严谨的工作态度、和蔼可亲的服务态度、周到细致的关怀体贴都是建立良好医患关系的有效方法。

**2. 耐心倾听**　医护人员在时间允许的情况下要尽可能给患者表达的机会，要耐心倾听他们的陈述，这是与患者建立良好关系和了解患者真实感受的重要渠道，也是患者后期能够接受医护人员讲解说明的重要前提。另外，耐心倾听本身也是鼓励患者宣泄的重要途径，对于缓解其负性情绪具有积极作用。

**3. 提供必要信息**　对于健康人来说，信息的缺失也会给个体带来恐慌和不安，因为没有信息，当事人就很难正确地调整自己的行为以适应自己所处的环境。而处在疾病威胁之中的患者更是如此，当关于自身的医疗信息不足或缺失时，会引起患者的焦虑不安。如要在入院时向患者介绍本院的规章制度、作息时间、求助方式、科室分布等基本信息；在做各种检查之前，手术前和手术后，应对检查和治疗的意义、程序、可能出现的问题、注意事项、应对方式等进行清晰的说明。

**4. 改变不合理的认知**　患有严重疾病的患者对自己患病的事实都有一个难以接受的阶段，认为自己是世上最倒霉的人，怨天尤人，陷入消极的情绪状态难以自拔。对于这类患者，积极生死观的传递十分重要。人固有一死，有时不可避免，若能够勇敢地面对，努力接受事实，以积极、乐观、向上、超然的心态同困难作斗争，赢得生命的尊严，提高生命质量。

**5. 认知行为治疗**　对于紧张焦虑的患者可予以简单的放松治疗；对于疑病的患者可予以认知行为治疗等。

**6. 适当的药物治疗**　对于严重的焦虑、抑郁、恐惧的患者，也可以适当使用精神类药物进行治疗。

### （三）提供良好医疗大环境

医患沟通离不开所处的社会环境，医患关系反映的是社会的人际关系。

首先，政府要加快卫生事业发展，调整医疗发展结构，避免资源的不合理分布。优先发展农村和城市社区卫生事业，加大财政对医疗保障体系、社会救助体系的投入，最终形成一个覆盖全民且付费分担合理的社会保障体系。解决卫生事业发展中"以药养医"的问题，转型为"以医养医"，解决群众的基本医疗需求，解决好群众"看病难、看病贵"问题。另一方面，加强心理卫生的建设同样有助于医患沟通的和谐发展，2018年11月，由国家卫生健康委、中央政法委、中宣部、教育部等 10 部委联合下发《关于印发全国社会心理服务体系建设试点工作方案的通知》，指出到 2021 年，试点地区要在包括村（社区）、高等院校、各级党政机关和厂矿、企事业单位、新经济组织要设立心理健康咨询室（中心），100% 精神专科医院设立心理健康门诊，40% 二级以上综合医院开设心理门诊，通过逐步建立健全社会心理服务体系，将心理健康服务融入社会治理体系、精神文明建设，融入平安中国、健康中国建设，促进公民身心健康、维护社会和谐稳定。

其次，加快法制建设，尽快建立、完善各种医疗法规，明确医患之间在法律上的责任和义务，使处理各种医患纠纷、医疗事故有法可依。

最后，应该强调新闻媒体在舆论监督、营造法治社会的作用，呼吁全社会要正规医疗行为的风险性，增加对医务人员的理解、尊重。

### （四）避免医疗纠纷

人们对医疗卫生保健的需求日益提高，但是由于医疗过程中的风险和种种不确定因素的存在，医疗纠纷的问题始终存在并日渐突出。医疗纠纷的原因各种各样，有社会的、医院的原因，也有患者的、医方的因素；有道德的、文化的影响，也有制度的、法律的不完善等原因。尽量避免医疗纠纷，医务人员可以尝试以下的做法。

**1. 加强医患沟通，减少医疗纠纷** 很多医疗纠纷是由于医患之间没有很好地沟通造成的，研究表明，医患纠纷中 80% 是由于医患沟通问题所引起的。医务人员要提高服务意识，融洽医患关系，树立"以患者为中心"的服务理念。同时加强健康教育和医学宣传，加强与患者及家属的沟通，以朋友和亲人的身份出现在医疗过程中，增强患者对医务人员的信任感和依赖感，从而优化医患关系，化解医疗纠纷。

**2. 加强医学宣传，争取患者理解** 患者自门诊至入院及整个治疗过程中，医务人员要通过良好的沟通，了解患者对疾病治疗结果的期望值，如果患者期望值过高，要给予说明、解释，让患者了解医学本身具有风险性、不可预知性，同时对所患疾病的治疗也应有正确的认识，将过高的期望值降低，使之可以主动接受一些并发症、合并症的发生，对治疗结果有明确的认识，以起到减少医疗纠纷的效果。

**3. 尊重患者权利，消除纠纷隐患** 在医疗工作中，有效地维护患者的合法权利，并在医疗过程中充分地尊重患者，同时告知相应配合治疗的义务。例如，患者对病情具有知情权，医生就应该把疾病的现状、需要接受的检查和医疗费用的多少、可供选择的医疗方案、自觉接受承担医疗所产生的后果等内容明确地告知患者。此外，还要尊重患者隐私权，在语言上要严格谨慎，坦诚亲切，让患者感到踏实。在整个诊疗过程中要做到既保护患者的利益又保障正常的医疗工作。

**4. 加强专业学习，提高技术水平** 医疗技术人员必须掌握自己的专业基础知识，了解与之相关的最新发展动态，站在医学科技的最前沿，不断更新知识，调整知识结构，以提高业务水平。只有这样，医务人员才能自信，才能给患者以安全感和信任感。同时通过学习业务知识，也能够整体地提高医务人员素质，让患者放心，让家属满意。另外，医生不是全科的，对于超出自己研究领域的、不熟悉的病情，需要及时转诊给其他医学专家或请会诊。

（于恩彦）

**思考题**

1. 简述症状识别的意义，举两例常见症状并分析可能的原因。

2. 简述从健康到患病，人的心理变化是什么，如何应对？

3. 简述如何改善医患关系，避免医患纠纷的关键是什么？

# |第十九章| 中国健康心理学

**本章要点**

1. **掌握** 中国健康心理学基本理论、中国心理健康促进原则与方法。
2. **熟悉** 中国健康心理观与中国特有文化和中医的关系。
3. **了解** 中国健康心理学思想发展简史。

## 第一节　中国健康心理学思想

### 一、中国健康心理观与传统文化

中国传统健康心理思想源远流长，中国健康心理观经历了数千年的孕育和中国历代传统文化的滋养，受到哲学、医学、宗教信仰、文学艺术、天文地理、社会经济与战争等的深刻影响，逐渐演变成具有中国传统文化特色的健康心理理念，发展为集守神、修身、养性、明德为一体的健康心理观。

中华民族有着悠久的历史文化，早期先秦时期百家争鸣，各家的哲学思想渗透到医学领域，在两者的紧密联系下不断发展和丰富，并不断受到儒、释、道等各家学说理念的影响，促进了中国传统健康心理学思想的形成。

中国传统健康心理学思想最初受道教影响。道家的创世哲学认为人和万物都是源于"道"，道法自然。道家主张顺应自然，人们只能遵循顺应，不能强求改变。"天地与我并生，而万物与我为一"。人要与自然和谐共存，与万物合为一体。"致虚极、守静笃"，即恬淡虚无、少私寡欲、清静无为。顺应自然的观点是中国传统健康心理学之根本。道家讲究"太上养神，其次养形"，提倡以神制形，最佳途径是返璞归真，回归自然。

儒家思想主张"仁""修身养性""中庸之道"，其核心是修身明德的思想，这对中国传统健康心理思想也产生了深刻的影响。与道家清静无为相比较，儒家主张有为，尊崇完美的人格修养，注重人与社会的相互关系，强调良好的道德和性格是心理健康的重要标志之一。"仁者不忧""君子坦荡荡，小人长戚戚"，道德高尚的人常保持乐观的态度，不会患得患失。儒家讲究"中庸之道"。朱熹集注解释"中庸之道"为："中者，不偏不倚，无过不及之名。庸，平常也。"中国传统健康心理思想中"中庸"指中正、平和。人要保持中正平和的心态，否则就会喜、怒、哀、乐太过。保持一颗敬重或敬畏的心，中正、平和就得以长存，人的心理健康就得以保障。

佛教自东汉传入中国以来，与中国儒学、道学相互融合，成为中国传统文化的一部分，对中国传统健康心理思想亦产生了深远的影响。佛教认为"人性本净"，要修炼心性，则需放下一切而又不离一切。修炼心性的最终目的是让人做到"相离无念"，让内心无杂念无烦恼，教人保持内心宁静、豁达。即人的意念尚存，但却别无他想，不为外界繁杂事物所困，不为内心不良情绪所困。

## 二、中国健康心理观与中医学

中医学作为中国传统文化的重要组成部分，在维护中华民族繁衍、昌盛中发挥重要作用。中医对健康、无病、未病和疾病有独特的认识，随着时代的进步，认识也在不断进步与丰富。健康的健字，最早是指形体健壮、强盛，故而有健身、健壮的习用词，正如《易经》所言："天行健，君子以自强不息。"健康的康字，主要指心态坦荡、宁静，有康宁、康泰的寓意，故我国古代健康观就包含了身心的健康。中医学认为，形与神是生命的基本要素。"形"指形体，包括脏腑、组织、器官等；"神"指生命功能，包括心理功能和生理功能，人的生命是肉体（形）与精神（神）的统一体。所谓健康，就是人体形神的统一，人体的生命活动与社会、自然环境维持在一种动态的、相对平衡的状态中，健康是动态的，是可调的。处于平衡状态就是健康，即所谓"阴平阳秘"。健康的本质是人与自然、心与身、气与血的和谐。

对于中医学的健康标准，《黄帝内经》提出一个"和"字，即"气血和""营卫和""志意和"和"寒温和"。此"气血和"可概括为血气运行和畅，生命力旺盛，生理功能正常；"志意和"可理解为精神心理活动正常，意念情志不偏激；"寒温和"意指机体能适应外界天气、四季自然环境的更替变化。中医学关于健康的标准有三条：一是人体功能活动正常，以血气运行和畅为标志，即"气血和"和"营卫和"；二是人的精神心理活动正常，即"志意和"；三是机体能适应外界自然与社会的环境变化，即"寒温和"。概括地说，中医认为健康的本质是和谐，即人与自然和谐、心与身和谐、气与血和谐。这与 WHO 关于健康的定义相同：健康乃是一种在身体上、精神上的完满状态，以及良好的适应力，而不仅仅是没有疾病和衰弱的状态。

中医经典《黄帝内经》中对人体健康、心理健康有详细描述，《素问·上古天真论》曰："法于阴阳，和于术数，食饮有节，起居有时，不妄作劳"，"恬淡虚无，真气从之；精神内守，病安从来"。健康的个体能够节制饮食，作息规律，适度运动，并且心神宁静，平和笃定就保持了身心健康状态。中医学认识到存在和意识、生理和心理是矛盾统一的，揭示了心理与生理的辩证统一关系，心与身相互作用的双向效应（即心理因素能导病、致病与防病、治病），指出形神只能相即，不能相离。

中国心理健康的思想核心是"形与神俱，形神兼养"，即人的形体（身）与精神（心）是结合在一起的。"形与神俱，形神兼养"来源于传统文化中的哲学观点。《墨子·经上》篇中写道："生，刑与知处也"。"刑"，通形，指人的身体；"知"，为感知，泛指精神，即人的身体与精神融合，才表现出生命力；如果身体与精神分离，是没有生命力可言的。荀子进一步明确地指出了"形具而神生"，即肯定人先有形体，而精神则是由形体所产生的，同时他也肯定了精神的能动性；此外，《素问·上古天真论》也提到，只有"形与神俱"，形体不敝，精神不散，才能"尽终其天年，度百岁乃去"。即身心健康，长寿百岁。

## 三、中国健康心理学思想发展简史

中国健康心理学是在中医学的理论基础上，与现代心理学结合形成的新兴交叉学科。中医学的基本理论，如形神合一、天人相应、心主神明、五脏情志、人格体质等，都包涵和诠释了健康心理学的思想。

中国健康心理学基础理论的奠基为《黄帝内经》，后世历代医家基本上都是在此基础上阐释、补充和发挥；各个历史时期的思想家、哲学家的论述中，也有很多涉及心理学的内容，充实了中国健康心理学的基础理论；相关论述大都零散，也未形成系统。20 世纪 80 年代初提出创建中医心理学新学科，经系统整理研究后初步形成一个体系。中国健康心理学思想体系也是在近 30 年逐渐形成，成为中医学和心理学融会创建的新学说，其历史脉络大致分为以下时期。

### （一）先秦两汉时期

先秦时期是中国古代历史大变革时期，学术上呈现了"百家争鸣"的繁荣景象，形成了孔孟为代表的儒家及道家、墨家和法家等多个哲学学派。诸子百家的言论和著作中，蕴含着丰富的中医心理学思想。

《黄帝内经》初步奠定了中国健康心理学的思想基础，对中国健康心理学基础理论的许多重要问题有了精辟地阐述，包括如下。

1. **形与神俱**　《素问·上古天真论》中"其知道者，法于阴阳，和于术数，食饮有节，起居有常，不妄作劳，故能形与神俱，而尽终其天年"。说的是知养生者生命可终天年，根本在形神不分离。强调"形神俱在"是生命的基本特征，在先秦诸子"形神论"的基础上明确了"形神合一"的生命整体观。

2. **情志论**　《素问·天元纪大论篇》及《素问·阴阳应象大论篇》中"人有五脏化五气，以生喜怒思（悲）忧恐"。强调了人的情志活动是有脏腑气血生理基础和物质基础的重要理论观点，具体论述了"肝在志为怒""心在志为喜""脾在志为思""肺在志为忧""肾在志为恐"的五脏与情志的对应关系，以及"怒伤肝""喜伤心""思伤脾""忧伤肺""恐伤肾"的情志内伤五脏规律，并进一步提出了"悲胜怒""恐胜喜""怒胜思""喜胜忧""思胜恐"的五脏情志相胜的心理治疗法则。其精辟观点成为后世中国健康心理学基础理论中"五脏情志论"的理论渊源。

3. **人格气质论**　《灵枢·通天》按人身之阴阳多少，将人格气质分为"太阴之人""少阴之人""太阳之人""少阳之人""阴阳和平之人"五种不同类型，即"五态人"。《灵枢·阴阳二十五人》按木火土金水五行特性，又将人划分为"五行人"。此外，又有《灵枢·论勇》按性格之勇怯，将人分为"勇士"和"怯士"，强调体质因素在人格中的重要作用，这些论述为中国健康心理学理论中的"人格体质论"提供了依据。

两汉时期的《难经》提出了"五脏有七神"的观点，强调"脏者，人之神气所舍藏也。故肝藏魂，肺藏魄，心藏神，脾藏意与智，肾藏精与志也"。说明人的精神心理表现是人体脏腑功能的表现。神、魂、魄、意、智的心理活动是五脏功能的反映。

### （二）三国两晋南北朝隋唐时期

三国两晋、南北朝至隋代，特别是唐代中国健康心理学思想有较快发展，心理健康方面强调"养性"的重要性；重视对《内经》的整理和注释，使得中国健康心理学思想得到进一步的阐发。

1. **《针灸甲乙经》对《内经》心理学思想的发展**　皇甫谧《针灸甲乙经》认为情志是"神舍于心，心性之动外"，"肝虚则恐，实则怒，怒而不已，亦生忧矣"。描述人在肝气虚时恐惧，肝气实则发怒的情绪表现，对五脏情志变化的多样性有了清晰认识。

2. **王冰对《内经》心理学思想的发展**　唐代的王冰在注《阴阳应象大论篇》时，将五志阐释为"怒所以禁非也""喜所以和乐也""思所以知远也""忧，深虑也""恐所以懼恶也"，并解释"怒胜思""思胜恐"之理为"怒则不思，胜可知矣""思深虑远，则见事源，故胜恐矣"；用"情志相胜"对情志致病的心理过程体验有深刻认识。

3. **其他医家对《内经》心理学思想的发展**　这个时期对中国健康心理学思想的发展，还在医籍中体现。隋代的巢元方《诸病源候论》记载了涉及心理方面106症候。其中有关睡梦的症候就有"似睡候""虚劳喜梦候""虚劳不能眠候""小儿夜啼候"等，丰富了《内经》的睡梦理论。孙思邈的《千金方》集中强调心藏神为五神之首，心能"任物"感知客观世界，情志过度伤心，机体失调也可出现某些心理症候。

4. **道学心理学思想的影响**　这个时期的特点就是道学对中国健康心理学思想的影响。著名医家葛洪、陶弘景、孙思邈等在有关心理学思想的论述中，都刻上了道家思想的烙印。道家著作《关尹子》所述心理学内容颇多，提出了"形、气、神"的形神观、"心、物、道"的心物观、"意、识、思"的知虑观，以及"性、心、情"的情欲观和性习论思想。《五鉴篇》"物我交心生""心无时无方"阐明了心理的超时空性特征。《道藏》中"元神"概念的提出，丰富了中国健康心理学的形神论。

（三）宋元明清时期

宋代官方医书（《圣济总录》，《太平圣惠方》），对睡眠障碍的认识有所深入，提出了"胆虚不眠"及"痰湿多睡"的观点。有"治神"专述篇，认为生病多"因乎喜怒悲忧恐之变"，并总结出"凡治病之术，不先制其所欲，正其所念，去其所恶，损其所恐，未能有愈者也"。

南宋的陈无择《三因极一病证方论》总结并首次提出"七情学说"。指出"五脏六腑，阴阳升降，非气不生。神静则宁，情动则乱，故有喜怒忧思悲恐惊"。阐述了七情气机的各自特点："七者不同，各随本脏所生所伤而为病。故喜伤心，其气散；怒伤肝，其气击；忧伤肺，其气聚；思伤脾，其气结；悲伤心胞，其气急；恐伤肾，其气怯；惊伤胆，其气乱。"并提出"情志五劳"的见解，是七情学说成熟标志，对中国健康心理学"五脏情志论"的确立具有重要意义。

该时期名医辈出且都重视七情病因、心理病机，临床善于灵活运用心理治疗，在理论上有独自建树。代表者金元四大家（刘河间、张子和、李东垣、朱丹溪）都将《黄帝内经》的心理学思想融进各自的学说，丰富和发展了中国健康心理学的理论和临床。明清时期，李时珍《本草纲目·辛夷》记载有"脑为元神之府"，认为脑是精神活动的器官。王清任通过对大量尸体的解剖，在《医林改错·脑髓说》中，明确提出了"灵机记性不在心在脑"，形成了心理精神活动"脑髓说"。

（四）新中国成立后

**1. 健康心理学的本土化**　20 世纪 80 年代是中国健康心理学事业快速发展期。1985 年 3 月经国家体改委批准成立中国心理卫生协会，同年成为中国科协领导的全国一级协会。同年 9 月协会在山东泰安召开第一届全国会员代表大会并产生了第一届理事会。中医心理学作为本土化健康心理学学科被确定为二级学科，中医心理学全国性学术组织相继成立，中医心理学专著、教材不断出版，学术论坛如雨后春笋，中医院校相继开设中医心理学等课程。1993 年《中国健康心理学杂志》创刊，国内学者前后出版多部本土化《健康心理学》著作、教材。健康心理学在中国已经形成一门有活力的心理学交叉新学科，目前心理学、医学和社会学等学者不断完善和发展学科基础理论和临床应用，中国健康心理学前景广泛，学科研究任重道远。

**2. 本土健康心理学研究进展**　随着中医事业的发展，各领域学者不断发掘和研究，对形神论、气质学说等问题进行了进一步的发展和完善。①中医五态人格：该人格理论基于人所禀赋阴阳含量的多少，根据心理特征及所表现的行为举止、体态神情以及体质特点等，将人格归纳为太阴、少阴、太阳、少阳及阴阳和平 5 种典型特质。中国学者薛崇成、杨秋莉团队结合现代心理学测验方法，经标准化制定了"五态人格测验"和"五五体质测验"，建立了我国总体与不同人群的常模，填补了我国在人格测验领域的空白，现已应用于中医临床和健康心理各个领域。②低阻抗意念导入疗法：把中国的导引疗法与西方的暗示催眠疗法相结合，通过言语和行为的诱导，使被治疗者进入某种从清醒到睡眠这个过程的中间状态，是一种从行为调整、认知治疗发展到人格矫正的综合心理治疗技术体系，也是现代中医心理学的特色疗法之一。③阈下抑郁（subthreshold depression，SD）研究：阈下抑郁是指具有抑郁核心症状但未达到抑郁症临床诊断标准的介于抑郁症与健康之间的亚健康状态。国内学者编制了《阈下抑郁量表》并建立了大学生常模，为阈下抑郁辨识、中医情志学说研究提供专门的测评工具。并构建了用于改善抑郁情绪的"喜胜忧"情绪诱导法，探索中医特色团体中医心理干预方案。④情志顺势心理疗法：该疗法以中医理论描述、解释情志心理，发掘中医意疗法，吸收现代心理治疗技术，通过言语和非言语的手段，根据治疗过程不同阶段情志郁结变化趋势，顺势利导以达到机体的调和状态，均已应用于临床心理咨询与治疗。

# 第二节　中国健康心理学基本理论

中国传统健康心理学基本理论主要来自中医心理学以及历代中医养生理论。

## 一、整体论

整体论是中国健康心理学独特的思想方法,中国健康心理思想认为事物是一个整体,事物内部的各个部分是互相联系不可分割的。《素问•至真要大论》中说:"天地之大纪,人神之通应"。这强调了人体与自然环境之间的统一性、联系性。《灵枢•天年》中说:"血气已和,荣卫已通,五脏已成,神气舍心,魂魄毕具,乃成为人"。血气、荣卫、五脏,皆是形之类;神气、魂魄,皆是神之类。这强调了心身统一的整体观,包括心理活动(认知、情感、行为、个性等)的协调统一,心理与身体的协调统一。整体论是中国健康心理学理论的根本和出发点,具体现在以下三个方面。

### (一)阴阳平和

《素问•生气通天论》曰:"阴平阳秘,精神乃治,阴阳离决,精气乃绝。""阴平阳秘"是指机体阴阳互相调节而维持的相对平衡,并作为人体的一种生理常态,是人体最佳生命活动状态的高度概括。中医认为,机体的所有组织结构与其功能活动均可以分属于阴和阳两类。人是阴阳对立的统一体,如果我们把身体维持在一个阴阳平衡的状态下,即各种组织结构和功能活动之间处于"阴平阳秘"的平衡协调状态,人的机体就可以抵抗各种致病因素而保持身心健康。如果这种平衡协调状态如果遭到破坏,外感六淫,或七情内伤导致阴阳失调,就可能导致异常情绪甚至神志疾病。

阳主动,阴主静,阴阳偏胜与偏衰,所表现的心理疾病也有所不同,如"阴气少而阳气盛,故热而烦满也"(《素问•逆调论》),"阴不胜其阳,则脉流薄疾,病乃狂"(《素问•生气通天论》)。

### (二)形神合一

中国健康心理学特别强调"形神合一",认为人的精神活动与人的形体密不可分,互相依存,如《灵枢•天年》所说:"血气已和,荣卫已通,五脏已成,神气舍心,魂魄毕具,乃成为人"。说明五脏气血是精神魂魄生成的物质基础,精神和肉体相合生命体才能得以存在。"形神合一"论认为躯体生理活动的异常(形的异常)可以导致精神心理的疾病(神的疾病);反过来,精神心理的异常(神的异常)也会造成躯体生理病变(形的病变)。

现代社会经济的快速发展,竞争压力、适应不良等导致人们心理亚健康状况是普遍现象,情绪问题和自我效能降低是心理问题的常见表现。中医健康心理提倡"治未病",主张"调神"与"调形"并用的"心身同调"。

### (三)天人相应

中国健康心理学强调人体五脏的生理心理活动,必须适应四时阴阳变化,才能与外界自然和社会环境保持协调平衡。《灵枢•本神》中说:"智者养生,必顺四时而适寒暑,和喜怒而安居处,节阴阳而调刚柔,如是则辟邪不至,长生久视"。即是说要人与自然有着千丝万缕的联系,自然界的变化会对人产生影响,人的生理和心理必须与自然界相适应,做到"天人相应",才能保持身心健康。

人要保持心身健康,须顺应四季变化规律,合理生活作息,调摄精神活动,以适应其改变,即所谓"和于阴阳,调于四时"。《吕氏春秋•季春纪•尽数》中说:"天生阴阳,寒暑燥湿,四时之化,万物之变,莫不为利,莫不为害。圣人察阴阳之宜,辨万物之利以便生"。顺应自然可以对人的身心产生正面影响,若无视自然的变化规律,诸邪贼风则容易乘虚而入,机体内部也可能产生病变。

## 二、五脏情志论

"五志"指的是喜、怒、忧、思、恐五种情绪。五志分藏的系统整体观是中医在长期临床经验总结中,用以阐述心理因素致病的学说。人类的情感变化是十分复杂的,以五志与五脏相应,更好地说明五志(情绪活动)的脏腑生理基础。

### (一)五志活动的物质基础

中医健康心理学认为,五志活动依赖于五脏的机能活动,以五脏精气作为物质基础。《素问》曰:"人有五脏化五气,以生喜、怒、思、忧、恐"。指出了指五脏生理功能是情志活动的基础。《内经》记载:"肝藏血,血舍魂,肝气虚则恐,实则怒……心藏脉,脉舍神,心气虚则悲,实则笑不休"。认为恐、怒、悲、喜(笑不休)的不良情绪与心、肝二脏的功能状态相关。由此可见,情志活动的产生与脏腑、经络等组织的功能状态有关。

中医健康心理从整体观的角度出发,故对内在脏腑变化在情志活动中的作用尤为重视。《三因极一病证方论》说:"七情人之常性动之则先自脏腑郁发,外形于肢体"。人在接受各种外来因素刺激时,脏腑先发生反应,然后产生情志活动并通过各种表情动作外显出来。《内经》还论述了情志活动与内在脏腑的特殊对应关系:肝在志为怒,心在志为喜,脾在志为思,肺在志为忧,肾在志为恐。

### (二)五志对五脏的反作用

中国健康心理学认为情志变化引起脏腑气机的活动,气机升降的规律是:怒则气上、喜则气缓、悲则气消、恐则气下、惊则气乱、思则气结、忧则气聚。不同情志可引起不同的脏腑气机的变化,轻则为常态,重则气机紊乱而为病态。

与人体的个性心理特征比较而言,当情志变化在正常范围时,脏腑对气机的变化完全有能力逐渐适应,经调节后会渐趋稳定。当情志变化强大或持续时间过久而超过脏腑调节能力时,就会引起脏腑气机紊乱,如脾气不运,肺气不降,可致水聚成痰;肝气郁结,可影响血液正常循行以致瘀血等。

## 三、人格体质论

中医健康心理学在阴阳整体论基础上构建了其独特的人格学说——阴阳人格体质论,其特点是将人的个性对应于一定的体形、生理特点及其病理特点和相应的治疗原则,该理论有明显的临床实用性。

### (一)五态人格理论

《素问·宝命全形论》指出:"人生有形,不离阴阳"。这是中医对一切生命现象的总原则。《内经》在探讨人格时贯彻该原则。《灵枢·通天》认为"太阴之人,多阴而无阳","少阴之人,多阴而少阳","太阳之人,多阳而少(无)阴","少阳之人,多阳而少阴","阴阳和平之人,其阴阳之气和"。所以阴阳学说的哲学观念,影响了中医健康心理学的个性分类。

### (二)阴阳二十五人

五行学说是中国健康心理学探讨生命的又一基本概念。《灵枢·通天》提出:"天地之间,六合之内,不离于五,人亦应之,非徒一阴阳而已也"。该原则与阴阳原则具有同等重要的意义。《灵枢·阴阳二十五人》在讨论二十五种人格类型时遵循了五行归类的原则,明确指出:"先立五形金木水火土,别其五色,异其五行主人,而二十五人具矣"。根据这一原则,首先把人进行五行归类,分成五种基本类型,然后对这五种基本类型,以五音、上下左右类比再进行一次五行分类,这样五行之人的每一行又演为五,共计得出二十五种类型。可以看出,不论"五"还是"二十五",其核心还是"不离于五"。五行学说决定了这种分类形式。

## 第三节　中国心理健康促进原则与方法

### 一、中国心理健康促进原则

中国心理健康促进的原则源于两个方面:一方面来自于古代哲学文化理论有关健康的论述;另一方面来自中医心理学理论指导。

#### (一)顺应自然

顺应自然是中医养生的基本原则,也是中国传统的心理健康促进的基本原则。中医及道家整体观念认为，人与自然、社会有着千丝万缕的联系，是不可分割的。"人以天地之气生，四时之法成"。（《内经素问•宝命全形论》），"天食人以五气，地食人以五味"。（《内经素问•六节藏象论》），人依靠自然界提供的必要条件而得以生存，如空气、阳光、水、食物等，而天地自然的变化如季节、时间等又无时无刻不直接或间接的影响着人的生理或心理。人要调神养心，就必须要与四时环境的变化规律协调统一。正如《内经灵枢•本神篇》所说："故智者之养生也，顺四时而适寒暑……如是，则辟邪不至，长生久视"。

遵循自然变化的规律，主动调节身心健康，可使抵抗力增强，防御外邪，虽或一时感染致病因素，亦不能为之所害；但若违背自然规律，则会使元气受损，极易为外邪侵害。正如《素问•生气通天论》中所讲："苍天之气，清静则志意治，顺之则阳气固，虽有贼邪，弗能害焉……失之则内闭九窍，外壅肌肉，卫气散解"。

### （二）清心静神

先秦诸子，皆论及清心静神，道家尤其强调清静。《道德经》极力主张"清静无为""致虚极，守静笃"。庄子反复强调虚静恬淡，抱神以静，必静必清。管子针对心神的"躁""乱"及"忧悲喜怒"，倡导以静制躁、定乱、止怒，要求"心能执静"，认为保持头脑冷静对于维护心理健康大有裨益。

《黄帝内经》从心理健康角度而论清静。指出："恬淡虚无，真气从之，精神内守，病安从来？""恬淡虚无"，即指心神清静。心静则不燥，神安则不乱，精神自可内守，精气旺盛，邪气不侵，疾病不生。说明清静养神，以静制躁，是确保心理健康的重要法门。医家刘河间亦说："心乱则百病生，心静则万病悉去"。心常静则神安，神安则五脏六腑的气机协调，则可延年益寿。

### （三）寡欲养性

广义节欲涉及衣食住行和声名物欲。《太上老君养生诀》中要求做到薄名利、禁声色、廉货财、损滋味、除佞妄、去妒忌。《道德经》所谓"少私寡欲"，《内经》所谓"志闲而少欲"，皆从广义而论节欲。

狭义专指节制性欲。《内经》首篇指出"以妄为常，醉以入房，以欲竭其精，以耗散其真"，指出放纵性欲，会精气外泄，不利于养生。"苟能爱惜节情，亦长寿也"，要做到节欲，关键在于收心养心，将注意力用在对社会、对自己有益的地方。未婚男女，要将精力集中于学习和工作，则情欲自减。已婚男女，阴阳交合，乃人之常情，宜顺其自然，适当节制性欲。怎样才算适度，要因人而异，以不感疲乏，愉悦轻松为度，贵在适度而已。

### （四）仁德者寿

受儒家思想的影响，良好的道德修养和性格在中国传统的心理健康促进原则中占有重要地位。良好的道德和性格本身就是心理健康的重要标志之一。

儒家讲德的核心思想是"仁"，孔子说："仁者寿""故大德……必得其寿"，认为道德修养高尚和性格完善的人，其心理必然是健康向上的，不会受困于过多的焦虑烦恼等苦恼，因此肯定长寿。董仲舒认为："仁人之所以多寿者，外无贪而内清静，心平和而不失中正，取天地之美以养其身"。仁者对个人的利益，尤其是物质利益看的极轻，内心平和，没有勾心斗角，而更注重公众的利益和自身精神的发展与完善，因此忧虑就少于常人。《黄帝内经》中也说："所以能年皆度百岁，而动作不衰者，以其德全不危也"。内经认为古人长寿在于道德高尚，将养神与养德相结合。"去嗔怒所以养性，处污低下所以养德。"即是让人修身养性与明德。

### （五）动静结合

中国心理健康观以静为主，也主张动形以怡，静中有动。《增演易筋洗髓•内功图说》描述："人身，阴阳也；阴阳，动静也。动静合一，气血和畅，百病不生，乃得尽其天年"。动与静，是物质运动的两个方面或两种不同的表现形式。人体生命运动始终保持着动静和谐的状态，维持着动静对立统一的整体性，从而保证了人体正常的生理功能活动。因此保持人体形与神的协调，动与静的统一，是中国传统心理健康促进的重要原则。《庄子•刻意》指出"动而以天行"，认识到静中有动,动形之中,也能怡神。例如散步,既能舒筋活络,也能动中得静,动而怡神。《老老恒言》有生动描述:"散步者,散而不拘之谓,且行且立,须得一种闲暇自如之态"。

## 二、中国心理健康促进方法

### (一)顺时调理法

人的精神活动必须顺应四时气候的变化才能使有效调理。人体受季节影响最大的时候是季节交替,尤其是冬春之交的春天。有些人对春天气候的变化无法适应,易引发精神病。中医认为,春属木,与肝相应,肝主疏泄,喜条畅而恶抑郁。春三月是升发季节,万物始生,此时情志宜内守,要力戒怒,要防抑郁,要心胸宽阔,豁达乐观。思想形体要放松,舒坦自然,充满生机,使情志通达。

夏日养心最重要,心静自然凉,宜多静坐,静则神安。夏日不宜贪凉,应保证充足的睡眠,利于心神宁静。苦以清心,多吃苦瓜、苦菜、苦荞麦、莴笋等苦味菜,既祛暑热,又可除湿健脾,增进食欲。多饮苦味茶,清除内心烦恼,提神醒脑。

长夏与脾相对应,是养脾胃的好时机。夏天气温高、气候湿热,容易出汗,损耗体液,导致脾胃运化失常,导致健忘、心慌、反应迟钝等表现。若脾胃健运,大脑得到滋养,就会神清气爽、精力旺盛、思考敏捷。长夏健脾,可以吃绿豆、莲子、丝瓜、鸭肉、鲫鱼等。另外,薏仁、茯苓和粳米煮粥,也能滋养脾胃。依据中医"以动助脾"的养生观,饭后散步有助于增强脾胃功能。此外,揉鼻头、按摩足三里、揉肚脐亦有健脾和胃之功效。

立秋,从这一天起天气开始逐渐转凉,但干燥也是另一大特征。情绪方面,人们应做到心神宁静、心情舒畅,尽量避免产生凄凉、愤怒之情。饮食尽量少吃姜、葱等辛辣食物,适量多吃以酸味为主的水果和蔬菜。

《素问•四气调神》指出冬三月应"使志若伏若匿,若有私意,若有已得"。冬收藏,内着骨髓,通于五脏,宜冥想。身居室内,静坐而固真阴,以育精神。

顺应四时自然之变化,通过保养生理和精神的摄取,使人体、天地之气相通,最大限度内做到,春夏时期,人之真阳与自然天地之阳气平衡,秋冬时期,人之真阴与自然天地之阴寒平衡,达到人的身心之气与天地之阴阳平衡。

### (二)清静养神法

我国历代学者都有清静养神的方法,唐代孙思邈在其著作《千金要方•养性》中提出要"静神灭想",并具体的提出了"十二少"的操作方法:"少思,少念,少欲,少事,少语,少笑,少愁,少乐,少喜,少怒,少好,少恶行"。《素问•上古天真论》总结圣人养生之道,一是"无恚嗔之心",二是"无思想之患",三是"以恬愉为务,以自得为功","无恚嗔之心",就是要消除恼怒、忿恨等不良情绪以真正做到清静养神。"无思想之患",就是要放下思想包袱,减轻精神负担,教人不要为虚名和物欲所惑。"以恬愉为务,以自得为功",就是要保持心境恬静、愉快。清静养神,并非要人无所事事,心如死灰,而是让人思想豁达,凡事不入心,不要过度极端,做到心无偏倚,尽量不让情感打破静态,一旦打破,则需对情感之发加以节制,情感之发,喜怒哀乐,皆要避免。

### (三)节欲固精法

中国传统的心理健康观对待欲望,尤其是性欲主张宜于淡薄、节制,对纵欲过度持反对态度,它属于心理健康促进中的大逆不道之举。《素问•上古天真论》中明确提出要反对"以酒为浆,以妄为常,醉以入房,以欲竭其精,以耗散其真,不知持满,不时御神,务快其心,逆于生乐,起居无节"。即拒绝因为饮酒过度、纵欲过度、夜生活过度、生活不规律而严重损伤肾气。而应该积精全神、保养肾精,比如有节房劳,保阴精,戒醇酒,保精气。不管是狭义所讲男女生殖之精,还是广义所讲体内基本精微营养物质,这些东西在人的体内都是有限的,应该珍惜。孙思邈主张"勿汲汲于所欲","心无妄念","所至之处,勿得多求","但起欲专言善事,不欲先计较钱财"。人的欲望和需求，应与社会现实和个人条件相联系，不要作过分的奢求，而应知足，就条件许可的范围内，得到相应的享受，应该说这就是美好的生活，如果不知满足，就会增加思想负担，损害心身健康。所谓"知足"，实际上就是指自己的心理处于愉悦平衡状态的一种策略。

（四）修身明德法

中国传统心理健康促进的实践中一直提倡个人的道德修养，早在《黄帝内经》中就提到"淳德全道"。唐代孙思邈反复强调德行在心理健康促进中的作用。他在其名著《千金要方》中写道："德行不克，纵服玉液金丹，未能延年"。"道德日全，不祈善而有福，不求寿而自延。此养生之大旨也"。明代学者吕申认为："仁可长寿，德可延年，养德尤养生第一要也"。修身养德，是促进心理健康的重要方法。在平时生活中，要保持心地善良、宽容忍让，自然心清身健，万事无忧。心地善良之人会与人为善，乐于与他人友好相处，心中长存愉悦之情；会以他人之乐为乐，乐于济弱扶贫，心中会长存欣慰满足之感；会光明磊落，乐于对人敞开心扉，心中坦然无忧，泰然自若。在德高尚的人，在面对吃亏、被误解、受委屈等不可避免之事时会更加明智和宽容，能够理解和原谅对方。若人不懂得宽容，内心常怀黑暗，充满怒气，心理会处于紧张状态，从而导致神经长期过度兴奋、血管收缩、血压升高，心理、生理都会进入恶性循环。

中国传统高雅文化，也是适合于中国人的心理健康促进方法。通过调琴瑟，阅金经；对棋羿，增智慧；练书法，修情操；舞丹青，通精神。中国历代养生家、士大夫、隐士、医生等多涉猎琴棋书画，不乏精通者，入其境界其乐无穷，他们通过这些高雅的情趣寄托情思、品尝趣味、飘逸兴致、表达志趣、安适心田、调节情绪、涵养性情、修身明德。

（五）动形怡神法

心理健康促进中有许多动形怡神的方法。清代著名画家高桐轩总结长寿经验，非常重视动中取乐，包括耕耘之乐，健身心；把帚之乐，躬身举手之劳，地净窗明，精神愉快，乐趣寓其中；漫步之乐，散步于中庭，心神焕然，襟怀为畅。

中医有许多气功功法也能起到调节心理健康的作用。气功以运气为基本动作，通过导引、呼吸、吐纳、叩齿、按摩等方式，增强自我调理和自我控制的能力。气功强调以意导气，任何功法均强调意念，"意"即心理。将调心、调息、调身融为一体。通过气功的调节达到机体精、气、神三者之间相互协调的状态，使人体气血畅和，阴平阳秘，从而促进身心健康。

气功有益于身心健康，能调理情绪，净化心境，和平性格，调达气血。气功功法有上千种，均有调心、调息、调气的作用，以调心为主；气功锻炼有炼神、炼气、炼身的功效，以炼神为主。而气功疗法作为促进心理健康的有效手段，主要就是因为它调心炼神的作用，即调控意识状态的技能技巧，如意守、观想和入静。

中国健康心理学实践功法主要介绍八段锦、五禽戏与二十四式简化太极拳。在我国古老的导引术中，八段锦是流传最广，对导引术发展影响最大的一种。八段锦功法是一种自我身心锻炼方法。追求肢体运动与意念宁静的合二为一，通过自我调节，平衡精神情绪。八段锦功法能强健五脏，起到调整人体不良情绪，调节心理亚健康状态的作用。八段锦对于"心主神明"功能异常而出现的失眠、多梦、健忘等症有良好的改善作用；可调畅气机，对于心情抑郁、急躁易怒者有很好的调理作用，达到畅情志的效果。

五禽戏是中国导引养生的另一功法，其创编者为华佗。华佗根据古代导引吐纳术，研究了虎、鹿、熊、猿、鸟五禽的活动特点，并结合人体脏腑、经络和气血的功能，编创了五禽戏。国家体育总局健身气功管理中心在此基础上编创了《健身气功·五禽戏》。动作按照陶弘景《养性延命录》的描述，每戏两动，共十个动作，分别仿效虎之威猛、鹿之安舒、熊之沉稳、猿之灵巧、鸟之轻捷。从上述的简要分析可以看出，《健身气功·五禽戏》是非常重视脊柱运动的。

二十四式简化太极拳也叫简化太极拳，是国家体委（现为国家体育总局）于1956年组织太极拳专家汲取杨氏太极拳之精华编串而成的。练习太极拳时要心静体松，所谓"心静"，就是在练习太极拳时，思想上应排除一切杂念，不受外界干扰。动作上圆活连贯，节节贯穿，式式相连，虚实变幻适当、活顺、自然，力图做到"运动如抽丝，迈步似猫行"。

**（孔军辉）**

**思考题**

1. 请阐述中国健康心理学基本理论。

2. 中国心理健康促进有哪些基本原则？

3. 中国心理健康促进的具体方法有哪些？

# |第二十章| 未来展望

 **本章要点**

1. **掌握** 健康心理学在当前和未来的使命。
2. **熟悉** 健康心理学在研究和实践领域的主要进展和方向。
3. **了解** 健康心理学工作者的主要工作任务,不同层次的健康心理者的培养要求。

◆ **专栏20-1** 柳叶刀杂志发表最新研究证明运动改善健康的有力证据

近日,顶级医学期刊《柳叶刀》刊发了一篇涉及120万人的研究,分析了不同的运动对精神和身体健康的影响程度,发现挥拍类的球类运动和有氧体操是身心方面都受益最高的运动,且每次锻炼的最佳时长应该在45~60min之间。该研究的主导者来自牛津大学,他们与美国耶鲁大学合作,数据样本来自美国CDC等机构。他们从这120万人的日常里,一共识别出75种运动,为了方便统计,他们将这些运动分为团队运动、骑单车、有氧或者体操运动、跑步或慢跑、娱乐运动或其他、冬季项目或泳池类、散步、其他共八大类。统计结果显示,对普通人精神健康最有利的,是团队锻炼、骑单车和有氧体操这三项。而对身体来说,收益最高的是挥拍类运动,它能降低47%的全因死亡率(指所有死因的死亡率),排名第二的游泳能降低28%的全因死亡率,第三名有氧运动能降低27%的全因死亡率。从结果可以看出,挥拍类的运动如乒乓球、网球、羽毛球和有氧体操是精神和身体健康都受益最高的运动。

有意思的是,《柳叶刀》还发现,锻炼时间并不是越久越好。从时间长度来说,每次锻炼的最佳时长在45~60min之间,少于45min效果会减弱,大于60min不仅没有更高收益,还容易产生负效应。在频次上,一周3~5d,每天1次收益最高。所有运动中只有散步的频次可以稍高一点,最多一周6次。

## 第一节 历史的发展和面临的挑战

### 一、多学科交叉和融合是健康心理学发展的基石

健康心理学是心理学中一个发展较晚而又飞速发展的分支学科,虽然在此之前,很少有心理学家关注生理健康领域。其产生的基础,源自生理学、心理学、流行病学及社会学等影响广泛的理论基础(参见绪论-简史)。自从20世纪70年代诞生以来,健康心理学在健康行为及其结果的研究和临床运用中取得了令人瞩目的成就。从古代朴素的健康心理学理念,到弗洛伊德运用转换机制来解释心身疾病,从巴普洛夫反射理论到美国生理心理学家坎农的"应急反应"学说("战或逃"的内脏生理反应),从达尔文的生物进化论到塞里的应激理论,从高尔顿的遗传学说及人类

心理行为的正态分布理论到海伦·弗莱德·邓巴（Helen Flanders Dunbar,1943）的"习惯性反应作为人格特质的一部分,与特定的疾病有关"理论,从加尔和施普茨海姆的"颅相学"到斯佩里等人的"大脑功能不对称性"学说等,均为健康心理学的诞生和发展奠定了坚实的基础。纵观其进程,都在显示出人们对探索心理健康疾病的机制中,不断去伪存真的过程。

由于生物医学模式在20世纪取得了巨大的成就,使得人类疾病谱发生了显著的改变,慢性疾病逐渐成为健康领域尤其是心理行为方面医学的研究重点。在70年代开展的以治疗慢性疾病和促进健康为目标进行的研究,逐渐揭示了心理、行为和社会等因素在疾病发生发展中的系统性、复杂性和多变性,得到众多包括医学和心理行为科学在内的健康领域的共识,诞生了行为医学（1977）、健康心理学（1978）两个密切相关又各有侧重的分支学科。行为医学致力于心理学、行为科学和医学的联合,而健康心理学更加关注个体和群体的行为及生活方式如何影响人的生理健康,改善健康状况、提升健康护理系统。

另一方面,在经历了漫长的积累和整合,心身医学也逐渐从依赖于临床经验和直觉性的判断朝着科学研究的方向发展,极大地促进了心理因素与健康和疾病之间的关系融合。这一阶段出现恩格尔（Engel,1972）提出的生物 - 心理 - 社会医学模式,这标志着第一个把生理、心理和社会因素纳入健康问题研究的现代理论诞生,也为医学模式从生物医学模式向生物 - 心理 - 社会医学模式转变提供了充足的营养和坚实的理论 - 运用基础,并且一直得到健康心理学及相关多个领域内的证据补充和修正。几乎与此同时,世界卫生组织提出了新的健康定义,融合了身体、情感（情绪）、心理和社会四个决定因素,这一概念在1978年的《阿拉木图宣言》中进一步明确和完善。这一点在健康心理学的诸多教材中都得到了较好的体现。

## 二、健康心理学的机遇和未来

对于健康心理学未来的思考从来就没有停止过。早在1997年,美国健康心理学会主席贝拉（Belar）提出,要在21世纪"将临床健康心理学发展成为积累和实践健康知识的系统,传播健康心理学知识,并将这些知识应用于实践和政策的制定,同时向未来心理学家提供相应的教育和培训"。当现在回顾与健康有关的所有问题时,现代医学已经取得了令人瞩目的成就。其中健康心理学家们（health psychologists,HPs）在健康行为的促进方面做出了重要贡献,心理行为相关的生物学研究得到长足的发展,证实了心理行为状态与健康的相互影响;高血压、心血管疾病、癌症及抑郁症等的心理行为干预得到广泛的运用并且成效卓著;心理社会因素相关的疾病发病机制不断得到阐明,并且指导更为有效的干预措施和方法的制订。

但是每一种新的理论发展,必然要经受不断地质疑和完善,生物 - 心理 - 社会医学模式也不例外。当前健康心理学的发展出现了一些困境和障碍,例如"生物 - 心理 - 社会医学"模式的完善和运用潜力仍未得到全面的开发,该模式虽然强调系统性和整体性,依然忽略了影响健康的一些其他问题,如物理环境决定因素、生命质量、信仰等,受到了健康学模式和社会生态学模式的挑战。生活方式对心理健康的重要意义并没有获得治疗师的充分重视。健康心理学的理论研究虽然基础广泛,涉及的领域交叉明显,但目前研究仍局限于心理学和精神病学领域,健康心理学还没有真正发展成为跨学科研究的开放性学科。

健康心理学依然处于发展的早期阶段,并且毋庸置疑地被日益快速变革的多个学科影响。我们可以轻易地列举与健康心理学密切相关的一系列学科:心理治疗与心理咨询学、社会心理学、认知心理学、脑与神经科学、精神心理学、神经免疫学、现代流行病学、表观行为遗传学、公共卫生与预防医学等现代学科。基础生物医学研究、健康和疾病模式的发展、卫生保健系统的不断完善等,几乎每一个领域研究的丰硕成果,都会不断补充和完善健康心理学范畴、理论体系、目标和研究方法等,以帮助这个年轻的学科完成探讨健康和心理行为的机制、促进和维护心理健康的伟大使命。健康心理学家们的共识认为,未来健康心理学要着手传播生物 - 心理 - 社会医学模式,应对未来人口的变化,预防疾病,制订健康保健政策以及创新治疗技术。如何推广和普及健康心理学的理论和研究成果、实操技术和健康知识,把健康心理学发展成为跨学科跨领域研究健康保健综合应用型学科,是摆在我们面前的重要挑战问题。

# 第二节　研究与实践发展的前沿

## 一、理论研究

### (一)心理因素与健康效应的关系及机制研究

当前,关于心理因素影响生理功能和健康的主要途径的研究进行得如火如荼,尤其是下丘脑-垂体-肾上腺轴、交感肾上腺髓质系统与心血管功能之间的关系,压力如何影响免疫系统和加剧疼痛等课题。例如,范霍文(Verhoeven,2015)的研究发现,心理压力和人类 DNA 的老化存在关联,表现为近期的生活压力可缩短 DNA 的重要组成部分——端粒的长度(端粒的长短与 DNA 的老化密切相关)。类似结果在早期埃佩尔等(Epel 等,2004)比较高压力水平与低压力水平的个体的 DNA 端粒长度发现,前者 DNA 老化至少加快了 10 年左右。因此,不同的健康行为的生理心理健康效应关系,以及压力-DNA 端粒关系同社会支持程度及人格之间的中等强度关联将继续成为研究的热点。

在发达国家,促进老龄群体的健康成为公共卫生问题中的重点。其中,阐明心理因素同内分泌功能之间的关系显得尤为重要。最近研究发现每日皮质醇水平升高与年龄增加密切相关,提示在整个生命周期内,皮质醇的每日节律变化水平可能扮演着不良健康效应的生理-心理易感性生物标志物的角色。因此未来的研究需要探索与健康相关的神经生理-心理机制。例如那些随着年龄而衰退的激素(如睾酮、雌激素),是如何影响健康效应(如抑郁、认知水平及性行为健康)的。同样,那些尚存争议的研究领域,如与代谢性疾病(如肥胖、胰岛素抵抗、高血压、血脂代谢异常等)有关的心理健康效应,也逐渐成为研究的热点。例如维持在一定的时间内的饮食行为改变,可能在代谢性疾病发病风险中起到重要的作用。

压力是生物进化的重要动力之一,个体间的压力差异我们可以通过测量来明确,但是为何同样压力在某些人身上容易导致不良效应,而在某些人身上却不会?遗传学的技术发展为我们探索环境应激因素,如生活事件作用有关的特定基因提供了可能性,并且已经获得一些研究的成果。如通过日常日记研究法可以帮助我们探索压力因素如何影响健康行为,现代统计学的多水平分析同样提供了在这些研究中的数据分析技术,资源保存理论可能为我们解释为何有些人能较好地应对应激事件,而有些人则不能。我们也许可以通过测量应激事件后人体内分泌激素水平和血压等生物学指标恢复过程来寻找压力影响健康的蛛丝马迹。压力理论的最新进展已经明确了焦虑、重复性思维等在压力与疾病发病之间的关系。持续性认知假说(perseverative cognition hypothesis,PCH)认为,焦虑和重复性思维可通过延缓压力应激后的生理激活过程从而致病,包括放大短期反应效应,延迟恢复和重新激活等,并且这一假说得到不同的设计方法如调查研究、回顾性研究及日常日记研究等的支持性证据。但是,尚需寻找出能明确重复性思维、应激激活过程、无意识加工过程和个体思维特征等一系列的关键指标,亟待压力研究的方法和研究技术的革新,如利用神经电生理技术同日常行为记录、即时压力评估技术等的结合等。

### (二)生物-心理-社会医学模式的发展性研究

在过去的几十年里,健康心理学在生物-心理-社会医学模式的影响下取得了许多意想不到的成果。首先表现在健康心理学的基础和应用研究领域,很多研究已经证实了生物-心理-社会医学模式的重要价值,同时也向我们展示了生物、心理和社会因素是如何共同对健康产生重要影响的。尽管健康心理学已经在疾病的生物因素、心理因素和社会因素之间搭起了桥梁,但是生

物 - 心理 - 社会医学模式的潜力仍未得到全面的开发。为了更好地实践此模式的设想,健康心理学家还需要深入挖掘生理、心理、社会和宏观因素的内容,把握四个变量之间的联系,同时在临床实践中还要多系统、多层次和多变量地应用生物 - 心理 - 社会医学模型。健康心理学家仍需要在研究、实践和政策制定过程中不断丰富生物 - 心理 - 社会医学理论的内容,赋予理论以新的知识和技巧,同时广泛地向其他健康学科传播研究成果,为实现健康心理学的跨学科发展做出积极的贡献。

### (三)生活方式与健康的相互影响

在健康心理学理论中,生活方式是一个经常被提及的核心概念,许多健康心理学家在定义健康心理学和描述健康心理学任务的时候,都把培养人类健康的生活方式和改变不良生活习惯放在了核心的位置。生活方式是一个相对宽泛的概念,包括了饮食、劳动、休闲、居住、性生活、睡眠以及不良嗜好等生活方式和习惯。笼统地讲,生活方式是各个民族、阶级和社会群体的生活模式,是人类健康的重要影响因素。事实上,生活方式的研究属于行为医学的范畴,通过考察人们的各种生活习惯来研究行为科学中与健康、疾病有关的知识和技术,并把这些知识技术应用于疾病的预防、诊断和治疗。健康心理学宣传行为因素对身心健康的意义并不仅仅是在认知方面帮助病人和医生要关注病人的饮食、劳动、休闲、性生活、睡眠等活动方式,更重要的是要在日常行为中培养良好的生活习惯来预防和治疗慢性疾病。或者说,虽然生活方式对健康的重要影响已经逐渐成为人们的一种常识,但是在疾病治疗的过程中,医生、心理健康专家以及病人却对生活方式缺乏足够的关注。"治疗学上生活方式改变"(therapeutic lifestyle changes,TLCs)理论的提出不仅从理论上总结了生活方式对健康有益的方面,同时也为人们养成合理正确的生活行为提供了实践指导。

然而,我们当前所面临的一个客观事实是,好的理论摆在面前,而在实施过程中却步履维艰。按照罗杰·沃尔士(Roger Walsh)的说法,心理健康专家严重低估了生活方式的重要作用,并且从病人、医生和社会三个方面低估了态度对生活方式作用的影响:①在大多数病人看来,尽管已经拥有了大量的、经得住检验的生活方式影响个人健康的结果,但是这些结果仅停留在学术领域,病人通常很少能获取这方面的认知,他们对生活方式的有效作用知之甚少,在医生权威的影响下,他们通常会更倾向于选择药物治疗。②从治疗者的角度看,要想掌握健康生活方式的具体技术,医生需要通过大量地阅读这方面的文章来熟悉该技术,相比之下,他们更愿意使用他们精通的传统技术,如心理干预和药物治疗。另外,培养病人的健康生活方式技术在时间上很紧迫,需要大量的治疗技巧,这在部分治疗者看来可能是得不偿失的做法。同时有些治疗师对技术还有负面的看法,以至于病人也不能坚持生活方式的改变。③从社会方面看,整个工业社会和城市化的发展似乎都在鼓励人们选择那些不健康的生活方式。

### (四)认知行为模型的研究和运用

尽管健康心理学的理论模式借鉴了许多医学、精神病学、社会学和教育学等理论模型,然而健康心理学毕竟是一门心理学分支,利用心理学的理论和知识来干预人们的健康也是健康心理学存在和发展的根本。行为主义心理学和认知心理学的很多理论在改变人类的行为认知方面是极为有益的,例如行为强化、观察学习、惩罚以及改变认知等。心理治疗领域借鉴了行为主义的理论,在改善人们行为习惯和生活方式方面创造了许多方法,如自我监测(Self-monitoring)、模仿(modeling)、刺激控制干预(Stimulus-control intervention)、偶然事件契约(Contingency Contract)、社交技能训练(Social-skill training)等。此外认知行为治疗也是治疗慢性疾病的重要方法。

## 二、健康心理学在各个领域内的实践

提高健康公平性、发展针对性的压力应对技术(不同人群、不同阶层、不同职业及不同个性人格)、改善个体和群体的社会心理支持技术是未来健康心理学应予关注的重点。

（一）职业健康心理

我们正在处于一个快速发展的时代,科技进步和生活方式的变化、全球化带来的变革使得职业工作领域发生着翻天覆地的变化,社会竞争日趋激烈。首先感受到变化的是职业人群。职业健康心理学关注人们在工作中出现的问题,促进从业者科学面对与职业相关的各种心理问题。例如,诸多研究已经明确过劳对健康的危害,职业环境中压力的不良效应也逐渐引起重视,从法律和职业规范等方面制定政策和措施保护从业者,对职业压力与健康关系的研究提供了良好的社会环境。企业和管理者们也意识到压力对员工心理健康的重要性,将心理咨询和压力管理技术纳入到员工援助计划(employee assistant plan,EAP)中,并且发挥着越来越重要的作用。健康心理学在帮助制订工作计划、平衡工作和生活的比重、职业生涯发展以及促进身心健康中的指导尚处于起步阶段,需不断将健康心理学的理论及经验转化并运用于实践。在此领域中,健康心理学主要工作的内容包括了职业发展的各个阶段,如职业准备和选择、职业适应、职业生涯管理及发展、职业关系等方面,帮助工作者和管理者共同促进心理健康及工作效率。职业人群因心理健康问题与职业类型的不同而存在差异,总的来说可以将职业人群分为以下几类:

1. **智慧型职业**　这类人群以知识、智慧为职业活动的工作,以脑力劳动为主,如科研人员、白领、专业技术人员。其文化素质较高且知识更新很快,具有强烈的自我实现价值需要、高度的成就感和自尊、经济收入和社会地位稳定,但是工作要求高,工作压力巨大且生活不规律。他们面临的心理问题主要有任务繁重、工作强度大、角色冲突明显、社会期望值过高、成就动机和成就之间差距大,发生过劳死的比率远高于其他类型的职业。

2. **创造型职业**　以创造型劳动为特征利用各种职业条件实现职业活动目标的职业人群,如各种管理人员、企业家、设计师、科学家和作家等,知识水平要求和创新能力要求高,需要有较强的抽象思维能力、综合概括能力、超越现实的想象能力、独特的洞察力和决策能力,富有开拓精神,还需具备较强的人际协调能力和语言表达能力。他们的心理问题主要表现为精神高度紧张、身体疲惫、不规律的生活状态、孤独与自我封闭、与家人亲朋的疏离等多方面的问题。同样也是过劳死的高发人群。

3. **表现型职业**　这是一种以"表现"作为职业活动手段,进而实现职业活动目标的职业类型,如演员、记者、播音员、主持人等。工作呈多样化的特征,内容变化跨度大、工作环境也会因工作内容的差异有很大的不同,对表演才能要求高,需要有感召力、灵活性及应变能力,感情丰富。由于工作性质的要求,生活规律性很差,常常不能按时作息,为了保证工作的良好状态和应对巨大的竞争力、社会影响力,他们往往养成诸多不良的生活方式,如抽烟、喝酒、使用兴奋类的药物来保证工作激情,身心处于长期高度紧张疲惫的状态。同时需要面对个人生活过度透明、社会期望值高等无形的压力,严重影响身心健康。

4. **操作性职业**　以实用技术为职业活动内容,以技能劳动为基本特征的职业类型,如驾驶员、飞行员、技术工人、实验技师、制图员、勘探员、会计、厨师等。这类职业对身体素质、解决问题能力的要求较高,时间概念强。他们长期从事同一工作,容易出现技术性疲劳、职业倦怠,以及长期的精神紧张,经济压力大等挑战。

5. **服务型职业**　以提供服务活动为主要活动手段和基本工作方式进而实现职业价值的类型,如各类服务员、修理工、导游、秘书、社会工作者、快递员等。他们的特点是工作大部分需要按照别人的要求和规定来安排,要求心理素质高、人际能力强、吃苦耐劳、思维敏捷、有较强的心理承受能力和人际交往能力。他们面临的主要心理挑战是社会地位低、成就感不足、人际矛盾冲突等。

6. **社交型职业**　以社交活动为主要执业内容,如外交官、销售员和公关人员,对社会交往能力要求很高,需要对别人的心理和反应有很强的判断能力、非凡的亲和力、广阔的见识和语言表达的感染力、群体意识强、善于影响他人,还需要有毅力和高度的自信心。容易遭遇受挫的局面,自信心受损以及对自我的期望过高。

**7. 常规型职业**　以社会普遍接受的规范活动方式处理职业活动客体的关系,达到职业活动目的的职业类型,如公务员、事务员等。他们的工作常规化,枯燥缺乏新意,职业竞争压力巨大,容易出现心理问题。

**8. 特殊职业**　以特殊的活动工具,采取特殊的活动方式,完成特殊的职业活动目的的职业类型,如军人、警察、特工、航空航天航海人员等。他们长期处于特殊的工作环境,往往情绪紧张、生活事件多发、纪律要求高、工作类型单调等,需要特别地关注。

（二）人格特征与心理健康

人格特征与压力应对的关系在健康效应中的差异,也已经得到众多研究的证明。例如 A 型人格与心血管疾病、C 型人格与免疫性疾病和肿瘤、D 型人格与述情障碍及心血管疾病的关系等均已明确。而具有高度责任心的人格类型者,不但健康状态良好,而且能生存更久,这一类的人能倾向于选择健康的行为模式和避免具有高风险的行为模式。未来的研究应关注于不同的应对模式如何帮助人们避免压力因素带来的不良健康效应,以及如何建立更为有效的应对模式。人格特征是稳定的,难以改变的,但是干预的策略和措施是否应该更具有针对性?例如,如何帮助那些责任心较低的人建立有效的健康行为模式。"对未来后果的考虑"(consideration of future consequences,CFC)在人们理解健康促进行为中已经被证明是重要的影响因素之一,CFC 得分高者比得分低的人更倾向于综合考虑远期收益多于即时收益,这种心理特征在健康促进中其依从性也较高,其有效性在科维(Covey,2014)等的研究中已经得到证实。那么如何在健康促进中提高人们的 CFC?这个问题依然需要针对不用人格类型去制订措施,以及选择采取何种技术能达到效果。

（三）发育行为与健康

医学技术关注死亡率高过患病率,尤其是早期死亡率,往往使用新生儿死亡率和婴幼儿死亡率衡量一个国家或者地区的卫生服务水平。致力于提高早产儿和高危儿的存活率以及推广现代生殖技术,直接结果是具有发育行为问题的婴幼儿比率大大增加。同时影响儿童生命与健康的遗传性疾病与营养不良等发病显著下降,代之以影响儿童发育与行为的问题与疾病却大大增加,且带来了后续儿童期、青春期的诸多心理行为问题,轻度如注意缺陷多动障碍、学习障碍、情绪障碍等,严重者如自闭症谱系障碍、脑瘫和运动障碍、智力障碍等,这些问题将会贯穿他们的整个生命周期乃至数代,而且与家庭、学校和社会教育活动密切相关。这些问题显然与医疗水平提高、生活方式的改变、家庭结构改变、儿童学业负担增加、人口大规模流动和城市化进程加快等因素密切相关,导致高节奏与竞争式生活方式激增、环境污染问题凸显等。健康心理学的研究尚未关注这一特殊的群体,未来必然会引起广泛的融合及关注。在儿科学领域,发育行为儿科学作为新兴的学科,具有融合儿童保健、医疗、发育行为心理、精神卫生、康复医学、特殊教育等多个学科的知识和实践技能,注重生物应激与行为发育、行为遗传学、发育的相互作用模式、发育心理病理、行为支持与干预、预防和康复等内容,是儿科学的基础,涵盖了近 1/3 的人口行为健康问题。

（四）养育和教养带来的问题

中国正在处于人口结构调整的关键时期,由于过去生育政策,独生子女群体和人口老龄化问题逐渐凸显。同时近几年多孩政策的实施,人口结构将发生重大变化。社会经济发展的压力,中国社会正在形成独特的子女养育和教养的模式,幼态持续时间延长、隔代养育、留守儿童、养育焦虑、教育竞争等特殊问题,势必也应成为健康心理学关注的重点。

对于一些健康的习惯,我们应尽早开始。教会父母如何减少事故的风险,如何养成良好的安全驾车习惯,如何帮助孩子养成良好的卫生习惯,如运动、适当的饮食、常规免疫和医学检查、常规的牙科保健等。

（五）行为改变理论的发展、实践与运用

> **专栏20-2　美国研究发现：现金激励有助于戒烟**
>
> 　　发表于《美国医学会杂志·内科学卷》的一项研究发现，吸烟者如获现金奖励，成功戒烟的机率远胜于仅获得戒烟方法者。报告指出，这种方式可以用来减少吸烟人口。近年来美国吸烟者比例稳定维持在大约总人口的1/5。
>
> 　　该研究报告的背景资料显示，贫穷人口的吸烟比例更高。2015年，26%的美国吸烟人口在贫穷线以下，在贫穷线或以上的人口中，只有14%的人吸烟。
>
> 　　这项研究在美国马萨诸塞州波士顿进行，从医院候诊室随机招募352人参与临床试验。他们每天抽烟超过10支，并且想要戒掉，其中多数人都是非裔美国妇女。参与研究的部分人获得一本戒烟手册以及社区戒烟资源清单。其他人获得同样的社区戒烟资源清单，以及额外的咨询服务，教导如何戒烟，并被告知他们如果成功戒烟，可以获得一笔现金。参与者加入为期一年的研究时，并未被告知成功戒烟可获得多少现金。
>
> 　　研究进行一半时，成功戒烟者获得250美元，如果到了第12个月仍未再犯，还可获得500美元。近10%诱因激励组的人在研究第六个月时成功戒烟，仅提供戒烟手册的小组只有不到1%的人成功戒烟。截至6个月仍未戒烟者，获得机会继续努力，一旦成功仍可获得现金。
>
> 　　研究发现，12个月后，介入组共有12%的人成功戒烟，控制组只有2%的人成功戒烟。

　　行为改变技术方面的研究已经开始关注行为和健康信念的启蒙和保持之间的巨大差异。社会认知模型强调健康行为知识的传授和启蒙，但是健康行为的效益并非立竿见影，它同个体的维持情况及保持时间有密切的关系，也与个体对行为收益的满意度、自我效能感、自我激励能力等心理特征有关系。因此，研究有效的理论和技术，帮助个体形成并能长期保持健康行为和习惯，任重而道远。健康心理学家们除了需要考虑现有的技术及方法，同样应与现代技术的发展相结合，例如通过互联网的便利性和可及性，传递健康信息，提高人们的健康信念和心理动机等；现有的"生态瞬时评估法"可以帮助健康心理学家们评估人们日常的行为和情绪；"行为改变的阶段理论"也在努力地解释人们可以改变或者不愿意改变那些不健康的行为模式的原因。未来需要不断地丰富和完善这些理论和模型，吸收生物学、心理学和社会医学等对健康有影响的各个因素水平理论（分子遗传学、表观遗传学、社会经济系统理论、社区对行为和压力的影响等），关注生命周期的改变对健康的威胁并寻求更为有效的干预理论，用以指导我们进行健康教育的实践活动。

（六）新技术在健康心理学中的运用

　　科技和医学的不断进步不仅为改善健康创造了机会，也为健康心理学带来了新的研究课题。过去十多年伟大的科学成就之一是人类基因谱的绘制，这为研究者们找出导致未来人们发生各种健康问题的基因提供可能。并且随着研究的进展，基因检测也将运用到健康与疾病的各个领域。健康心理学家们能够帮助人们对基因风险的理解，帮助人们应对基因检测结果的情绪反应，指导高风险个体保持健康的生活方式。同样的，互联网、智能手机、可穿戴健康设备等其他新技术也让新的干预方法成为可能。这些方法已经被用于帮助戒烟、监控健康状况、运动、减肥、情绪管理、甚至常规的卫生保健、疾病自我管理、疼痛管理等领域，远程医疗和保健服务也发展得如火如荼。考虑到健康心理学家们拥有健康行为、健康教育、健康素养、风险沟通等方面的专业知识，其在未来健康行为干预的设计、评估和实施中发挥不可或缺的作用。

　　智能设备和网络的飞速发展，快速地改变着人类的行为模式，使信息技术革新的红利得以广泛运用在健康管理和卫生服务领域。通过互联网和智能终端的使用，未来可以实现向人们提供健康信息、提醒就医、管理健康行为、监测健康状况，甚至健康咨询、远程医疗等一些新兴医疗服务技术。通过大数据分析的方式，揭示个体和群体的健康风险、行为偏好，也在极大的助力着卫生保健政策的制定。

## 第三节 健康心理学的发展及历史使命

### 一、健康心理学的重要使命是预防疾病和促进健康

卫生保健系统在全球范围内得到极大地发展，多数人群平均寿命大大延长，同时慢性疾病的患病也在逐渐增加，没有慢性疾病的健康寿命年限却在缩短。与人们行为模式及生活习惯相关的健康问题逐渐突显出来，比如吸烟行为、不良的压力应对模式、不健康的饮食行为和缺乏运动等。健康心理学在这些领域内已经做出重要的贡献，不断发展出新的知识理论，吸纳多个学科的成果并运用于健康促进的实践中。这些成果不但保证心理行为干预的有效性，还指导健康管理工作者如何制定更为有效的措施和政策来帮助人们充分利用卫生保健系统。

（一）慢性疾病的预防及风险因素管理

现阶段，"健康心理学的干预过程已经广泛运用在慢性疾病的管理、身心障碍的干预以及疑难杂症的辅助治疗等方面"（Nicasio，Meyerowit，Kerns，2004）。驱动疾病预防和卫生保健改革的最大动力来自于疾病负担和医疗费用的支出。每一个国家的医疗卫生费用的支出都在持续上涨。以美国为例，从1980年到2011年医疗卫生费用支出上涨了近一倍，增长速度远远超过了通货膨胀率及其他生活成本。其原因是多方面的，但是，约70%的医疗费用花在了10%的人身上，而健康人群的医疗支出仅占总支出的3%左右。这些数据表明，保持和促进健康，是控制医疗费用最重要的手段之一。目前多数国家的医疗保健系统依然是向患者提供紧急医疗护理，而非预防、改善和管理慢性疾病的服务。慢性病的管理和预防疾病的发生在未来会变得越来越重要，同时自我保健应该是更加优选的预防措施。健康心理学之所以能在减少医疗费用支出方面发挥作用，是因为不健康的行为能导致慢性疾病，而慢性疾病的医疗费用支出占了总医疗支出的大部分。那些有着良好健康习惯个体的终身医疗费用支出仅为健康习惯欠佳的人的一半。然而，活得更久的人会积累更多的医疗费用支出，长远看来，即使是健康状况良好的人也可能增加医疗支出。因此促进健康习惯的形成，让人们学会自我保健是减少医疗服务需求的重要方法。

医学研究已经证明了慢性疾病的基因因素及行为风险因素。具有某一疾病高危风险的人群，需要学会识别与自身相关的危险因素，以及了解如何改变相关危险行为模式，健康心理学在这方面均能发挥优势。研究特定疾病的危险因素，哪些高危人群的疾病会发展而哪些不会发展，可以帮助确定何种行为是具有风险的，进而实现疾病的预防和改善。

鼓励人们戒烟、运动、合理饮食，这些措施的花费更少并且没有危害。努力改变与健康问题有关的行为，使相关疾病的风险下降。尽管在美国、加拿大等发达国家的民众身边，随处可见各种各样的健康信息，告诉他们吸烟、酗酒、不健康饮食、不定期锻炼等行为的危害，但是知识并不是总能转化为行动，改变不健康的行为模式以及养成良好的习惯困难重重。这些国家的居民生活方式出现了一些有益的变化，整体人群死亡与心脏病、脑卒中、癌症、自杀和意外伤害的概率大大降低，然而不健康行为、风险行为依然是肥胖、糖尿病等疾病发病率持续上升的原因。

（二）健康促进和预防疾病的发生

健康心理学的研究方向是关注健康相关行为，预防和改变已经存在的不健康行为。虽然医学水平的发展较之健康心理学的发展要快得多，成果也更加丰硕，但是在应对医疗保健的需求上，步伐却比健康心理学落后不少。同时，医生的培养周期和花费更大，且医生时间也非常宝贵，无法提供足够的健康促进和健康教育服务。相比之下，健康心理学家们能够提供效益-成本更高的健康教育服务。另一方面，健康心理学研究人们如何自发地减少压力，以及他们如何寻找

休息、充电和放松的机会，可以为有效干预提供科学的参考依据。个人资源，如乐观主义或控制感，已被证明可以预防慢性疾病。这些资源可以教授吗？答案是肯定的。

预防不健康的生活习惯和生活方式是卫生保健的最重要目标，也是健康心理学最能大展宏图的领域。根据美国健康福利部的《健康人民 2020》的报告，美国的公共卫生目标包括了 40 个核心领域里近 600 多个具体目标，以及 12 项主要健康指标。我国《健康中国 2020》战略报告亦发布了 10 个具体目标和 95 项分目标。值得关注的是这些指标大多数属于健康心理学关注的主要领域（表 20-1）。

表 20-1　美国《健康人民 2020》的主要健康指标

| 12 个优先领域 | 26 个主要健康指标 |
| --- | --- |
| 卫生服务可及性 | 参加医疗保险的人数；每个基层医疗人员服务的人数 |
| 医疗预防服务 | 依据最新指南进行大肠癌筛检的成年人；血压能够控制的高血压成年人；糖化血红蛋白值大于 9% 的糖尿病成人患者；接受推荐剂量的百白破、小儿麻痹症、麻疹、腮腺炎、风疹、B 型流感嗜血杆菌、乙肝、水痘。肺炎球菌共轭疫苗的 19～35 个月的儿童 |
| 环境质量 | 空气治疗指数（AQI）超过 100；暴露于二手烟的 3～11 岁儿童 |
| 伤害和暴力 | 致命伤；杀人案 |
| 母亲、婴儿、儿童的健康 | 婴儿死亡和早产儿 |
| 心理健康 | 自杀和有严重抑郁发作的青少年 |
| 营养、体育活动和肥胖 | 符合联邦体育互动指南中关于有氧和肌肉强化运动要求的成年人和肥胖的成年人和被认为肥胖的儿童和青少年和 2 岁（含）以上的人群蔬菜总摄入量 |
| 口腔健康 | 在过去 12 个月中接受过口腔保健服务的 2 岁及以上人数 |
| 生殖和性健康 | 在过去 12 个月中接受过生殖健康服务的 12～44 岁且有性生活的女性数量和知晓自身血清状况的 HIV 携带者 |
| 社会因素 | 九年级之后的 4 年能拿到毕业文凭的学生 |
| 酗酒及药物滥用 | 在过去 30 天中使用过酒精或任何非法药物的青少年和过去 30 天中有过酗酒的成年人 |
| 烟草 | 当前吸烟的成年人和过去 30 天吸过烟的青少年 |

大多数预防和干预的目标人群为成年早期和中年人，这些人出于健康需求有改变自己行为的需求。成年后才开始养成的健康习惯也能延长健康生存年限。然而，不健康的行为模式往往在生命的早期就已经形成，尤其是童年期和青春期，改变不健康的行为比预防更难，而这些人群往往被健康干预项目所忽略，因此未来的方向无疑会更加关注在生命早期的干预和健康促进，这也能带来更大的收益。青少年是大多数不良健康习惯的脆弱窗口，因此关闭这一窗口至关重要。针对吸烟、药物滥用，以及某些情况下的饮食和饮食失调，这些已经有了"行为免疫规划"。让五、六年级学生在养成这些习惯之前接触到禁烟或禁毒材料的项目，在一定程度上成功地阻止了一些青少年养成这些习惯。同时，对其他健康习惯（包括安全性行为和饮食）的行为免疫也有希望尽快实施。

（三）疾病管理和慢性疾病的应对支援

慢性疾病的治疗是昂贵的，特别是当这些疾病持续数年，甚至数十年。例如，类风湿关节炎和骨关节炎等疾病对死亡率的影响很小，但对人口，特别是老年人的功能和福祉有重大影响。最大限度地延长一个人摆脱慢性病负担的健康生存年数可以极大地提高生活质量。同时，患有严重疾病的人通常必须应对疼痛、焦虑、恐惧和抑郁等多种不良状态。心理社会干预在疼痛诊所、医院和其他医疗机构中的应用越来越广泛。多年前，心理学家在医疗机构的主要职能包括管理和解释患者的情绪和认知功能测试。这种情况已经发生了变化，心理学家们正把更多的注意力放在更广泛的一系列活动上,比如培训医学生和实习生,以及应用干预措施来帮助患者应对疾病和医疗。健康心理学家的角色可能会在医院和门诊康复项目中继续扩大,以帮助患有心脏病和关节炎等慢性健康问题的人。

　　未来几年,健康心理学家的一个主要目标是开发具有成本效益的干预措施,以改善生活质量,尤其是慢性病患者的生活质量。首先,急性期的初步评估是重要的第一步。在初始评估和长期定期需求评估相结合的基础上,可以帮助识别潜在的问题,如焦虑或抑郁,以免它们扰乱患者的生活并给卫生保健系统带来额外的成本。增加社会健康指标,如履行社会角色和参与社会活动的能力,使这些评估具有重要的新意义。其次,越来越多的人开始用非传统的方式来治疗自己,比如中药、顺势疗法和其他未经测试的疗法。其中一些非传统方法对健康或精神健康有益,其他方法可能主要满足心理需求,如感觉正在做一些积极的事情或护理提供者正在提供治疗。健康心理学家不仅需要评估这些补充和替代的医疗实践,而且需要帮助开发干预措施,以满足慢性病患者的心理需求。慢性疾病的发病率迅速增加,人口老龄化的出现,围绕死亡和垂死的伦理问题,包括协助自杀、生前遗嘱、患者的权利、家庭决策死亡和死亡、安乐死等,将愈发显现其迫切的重要性,健康心理学家可在解决这些棘手的问题中发挥重要作用。

### (四)强化健康心理学在医疗卫生服务中的作用

　　健康心理学与医疗卫生服务的结合已经在许多国家进行尝试,如美国加利福尼亚州的凯撒医疗中心早在10多年前就已经指定心理学家担任其健康管理机构的初级卫生服务提供者;日本国立成育医疗中心建立了全院住院患者的每周心理评估及干预会诊制度,要求其社会心理学部的临床心理学家和其团队的心理咨询师和健康心理学家们为住院患者提供服务。心理学家们越来越多地参与到以团队为基础的初级卫生保健服务中,只要成本-效益分析证明健康心理学家们确实能发挥作用,这一趋势将会持续下去。

　　医患关系的改善和促进,增加遵医行为,科学合理的利用卫生资源,其重要性近几年逐渐得到广泛的关注和认可。充斥在国内各种媒体中的医患冲突事件,"八毛门""缝肛门"等影响恶劣的新闻报道,以及"权健事件"、老年人保健品诈骗事件等反映出来两个方面的问题:其一是医疗卫生服务提供者和患者的信息沟通不畅;其二是人们对健康信息的获得、理解和分辨能力不足,遵医行为不良。依照这样的发展趋势,患者与卫生服务工作者之间的沟通问题可能会变得更糟。患者通过预付费的、以同事为中心的服务获得医疗服务,与通过私人的、按服务收费的、以客户为中心的做法获得医疗服务相比,或许可以提高医疗服务的质量,但也可能牺牲医患沟通的质量。健康心理学家们应在这两个方面均提供帮助,帮助医疗卫生服务提高沟通技巧以及帮助患者学会合理利用卫生服务信息。

　　近几十年的研究表明,真正患病的人和接受治疗的人往往不是同一人群。由于经济或文化原因,许多患者无法进入卫生保健服务系统,约有一半至三分之二的患者抱怨与心理困扰有关。越来越多的患者需要在自己的治疗中成为共同管理者,与医生和其他卫生保健从业者合作,监测自己的症状和治疗。如果患者不能或不愿遵循治疗建议,那么正确诊断疾病并开出适当的治疗处方几乎没有什么好处。

　　健康心理学的一个重要目标是系统评价我们的干预措施的有效性。众所周知,行为、认知和心理治疗技术是有效的,但必须将这种有效性传达给其他领域的专业人员。随着关于管理卫生保健系统应在多大程度上包括行为和心理干预的争论愈演愈烈,这一问题的重要性更应该加以考虑。控制成本的压力促使了干预措施的发展,这些干预措施通常是一定时间内以症状为重点,以门诊为基础干预场所,但这种形式不利于行为干预的实施。此外,干预措施的发展还导致做出治疗决策权的角色从医疗卫生保健提供者转向政策制定者。为此,成本控制的压力将健康心理学推向另一个研究方向,即在临床实践方面,干预措施包括自助小组、同伴咨询、自我管理项目、互联网干预和其他廉价方式,为那些可能得不到治疗的人提供服务。

## 二、抓住机遇，科学发展，服务健康中国战略

健康心理学在国外快速发展的时期，在我国由于特殊的历史原因一度举步维艰，长时间得不到重视和发展，心理学也被当作是"研究精神疾病的学科"。最近，习近平总书记提出："要加强社会心理服务体系建设，培育自尊自信、理性平和、积极向上的社会心态"，并提出"健康中国2030"的规划框架理念，作为国家的战略写入"十三五"规划中，高度重视心理健康的研究和实践运用，也迎来了健康心理学发展的重大机遇。

然而，我们目前同样面临着诸多不足，主要表现为：对心理健康及社会心理服务认识不足，导致在政策制定、工作开展方面出现偏差；基础建设不足，平台建设不完善，理论和应用研究投入严重不足；服务条件差，心理健康专业服务队伍人才欠缺，比重严重不足，发展不规范，各种机构、体系鱼龙混杂；运用研究实践指导性差，覆盖面窄，缺乏对特殊群体的关注；忽略对社会心理的有效引导、干预等。因此需要对健康心理的建设和发展同国家战略、制度优势等结合起来，推动健康心理学的建设、研究、运用和人才培养体系，全面提高人群和社会的心理健康水平，为实现健康中国战略提供坚实有力的支撑。

1. 正确认识健康心理与社会心理服务体系、心理健康服务体系、社会治理三者的关系，积极探索适合我国国情的健康心理研究，构建科学的策略、方法与路径。

2. 加强顶层设计，吸取历史教训，从行业规范性政策制定到指导性的服务技术体系，健全行业、部门的心理健康服务网络，搭建服务平台，鼓励培育社会化的心理健康服务机构、加强医疗机构心理健康服务能力，全面构建心理健康服务体系和社会心理服务体系。

3. 加强投入，积极开展具有中国特色的健康心理学理论、实践和实证性研究，探索符合国情的服务及工作模式，本土化的个体心理健康、社会心理健康的干预和治疗方法。

4. 建立完善的人才培养及专业建设机制。

5. 结合传统文化，积极开展心理健康的知识普及和宣传教育工作，提升全民心理健康水平。

（杨文翰）

**思考题**

1. 健康心理学的主要挑战是什么？
2. 试述健康心理学未来发展的主要任务。
3. 思考健康心理学未来的使命。
4. 如何促进我国的健康心理学发展？

# 参 考 文 献

[1] 钱明. 健康心理学 [M]. 3 版. 北京：人民卫生出版社，2018

[2] 孙宏伟，冯正直. 心理健康教育学 [M]. 3 版. 北京：人民卫生出版社，2018

[3] 孙宏伟，杨小丽. 医学心理学（案例版）[M]. 2 版. 北京：科学出版社，2010

[4] 顾瑜琦，刘克俭. 健康心理学 [M]. 北京：北京科学技术出版社，2004

[5] 鸿钟著. 应激与心理危机干预 [M]. 广州：暨南大学出版社，2008

[6] 陈薇，周琼. 关于老年人生活质量研究的综述 [J]. 兰州学刊，2008，172（1）：81-84

[7] 李培林. 当代中国生活质量 [M]. 北京：社会科学文献出版社，2016

[8] 黄雪薇. 豁达治疗 [M]. 北京：人民卫生出版社，2013

[9] 王滨有. 性健康教育学 [M]. 北京：人民卫生出版社，2011

[10] [美]Shelley E.Taylor. 健康心理学 [M]. 5 版. 朱熊兆，译. 北京：人民卫生出版社，2006

[11] 杨甫德，陈彦方. 中国失眠防治指南 [M]. 北京：人民卫生出版社，2012

[12] 毛志雄，迟立忠. 运动心理学 [M]. 北京：中国人民大学出版社，2005

[13] 中国营养学会. 中国居民膳食指南 [M]. 北京：人民卫生出版社，2006

[14] 林玉莲，胡正凡. 环境心理学 [M]. 北京：中国建筑工业出版社，2000

[15] 王翔南. 人际交往心理学——教你做一个受欢迎的人 [M]. 北京：人民卫生出版社，2012

[16] [美]珀金森，琼斯玛. 成瘾者治疗指导计划 [M]. 2 版. 洪炜，译. 北京：中国轻工业出版社，2005

[17] 唐丽丽，王建平. 心理社会肿瘤学 [M]. 北京：北京大学医学出版社，2012

[18] 郭缇，黄立中. 癌症患者心理因素与肿瘤的关系研究. 中医临床研究，2017，9（9），113-115

[19] 周逸平，单芳. 临终关怀 [M]. 北京：科学出版社，2018

[20] 李功迎. 医患行为与医患沟通技巧 [M]. 北京：人民卫生出版社，2017

[21] 全本黄帝内经·素问·四气调神大论 [M]. 北京：华文出版社，2010

[22] 孙思邈. 千金翼方卷第十四. 北京：中国医药科技出版社，2011

[23] 柳强. 健康心理学：一种心理学应用研究的趋向——健康心理学理论范式的研究 [D]. 陕西师范大学，2014

[24] Ferrell，Betty R，Coyle，et al.Oxford Textbook of Palliative Nursing [M]. 4th. London: Oxford University Press，2001

[25] Edward PS，Timothy WS. Health Psychology Biopsychosocial Interactions，Ninth Edition[M]. Hoboken: John Wiley & Sons Inc.，2017

[26] Walsh R..Lifestyle and mental health [J]. American psychologist，2011，66（7）：579

[27] WHO. The development of the WHO quality of life assessment instrument[M]. Geneva: WHO，1993

[28] Padmasiri de Silva. An Introduction to Buddhist psychology and Counselling: Pathways of mindfulness-based Therapies [M]. 5th. Hampshire: Palgrave Macmillan，2014

[29] Megan Brooks. New AASM Guideline on Optimal Sleep for children[N]. Medscape. Journal of Clinical Sleep Medicine. June 14，2016

# 中英文名词对照索引

### Y